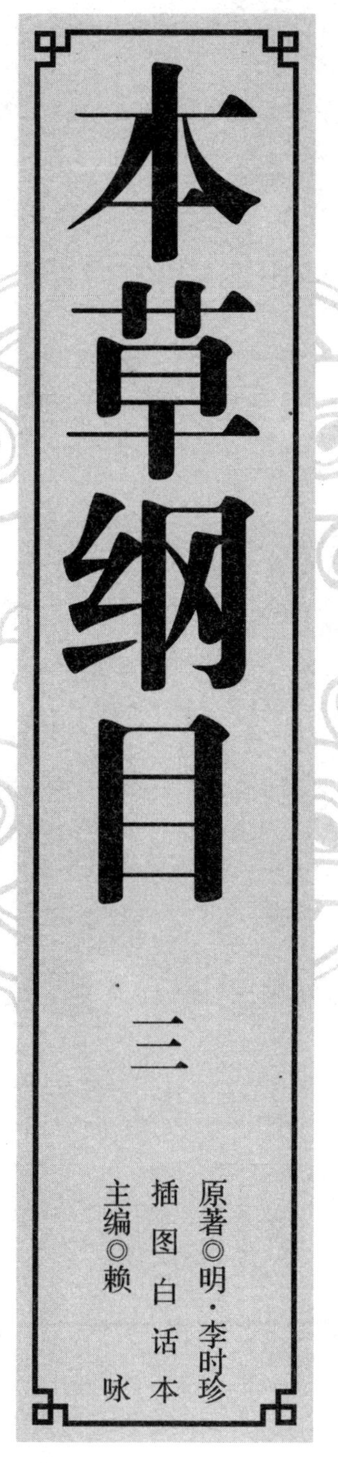

中国书店

第十一卷 《本草纲目》石部

金石之五
（卤石类二十种　附录二十七种）

食盐《名医别录》
戎盐《神农本草经》
光明盐《唐本草》
卤鹹《神农本草经》
凝水石（即寒水石）《神农本草经》
玄精石《开宝本草》
绿盐《唐本草》
盐药《本草拾遗》附悬石
朴消《神农本草经》
玄明粉《药性》
消石（即焰消）《神农本草经》
硇砂《唐本草》附石药
蓬砂《日华子本草》附特蓬杀
石硫磺《神农本草经》
石硫赤《名医别录》
石硫青《名医别录》附硫磺香
矾石《神农本草经》
绿矾《日华子本草》
黄矾《本草纲目》
汤瓶内硷《本草纲目》
附录诸石二十七种
以上附方旧一百零四种，新二百五十七种。

食　盐
（见《名医别录》中品）

［校正］　马志说：开始在米部，现在移到这里。

李时珍说：合并到《神农本草经》大盐项下。

［释名］　鹾（原注音醝）

李时珍说：盐这个字，就像器皿中煎熬卤的形象。札记中说：盐称为咸鹾。《尔雅》说：自然生成的叫做许，人工合成的叫做盐。许慎的《说文》中说：盐是咸的，东边的人称它为碱卤，西边的称它为卤，黄河以东称它为咸。黄帝的臣相宿沙先生，最初煮海水作为盐。《神农本草经》记载的大盐，就是现在池塘或护城沙里有颗粒的盐。《名医别录》又出现食盐，现在合并为一个，求仙、炼丹的人把盐称为海砂。

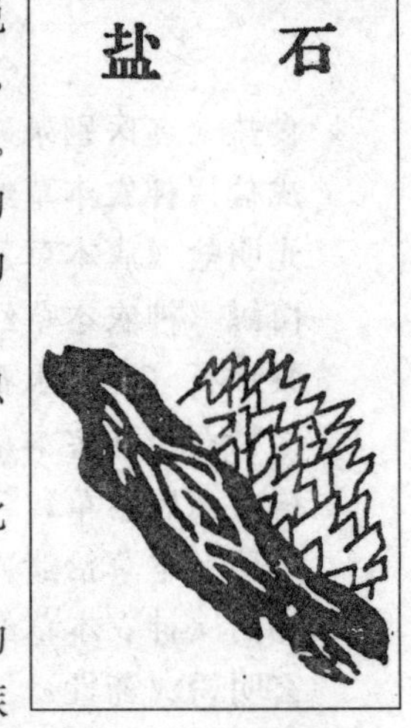

［集解］　《名医别录》记载说：大盐出产在邯郸以及黄河以东以及护城河聚水的洼地。

苏恭说：大盐就是黄河以东的印盐，人们经常吃的，形态比食盐粗。

陶弘景说：有东海盐、北海盐、南海盐、黄河以东池塘里的盐，梁（今陕西勉县）益（今四川广汉县）井中的盐、西部民族山中的盐、西北部民族里树上的盐，颜色品种各不相同，以河东盐为上品，东海官盐颜色白而粗糙，而且小，颗粒细，北海的盐颜色黄，颗粒粗糙。用它做腌鱼及咸酸菜，于是就说北部的好。可是贮藏茧子一定要用官府里的盐。四川一带里的盐颗粒小，味道淡，广州的盐味道咸苦，不知道它对于治疗身体又有什么好与不好呢？

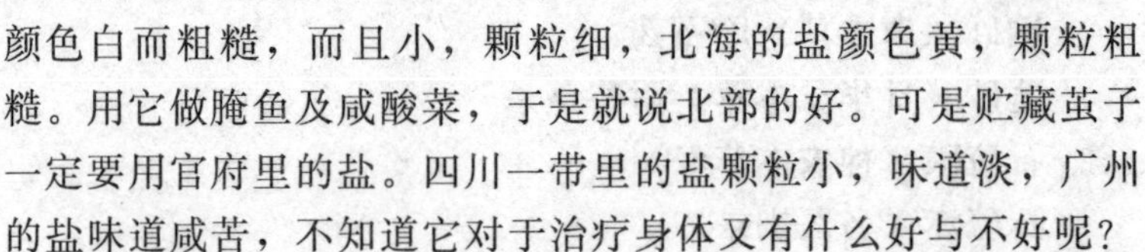

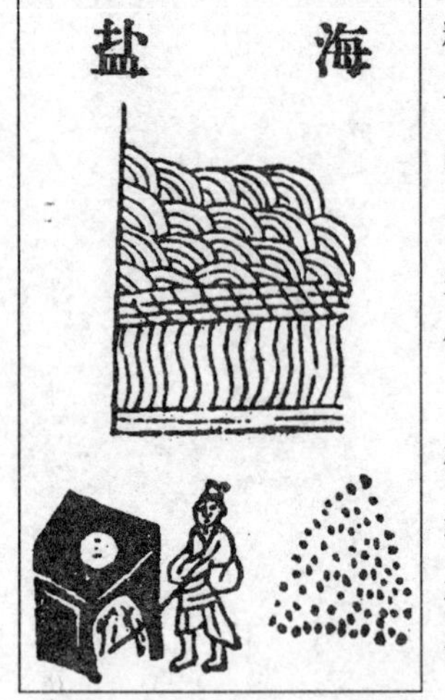

陈藏器说：四海之内什么地方没有盐呢？只有西南部各个少数民族稍微少一点，人们都用火烧竹子和木头，把它当作盐。

苏颂说：并州（今山西太原市）的末盐，就是用刀子去掉碱表面的东西煎炼而成的，不是特别好，所说的卤碱指的就是这个。大盐生长在黄河以东的池塘或护城河里，比末盐粗，就是现在的解盐。从解州（今山西运城县）安邑（今山西夏西县）两个护城河里取出食盐，在护城河旁耕出一块地，用护城

河里的水灌溉它，每逢遇到刮大的南风，就过一夜，早晨所有凹陷的地方都变成了盐，别人把它称为种盐，是最精制、最好的盐。东海、北海、南海的盐，现在沧（今河北沧州市）、密（今河南密县）、楚（今江苏淮安县）、秀（今浙江嘉兴县）、温（今浙江温州市）、台（今浙江临海县）、明（今浙江宁波市）、泉（今福建泉州市）、福（今广西南丹县）、广（今广东广州市）、琼（今广东琼山县）、化（今云南楚雄县）各个州，煮海水作为盐，称它为泽盐，医生们才称它为海盐。在海边挖一个坑，上面铺开竹子、木头，用蓬草、茅草遮盖上，在它的上面堆积沙子。每天夜间的海潮冲洗沙子，那么卤碱就浇在坑里。海水退潮后就用火炬照射它，卤碱的水蒸气向上冲，火都灭了。因此拿海水卤盐贮藏在盘子里，煎煮它，一会儿就形成盐了。那些煮盐的器具，汉朝称它为牢盆。现在有的人用“鼓铁”做这件事，南海的人编织竹子做这件事，上下用蛤蜊灰环绕，有丈长，有尺深，平的底，放在炉灶的背面，称它为盐盘。梁益井中的盐，现在在归州以及四川各郡的井中都有盐，从井里取水用来煎制作盐，如同煮海水的方法。另外，滨州有土盐，是煎炼草和土而形成的，它的颜色最黑，质地最粗，不可以入药用。通（今四川达县）、秦（今山西万荣县）、海（今江苏连云港市）州都有卖盐的地方，用小刀去掉碱上的东西煎炼成盐缴纳给官府，比如并州（今山西太原市）末盐一样的盐，然而它的味道更美，用来供给民间，特别富裕充足。

李时珍说：盐的品种非常多：海盐是拿海水在不生长谷物的盐碱地上煎煮炼制而形成的，现在辽宁、河北、山东、江苏、安徽、福建、浙江、广南（广东、广西）所出产的就是。井盐是拿井里的水煎煮，炼制而成的，现在四川、云南所出产的是。池塘是出自黄河以东（山西夏县西北为城）（宁夏灵武县西南）的安邑、西夏灵州，现在只有解州有。疏通不生长谷物的盐碱地，分成小区，并且挖沟围起它，取过来清水灌到里面，长时间颜色就变红。等到夏天、秋天刮大的南风，那么一夜就凝结成盐，称它为盐南风。如果不刮南风，那么盐就不顺利。也忌讳混浊的水、泥沙和渣滓沉于盐脉。海丰（今山东无棣县）、深州（今河北深县）的盐，也是取海水过来，放在池塘里晒干而成土，煎煮炼制而形成。阶（今甘肃武都县）、成、凤（今陕西凤县）四州出产的盐，都是悬崖上的盐，生长在土壤及山崖之间，形状如同白矾一样，也称为生盐。这五种都是盐。对上供给国家赋税，对下接济人民使用。海盐、并盐、碱盐。这三种盐都是人们加工而成，池盐、崖盐这两种盐都是自然生成的。《周礼》说：制造盐的人掌管盐的政策命令。祭祀时供给其中的苦盐、散盐，迎接客人，供给其中的形盐，帝王的饭食，供给其中的饴盐。苦盐，就是有颗粒的盐，出产在护城河，这种盐成为颗粒的形状，是没有炼治的，它的性味咸苦。散盐，就是末盐，出产在护城河，这种盐成为颗粒的形状，是没有炼治的，它的性味咸苦。散盐，就是末盐，出产在海里及水井里，跟碱一起煮而形成，这种盐都是分开的粉末。形盐，就是印盐，有的人用盐雕刻成老虎的形状；有的人说是堆积盐碱的土地所聚结成的，它的形状好像老虎一样。宜盐，是用糖搅拌而形成的；有的人说生长在西部民族地区，性味甜并且味道美。在这以外，还有崖盐生长在山崖上，戎盐生长在土壤里，伞子盐升上在井水里，石盐生长在石头间，木盐生长树木上，蓬盐生长在草上。制造大自然生命万物的玄妙功能，确实是难以竭尽全力知晓的。

［修治］　李时珍说：凡是盐，人们都用矾、消、灰、石之类的东西掺杂它。放入药中必须用水消除，澄清去掉残渣，煎煮炼制成的颜色才良好。

附　大盐

［气味］　甘、咸，寒，无毒。

《名医别录》中记载说：食盐咸，温，无毒。食用多损伤肺，容易咳嗽。

甄权说：有小毒。

李时珍说：咸、微辛，寒，无毒。

韩保昇说：多食用使人失去色泽，皮肤变黑，损伤筋力。

徐之才说：漏芦是它的使药。

雷敩说：坏算子是淡卤。乌贼骨也是淡卤。

［主治］　《神农本草经》说：肠胃结热喘逆，胸中病，令人吐。

《名医别录》说：伤寒寒热，吐胸中痰癖，止心腹疼痛，杀鬼蛊邪疰毒气，下部䘌疮，坚肌骨。

陈藏器：除风邪，吐下恶物，杀虫，去皮肤风毒，调和脏腑，消宿物，使人健壮。

《大明本草》说：助五脏，治霍乱心痛，金疮，明目，止风泪邪气，一切虫伤疮肿火灼疮，长肉补皮肤，通大小便，治疗疝气，滋补五味。

甄权说：空心揩齿，吐水洗眼睛，晚上就能看见小的字。

李时珍说：解毒，凉血烦躁，定痛止痒。吐一切时气风热，痰饮关格等各种病。

［发明］　陶弘景说：在酸、苦、甘、辛、咸五种性味里，只有这个不能缺少。西北部地方的人吃的食物不能耐受咸味，因而常常长寿，很少患病，而部颜色好看；东南部地方的人吃的食物非常愿意味道咸，因而使寿命减少，常常发生疾病。于是有损伤人的肺部的效果。然而用它浸泡鱼肉，就能够长时间不腐坏，用浸润的布一类丝织品，就容易导致腐朽溃烂，所以实行各自有所适宜的盐。

寇宗奭说：《素问》中记载说：咸味能够进入血液。所以东方吃鱼和盐的人大多数皮肤颜色黑，进入血液的效验就可以知晓了。患气喘、咳嗽以及水肿的病人，适宜全部禁止食用它。北部的一个民族用它来浸泡尸体，是取它不腐坏的缘故。用火烧它，剥去金银的皮，熔化成汁液，制作成药物，仍然需要解州（现在山西运城县西南徐州）的大盐最好。

李时珍说：《洪范》说：水的性质是湿润下焦，生成咸味。《素问》说：水能够产生咸味。这就是盐的最根本的起源。水能够环绕河流在天地万物之间，滋润下焦的性能没有不存在的地方，它作为咸味的性味，凝结成为盐，没有不存在的地方。对于人

血脉就能适应它。盐的气味咸、腥，人的血液的气味也是咸腥的。咸味能够进入血液，患有血液病的人不要过多食咸盐，过多食用血脉凝聚，眼泪就会变颜色，是顺从它的条件的。煎煮盐的人使用皂角收取它，所以盐的性味微辛。辛能进入肺，咸能进入肾。气喘咳嗽，水肿消渴的病人，特别忌用盐。或者导引痰吐出来，或者使血脉不流畅，或者是帮助水邪的缘故。然而盐是各种疾病的君主。治疗各科疾病没有不使用它的。所以服用补肾的药使用盐汤，咸味归入肾经，引导药物的气味进入这个脏器。补益心经的药物使用炒过的盐，患心苦虚的病症，用咸味的药物滋补它。补益脾经的药使用炒过的盐，脾虚就补益它的根源，（按五行相互关系）脾是心的儿子。使用它治疗积聚结核，咸能够使坚硬的东西柔软。眼睛内外各种痈疽以及各种血液疾病，使用它治疗。咸能够进入血液。各种风热的疾病使用它治疗，用寒性药物能够胜过于热性药物。大小便方面的病使用它治疗，咸味能够滑润泻下。骨骼方面的病、牙齿方面的病使用它治疗。肾能够掌管骨骼，所以咸能进入骨骼。治疗呕吐的药使用它，咸味能够引导水聚结，能够收拢豆腐跟这个有相同的意义。被各种有毒及无毒的虫子伤害，使用它治疗，是取用它具有解毒的作用。

苏颂说：唐代的柳宗元编写的挽救死三次的药方中说：唐代元和十一年（公元816年）十月，患了霍乱，不能向上呕吐，不能向下泄泻，出了大约三十多升冷汗，人的元气将要断绝。河南的房伟传授这个药方，放进嘴里就呕吐出来了，将要断绝的人的元气又通畅了。他的方法是用一大勺盐，熬炼它，使它变黄，小儿的小便一升，完全掺和温服，一会儿既呕吐又泻下，病就痊愈了。

［附方］　收有古代附方四十二种，新近常用附方二十七种，共六十九种。

1. 炼盐黑丸。刘禹锡《传信方》：崔中丞相炼制的盐黑丸方：盐的粉末一斤，放到粗质的瓷瓶里，用泥土封固在装满盐的瓷瓶中，刚刚开始用灰火烧，逐渐地加入炭火。不要使瓷瓶破损，等到全部红透彻，盐如同水一样，即去掉烟灰。等到凝结以后，打破瓷瓶取出盐。豆豉一升，长时间的煎煮。桃仁一两，跟麸皮一起炒熟。巴豆二两，去掉巴豆仁的薄皮，放在纸里炒，使它出油，必须是生、熟适宜，过熟，力量就小，生的又损伤人体。四种药物捣均匀，放入蜜，调和成梧桐子大小的丸剂。每次服用三丸，平常白天的时候服用。季节性多发大流行的时候，用豆豉以及茶水攻下。心脏的部位疼痛，用酒攻克，进入嘴里就停止了疼痛。患血痢，服用它，开始变成水痢，然后就停止了。鬼疟，用茶水攻克。骨蒸，用热的蜜水服下。切忌长期使用凉的水。配合药物长期使用，就能稍微增加一点剂量。凡是服用药物后呕吐泻下，不要奇怪。呕吐泻泄如果严重，服用黄连汁就能使它停止。或者遇到败坏的药、别人的药、长期没有服用的药，再服用一、二丸。服药后二、三天不要吃东西。这种药在腊月里调和它，用瓷瓶密闭封固严，不要让它泄露空气，一剂药物可以拯救一百个人。或者走在道路上，或者居住在村子里，没有药物可以找到的话，就使用这个药，一个梧桐子的大小，就相当于大黄、朴消几两，曾经应用过，有效验。儿童、妇女不能够服用，如果服用就会被搅拌起来。

2. 卒中尸遁。孙真人方：它的病状是腹部胀满，呼吸紧急，上冲心胸，或者出现快，或者牵扯到腰背的就是这种病，服用盐汤使它呕吐。

3. 尸疰鬼疰。《药性论》：下部蚀疮。用炒过的盐用布包裹好，坐着熨它。

4. 鬼击中恶。《救急方》：用一杯盐，二杯水，混合服用，用凉水喷它，立即就苏醒。

5. 中恶心痛。甄权《药性论》：有的牵连到腰部、脐部，用如同鸡蛋大的盐，用蓝布包裹好，烧红后，放入酒中，马上服用。当时就吐出令人恶心的食物，病就痊愈了。

6. 中风腹痛。《肘后方》：用半斤盐，把水熬煮干，放入嘴里，喝热的水二升，等到呕吐后就痊愈了。

7. 脱阳虚证。《救急方》：四肢厥冷，不省人事，或者小腹紧痛，冷汗气喘。用炒的盐熨肚脐下的气海穴，是取用它的温暖。

8. 心腹胀坚。《梅师方》：疼痛烦闷得想要死去。用五合盐，一升水。煎服。呕吐泻后就能安定，若不呕吐，还要服用。

9. 腹胀气满。《后魏方》：用黑盐，服用六铢酒。

10. 酒肉过多。《简便方》：腹部胀满不舒服，用细的盐磨搽牙齿，温水漱口咽下二、三次，就好像热水灌溉冰雪一样。

11. 对上不能呕吐，对下不能泄利。治干霍乱病：在发明条下可以见到它。

12. 霍乱腹痛。《救急方》：用一包炒的盐，熨它的心胸、肚腹部，使它的热气穿透，再用一包盐熨他的背部。

13. 霍乱转筋。《救急方》：将要死去，人的元气将要断绝，腹部有热气的患者。用盐填满它的肚脐，灸上面的盐七壮，就能苏醒。

14. 肝虚转筋。《圣惠方》：肝脏气虚，风冷结聚在筋脉，整个身体抽筋，进到腹部不能忍受。用热水三十升，放入盐半斤，稍稍加热浸泡它。

15. 一切脚气。《食疗本草》：用三升盐，蒸热后分别包装，靠近墙，用脚踩它，使脚心发热，又跟槐白皮一起蒸它，效果特别好，每天晚上使用它。

16. 脚气疼痛。《救急方》：每天晚上用盐擦腿、膝一直到脚指甲，停留一会儿，用热水浸泡冲洗，有一个人患这种病，曾经使用，有效验。

17. 胸中痰饮。《外台秘要》：由于伤寒导致的热病疟疾必须呕吐的患者，一起用盐汤使他呕吐。

18. 病后胁胀。《外台秘要》：患季节的流行病以后，两胁胀满，用熬煮的盐熨它。

19. 妊娠心痛。《经效产宝》：不能忍受。把盐烧红，服用一撮酒。

20. 妊妇逆生。《千金方》：用盐按摩产妇的腹部，并且涂抹小儿的脚底部，仍旧迅速地用手指轻抓他。

21. 妇人阴痛。《药性论》：用蓝布包裹盐，熨它。

22. 小儿疝气。《日华子本草》：抛弃内心对肾气的忧虑，用葛织成的布袋盛盐，在家门口悬挂它，父亲、母亲用手指搓转振动没有了，就痊愈了。

23. 小儿不尿。《药性论》：把盐放在肚脐里，用艾条灸它。

24. 小便不通。《普济方》：用湿润的纸包裹白盐，用火烧完以后，吹一点进入尿道中，立即就能通畅。

25. 气淋脐痛。《广利方》：用盐调和醋服用。

26. 二便不通。《家藏方》：盐和苦酒附着在肚脐里，干燥了就更换。仍然用盐汁灌到肛门内，而且内服，用纸包裹好盐，放到水中喝它。

27. 漏精白浊。《直指方》：用一两像雪一样白的盐，并且修筑成严密坚固的物体，煅制一天，产生火毒，白茯苓、山药各一两，做成粉末，枣去掉皮核后可以吃的部分，调和蜜，做成梧桐子大小的丸剂。每次在汤药中放入三十个枣。大概是因为甜水能够帮助咸味的缘故，脾和肾这两个脏器都能得到收益。

28. 下痢肛痛。《肘后方》：不能忍受的病人，用熬煎的盐包裹好坐着熨它。

29. 血痢不止。白盐，用纸包裹好，燃烧后细细的磨成末，调成粥样服用，三、四次就能停止。

30. 中蛊吐血。《小品方》：或者大量便血，用盐一升，苦酒一升，煎煮融化后，立即服用，能够呕吐，病就好了。这就是供给太医的药方。

31. 金疮血出。《梅师方》：血出非常多，如果血液冷，对人就有伤害。适宜用炒过的盐三撮，酒调服后服用它。

32. 金疮中风。《肘后方》：煎煮盐，使它热了以后，用勺抄，沥去水，趁热散发在疮面上。冷却了再敷上，一天内不要停止，取得以后病就好了，非常有效。

33. 小儿撮口。《子母秘录》：用盐豉捣烂以后贴在肚脐上，艾条灸它。

34. 病笑不休。《儒门事亲》：用大海里的盐煅红后，细细的磨，放入河水煎煮沸腾，喝它，打听到呕吐出几升热的痰，病就好了。《素问》说：人的精神可以有剩余的，让人高兴的事情不会停止。人的精神，属于心火，火遇到风就能够燃烧，道理与让人高兴的事情相似，一位妇女患这种病半年，张子和使用这个药方，于是病就好了。

35. 饮酒不醉。《肘后方》：凡是喝酒，先服用一勺盐，然后喝酒的酒量一定能加倍。

36. 明目坚齿。《永类钤方》：去掉眼睛上的膜，对老年人的眼睛特别有帮助。取用海水里的盐，用沸腾几百次的水浸泡分离后，干净铁汁放在银石的器皿中，熬煮成像雪一样白的盐花，用新的瓦做成的器皿盛它。每天早晨用水刷牙漱口，用大拇指的指甲滴水洗眼睛，闭上眼睛，长时间坐着，于是再洗脸。是著名的透彻观察千里的办法，特别神奇玄妙。

37. 风热牙痛。《唐瑶经验方》：用槐树枝煎煮二碗浓的汤，放入一斤盐，煮干后再炒，磨成细细的末，每天用它刷牙，用水洗眼睛。

38. 齿𧏾齿动。《食疗本草》：用盐半两，皂荚二根，一起烧红，磨成细细的末，每天夜里刷牙，一个月以后一起好了，他的牙齿坚牢固了。

39. 齿龈宣露。《千金方》：每天白天放在嘴里含服盐，热的水含在嘴里几百次。五天以后牙齿就牢固了。

40. 齿疼出血。《肘后方》：每天晚上厚厚的盐末封闭在牙龈上，所有的液体流完了才能睡觉。它的液体流出的时候，敲打牙齿不要停止，非常有效。

41. 喉中生肉。孙真人方：用棉花包裹住筷子头，支持着盐擦它，每天五、六次。

42. 帝钟喉风。《圣惠方》：垂挂半寸长。用煅制的食盐，多次地滴它，就能消除。

43. 风病耳鸣。《肘后方》：盐五升蒸热，用耳朵靠近它，冷却后又更换它。

44. 耳卒疼痛　方法跟上方相同。

45. 目中泪出。《范汪方》：把盐滴在眼睛里。凉水洗几次，病就好了。

46. 目中浮翳。《直指方》：遮盖眼睛，用生的白盐细细的磨一点儿，多次滴眼，每次都有效果，小儿也适宜使用。

47. 小儿目翳。《活幼口议》：有时招来，有时离开，渐渐加大侵蚀眼睛。用一点儿雪白的盐，灯芯草沾水，滴眼睛，每天三、五次，没有疼痛，没有障碍，每次使用都有效验。

48. 尘物眯目。孙真人方：用一点儿盐和豆豉一起放在水里，看它，立即就出来。

49. 酒蒂赤鼻。《直指方》：用白盐经常擦它，效果很好。

50. 口急鼻疳。《普济方》：侵蚀腐烂腐臭。用斗子盐、白面相等重量，做成粉末。每次用嘴吹它。

51. 面上恶疮。《药性论》：五种颜色。盐水浸泡棉花拓印在疮上，五、六次就痊愈了。

52. 体如虫行，属于风热的。《外台秘要》：用盐一斗，水一石，用煎煮的水洗它，三、四次。也能治疗一切风气。

53. 疮癣痛痒，刚刚开始产生的。《千金翼方》：咀嚼的盐频繁擦它，非常好。

54. 手足心毒，风气肿毒。《肘后方》：用盐的粉末、椒的粉末相同重量，用醋调和。涂抹它，立即病就好了。

55. 手足疣目。《肘后方》：用盐涂沫上面，用舌头舔它。不超过三次，病就好了。

56. 热病生䘌。下部有疮。《梅师方》：熬煮盐用棉花包裹熨它。不超过三次，病就好了。

57. 一切漏疮。《外台秘要》：所以用布包裹盐烧红做成细末，每次服用一钱。

58. 臁疮经年。《永类方》：用盐里的黑泥，晒干，磨成细细的末，涂抹它。

59. 蠼螋尿疮。《食疗本草》：用盐水浸泡棉花，拓印在疮上。

60. 蜈蚣咬人。《梅师方》：用咀嚼盐涂抹它，或者用盐水浸泡它，非常好。

61. 蚯蚓咬毒。《经验方》：形状如同大风，眉毛鬓角都脱落。只有用煎煮浓的盐水浸泡身体几次，就能痊愈。浙西（今江苏一带）张韶患这种病，每天傍晚蚯蚓在身体

里叫，一位和尚用这个药方，就平安了，是蚰蜒畏盐的缘故。

62. 蜂虿叮螫。《千金方》：咀嚼盐涂抹它。

63. 解黄蝇毒。《方舆胜览》：乌蒙（今云南）的山峡有很多小黄蝇，生长在毒蛇的鳞里，开始咬人时没有什么感觉，渐渐发痒成为疮，不要用手指轻抓，只是用凉水浇它，擦一点盐，就不能形成疮。

64. 毒蛇伤螫。《徐伯玉方》：用咀嚼盐涂抹它，艾条灸三壮，仍然用咀嚼的盐涂抹它。

65. 虱出怪病。《夏子益奇疾方》：到睡觉的时候满身的虱子都出来了，大约到五升，接着到血肉都腐坏了，每个住宿的地方逐渐增多，疼痛搔痒不能够用语言描述，只是渴水，躺在床上，白天、晚上大声地哭，舌头尖出血不停止，身体牙齿都变黑，口唇振动，鼻子张开。只是喝醋汤十几天，就能平安。

66. 解狼毒毒。《千金方》：用盐汁喝它。

67. 药箭毒气。《集验方》：用盐粘附在疮上，艾条灸三十壮，效果很好。

68. 救溺水死。《急救方》：在大的凳子上躺下，然后把脚放在高处，用盐擦肚脐里面，等到水自己流出，千万不要倒着举出水。

69. 溃痈作痒。《外科精义》：用盐按摩它的四周，就能停止。

戎　　盐
（见《神农本草经》下品）

［释名］　胡盐（见《名医别录》）　羌盐（见《日华子本草》）　青盐（见《本草纲目》）　秃登盐（见《新修本草》）　阴土盐

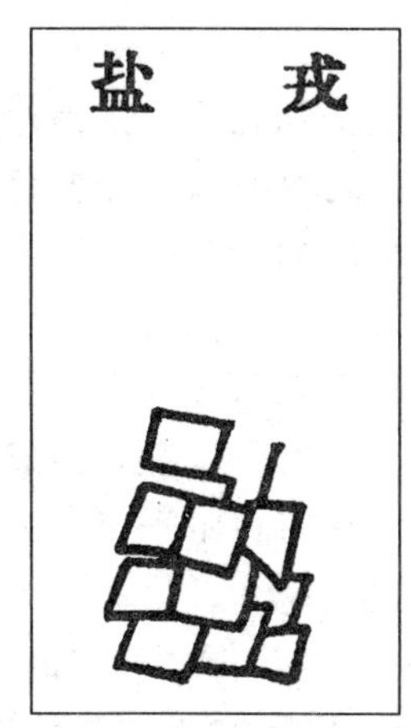

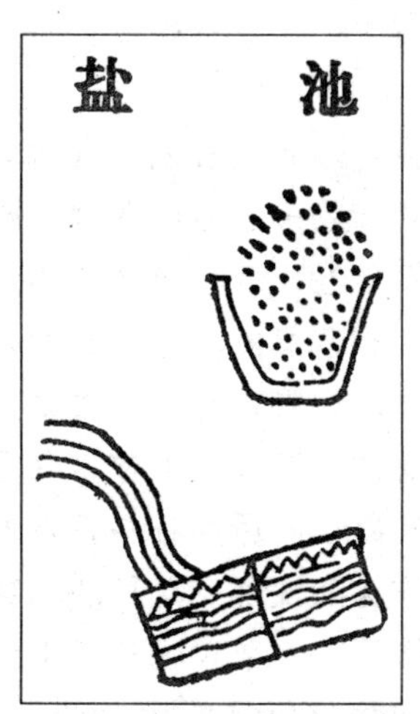

《大明本草》说：西部民族吃的东西，所以叫戎盐、羌盐。

苏恭说：戎盐，就是胡盐。沙州（今青海贵德、贵南一带）名叫秃登盐，廓州（今青海尖札县北）名叫阴土盐，生长在河边、阴暗山坡中的土石之间，所以有这个名称。

［集解］《名医别录》说：戎盐生长在西北盐山（今河北盐山县），以及西北部少数民族地区，酒泉福禄（今甘肃福禄县）城东南角。北方海域的盐颜色蓝，南方海域的盐颜色红，十月采收。

李当之说：戎盐性味苦、臭，是海的潮水冲刷上的石头，经过长时间盐凝聚在石头上，从北方海域里拿出来的盐颜色蓝，南方海域里拿出来的盐颜色红。

陶弘景说：记载历史的书中说：收获的盐有九种：白盐、食盐，是经常吃的盐，黑盐，主治腹胀气满；胡盐，主治耳聋目痛；柔盐，主治马脊疮；还有赤盐、驳盐、臭盐、马齿盐四种，都不能放入食物里，马齿盐就是大盐，黑盐怀疑就是卤碱，柔盐怀疑就是戎盐，然而，这个戎盐又叫胡盐，二种、三种相互混乱。现在戎盐收获的有很多，由凉州（今甘肃武威县）而来，也有由敦而来。把它做成块、片的形状，有的像鸡蛋、鸭蛋，有的像菱米，颜色紫、白，味道不是特别咸，用嘴品尝它，气味臭，完全就像孵不出小雏的鸡蛋，味道臭的才是真的。又有一种河南的盐，在护城河的泥里，由于凝聚而成的盐如同石片，打碎了就都成为方的，颜色蓝黑，善于治疗马脊疮，又怀疑这个是戎盐。还有巴东朐䏰（今四川云阳县）山崖的北边有盐的水井，盐水自己凝结，生成伞子盐，才一、二寸。中间鼓起张开像雨伞的形状，也有方得像石膏，博棋的。

苏恭说：戎盐就是胡盐，生长在河边、山坡的阴暗中泥土的石头里，大小不固定，坚硬干净的像石头一样，用火烧它没有声响。

寇宗奭说：戎盐重叠成整齐的堆，用刀剪裁它好像是枕头，质地细腻白色，性味甘、咸。

苏颂说：陶弘景所说的九种盐，现在的人不能够普遍认识它。医生治疗眼睛以及补益下焦的药物多数使用青盐，恐怕就是戎盐。本草说：北边海域的盐颜色蓝，南边海域的盐颜色红。现在青盐是由西北部地区而来，呈方棱块的形状，像玉的石头一样明亮而且又有蓝黑的颜色，是最不寻常的，北方海域招来的盐，做成大的块状而且没有玉的石头的光彩，并且有很多窟窿孔洞，就好像蜂巢的形状，颜色也比西盐浅，别人称它为盐枕，进入药中疗效特别差。北部及西北部地区又有一种盐，做成零星的碎末，如同破碎了的白的石头，别人也称它为青盐，用绳索封闭在匣子里，和盐做成的枕头一起作为初次拜见尊长的礼物，不知道是什么样的颜色种类？

李时珍说：本草里戎盐条下记载说，北方海域的盐颜色蓝，南方海域的盐颜色红。然而各种记载仅仅是使用白盐，好像跟这篇文章不符合。按照凉州（今甘肃武威县）《异物志》记载说：姜依靠这个大土山，现在称为龙城。坚硬的不生长谷物的盐碱地千

里远，类似蒺藜的形状。它的下面就有盐，堆叠成棋子的样子就能生长。出产在胡国，所以名字叫戎盐。称赞中说道：盐山的两座高大的山，两种颜色是它的质地。红颜色的如同丹砂，黑颜色的如同深夜一样漆黑。形状的大小听从人的意图，可以把它雕刻成为物体。做成动物的形状就有消除灾难，佩戴它就能吉祥。有的人称它为戎盐，可以用它来治疗疾病。这种说法跟本草本来的文字相符合，也仅仅是红、黑两种颜色，没有说是白颜色。大概白颜色的盐才是光明盐，然后青盐、赤盐就是戎盐。所以《西凉记》中记载说：青盐是出产在护城河中的盐，恰好才半寸，它的形状好像石头，非常甜美。《真腊记》记载说：山里面有石头，味道超过盐，可以雕刻成为器皿。梁杰先生传授说，交河（今新疆吐鲁番县）的空隙里，挖掘沙漠几尺以下，有紫盐，好像红颜色又好像紫颜色，色泽鲜明而且味甜。在它下面几尺的地方，有鋻玻。北方人家也记载说：张掖（今甘肃武威县）的护城河里，出产桃花盐，颜色好像桃花，随着季节增长收缩。现在宁夏附近的凉州（今甘肃武威县）地区，盐井里所出产的盐是青盐，四面洁白明亮如同石头。山丹卫（今甘肃山丹县）就是张掖（今甘肃武威县）地区，有的护城河里出产红盐。颜色红。这两种盐，就是戎盐的蓝、红的两种颜色。医生们只使用青盐，而不使用红盐，不知道两种盐都有戎盐的名称。所说的南方的海域的盐、北方海域盐，指的就是西边海域的南边，北边而说的，并不是炎热地区的南边海域。张果玉洞要诀中说：红色的戎盐出产西北部少数民族地区，承受自然界水土的精气，聚集而成为本质。它的地区水土的精气黄红色，所以盐也就随着土的精气而产生。味道比石盐淡，力量能够受到表面上的精华。只是在火里烧成红色的汁液，凝结到底颜色就能转变，渐渐地红了。就是真的。也叫降盐。抱朴子的书中有做成赤盐的方法。还有岭南（指五岭以南地区）有一种红盐，就是染色而形成的，都不是真正的红盐。还有《丹房镜源》记载说：少数民族的盐可以隐藏雌雄，制作金属使用红盐最好。

［气味］　咸，寒，无毒。

寇宗奭说：甘、咸。

《大明诸家本草》说：平。

独孤滔说：戎盐，有红、黑两种颜色，能够牵累下一代，以及干燥的卵，能遏制丹砂的毒气。

［主治］　《神农本草经》说：明目目痛，益气，坚肌肉，去毒蛊。

《名医别录》说：心腹痛，溺血吐血，齿舌血出。

《大明诸家本草》说：助水赃，益精气，除五脏症结，心腹积聚，痈疮疥癣。

李时珍说：解芫青、斑蝥的毒气。

［发明］　寇宗奭说：戎盐性味甘，咸，功能在于能去掉淤血，归入肾经，治疗眼睛里淤赤涩昏。

李时珍说：戎盐的功用同食盐一样，不经过煎煮炼制，然而性味咸带着甜味，放入药里好像能够承担。《周礼注》云：饴盐性味甜，就是戎盐，不知道结果如何？或者说用给人吃搅拌好的盐。

[附方] 新近常用附方五种。

1. 小便不通。《张仲景金匮方》：戎盐汤：使用戎盐做成圆形大小的丸一枚，茯苓半斤，白术二两，用水煎煮，服用它。

2. 风热牙痛。《唐氏经验方》：用青盐一斤，槐枝半斤，四碗水，煎水两碗，煮到盐干了，炒后磨成细细的末。每天使用它刷牙，洗眼睛。

3. 牢牙明目。《通气要法》：用青盐二两，白盐四两，川椒四两，煎取汁，搅拌盐，炒干。每天用它刷牙，洗眼睛，永远没有牙齿的疾病、眼睛的疾病。

4. 风眼烂弦。《普济方》：用戎盐熔化成为水，点眼睛。

5. 痔疮漏疮。《赵氏经验方》：用白矾四两，青盐四两，做成粉末，用一个猪的膀胱盛它，在阴凉处干燥，每次服用五钱，空腹温水服下。

光　明　盐
（见《唐本草》）

[释名] 石盐（见《唐本草》） 圣石（见《蜀本草》） 水晶盐（见《本草纲目》）李时珍说：雷敩《炮炙论》序中说：圣石能够使眼睛张开，使眼睛明亮就好像云彩离开太阳一样。那么可以看到光明的人，就合并它的形状、颜色和功能，因而有这个名称。

盐明光

[集解] 苏恭说：光明盐生长在盐州五原（今陕西定边县），凿开有盐的护城河，从下面拿出它。大的有一升一样大，都是正方形而且光亮、透彻。

苏颂说：现在阶州（今甘肃康县）出产一种石盐，生长在山石之间，没有经过煎炼，自然而形成的盐，色泽非常明亮洁净，别人都很珍贵它，说就是光明盐。

李时珍说：石盐有山中出产、水里出产两种。山中出产的盐就是崖盐。一个名字叫生盐，生长在山崖之间，形状如同白矾，出产在阶（今甘肃武都县）、成（今甘肃成县）、陵（今山东德州市）、凤（今山西风县）、永（今河南永城县）、康（今广东德庆县）等地方。出产在水里面的生长在池塘的底下，形状如同水晶、石英，出产在西域（今甘肃敦煌县西北以西地区）各个地方。吴录说：天竺（今指印度）有新鲜的洗去杂质的水，性味甘美，下面有石盐，白颜色如同水晶。还有波斯（今伊朗）出产天然的白盐，如同细的石子。金幼孜北征录云：北方少数民族地区有盐海子，出产白盐，光彩洁净如同水晶。还有一种盐池盐，颜色有的蓝，有的白，部队里的士兵摘取吃它。这些都是在水里出产的盐《梁

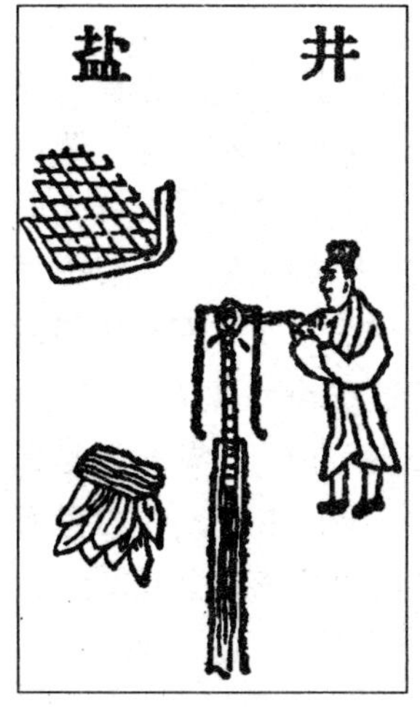

四公子传》说：高昌国（今新疆吐鲁番县东南高昌废址）烧羊山出产的盐，大的如同斗，白色，形状如同玉石。农历每月十五日收取的纹理细致。金楼子说：西北部民族里的白盐，出产在山崖，映出的月光明亮透彻，清澈得如同水景。西北部民族的人们用它供应国家的仓库，名叫君王盐，也叫玉华盐。这就是山里面出产的。这些都是天然形成的盐，所以说是天然形成的盐。《益州记》云：汶山（今四川茂汶羌族自治县）有咸石，用水浸泡并且煎煮它形成盐。这也是石盐类的一种，只是稍稍有一点不同。

［气味］ 咸、甘，平，无毒。

［主治］ 《唐本草》：头痛诸风，眼睛红、疼痛，眼睛多眵目糊、多眼泪。

［发明］ 李时珍说：光明盐遇到清洁明亮的气体，是最精华的盐，所以放入治疗头风眼睛的各种药物中很好。其他的功能跟戎盐一样，但是力量比戎盐差。

卤 鹹

（见《神农本草经》下品）

［释名］ 卤盐 寒石（见《吴普本草》） 石硷（见《本草补遗》）

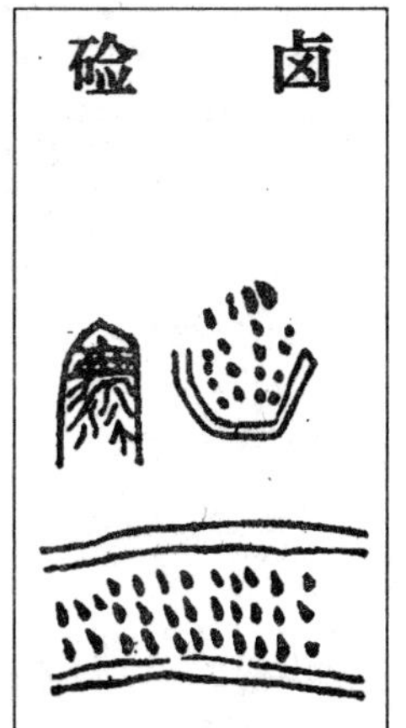

李时珍说：鹹的注音有两种：声音“咸”的具有润下的性味；声音“减”的，是盐土的名称，后代的人作为硷，制作成鹼的，就是这个了。许慎《说文解字》中说：卤，是西边地区碱地。所以文字上看是从西省文，像盐的形状。东边地区称它为斥（盐碱地），西边地区称它为卤，黄河以东地区称它为碱。传说中说，沼泽成为聚水的洼地，其中在地上的作为刚卤，也就是西边地区的意思。

［集解］ 《名医别录》中说：卤碱生长在黄河以东护城河中聚水的洼地。

陶弘景说：现在一般的人又看不到卤碱，怀疑它是黑盐。又有的人说：这个是煎煮盐的锅下面凝结而成的渣滓。这两种说法知道不详细。

苏恭说：卤碱生长在黄河以东地区，黄河以东的盐不是在锅里煎炼而成的，证明不是凝结而成在渣滓，又怀疑是黑盐，认为都是不对的。这种盐是硷土，现在的人们剥去皮，煮熟了使用它，在硷地里挖掘摘取。

苏颂说：并州（今山西太原市）的人们用刀子去掉碱表面上的东西煎炼，不很好，这就是卤碱。

陆机说：卤碱，就是卤水。

李时珍说：《说文解字》中已经说卤碱都是盐碱地的名称，这就是说凝结渣滓以及卤水的说法都是不对的了。卤盐跟卤硷不一样。山西（今太行山以西地区）各个州平坦的原野，以及太谷（今山西太谷县）、榆次（今山西榆次县）非常高的地方，秋天时都生产卤，远处看它如同水一样，近处看它如同堆积的雪一样。本地的人用小刀去掉它表面上的东西，并且熬炼它做成盐，略微有一点土黄色的就是卤盐。《尔雅》所说的自然生成的叫卤、人工形成称为盐的就是这个。凡是盐没有经过洗涤除去苦味的水，则不能够食用，苦味的水就是卤水。卤水的下面，澄清的盐凝结后如同石头的就是卤硷。朱丹溪所说的石硷，就是灰硷，在土的条例项下可以看到。《吴普本草》说卤碱有一个名字叫卤盐的，指的就是卤水的盐，不是卤地的盐，同一个名称没有损害。

［气味］ 苦，寒，无毒。

《名医别录》说：苦、咸，寒。

独孤滔说：卤盐能控制四种黄颜色，做成能使物体相互连接的药。如同硇砂能够掩盖铁一样，一会儿时间就能变软。

［主治］ 《神农本草经》说：大热消渴特别烦躁，去除邪气，以及下蛊毒，使肌肤柔软。

《名医别录》说：除去五脏肠胃留热结气，心下坚硬，食用它已经呕吐喘满，使眼睛明亮，治疗眼睛疼痛。

［附方］ 新近常用附方两种。

1. 风热赤眼，虚肿涩痛。《圣惠方》：用卤鹻一升，青梅七十二个，古钱二十一文，新的瓶盛，密封，在开水里煮一顿饭的时间。三天以后从中拿出点眼，每日三、五次为标准。2. 齿腐龈烂。《宣明方》：不论大人小孩。用最好的碱土，热水过滤取得汁液，在石器中熬干，用小刀去掉表面上的东西，放入一点麝香，磨成细细的粉末；把它们混合在一起。

凝 水 石
（见《神农本草经》中品）

［释名］ 白水石（见《神农本草经》） 寒水石 凌水石（见《名医别录》） 盐精石泥精 盐枕（见《本草纲目》） 盐根

李时珍说：拆成片状放入水里，跟水的颜色一样，它的水常常凝结；还可以在夏天磨成细细的末，煮水放入瓶子里，倒挂在井底下，立即变成冰，所以有凝水、白水、寒水、凌水各个名称。生长在堆积的盐下面，所以有盐精以下的各个名称。石膏也有寒水石的名称，跟这个不一样。

［集解］ 《名医别录》说：凝水石，颜色如同云母可以分开的，是盐的精华。生

长在常山山谷、中水县（今河北献县）以及邯郸（今河北邯郸市）。

陶弘景说：常山就是恒山（在今河北曲阳县西北），归属并州（今河北曲阳县西北）。中水（今河南一带）归属河间（今河北河间县）。邯郸归属赵郡（今河北赵县）。这些地区的地都有碱卤，所以叫盐精，可是打碎它也好像朴消。这种石头粉末放入水里，夏天能作成凉的东西的好。

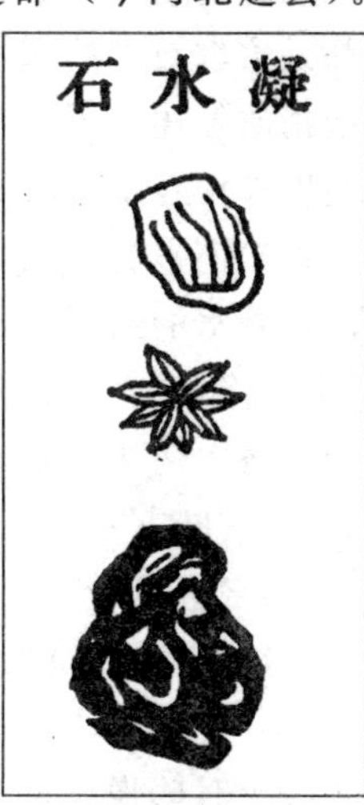

李时珍说：《名医别录》说凝结水，是盐的精华。陶弘景说是卤地所生长，打碎它好像朴消。范子计然说，出产在河东（今山西永济县）。河东，是卤地。独孤滔《丹房镜源》说：盐精出产在有盐的护城河里，形状如同水精。根据这些各个说法，于是凝结水，就是盐精石，一个名字叫泥精，过去的人叫它盐枕，现在的人称它盐根。生长在卤地堆积盐的下面，精化的液体渗入到土里，很多年到达了源泉，凝结而成为石头，大块的有齿棱，如同马牙消，清亮光彩如同水精，也有带蓝黑色的，都是到天气炎热的月份回来润泽，放入水里浸泡时间长了也就化了。陶隐居注释的戎盐，说盐池泥里由于有凝结的盐如同石片状，打破碎都成方的，然而颜色蓝黑的，就是这种。苏颂注释玄精石，说消除了的护城河里有盐精石，味道更加咸苦，是玄精石的一类东西；又注释食盐，说是盐枕做成的精制的块状，有窟窿孔洞，好像是峰窠，可以用绳索封固成送给尊长的礼物，都是这种物质。唐、宋朝的各位医生不认识这个石头，而且把石膏、方解石作为注释，是错误的。现在在它的下面更正它。

［正误］　苏敬说：凝水石有纵的纹理、横的纹理有两种，颜色清澈明亮质量最好。或者说纵的纹理是寒水石，横的纹理是凝水石。现在出产在同州（今陕西大荔县）韩城（今陕西韩城县），颜色蓝，横的纹理如同云母的好；出产在澄州（今广西上林县）的，纹理不正，颜色白是不好的。

苏颂说：现在河东（今山西永济县）汾（今山西汾县）、隰（今山西隰县）以及德顺军（今宁夏隆德县）也有它，三月摘取。还有一种冷油石，全部跟这种相类似，只是放入沸腾的油底浅锅里，油立刻就凉的，就是这个。这种石头性味冷，有毒，错误地服用使人腰以下不能抬起。寇宗奭说：凝水石纹理通畅清澈，人们有时摩擦雕刻成为枕头，用来准备炎热天气时使用。放入药中使用必须用火烧过。有的买东西的人放入轻粉用来扰乱真正的凝水石，不能够不察看。陶弘景说夏天能够成为凉的东西好，如果这样，那么就不能够推动时代前进了。

阎孝忠说：石膏，洁净色白而且坚硬，能够涂抹墙壁。寒水石柔软，容易破碎，可以用手弄碎，外面有一点蓝黑色，中间有细细的纹理。

王隐君说：寒水石，坚硬、色白、光亮、洁净，形状好像明矾、蓬砂的质量。或者有破碎的，每粒的大小都是四方形的，所以又叫方解石，现在的人称它为硬石膏的

就是这个。

李时珍说：寒水石有两种：一种是软石膏，一种是凝水石。只是陶弘景所注释的，是能凝结水的寒水石，跟本文相吻合。苏敬、苏颂、寇宗奭、阎孝忠四个名家所说的，都是柔软石膏的寒水石。王隐君所说，就是方解石。各家没有详细地知道这篇文字中盐精的陈述，没有得到它们的解说，于是就用石膏、方解石指成是寒水石。唐朝、宋朝以来相互继承着其中的错误，通常的用这两种石头作为药用，可是盐精的寒水，绝对不知道它的用法，这是延续千年的错误。石膏的错误将近千年，朱震亨先生开始明确；凝水的错误，不是李时珍长时间观察，恐怕就断断不会得到纠正。

［修治］　雷敩说：凡是使用，必须用天然的生姜汁液煮干燥后磨成细细的粉末使用。每次使用十两，用生姜一两。

［气味］　辛，寒，无毒。

《名医别录》说：甘，大寒。

《吴普本草》说：神农说：辛。岐伯、医和、扁鹊说：甘，无毒。李当之说：大寒。

李时珍说：辛、咸。

徐之才说：解除巴豆的毒性，畏地榆。

独孤滔说：消除或减轻丹砂、玄精的毒性。

［主治］　《神农本草经》说：身热，腹蝇积聚邪气，皮中如火烧，烦满，水饮之。久服不饥。

《名医别录》说：消除时气热盛，五脏伏热，胃中热，止渴，水肿，小腹痹。

甄权说：压丹石毒风，解伤寒劳复。

李时珍说：治疗小便白，内痹，凉血降火，止牙痛，使牙齿坚固，使眼睛明亮。

［发明］　李时珍说：凝水石是承受聚集的阴气而形成的，它的气味大寒，它的气味辛咸，具有归入肾经，活血除热的功能，跟各种的盐相同。古代方药中所使用的寒水石就是这种石头，唐朝、宋朝时各种药方中使用的寒水石是石膏，近代方药中指的就是长石、方解石，都附着在各条的下面，使用的人需详细地知道它。

［附方］　收有古代附方两种，新近常用附方两种，共四种。

1. 男女转脬。《永类钤方》：不能够小便。用寒水石二两，滑石一两，葵子一合，做成粉末，水一斗，煮五升。经常服用一升，立即就能顺利。

2. 牙龈出血。《普济方》：有洞。用寒水石粉三两，朱砂二钱，甘草脑子一分，做成粉末，干燥后混合。

3. 汤火伤灼。《卫生易简方》：寒水石用火烧后，磨成细细的粉，涂抹它。

4. 小儿丹毒。《经验方》：皮肤热赤。用寒水石半两，白土一分，做成粉末，米醋调和涂抹它。

玄 精 石
（见宋《开宝本草》）

［释名］ 太阴 玄精石 阴精石（见《本草纲目》） 玄英石

李时珍说：这种石头是碱卤最阴的精华凝结而形成的，所以有各个名称。

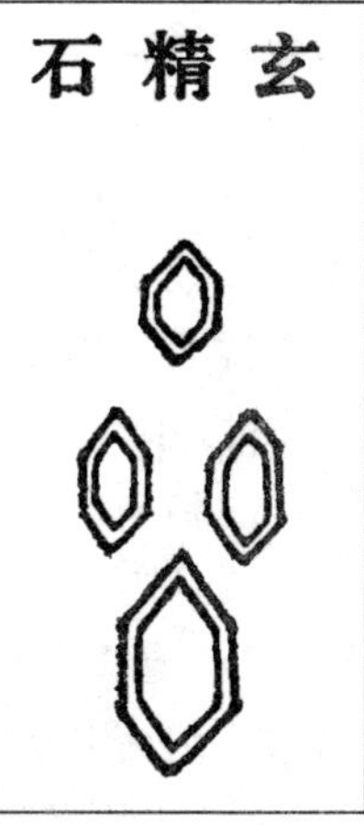

［集解］ 苏颂说：玄精石出产在解州（今山西运城县）消除了的护城河里，以及通州（今四川达县）、泰州（今山西永济县）堆积的盐的仓库里也有它。它的颜色蓝白，像乌龟背的好，摘取没有时间的限制。还有消除了的护城河里有盐精石，性味更加咸苦，也是玄精的种类。

苏敬说：附近地区也有它，颜色也是青白的，片大的不好。

李时珍说：玄精是碱卤的津液流出渗到土里，年代长久凝结而形成的石头片，片的形状如同乌龟背的形状。蒲（今山西临猗县）、解（今山西运城县）出产的，它的颜色蓝白全部贯通。四川里的赤盐的液体所凝结的，颜色稍微红而且光亮。沈存中《梦溪笔谈》中说：太阴玄精生长在解州（今山西运城县）大的聚水的洼地盐碱地里的盐，在水沟渠道的土里能得到它。大的如同杏叶，小的如同鱼鳞，全都有六个角，端正得好像雕刻的一样，正好如同龟甲的形状。其中周围下面小而且椭圆，它的前下方是尖的，它的后上方也是尖的。正好像穿山甲相互遮盖的地方，全都是龟甲，再也没有区别了。颜色绿而且光亮贯通，敲打它就一直有规律而且拆开它，光而明亮如同镜子一样，拆开的地方也有六个角，像柳树叶一样大。用火烧过以后就全都分解拆散了，薄得如同柳树叶，每片相互分离，色白如同霜和雪一样，平坦洁净使人喜爱。这就是禀受堆积的阴气凝结而形成的，所以都有六个角。现在世界上所使用的玄精，是绛州（今山西闻喜县）的山里面所出产绛石，不是玄精。

［气味］ 咸，温，无毒。

李时珍说：甘、咸，寒。

独孤滔说：能遏制硫磺、丹砂的毒性。

［主治］ 《开宝本草》说：除风冷邪气湿痹，益精气，妇人痼冷漏下，心腹积聚冷气，止头痛，解肌。

寇宗奭说：主治阴证伤寒，指甲面色青黑，心下胀满结硬，烦渴，虚汗不止，或者有时狂言，四肢逆冷，咽喉不利肿痛，脉沉细而疾，适宜辅佐其他的药物服用它。还有配合其他的药物，涂抹治疗大风疮。

［发明］ 苏颂说：古代药方中没有见到使用它，近代的人们使用补益的药以及治疗伤寒的药多数使用它。其中疗效显著的，是治疗伤寒的正阳丹，能使汗出来。

李时珍说：玄精石是禀受太阴的精气，跟盐性味相同，它的气味寒而且不温和，它的性味甘咸而且降，跟硫磺、硝石治疗上焦旺盛，下焦虚损，拯救阴气，助长阳气，有扶持拯救危险的功能。所以申铁瓮先生的来复丹使用它，正好取用它的寒气，可以配用硝石、硫磺的热气《开宝本草》说它的性温，是错误的。

[附方] 收有古代附方两种，新近常用附方八种，共九种。

1. 正阳丹。《图经本草》：治疗伤寒三天，头痛壮热，四肢不利。用太阴玄精石、硝石、硫磺各二两，硇砂一两，磨成细细的末，放入瓷瓶里封固成。以火半斤，周围用一寸的小火烤它，大约接近半天的时间，等候药成为蓝紫色，停住火。等到冷却后从中拿出，用腊月里的雪水搅拌均匀，放入罐子里，在房屋后面北面阴暗的下面阴干。再放入地里埋十四天，从中拿出磨成细细的末，用面糊调和成鸡头子大的丸剂。先用热水洗后，用艾水磨成细细的末，服用一丸。用衣服覆盖，出汗病就好了。

2. 小儿风热。《普济方》：挟风蕴热，身体发热。用太阴玄精石一两，石膏七钱半，龙脑半两，做成粉末。每次服用半钱，新鲜的井里的水服下。

3. 肺热咳嗽。药方见不灰木条下。

4. 冷热霍乱。《指南方》：分利阴阳。用玄精石、半夏分别一两，硫磺三钱，做成粉末，用面黏合成梧桐子大小的丸。每次用米汤服下三十丸。

5. 头风脑痛。《千金方》：用玄精石粉末，放入羊胆里阴干。水调和一字，吹到鼻子里，立刻就停止。

6. 目赤涩痛。《普济方》：用玄精石半两，炙黄檗一两，做成粉末，点眼睛，效果好。

7. 赤目失明。《朱氏集验方》：内外障翳。太阳玄精石用阴阳火煅制、石决明分别一两、蕤仁、黄连分别二两，羊子肝七个，用竹刀切制，晒干，做成粉末，用粟米饭作成梧桐子大小的丸剂。每次睡觉时用茶水服二十丸。服用到第七天，烫熨顶心用来辅助药物的力量，一个月看到疗效。宋丞相说：黄典史患这个病，在梦里神仙传授这个药方，病就好了。

8. 目生赤脉。《伤寒总微论》：用玄精石一两、甘草半两，做成粉末，每次服用一钱，小儿用半钱，用竹叶煎汤调服。

9. 重舌涎出。《太平圣惠方》：水浆不能进入。用太阴玄精石二两，牛黄、朱砂、龙脑分别为一分，做成粉末。用铍针刺在舌头上，除去血液，用热盐水漱口，掺和粉末，吞咽下津液，有神奇的效果。

绿　盐

（见《唐本草》）

[释名] 盐绿　石绿（见《本草纲目》）

［集解］　苏恭说：绿盐出产在焉耆（今新疆焉耆回族自治县），水里的石头下面拿出它，形状好像扁青、空青，是治疗眼睛疾病重要的病。现在的人用光明盐、硇砂、赤铜屑，用它做成酒，成为块状，绿颜色，用来充当它。

李珣说：出产在波斯国（今伊朗），生长在石头上，大船上送来的，称它为石绿，装载了长时间而不改变颜色。中国用铜、醋制造的，不能够放入药中使用，颜色也不能坚持长久。

李时珍说：医生说波斯（今伊朗）出产的绿盐颜色蓝，在阴雨的天气里是干燥的并且不湿润的是真正的。还有一种制造盐绿的方法：用熟的铜器盛取一升浆水，在里面放入一两青盐，浸七天，从中拿出，即成为绿颜色。用东西去掉表面的粉末，放入浆水里再浸泡七天或者十四天取出，这种不是真正的绿盐。

［气味］　咸、苦、辛，平，无毒。

［主治］　《唐本草》说：目赤泪出，肤翳眵暗。

李珣说：点眼睛，明目消翳。治疗小儿无辜疳气。

［附方］　新近常用附方两种。

1. 胎赤眼痛。《圣济录》：用盐绿一分，蜜半两，在蚌蛤壳里互相调和。每天晚长睡觉时用浆水洗眼睛，烤热以后点眼睛，能够断绝病根。

2. 目暗赤涩。《太平圣惠方》：多泪。用盐绿一钱，蕤仁去皮一钱，细细地磨到发热，放入好的酥酪一钱，细细地磨均匀。每天晚上点一麻子多。

盐　药

（见《本草拾遗》）

［集解］　陈藏器说：生长在沿海西南的雷州（今广东海康县）、罗州（今广东廉江县）等州的山谷里。好像芒硝，细细的粉末，放入嘴里特别凉。南方的人很少有服用它的，恐怕太凉进入肚子里损伤人体，使用它应该谨慎。

［气味］　咸，冷，无毒。

［主治］　陈藏器说：眼睛赤眦烂风赤，磨成细细的粉末用水调和点它。还有用水细细地磨后服用，除去热烦痰满头痛，明目镇心。还能主治蛇虺恶虫毒，药箭镞毒，疥癣痈肿瘰疬，一起按摩涂抹它，很严重的病人用水化服它。又能解除独自草箭毒。

附　悬石

韩保升说：人如果经常服用炼制的石头，一直到死，在坟墓里生长悬石，好像芒硝，它凉的如同雪水一样，能杀火毒。

朴 硝

（见《神农本草经》）

［气味］ 苦，寒，无毒。

《名医别录》中记载说：苦、辛，大寒，无毒。炼制成白色，如同银子一样，能够凉，能够热，能够光滑，能够涩滞，能够辛，能够苦，能够咸，能够酸，放入地下千年不会有变化。

甄权说：苦、咸，有小毒。

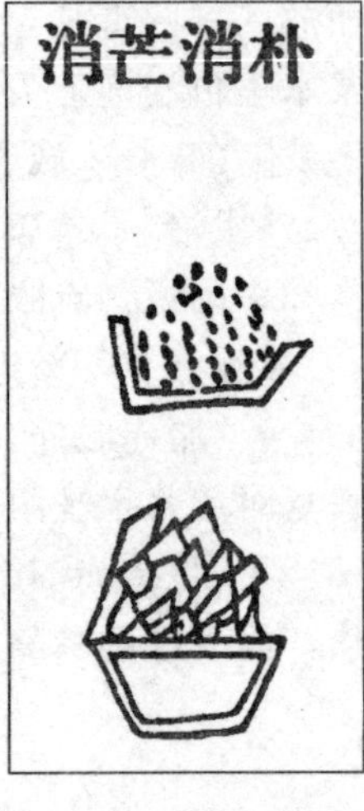

李时珍说：《名医别录》所列举的神奇的、变化的传说，就是硝石的功能。在硝石条下能详细地看见。

徐之才说：大黄、石韦是它的使药，恶麦句姜。

张从正说：畏三棱。

［主治］ 《神农本草经》说：各种疾病，驱除寒热邪气，去除六腑积聚，结固留癖。能够化七十两种石。炼制后服用它，能使身体轻便，好像神仙一样。

《名医别录》说：胃中食饮热结，破留血闭绝，停痰痞满，推陈致新。

皇甫谧说：治疗热胀，养胃消谷。

甄权说：治疗腹胀，大小便不通。女子月经不通。

《大明诸家本草》说：通泄五脏的各种疾病以及症结，治疗因天气而流行的热疾，头痛，消除肿毒，排脓，滋润毛发。

附 芒硝

（见《名医别录》）

［气味］ 辛、苦，大寒，无毒。

甄权说：咸，有小毒。

［主治］ 《名医别录》说：五脏积聚，久热胃闭，除邪气，破留血，腹中痰实结搏，通经脉，利大小便以及月经，破五淋，推陈致新。

甄权说：除去瘰疬黄疸病，时疾壅热，能散恶血，堕胎，傅漆疮。

附 马牙硝

（见宋《嘉祐本草》）

［气味］ 辛、苦，大寒，无毒。

李时珍说：咸、微甘，也就是英消。

［主治］　甄权说：除五脏积热伏气。

《大明诸家本草》说：末筛点眼红，除去红肿障翳涩泪痛，也放入点眼的药中使用。

李时珍说：功能跟芒硝相同。

［发明］　成无己说：《内经》说：咸味的泄泻作用属于阴。还说：咸可以使它柔软。热邪在里面，治疗用咸寒的药物。人的病症坚硬的用咸味使它柔软，大热的病人用寒凉的药消除它。所以张仲景的大陷胸汤、大承气汤、调胃承气汤都使用芒硝，用来使坚硬的柔软，除去实热，凝结得不是特别坚硬的患者不能使用它治疗。

王好古说：本草中说：朴消性味辛，是辛用来滋润肾气燥热的。现在的人不使用辛味，只用咸味，咸能使坚硬的东西柔软。它的意思都是咸能软坚。本草中说的芒硝能够通利小便并且可以堕胎，然而伤寒妊娠可以使胎坠下的，就是使用这味药，兼用大黄作为导引药，直接放入大肠里，具有润燥、软坚、泄热的作用，而且母子都很平安。《神农本草经》说：有的故意使用坠下药而没有损害的，说的就是这种药吗？因为在人体的下面论述它，那么大、小便都属于阴。用人体的前面、后面所论述的，那么前面是气，后面是血，用肾论述的，总体上主治大、小便艰难，小便涩滞、大便秘结，都属于水少火盛。《神农本草经》说，热邪在身体内部，治疗用咸寒的药，辅佐它用苦的药，所以使用芒硝、大黄相须作为佐使药。

张元素说：芒硝气薄味厚，沉而且可以降，属于阴气。它的用法有三种：除去实热，是第一种用法；洗涤肠中本来就有的污垢，是第二种用法；破除坚积热块，是第三种用法：孕妇只有三、四个月以及七、八个月的时候不能服用，其他时间都没有妨碍。

寇宗奭说：朴消是刚开始得到时煎一次而形成的，它的性味非常涩，所以功能紧张急迫而且不温和，治疗吃鲙鱼不消化，因为这个洗涤赶走它。芒硝是朴消过滤以后炼制而形成的，所以它的性味温和缓慢，所以现在多用它治疗伤寒。

李时珍说：朴消澄清的下面，是粗的消，它的质地重而且浑浊。芒硝、牙消凝结在上面，是消的精华，它的质地清亮、明亮。甜消、风化消，就是芒硝、牙消的去除气味形成的，而且甘、缓、轻爽。所以朴消只能施舍给在盐碱地粗鲁的人，作为涂抹的药物；如果放在汤、散里服用，必须用芒硝、牙消是最好的。张仲景《伤寒论》只使用芒硝，不使用朴消，正好是这个意思。消禀受太阴的精气，是水的儿子。气寒，性味咸，活血而且滋润下焦，洗涤三焦肠胃实热阳强的疾病，这才是治疗火邪的药物。唐代的时候，腊月恩赐给众多大臣紫雪、红雪、碧雪，都是用这种消炼制而形成的，通常治疗聚积的各种热病，有神奇的效果，重要的是使用药的人要适宜应用而已。

［附方］　收有古代附方十七种，新近常用附方十五种，共三十两种。

1. 紫雪。《和剂局方》：治疗伤寒温疟，一切积热烦热，狂易叫走，瘴疫抵疬，猝死脚气，五尸五疰，心腹诸疾，病刺切痛，解除各种热毒，邪热发黄，蛊毒鬼魅，野道热毒，小儿惊痫百病。用黄金一百两，石膏、寒水石、滑石、慈石各三斤，捣碎，水一斛，煮到四斗，除去渣滓。放入犀角屑、羚羊角、青木香、沉香分别五两，玄参洗净焙干、升麻分别一斤，甘草炒八两，丁香一两，放到前面的汁液里煮，取用一斗五升，去掉渣滓。放入炼制的朴消十斤，硝石三十二两，在药的汁液中，微火煎炼它，用柳木不停地搅拌，直到水汽将要全部没有了，倒在木盆里。等到将要凝结，放入麝香一两二钱半，朱砂末三两，搅拌均匀，收藏它。每次服用一、二钱，凉水服用。到时间再加减，非常重的病人用一两。

2. 红雪。《和剂局方》：治疗烦热，消宿食，解酒毒，开三焦，利五脏，除毒热，破积滞。治疗伤寒狂躁，胃烂反斑，温瘴脚气，黄疸头痛，目昏鼻塞，口疮喉痹，重舌肠痈等疾病。使用川朴消十斤炼制去调残渣，羚羊角屑、黄芩、升麻各三两，人参、赤芍药、槟榔、枳壳麸炒，生甘草、淡竹叶、木香各二两，木通、栀子、葛根、桑白皮、大青、蓝叶各一两半，苏方木六两，合并一起挫成片。水二斗五升，煎煮到九升，去掉残渣，过滤以后煎煮沸腾。放入消，不停地用手搅拌，等到水气将要完全没有了，倒入器皿中。将要凝结时，放入朱砂一两，麝香半两，经过一夜就变成了像雪一样的东西。每次服用一、二钱，新鲜的井里的水调和服下。想要行走，就用热水溶化后服用一两。

3. 碧雪丹。《和剂局方》：治疗一切积热，天气变化时的留传性疾病，发狂昏聩，或者咽喉肿塞，口舌生疮，心中烦躁，或者大小便不通，胃火等各种疾病。用朴消、芒硝、马牙消、硝石、水飞石膏、水飞寒水石分别为一斤，用甘草一斤，煎水五升，放入各种药物共同煎煮，不停地用手搅拌，使消溶解得到作用的东西，放入青黛一斤，调和均匀，倒入盆里，经过一夜凝结而形成雪样的东西，做成粉末，每次在嘴里含后吞咽，或者吹它，或者用水调和，服用二、三钱。想要通利，就用热水服用一两。

4. 凉膈驱积。《刘禹锡传信方》：王旻山人甘露饮：治疗热壅，凉胸膈，驱积滞。用四川芒硝末一大斤，用蜜十二两，冬天增加一两，调和均匀，放入新的竹筒里，放到半筒以上就停止。还放入烧火做饭的甑里，使有药的地方放在饭里面，其中空虚的地方出现在它的上面，蒸制它。等候饭熟了以后从中拿出，用丝织品过滤，放入瓷钵里，用竹篦搅拌不要停止，等待凝结后，收藏到瓷盒里。每次睡觉时放在嘴里半勺，逐渐吞咽它。如果需要常常转动，就多服它。

5. 乳石发动。《圣惠方》：烦闷。用芒硝，蜜水调和，服用一钱，每天三次。

6. 骨蒸热病。《千金方》：用芒硝末，水服用一寸方七，每天两次，神奇，良方。

7. 腹中痞块。《邵氏经验方》：用皮消一两，独蒜一个，大黄末八分，捣后做成饼。贴在患病的地方，以消除了作为尺度。

8. 食物过饱、不消化、于是结成痞膈。《经验方》：用马牙消一两，吴茱萸半斤，煎煮汁液放入消，趁热服用它。长时间没有好转，再服用一次，立即有效。窦群在常州时，这个药方也得到了效果。

9. 关格不通。《百一方》：大、小便闭塞，胀得想要死去，两、三天就能把人杀死。用芒硝三两，泡开水一升，服用，取得呕吐就能通畅。

10. 小便不通。《简要济众方》：白花散：用芒硝三钱，茴香酒服下。

11. 时气头痛。《圣惠方》：用朴消末二两，生油调和涂抹头顶上。

12. 赤眼肿痛。《简便方》：用朴消放在豆腐上蒸溶化，取得汁液收藏点它。

13. 风眼赤烂。《杨诚经验方》：用明亮干净的皮消一酒盅，水二丸煎煮溶化，在露天放一夜，过滤干净，澄清。早晨、晚上洗眼睛。三天以后，其中的红肿就能消退，虽然患半个世纪的患者也能治愈。

14. 退翳明目。《经验方》：白龙散：用马牙消光亮洁净的，厚的纸包裹结实，放在怀里挨着皮肤，保养一百二十天，磨成细细的粉末，放入少量的龙脑。不论年龄大小，眼睛出现翳膜，不能看清远处，只是瞳孔没有破碎分开的，并且适室每天点它。

15. 诸眼障翳。《济急仙方》：用牙消十两，热水浸泡汁液，厚的纸过滤以后，在瓦器上熬干，放在地上一夜，放入飞砂黄丹一两，麝香半分，再用罗筛过，放入脑子，每天点它。

16. 逐月洗眼。《圣惠方》：芒硝六钱，水一盏六分，澄清。根据用法洗眼睛，直到一年，眼睛如同儿童的一样。正月初三，二月初八，三月初四，五月初五，六月初四，七月初三，八月初一，九月十三，十月十三日，十一月十六，十二月初五的日子。

17. 牙齿疼痛。《普济方》：用皂荚浓的汁液，跟朴消一起煎溶化，在石头上过滤，等到结成霜，涂抹它。

18. 食蟹龈肿。《普济方》：朴消涂抹它，立即就能消除。

19. 喉痹肿痛。《姚和众》：《外台秘要》：用朴消一两，慢慢放在嘴里咽下，立即有效果。或者增加丹砂一钱。气塞不通，加生甘草末二钱半，吹它。

20. 小儿重舌。马牙消除抹在舌头的上下，每天三次。

21. 口舌生疮。《孙真人方》：朴消放在嘴里含它，效果好。

22. 小儿鹅口。《简要济众》：马牙消擦在舌头上，五天为标准。

23. 豌豆毒疮。《梅师方》：没有形成脓的。用猪胆汁和芒硝末涂抹它。

24. 代指肿痛。《圣惠方》：用芒硝煎成汤，浸泡它。

25. 水烟丹毒。《梅师方》：用水调和芒硝末涂抹它。

26. 一切风疹。《梅师方》：用水煮芒硝的汤，涂抹它。

27. 漆疮作痒。《千金方》：用芒硝汤涂抹它。

28. 灸疮飞蝶。《夏子益奇疾方》：由于艾条灸的火疮痂消退掉落，疮内有新鲜的肉片，飞得如同蝴蝶的形状，跳越在空中飞出去，疼痛得不能用语言表达，是因为血肉都热，是奇怪的病。用朴消、大黄各半两，做成细细的末，用水调服，稍微利润一点儿就能痊愈。

29. 妇人难产。《信效方》：用芒硝末二钱，小孩的小便温服，没有不有效果的。

30. 死胎不下。《信效方》：方药跟上面的相同。丰城曾尉的猫怀孕五个小猫，一个猫仔已经生下来了，四个猫仔死在肚子里，用这个药灌它，立即就下来了。还治疗一头牛也下来了。

31. 女儿扎足。《闺阁事宜》：脱骨汤：用杏仁一钱，桑白皮四钱，水五碗，在新的瓶子里煎三碗，放入朴消五钱，乳香一钱，密封好口，煎煮溶化。把脚放在上面，先熏，后洗。三天作一次，十几次以后柔软得好像捆绑了棉花一样。

附 风化消

［修治］ 李时珍说：用芒硝在风中、太阳中消除全部的水分，自然形成轻盈飘动的白色粉末。或者用瓷瓶盛，悬挂在屋檐下面，等待消渗出瓶子外面，用小刀除去表面的东西，收藏它。别人有用甜瓜盛消，渗出，用小刀除去表面的东西收藏起来的，或者用黄牯牛胆收藏刮取的消，都不是甜消。

［主治］ 李时珍说：上焦风热，小儿惊热膈痰，清肺解暑，用人乳调和涂抹，除去眼睑红肿，以及头面暴热肿痛。煎煮黄连，点红的眼睛。

［发明］ 李时珍说：风化消性味甘缓，轻便飘浮，所以治疗上焦心肺痰热，可是不能泄利。

附 玄明粉
（见《药性本草》）

［释名］ 白龙粉

李时珍说：玄，是水的颜色，明，是像玉石的光彩一样清亮。《御院药方》称它为白龙粉。

［修治］ 李时珍说：制法：用白色而且干净的朴消十斤，长流水一石，用火煎煮融解后去掉残渣，在晴空的夜晚下面暴露一个晚上，去掉水分，从中拿出朴消，每十斤朴消，用一斤切成片的萝卜，一起煮熟，过滤干净，再暴露一夜拿出，每一斤朴消用甘草一两，一起煎煮去掉残渣，再暴露一夜取出，用一个大的沙罐，修筑充实盛满它用盐泥封固成半寸厚，不盖口，放在炉子里，用炭火十斤，从文火到武火煅它。等到沸腾稳定后，用一片瓦盖住口，重复前面的操作封固成，再用十五斤最大的火锻炼它。放凉一昼夜，从中拿出，隔离着纸放置在地上，用盆盖在上面，三天后出现火毒。磨成细细的粉末。每一斤，放入生甘草末一两，炙甘草末一两，搅拌均匀，用瓶子收藏起来备用。

［气味］ 辛、甘、冷，无毒。

［主治］ 甄权说：心热烦躁，并且五脏宿滞症结。

《大明本草》说：明目，退隔上虚热，消肿毒。

［发明］ 李果说：玄明粉，是没入水中的，是阴暗地区的。它有两种用法：去除

胃中的实热，荡涤肠中的素来就有的污垢。大概是用它来代替浸在水中的朴消罢了。

玄明粉传说：唐玄宗皇帝听说从始至终南山的道士刘玄真服用它长寿，于是就召见他，并且询问他。刘玄真说：我按照《仙经》，研究炼制朴消，称为玄明粉，只是服用这个药，于是就没有病而且长寿。这味药没有残渣，性味温和，是阴中有阳，能够消除一百二十种疾病。生吃还能够解救危急患难时的性命，何况要研究炼制长期服用。能够补益精气，强盛元气，帮助阳气证实阴气，不论男人、妇女，幼小的儿童。不管一年四季的寒冷与炎热。所有的热毒风冷，痃癖气胀满，五劳七伤，骨蒸传尸，头痛烦热，五内气塞，大小肠不通，三焦热淋，疰忤，咳嗽呕逆，口苦舌干，咽喉闭塞，惊悸健忘，营卫不调，中酒中鲙，饮食过度，腰膝冷痛，手足酸痹，久冷久热，四肢壅塞，背膊拘急，目昏眩晕，久视无力，肠风痔病，血澼不调，妇人产后，小儿疳气，阴毒伤寒，表里疫疠。这味药长期服用，能使人愉快润泽，开导贯穿脾胃，使容颜色不衰老，使眼睛明亮，使身体轻盈，使寿命延长，功效不能全部记载。只是使用一两，分为十两次服用，到用的时候斟酌用量的加减。似乎感觉到壅热伤寒，头痛鼻塞，四肢不举，饮食不下，烦闷气胀，必须全部用泄泻的方法来寻求安稳，就是看年龄的大小，用药二钱半或者半两，用桃花煎煮汤服用作为佐使药，效果最好；其次使用葱汤服下；如果没有通畅，用沸腾的开水放入它马上就有疗效。有的人吃各种鱼、藕、菜，喝各种有毒的食物，用葱白汤调和服用二钱，有毒的食物立刻就能泄泻出来了。如果妇女妊娠六个月，长期服用能安胎生子，也没有疮肿的疾病。如果需要稍微畅通而不闭塞，只要长期服用它，稍微得到一点药力，早晨服用，晚上就能有效应，不用搜刮人五脏上面的精微，自己感到非常高兴、平安。其中药物刚开始服用的时候，每天空腹服用，喝酒和茶水任意服下二钱，很长时间后再服下三钱。七天里经常稍微泄利黄黑水口水、唾沫等等，这就是寻找充满各种疾病的根本而离开体外，不要害怕它。七天以后渐渐知道肚子里暖和了，消食下气，长时间服用消除旧的滋养新的，气血每天都平安。用大麻子汤服下作为佐使药，只是忌服用苦参。在太阴经里能详细的见到。

王好古说：玄明粉治疗阴毒一例，并不是伏阳在里面不可以使用。如果使用治疗真阴的毒气，杀死人特别迅速。

朱震亨说：玄明粉是火煅而炼成的，它的性味应当温。说应该长期服用，能使身体轻盈，巩固胎儿，使容颜不衰老，使眼睛明亮，使身体轻盈，使寿命延长，非常能够补益身体，难道就是这个道理吗？我亲自见到两位朋友，不相信我说的话于是就死亡了，所以写下来作为告诫。

李时珍说：《神农本草经》中说朴消炼制后服用它，身体轻盈得如同神仙一样，大概是方士删改后加入的文字。后代的人因为这个制作成玄明粉，锻炼很多次，用甘草辅佐，去掉它咸寒的毒气。遇到有三焦肠胃实热积滞，少年气壮的患者，衡量以后服用它，也有很快的疗效。如果脾胃虚冷，以及阴虚火动的患者服用它，这样看来，就会招致它的灾祸了。

［附方］　新近常用附方三种。

1. 热厥气痛。《集简方》：用玄明粉三钱，热的小孩尿调和服下。

2. 伤寒发狂。《伤寒蕴要》：用玄明粉二钱，朱砂一钱，把它做成细细的粉末，凉水服用。

3. 鼻血不止。《圣济方》：用玄明粉二钱，用水服。

硝　石
（见《神农本草经》上品）

［释名］　芒硝（见《名医别录》）　苦消（见甄权《药性本草》）　焰消（见《土宿真君造化指南》）　火消（见《本草纲目》）　地霜（见《蜀本草》）　生消（见《宋本草》）北帝玄珠

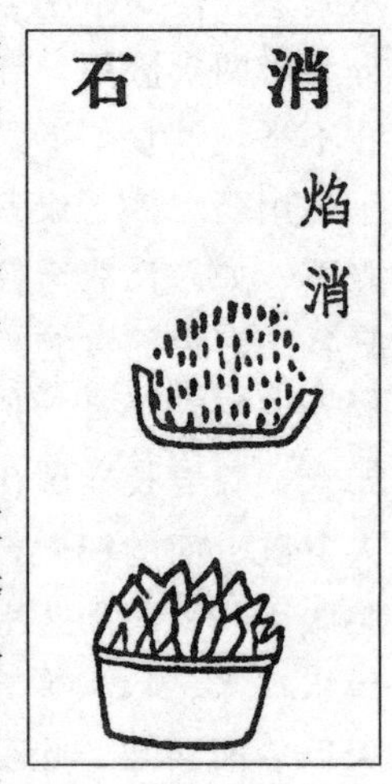

马志说：用它消化各种石头，所以名叫硝石。开始煎炼的时候有微弱的光芒，而且形状像朴消，所以有芒硝的称号。不与朴消和《名医别录》所指的芒硝是同一种类。

寇宗奭说：硝石是第二次煎炼的时候从中拿出去掉芒硝凝结在下面的东西，最完好的既然已经去掉，仅仅是剩下的杂质如同石头一样罢了。放入药里的功能力量也就减弱了，只是能够产生烟火。

甄权说：芒硝一种是作为苦消，说的是它的性味苦。

李时珍说：炼丹炉的专家用来制作五金八石，制作银的工匠家用来改变金银，军事家用来做边疆在高台上烧柴以报警的火及告警的烽烟和炸药，遇到火就起火苗，所以有各种名称。孤刚子的炼粉图说它是北国黄帝玄妙的念珠，《开宝本草》又出现生消、芒硝，现在合并为一条，并且详见以下文字。

［集解］　《名医别录》中记载说：硝石生长在益州（今四川成都市）的山谷及武都（今甘肃西和县）、陇西（今甘肃陇西县）西部的少数民族地区，无论什么时候都可以摘取。

陶弘景说：硝石治疗的疾病跟朴消相似，《仙经》用这个消化各种石头，现在没有人真正认识它的本质。有的人认为跟朴消一样出自相同的一座山，所以朴消另外的一名名字叫硝石朴，还论述说有一个名字叫芒硝，现在的芒硝是炼制的朴消做成的。并没有真实地研究它的效验。有的人得到一种物质，颜色与朴消大致相同，只有一点点区别。尘埃堆积得很高，就好像拿着盐的雪，但没有结冰，用火烧它起蓝紫色的烟，说这样就是真正的硝石。现在宕昌（今广西容县）以北的各个山中有碱土的地方都有它。

马志说：这就是地霜。所处于的山中聚水的洼地，冬天地上有霜，是笤帚扫取，

用水过滤汁液，然后才煎炼而形成，形状好像金钗子的最底的部分，最好使用长五分的地方。陶隐居说有很多头，大概是由于没有认识它的缘故。

马志又说：生消生长在茂州（今四川北川、汶川以及茂汶羌族自治县等地）西部山区的岩石之间，形状的大小呈不规则的块状，颜色蓝白，无论什么时候都可以摘取。

李时珍说：硝石，各种盐碱地都出产它，可是黄河以北的庆阳（今甘肃东北部、泾河支流马莲河流域）各个县以及四川地区非常多。秋天、冬天的时间遍地都出现白颜色，扫取后煎炼而形成的。买的人只顾眼前利益，大多数都不干净，必须用水煎煮融化，倒在盆里，一个晚上就聚结形成。澄清在下面的，形状如同朴消，还有一个名字叫生消，说它是炼制过的，生产出来的消。聚结在上面的，有的有尖锐的针状，如同艺硝，有的有圭棱的形状如同马牙消，所以硝石也有芒硝、牙消的名称。跟朴消的芒硝、牙消有相同的名称，可是它们的水、火的性能就不相同了。崔昉《外丹本草》中说：硝石，是阴石，这不是石头的种类，是碱卤煎煮而形成的，现在称它为焰消。黄河以北地区的商城（今河南商城县）以及怀（今河南浚县）地区，靠着黄河的人家，用小刀去掉盐碱地上面的东西，过滤汁液炼制完成，跟朴消有一点区别，南方地区不出产。昇玄子《伏汞图》说：硝石生长在黑色的平坦的空地上，它的颜色蓝白，使用白石英炮炙热后滴在上面，于是消进入石头里的就是真的。其中石头出产的地方，气味特别污秽恶心，飞鸟都不能飞过它的上面，人们有时穿单薄的衣服路过这个地方，身上的各种虫子都转化成为水了。能够消除金石，用水服用它就有使生命延长，认为形状如同鹅管石的最好。谨按昇玄子所说的，好像跟现在的硝石不一样，可是姚宽西溪丛说，认为他说的是真正的硝石，难道外国所出产的跟中国的不一样吗？或者是别的一个品种吗？应当等待懂得各种事物的专家来订正。

［正误］　陶弘景说：《神农本草经》没有芒硝，只有硝石，有一个名字叫芒硝。《名医别录》才出现芒硝，疗效跟硝石相同，怀疑就是硝石。过去出产在宁州（今云南晋宁县），颜色黄白，颗粒大，性味不很强烈，皇甫士安说：没有朴消可以使用硝石。硝石生长在山的阴暗处，盐的里面的一层，从中拿出石脾和硝石用水煮制它，一斛能够得到三斗，恰好是像雪一样的白颜色，用水放在里面立即能消除，所以叫硝石。它的性味苦，无毒，主治消渴热中，止烦满，三月在赤山（今内蒙古巴林左旗北）摘取。朴消，也生长在山的阴暗处，有盐的咸、苦的水，腹中饱胀，养胃消谷，去除邪气，也是遇到水就能消除，它的疗效跟硝石有一点区别。按照像这样的说法，就是取用芒硝一起煮制，更加成为真正的硝石，只是不知道石脾是什么东西？用朴消制作成的芒硝的，用热水过滤汁液煮它，放在木盆里，经过一夜就能形成了。现在益州（今四川成都市）的人们又炼制矾石制作成硝石，绝对是柔软的，颜色白，然而性味还是矾罢了。

陶弘景又说：朴消现在出产在益州（今四川成都市）北部的汶山郡（今四川茂汶羌族自治县北）的西川（今陕西旬邑县西北）、蚕陵（今四川茂汶羌族自治县北叠溪北）两县地区，生长在山崖的上面，颜色大多数是蓝白色，也掺杂着黑色斑点。本地的人选择摘取颜色白而且柔软的，用来当作硝石使用它，应当用火烧使汁液沸腾出来，形状如同矾石。

陈藏器说：石脾、芒硝、硝石，一起出产在西少数民族的盐碱地，是碱水聚结而形成的。

苏恭说：朴消有纵的纹理、没有花纹的纹理两种，使用它没有区别。其中白色柔软的，是朴消苗，空虚、柔软、力量小。炼制而成的硝石，所能够得到的没有多少；用来充当硝石，功能力量相差很大。

苏恭又说：硝石就是芒硝，朴消还叫硝石朴。现在炼制粗糙，不好的朴消，取用它的汁液制作成芒硝，这就是硝石。《名医别录》又出现芒硝，是错误的。晋、宋时的古代药方，大多数使用硝石，很少使用芒硝；现代的各种医生，只是使用芒硝，很少论述硝石。道理既然已经明白了，不适合重复出现。

苏颂说：原来所说的朴消、芒硝、硝石三种物质是同一种。刚刚摘取得到苗，用水过滤汁液，煎煮而形成的朴消，有一个名字叫硝石朴。再炼制朴消或者地上的霜而形成的，坚硬洁白如同石头的是硝石，一个名字叫芒硝。再取用朴消过滤汁液炼制煎煮聚结而形成的，有细细的针刺样的，是芒硝。虽然是一种实体不同的名称，可是研究炼制的方法又很特殊，那么主治的功能也有区别。然而《神农本草经》所记载的，怀疑是两种。现在医生处方中所使用的，也不能够研究。只是用没有炼制而成的块，稍微有一点蓝颜色的是朴消；炼制而成在盆中有针刺状的是芒硝，也叫它盆消；芒硝的底部澄清凝结而成的，是硝石朴。消的力量牢固，芒硝比它差，硝石更加缓和。不知道谁是真的？苏恭说：晋、宋时代的药方，大多数使用滑石，很少使用芒硝。按照张仲景《伤寒论》的承气汤、陷胸汤都使用芒硝。葛洪的《肘后方》，感受伤寒时气大多数也使用芒硝，只是吃鲙不消化，没有朴消，用芒硝代替它。这就是晋、宋以前通常使用朴消、芒硝。胡洽的方子，十枣汤使用芒硝，大五饮丸使用硝石，并且还说没有硝石使用芒硝。这就是梁、隋时通常使用芒硝、硝石。根据这个说它，朴消、硝石成为精华的，芒硝成为粗糙的。所以陶弘景引用皇甫士安的论数作为证据，这就是硝石在当时已经非常不容易得到其中真正的硝石，所以记载方药的书里通常使用相关的代替它了。还有古代药方中的金石凌法，使用朴消、硝石、芒硝、马牙消四种相于参照，依照顺序的高低使用它。药方出现在唐代，不知道当时的人们是如何区分鉴别的？还有南方的医生写的关于消的文章中说：本草有朴消、硝石、芒硝，可是没有马牙消，各个学家所注释的，三种竟然没有判断决定。有的人说芒硝、硝石是一种物质，不应当重复出现。有的人说煮炼的朴消，经过一夜，盆里有细细的针刺状的是芒硝。有的人说马牙消自然是一种物质。现在各种消的实体各不相同，道理也容易明白，只是只有不明者才会有疑惑。朴消味苦而微咸，出产在蜀郡（今四川成都市），光亮洁白如同冰雪一样，距离沿海较远的地区的小而且黑，都酥脆容易破碎，风吹它就能结成霜，

完全如同粉末，熬制它溶化沸腾，也可以熔化铸造。用水调和甘草、猪胆煮到减少一半，放入大盆里，又放入凝水石的粉末，一起浸泡一夜，就凝结成如同白色的石英的，是芒硝，扫取地上的霜煎炼而形成的，除去竹子上面像解盐的东西，而且性味辛，苦，用火烧它变成火焰全都没有了的，是硝石。能够消除金石，还有害怕火的性质，而且能够抑制各种石头，使它抵抗火，也是大自然的神奇的物质。牙消，就是芒硝，还有一种生消，不是由于煮炼而形成的，也出产在四川地区，类似朴消，只是小而且坚硬。他的论述虽然动听，可是跟古代人所说的区别特别大，也不可以全部相信。

王好古说：硝石，是消的总称。只是没有经过火烧的，称它为生消；朴消经过火烧的，称它为芒硝、盆消。

李时珍说：各种消，自从晋、唐代以来，各家都掌握名称而且猜测，都没有确定的见解。只有马志的《开宝本草》，认为硝石是地上的霜炼制而形成的，然而芒硝、马牙消是朴消炼制出来的，一句话完全揭穿了各家的疑惑了。各家大概是因为硝石的一个名字叫朴消，朴消的一个名字叫硝石朴，它们的名字相互混乱，于是导致了花费时间、分辨不能决定。可是不知道消有水、火两种，形状本质虽然相同，功能、气味特别不一样。只是《神农本草经》的朴消，硝石两种药物的论述是正确的。其中《名医别录》的芒硝、《嘉祐本草》的马牙消、《开宝本草》的生消，都是接着称赞出来的，现在一起归属并列它。《神农本草经》所列出来的朴消，就是水消，有两种，煎炼聚结产生出细细的针刺的芒硝，聚结产生出马牙形状的是马消，其中凝结在底下，变成块的通常是朴消，他们的气味都是咸，而且寒。《神农本草经》所列出来的硝石，就是火消，也有两种，煎炼聚结产生出的细细的针刺的是芒硝，聚结产生出马牙形状的也叫马消，又叫生消，其中凝结在底部变成块的通常是硝石，它们的气味都辛、苦，而且大温。两种消都有芒硝、牙消的名称。所以古代方书里有互相代替使用的说法。自从唐、宋代以来，所使用的芒硝、牙消，都是水消。南方的医生所辨别的虽然明确，可是使用凝水石、猪胆煎制而形成的是芒硝，这是错误的。现在全部都纠正了他们的错误。其中石脾一个名字叫硝石的，制作成的是假硝石。在后面石脾条下可以看到。

［修治］ 《大明诸家本草》说：真的硝石，用柳枝汤煎煮三个小时，如果水少就加热水，遇到火就停止。

雷敩说：凡是使用硝石，刚开始磨成细细的粉末，用鸡肠菜、柏子仁一共二十五个，调和做成在一个地方，做成的丸剂如同小黄帝的念珠，用瓷瓶子在五十斤火中锻炼红，在瓶子里面放入四两硝石，连续投放药丸，放入瓶子里，自然会受到火的烧制。

抱朴子说：能够消除柔软五金，把七十两种石头变成为水。抑制它必须使用地莲子、猪牙皂角、苦参、南星、巴豆、汉防己、晚蚕砂。

李时珍说：熔化后，在里面放入甘草，就能遇到火的烧制。

硝石

［气味］ 苦，寒，无毒。

《名医别录》说：辛，大寒，无毒。

《吴普本草》说：神农：苦。扁鹊：甘。

甄权说：咸，有小毒。

李时珍说：辛、苦，微咸，有小毒，是阴中之阳。遇到陈皮，性情就疏通爽快。

徐之才说：火是它的佐使，恶苦参、苦菜，畏女菀、杏仁、竹叶。

[主治] 《神农本草经》说：五脏积热，胃肠闭，洗涤除去蓄积饮食，推陈致新，去除邪气。炼它如同膏的形状，长期服用能使身体轻盈。

《名医别录》说：治疗五脏十二经脉中一百二十种疾病，暴伤寒，腹中大热，止热满消渴，通利小便，以及瘘蚀疮。是天地间最神奇的物质，能熔化七十两种石头。

甄权说：破积散坚，治疗腹胀，破血，下瘰疬，泻得根出。

《大明诸家本草》说：放在嘴里吞咽下，治疗喉闭。

李时珍说：治疗伏暑伤冷，霍乱吐利，五种淋疾，女劳黑疸，心肠疠痛，赤眼，头痛牙痛。

附 生消

[气味] 苦，大寒，无毒。

李时珍说：辛、苦，大温，无毒。

[主治] 《开宝本草》说：风热癫痫，小儿惊邪瘛疭，风眩头痛，肺痈耳聋，口疮喉痹咽塞，牙颔肿痛，目赤热痛，多眵以及眼泪。

[发明] 《土宿真君造化指南》说：硝石是感受海水以及盐碱地的元气所产生的，是自然界最神奇的物质，能够寒，能够热，能够涩，能够温，能够辛，能够苦，能够酸，能够咸，放入地里千年，它的颜色都不改变，七十两种石头，转化而变成水，使草木受到遏制、服从，使五金柔软润泽，炼制八石，虽然是大的丹石，也不能放弃它。

李时珍说：《土宿真君造化指南》所说的，是硝石神奇变化好了的。《名医别录》列在朴消的下面，是错误的。朴消属于水，性味咸，而且气味寒，它的功能是往下面走，不能够向上升，是阴中之阴。所以只有洗涤肠胃的积滞，弯曲地治疗三焦的火邪。硝石属于火，性味带有辛苦，微咸，而且气味大温。它的性能能够上升，是水中之火。所以能破积结结，治疗各种热病，上升、散发三焦火邪，调和脏腑的虚寒，跟硫磺一起使用，那么就大致分配的两种气，分别调和阴阳，具有升降水火的功用，治疗冷热缓急的疾病。煅制礞石，就能去除积滞痰饮。大概是硫磺的性能缓和而且利润，它的性能向下行；硝石的性能暖和而且发散，它的性能向上行。礞石的性能寒而且向下行，硝石的性能暖和而且向上行，一个是升，一个是降，一个是阴，一个是阳。这就是制作药方的玄妙。现在军事家制作烽火台枪机等物体，使用硝石的，直接进入云彩银河的作用，它的性能上升可以知道了。《雷公炮炙论》序中说：头疼痛得想要死去，在鼻子里放入消的粉末，这也是取用它的上升辛散，于是顺从治疗的意思。《神农本草经》

说它寒，《名医别录》说它大寒，正好跟龙脑寒性的错误相似。凡是辛、苦的物质，没有大寒性味的，况且这种物质遇到火就能起火焰，跟樟脑、火酒的性质相同，哪里有性味寒、大寒的道理呢？《史记·仓公列传》中说：菑州王美人怀孕后没有奶，来召见淳于意。淳于意送去喝的东西，用莨菪药一撮，用酒喝它，乳汁立即就通了。淳于意又诊察她的脉，有躁证，"躁"是有其他的病，就饮用了一剂硝石，流出血，血如同豆粒大小一样，等到五、六枚时就平安了。这就是去除血结的效验。

［附方］ 收有古代附方四种，新近常用附方十种，共十四种。

1. 头痛欲死。《炮炙论》：用硝石末吹在鼻子里面，就能痊愈。

2. 诸心腹痛。《集玄方》：用焰消、雄黄各一钱，磨成细细的粉末。每次点一点儿放在目眦内。名叫火龙丹。

3. 腰腹诸痛。跟上面的药方相同。

4. 赤眼肿痛。《圣惠方》：用硝石末，睡觉的时候，用铜筋点黍米大小放入眦内。一直到早晨起来，以盐水洗去它。

5. 眼目障翳。《张三丰仙方》：男、女内外障翳，有的人三、五个月没有看到效果，刚一点这种药就能又看见光明。用好焰消一两，在铜器里熔化，放入飞过的黄丹二分，片脑二分，铜勺快速地抄，放入罐里，把它收藏起来。每次点一点儿，它的效果特别神验。兖州（今山东兖州县）朱秀才突然不能看见物体，每天早晨、晚上拜见天地，由于梦见神仙传授这个药方，点它，病就好了。

6. 风热喉痹。《三因方》：以及缠绕咽喉的风病。玉钥匙：用焰消一两，白僵蚕一钱，硼砂半两，脑子一字，做成粉末，吹它。

7. 重舌鹅口。《普济方》：竹沥根焰消一起点它。

8. 注伏暑泻痢。《普济方》：以及肠风下血，或者酒毒下血，一经服用就能见到效果，长期患这种病的患者不过服用三次。用硝石、船舶上的硫磺各一两，白矾、滑石半两，飞面四两，做成粉末，做成梧桐子大的水丸。每次用新鲜的井水服下三、五十丸。名叫甘露丸。

9. 五种淋疾。《沈存中灵苑方》：劳淋、血淋、热淋、气淋、石淋以及小便不通非常严重的患者。透格散：用硝石一两，没有夹杂泥土的，像血一样白的，生的磨成细细的粉末。每次服用二钱，分别靠着水使用。劳淋，劳倦虚损，小便不出，小服急痛，冬葵子末煎汤服下，通利后就必须用服补虚的丸散药。血淋，小便排不出来的时候，尿血疼痛非常着急；热淋，小便热，红色，肚脐以下紧缩着疼痛，一起使用凉水调和服下。气淋，小服满急，尿后常常有没有尿干净的感觉，木通煎汤服下。石淋，阴茎内疼痛，尿不能排出，体内引起腹膨胀急痛，尿下砂石，使人非常烦闷，将药末先放在铫子里面，隔离着纸炒到纸焦作为尺度，再磨成细细的粉末，用温水调和服下。不便不通，用小麦汤服下。突然患这种淋，只能用凉水服下。并且要空腹，调和药物使消如同水一样，于是再服用它。

10. 蛟龙症病。药方在雄黄发明条下可以看到。

11. 服石发疮。《兵部手集》：疼痛得不能够忍受。用纸包围它，中间填满硝石，用勺抄水，过滤它。感觉不到热和痛，就停止了。

12. 发背初起。《外台秘要》：一点点恶寒，或者已经生疮肿急疹。用硝石三两，热水一升，浸泡溶解，等待凉了以后，青布重复折三层，潮湿着拓印在红的地方，热了以后就更换，反复更换直到取得病好了。

13. 女劳黑疸。《金匮要略》：张仲景说：黄疸的病人，傍晚时发热，如果傍晚时发热而且反恶寒的，这是因为女劳而产生的。膀胱拘急，少腹胀满，身上都是黄颜色，可是额头上却是黑颜色；脚下发热，就成为黑疸。腹如水状，大便黑，时时溏泄，不是水肿病。引起的腹满，所以难治疗。硝石、矾石烧后分量相等，做成粉末。用大麦粥汁液服一两，每天三次。病就跟随着大小便离开体内，小便黄，大便黑，是它的症候。

14. 手足不遂。《波罗门僧方》：大风，以及丹石热风不遂。用硝石一两，生乌麻油二斤，放在平底浅锅里，用土挖沟盖口，纸和泥封固成，用火煎。刚开始的时候气腥，熟了以后就气香。还要用生麻油二斤，一起煎煮得到的东西，收藏在没有津液的容器里。服用它的时候坐在屋子里面，这样把火放在里面，服用一大合，发汗，力量强壮的病人每天服用两次。二十一天，头面的疱疮都减少了，但是必须用火作为佐使。

硇砂（硇音铙）
（见《唐本草》）

［释名］　硇砂（音硇）　狄盐（见《日华子本草》）　北庭砂（见《四声本草》）　气砂（见《图经本草》）　透骨将军（见《土宿真君造化指南》）

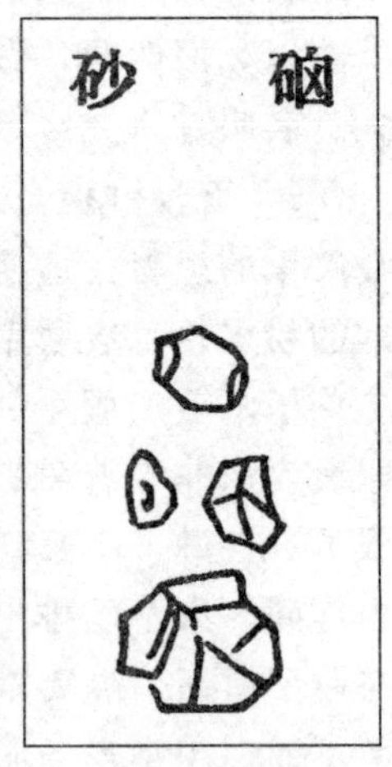

李时珍说：硇砂有毒性。服用它使人扰乱，所以叫硇砂。北部民族的人们用它当盐食用。《土宿真君造化指南》说：硇是性质穿透的物质，五金凭借它作为先头部队，所以称它为透骨将军。

萧炳说：生长在北庭（今新疆吉木萨尔县北破城子）的是最好的，人们称它为北庭砂。

［集解］　苏恭说：硇砂出产在西部的少数民族地区，形状如同牙硝，光亮干净的最好。

苏颂说：现在西凉夏国（今甘肃河西走廊一带）以及黄河移动、陕西附近的州、郡也有它。然而西部少数民族地区产生出来的呈光而明亮的颗粒块状，有的大的如同拳头，重三、五两，小的如同手指头面，放入药里非要重要。边疆地区出产的，杂乱破碎如同麻豆粒，又掺夹着砂石，使用它必须水飞澄清除去一直到除去土石，也没有力量，别

人称它为气砂。

李时珍说：硇砂也是硝石的一类，是盐碱地的汁液所凝结而成的，出产在青海（今青海青海湖），跟月亮的光彩相互比赛而生长，附着的盐而成为本质。奴隶们采收摘取过滤炼制而形成的，形状如同盐块，使用色白而干净的最好。它的性能最透彻，用黑色的罐子盛它，悬挂在火上就能永久的干燥，或者加入干姜一起收藏也很好。如果靠近凉的东西就能够潮湿，立即化成了水或者慢慢地透入，失去了。《一统志》说：是洮兰县（今甘肃兰州市）有一个山洞出产硇砂。《张匡邺行程记》说：高昌（今新疆吐鲁番县东南高昌废址）北庭（新疆吉木萨尔县北破城子）的山里，经常有烟雾气体由下向上冒起来，而没有云雾，到了晚上光亮的火焰如同火炬的火，能够照见鸟类、老鼠都是红颜色的，称它为火焰山，摘取硇砂的人，穿着木头鞋收取它，如果是皮底，就会烧焦了。北庭（今新疆吉木萨尔县北破城子）就是现在西域（今甘肃敦煌县西北地区的总称）火州（今新疆吐鲁番县东南哈拉和单附近）。

［修治］　寇宗奭说：凡是使用必须用水飞过，去掉尘土秽恶，放入瓷器里，加上水煮到干了，就会杀灭它的毒性。

李时珍说：现在时代的人们大多数使用水飞干净的，用醋煮干后，如同霜。用小刀去掉表面的东西使用它。

［气味］　咸、苦、辛，温，有毒。

苏恭说：不适宜多服用，能使金银柔软，可以作为黏合或修补金属的药物。

甄权说：酸，咸，有大毒。能够消化五金八石，使人体的肠胃受到腐蚀损坏。生着吃它，把人的心变成血，由于它而中毒的人，用生的绿豆细细的磨成汁液，喝一、二升就能解除它的毒性。畏浆水，忌羊血。

《大明诸家本草》说：辛、酸，暖，无毒。害怕所有的酸。凡是研究管理，用黄丹、石灰作成柜子，锻炼红了使用，并且没有毒气。社会上的人怀疑自己的肉烂了，而且人若被刀刃所伤害，用它来覆盖涂抹，当时就能产生痂。

陈藏器说：它的性味大热，服用它有暴热，损伤毛发，说是性温是错误的。

抱朴子说：制伏硇的药有很多：牡蛎、海螵蛸、晚吞砂、羊餇骨，河豚鱼胶、鱼腥草、萝卜、独帚、卷柏、商陆、冬瓜、羊踯躅、苍耳、乌梅。

雷敩说：硇砂遇到红色一会儿，汞就停留在金鼎上。

［主治］　《唐本草》说：积聚，破结血，止痛下气，治疗咳嗽宿冷，除去恶肉，生好肌，烂胎。也可以放入驴、马的药物中使用。

陈藏器说：主治妇女丈夫羸瘦积病，血气不调，肠鸣，食饮不消，腰脚痛冷，痃癖痰饮，喉中结气，反胃吐水，使人能食肥健。

甄权说：去除冷病，大益阳事。

《大明诸家本草》说：补水脏，暖子宫，消瘀血，宿食不消，食肉饱胀，夜多小便，丈夫腰胯酸重，四肢不任，妇女血气心疼，气块痃癖，以及血崩带下，恶疮瘜肉。

涂抹金疮，使肉生长。

寇宗奭说：除去眼睛的翳胬肉。

王好古说：消除内积。

李时珍说：治疗噎膈症瘕，积痢骨硬，除去痣黡疣赘。

［发明］ 陈藏器说：飞一次是酸砂，飞两次是伏翼，飞三次是定精，颜色如同鹅蛋黄。放入各种补药中做成丸剂服用它，能产生暴热。

苏颂说：这味药接近出现在唐代，可是方书中书写着古代的人们只服用一味用伏火做成的药丸，也有兼用硫磺、马牙消之类药物共用的，不知道这种药方出现在什么时候？不是特殊的古时的方法。这种物质本来可以攻夺积聚，性热而且有毒，服用多就能腐蚀损坏人的肠胃，使用生的还能够把人的心转化为血，本来不是普通的人们可以吃的，可是西边地区的本地人用来腌的肉烤制用来当作盐，吃它没有损害，大概是长时间习惯的积累，自然没有毒。

寇宗奭说：金银有伪造的，把硇砂放入锅里，伪造的物质能消除变化，况且人的肚子里有长时间的积蓄，难道不会腐烂、溃烂吗？

张元素说：硇砂破除坚癖，不能够单独使用，必须放入众多监制的药中使用它。

李时珍说：硇砂是大热有毒的物质，噎膈反胃积块内症的疾病，使用它治疗就会有神奇的功用。大概这种疾病都是出现七情、饮食所导致的，痰气郁结，于是就变成有形状的东西，妨碍道路，吐食痛胀，不是这种物质能消化的，难道能够除去它吗？它的性能善于腐烂金、银、铜、锡，厨师煮制硬的肉，放入硇砂一点就能煮烂，可以用来依此类推了。所说的把人的心转化为血，也非常强调说它不能够服用多。张杲《玉洞要诀》说：北庭砂能够掌握阴石之气，含有阳毒的精气，能够变化五金八石，除去秽恶，补益阳气，它的功用非常显著，力量同硫磺相同。独孤滔《丹房镜源》说：硇砂性味有大毒，是五金的强盗，患有沉冷的疾病，就可以服用它，疾病就减少，于是就停止了，服用多了就能成为壅塞痈肿。两种说法都非常明确，而且唐、宋时代的医生就有单独服用的方法，大概想要得到它的助阳作用，用于释泻欲望，可是不能预料它的损伤阴气的作用，用来产生危害。它的药方，唐慎微已经收录附着在本草后面，现在也存放它是用来准备考察的人，知道它、警告它。

［附方］ 收有古代附方四种，新近常用附方二十三种，共二十七种。

1. 服食法。《经验方》：硇砂丸：硇砂不论多少，放入罐子里，上面再盖上一个罐子，纸筋白土上下全部涂抹了，晒干，上面的罐子里盛水，用苍耳子叶做成粉末，铺在上面，盖在底下，用火烧它。火烧尽了立即添加火，水干了立即添加水，从辰时（上午七点到九点）开始一直到戌时（下午七点到九点）一昼夜，停火了不要动。第二天从中拿出磨成细细的粉末，用米醋、面糊调和成梧桐子大小的丸剂。每次服用四、五丸，温酒或米汤喝下，并不需要忌禁。长期服用它吃食物没有痰。

2. 元脏虚冷。《陈巽方》：脐腹疼痛。用硇砂一两，用纤霞草末二两调和均匀，用

小的砂罐不封固成，慢慢用火烧红，于是在罐子里放入硇砂，不盖口，加入顶火一秤，等到火烧完了，炉子凉了从中拿出。用川乌头去掉皮脐，生的磨成细细的末二两，调和均匀，热水浸泡蒸成梧桐子大小的饼。每次服用三丸，木香汤，醋汤任意服下，每天服用一次。

3. 肾脏积冷。《圣惠方》：气攻心腹疼痛，面青足冷。用硇砂二两，桃仁一两去皮，酒一小杯，煎制硇砂十几次沸腾，去掉砂石，放入桃仁泥，反复旋转煎制成膏，蒸作饼状调和成梧桐子大小的丸剂。每次用热酒服下二十丸。

4. 积年气块。《圣惠方》：脐腹疼痛，面青足冷。用硇砂二两，木瓜三枚切制，必须去掉瓤，在里面放入硇砂，用碗盛，在太阳中晒到木瓜烂了，磨成均匀的细细的粉末，用米醋五升，煎煮如同稀的糖块，密密地收藏它。使用的时候立即用附子末调和成梧桐子大小的丸，热酒溶化服下一丸。

5. 痃癖症块。《圣惠方》：硇砂丸：治疗痃痹块，暖水脏，杀三虫，妇人血气，子宫冷。腊月收取桑条灰，过滤除去苦汁液，在太阳下面晒干。每一两硇砂，用灰三两，用水溶化硇，搅拌灰干的、湿的所得到的东西。用瓶子盛灰半寸，在里面放入硇砂，用灰填满盖好封固成，文火、武火煅制红，完全凉后从中拿出，磨成细细的粉末。用簸箕铺三层纸，把药放在上面，用热水过滤它，一直等到硇砂的性味全部都停止了。用钵盛汁液，在热的灰火中滋养它，常常使鱼的眼睛沸腾，等到汁液干了放入瓶中，再煅制一顿饭的时间，从中拿出重新磨成细细的末，用粟米饭调和成绿豆大的丸。每次空腹服用，热酒服下五丸，病就消除立即就好了。

6. 噎膈反胃。《本事方》：邓才清兴：使用北庭砂二钱，用水调和荞麦面包裹它，煅制焦，等到冷却后，从中拿出中间湿润的，焙干一线，放入槟榔二钱，丁香二个，磨成均匀的细细的末。每次服用七厘，烧酒送服下，每日服三次，病好了就停止。然后吃白粥半个月，仍然服用帮助胃消化的丸药。

7. 同上。《孙天仁集效方》：用北庭砂二两，用人研末一两，一起放入罐子里，文火、武火烧三炷香的时间，从中拿出，灯盏上面的粉末一两，用黄丹末一两，共同放入罐子里面，如同上面的方法升过，取出粉末。用桑灰霜一两，磨成均匀的细细的粉末。每次服用三分，烧酒服下，病好了就停止。

8. 同上。还有一个药方：平胃散各一钱，放入硇砂、生姜各五分，做成细细的粉末。沸腾的开水一点，服用二钱，应当吐出黑色的物质如同石头一样，每次都有效验。

9. 一切积痢。灵砂丹：用硇砂、朱砂各二钱半，做成粉末。用黄蜡半两，巴豆仁二十一粒，去掉膜，一起放入石器里，加上水煮一昼夜，等到豆变成紫色作为尺度。去掉十四粒，只将七粒跟这两种砂一起磨成均匀的粉末，溶解蜡后调和收藏。每次旋转绿豆大小的丸剂，或者服三、五丸，淡姜汤服下。

10. 月经不通。《圣惠方》：脐腹积聚疼痛。治硇砂一两，皂角五挺，去掉皮、子，挫成粉末，用头醋一大杯，熬制成膏，放入陈橘皮末三两，捣三百棒槌，做成梧桐子大的丸剂。每次温酒服下五丸。

11. 死胎不下。《瑞竹堂方》：用硇砂、当归各半两，做成粉末。分成两次服用，温酒调和服下，如果人走五里路，再服一次。

12. 喉痹口噤。《圣惠方》：用硇砂、马牙消重量相等，磨成均匀的粉末，点它。

13. 悬痈卒肿。《圣惠方》：用硇砂半两，用棉花包裹把它放在嘴里，咽下津液就能平安。

14. 牙齿肿痛。《孙氏集效方》：将老鼠一个去掉皮，用硇砂沤浸涂抹它，三天后肉腐烂完全转化了，取用骨、在瓦上焙干，做成粉末，放入樟脑一钱，蟾酥二分。每次用一点儿点在牙根上，立即就能停止。

15. 偏头风痛。《圣惠方》：用硇砂末一分，水湿润的豉心一分，捣成梧桐子大小的丸剂。不断地包裹露出一个头，接着放入左、右的鼻子里面，立即见效。

16. 损目生瘀。《圣惠方》：赤肉弩出不退。用杏仁百个，蒸熟去皮尖磨成细细的粉末，过滤取用干净的汁液，放入脑砂末一钱，水煮溶化。每日点一、两次，自然会消除。

17. 鼻中瘜肉。《白飞霞方》：用硇砂点它，就能脱落。

18. 鼻中毛出。《夏子益奇疾方》：一个昼夜就能长一、二尺长，渐渐地粗、圆如同绳子一样，疼痛得不能忍受，摘出除去后就能复生，这是因为吃猪羊血过多导致它的生长，用乳香、硇砂各一两做成粉末，用饭做成梧桐子大的丸剂。每次空腹临睡觉时分别服用十丸，用水服下。自然会退除脱落。

19. 鱼骨鲠咽。《外台秘要》：用硇砂一点儿，咀嚼后咽下。立即就能咽下。

20. 如蚰蜒入耳。《圣济录》：用硇砂、胆矾重量相等做成粉末。每次吹一分，虫子就转化为水了。

21. 割甲侵肉。《外台秘要》：长时间没有治愈。用硇砂、矾石做成粉末。包裹它，以病好了作为尺度。

22. 蝎虿叮螫。《千金方》：用水调和硇砂，涂抹它，立即就能病愈。

23. 手指肿痛。《千金方》：用唾液调和白硇砂，用面作成丸子，套在手指上，放入里面，一天就能好了。

24. 面上疣目。《集验方》：用硇砂、硼砂、铁锈、麝香重量相等，磨成细细的粉末，涂抹三次自然会脱落。

25. 丁疮肿毒。《瑞心堂方》：用好的硇砂、雄黄重量相等，磨成细细的粉末，用银篦子刺破疮口，挤出除去恶血，在里面放入一豆药，用纸花贴住就有疗效。毒气放入腹中能呕吐的病人，服用护心散。

26. 疝气卵肿。《本事方》：胀痛不能忍受。念珠丸：用硇砂、乳香各二钱，黄蜡一两，磨成细细的粉末，溶解后调和成丸剂，分成一百零八丸，用丝织品缝合，在露

天中放一夜，第二天取出，用蛤粉做成外皮。每次服用一丸，用乳香汤吞下，每天两次，就能取得疗效。

27. 诸劳久嗽。药方在兽部下面能够看到。

附 石药

（见《本草拾遗》）

陈藏器说：味苦，寒，无毒。主治折伤内损瘀血烦闷想要死的患者，用酒服用，就能消除。南方有中了毒箭的病人，以及深山大蝮蛇损伤人后，迅速将病人的头顶上十字治疗，流出血水，药末涂抹它，并且涂抹受伤的地方，当上、下流出黄水几升的时候，烦闷就能解除了。民间的人重视它，用竹筒盛它，带在腰上，用来防止毒箭的伤害；也治疗恶疮、热毒痈肿、赤白游风、瘘蚀等疮，并且用水调和涂抹它。出产在贺州（今广西贺县）山里的石头上，好像破碎的石头、硇砂一类的东西。

蓬　砂

（见《日华子本草》）

［释名］　鹏砂（见《日华子本草》）　盆砂

李时珍说：名字的意思不需要解释，一个名字是鹏砂。有的人说，炼制出来，放在盆里凝结而形成，称它的盆砂，如同盆消的意思。

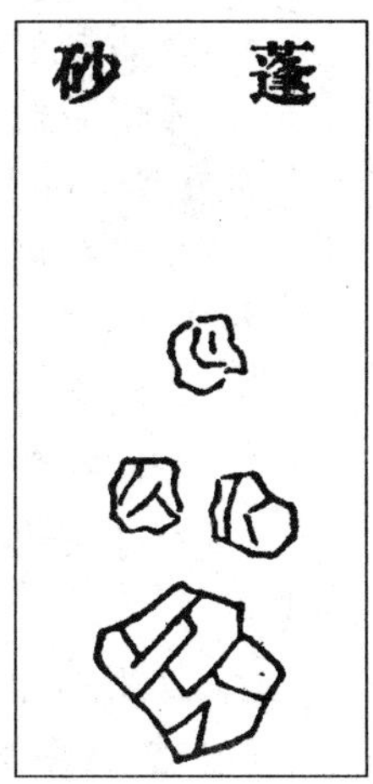

［集解］　苏颂说：硼砂出产在南海，它的形状非常光亮，也有非常大的块的。各个方药中很少使用，可以黏合或修补金、银。

寇宗奭说：南部的少数民族的，颜色深褐，它的性味温和，放入药里它的疗效非常迅速：西部的少数民族的，它的颜色白，它的性味焦，放入药里它的功能缓和。

李时珍说：硼砂生长在西南部少数民族地区，有黄、白两种颜色。西部少数民族地区出产的颜色白，如同明矾，南部少数民族地区出产的颜色黄，如同桃胶，都是炼制凝结而形成的，如同硇砂之类一样。西部少数民族出产的能使物体柔软，去除污秽，杀五金，跟硝石的功用相同，跟砒石相互适合。

［气味］　苦、辛，暖，无毒。

苏颂说：温、平。

李时珍说：甘、微咸，凉，无毒。

独孤滔说：制造汞，使铜不出声音，使沙子聚结。

《土宿真君造化指南》说：知母、鹅不食草、芸薹、紫苏、甑带、何首乌、都能降伏硼砂。跟砒石一同锻炼以后，没有变化。

[主治]　《大明诸家本草》说：消痰止嗽，破癥结喉痹。

李时珍说：上焦痰热，生津液，去口气，消障翳，去除噎膈反胃，积块结瘀肉，阴癀骨硬，恶疮以及口齿等各种病。

[发明]　苏颂说：现在的医生使用硼砂治疗咽喉疾病，是最重要、深切的。

寇宗奭说：放在嘴里溶化，吞咽唾液，治疗咽喉中肿瘤，膈上痰热，刚开始感觉就治疗，就不能变成喉痹，也可以缓慢地取得疗效。

李时珍说：硼砂，性味甘，微咸，而且气味凉，颜色白而且质量轻，所以能够去除胸膈上焦的热证。《素问》说：热邪在里面，治疗用咸、寒，用甘味缓和它，就是这样的。它的性能能够使五金柔软并且去除污垢油腻，所以治疗噎膈积聚、骨硬结核、恶肉阴癀，使用它的，是因为它能柔软物体；治疗痰热、眼目障翳使用它的，是取用它的去除污垢的作用。洪迈夷坚志说：鄱阳（今江西波阳县）的汪友良，由于误吞吃了一个骨头，哽在咽喉中，各种办法都不咽下。恍惚梦见一位穿红衣服的人说：只有南蓬砂最好。于是就取用一块放在嘴里溶化后咽它的汁液，突然就没有了。这就是使坚硬的东西柔软的象征。日华子说它苦、辛，暖，是错误的。

[附方]　新近常用附方十两种。

1. 鼻血不止。《集简方》：用硼砂一钱，用水服，立即就能停止。

2. 劳瘵有虫。《乾坤秘韫》：用硼砂、硇砂、兔屎重量相等做成粉末，做成梧桐子大小的蜜丸。每次服用七丸，生甘草一分，新鲜的水一杯，揉出汁液送服下。从农历的每月初一到农历的每月十五，五更的时候，让病人不要说话，服用它。

3. 木舌肿强。《普济方》：用硼砂末，生姜片蘸一下再擦沫它，一会儿就能消除。

4. 咽喉谷贼。《直指方》：肿痛。用蓬砂、牙消重量相等，做成粉末。用蜜调和半钱，放在嘴里咽下。

5. 咽喉肿痛。《经验方》：破棺丹：用蓬砂、白梅重量相等，捣成芡实大小的丸剂。每次放在嘴里面溶化一丸。

6. 喉痹牙疳。《集简方》：用盆砂末吹，并且涂抹它。

7. 骨鲠在咽。药方在发明条下可以看到。

8. 小儿阴癀肿大不能消除。《集玄方》：硼砂一分，用水磨成细细的粉末，非常有效验。

9. 饮酒不醉。《相感志》：先服用盆砂二钱，效果非常好。

10. 饮食毒物。《瑞竹堂经验方》：用硼砂四两，甘草四两，真香油一斤，放在瓶子里面浸泡它。遇到有毒的东西，服用油一小杯。长时间浸泡效果更好。

11. 一切恶疮。药方同上面的一样。

12. 弩肉瘀突。《直指方》：用黄色的南硼砂一钱，片脑一点儿，磨成细细的粉末。灯草蘸一下点它。

附 特蓬杀
（见《本草拾遗》）

陈藏器说：味辛、苦，温，小毒。主治飞金石使用它，炼丹也必须使用它。生长在西国（今四川南部县），好像石脂、蛎粉一类的东西，能够穿透金、石、铁，在里面没有妨碍，通常都能流出。

石 硫 黄
（见《神农本草经》中品）

［释名］ 石留黄（见《吴普本草》） 黄硇砂（见《海药本草》） 黄牙阳候（见《本草纲目》） 将军

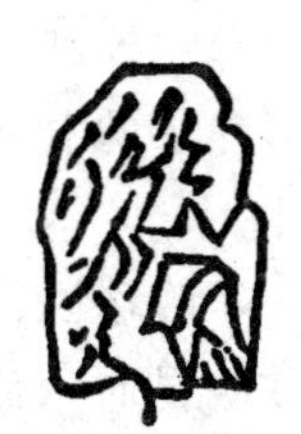

李时珍说：硫磺是接受纯正阳气火石的精微之气而聚结形成的，它的性质通达流畅，论述它的里面为黄色，所以名字叫硫磺。其中含有凶猛的毒性，是七十两种石头的统帅。所以药品中叫作将军。外面的人叫它阳侯，也叫黄牙，又叫黄硇砂。

［集解］ 《名医别录》记载说：石硫磺生长在东海牧羊山谷里，以及太山、河西山，是矾石的液体。

《吴普本草》说：有的生长在易阳（今河北永年县），有的生长在黄河以西地区，有的五种颜色中的黄色是潘水石的液体。用火烧它会使它有紫色的火焰。八月、九月摘取。

陶弘景说：东海郡（今江苏涟水县）属于北徐州（今江苏徐州市），而且箕山也有。现在第一是出产在扶南（今广西扶绥县）林邑（今河南尉氏县），颜色好像鹅蛋刚刚出壳样子的，名字叫昆仑黄。其次出自外国，从蜀国（今四川成都市）中来，颜色深而且明亮。这叫做矾石液，现在的南方就没有矾石，恐上是没有必要罢了。

李珣说：《广州记》说：出产在昆仑以及波斯国（今伊朗）以西的方向明亮的境地，颗粒像玉石的光彩般洁净，不夹杂石头的最好。蜀国（今四川成都市）中雅州（今四川雅安县）也出产它，光滑细致非常好，但功能比不上从船舶样来的。

苏颂说：现在仅仅出产在南海各个少数民族地区。岭山（今岭南）的州、郡也许也有。可是不很好。像鹅蛋黄的叫昆仑黄，颜色红的名叫石亭脂，颜色蓝的名叫冬结石，一半是白的，一半是黑的名叫神惊石，并且不可以放入药中。还有一种水硫磺，出产在广南（今广东、广西）以及资州（今四川资中县），从山间的水沟的水里流出，用“矛”这种兵器收获，从中拿出，长时间的煮出来，名字叫珍珠黄，气味腥臭，只用作皮肤上肿烂溃痒的病的药，也可以煎制炼成汁液，用来仿效摹画写作才能，也像

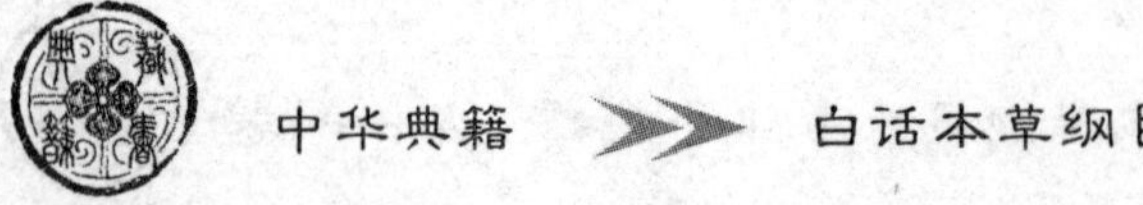

鹅蛋黄的颜色。

李时珍说：凡是出产石硫磺的地方，一定有温泉，作为硫磺的气体。《魏书》说：悦般（一是今阿富汗大北境兴都库什山北麓西部斯科扎尔一带，一是今前苏联杜尚别西南迭脑）有火山，都在山旁边里烧焦熔化，漂流几十里区域才凝聚坚实，这就是石硫磺。张华博物志说：西域（今甘肃敦煌西北）出产硫磺，而且弥漫整个山谷，距离高昌（今新疆吐鲁蕃县大南高昌废址）八百里，有几十丈高的山，白天的时候小洞里的形状就像烟一样，晚上的时候就像灯光一样。庚辛玉册说：硫磺有两种：石硫磺，生长在南海琉球（今台湾）的山里；土硫磺，生长在广南（今广东、广西）。认为咀嚼石硫磺时没有声音的最好，船舶上的日本硫磺也很好，现在的人使用类似硝石的东西作为边防人员点火报警的烟火，是军队中最重要的东西。

［修治］ 雷敩说：凡是使用，不要用蓝红色以及一半是白色，一半是青色、一半红色，一半是黑色的。自从有了黄颜色，里面像玉石的光彩一样洁净，好像是以它命名的，是珍贵的，总共使用四两。首先用龙尾蒿自然的汁液二十两，东流水二十两，紫背天葵汁液二十两，粟逐子茎汁二十两，四种药物混合并且搅拌使它均匀。用一个瓦锅，用六乙泥在它的底下封固而成，将硫磺砸碎，放入锅里，用前面的汁液边转动边增加进去，用火煎到汁完全没有了作为尺度。再用百部末十两，柳蚛末二斤，一簇草二斤，挫细，用东流水同硫磺一起煮二个昼夜，从中拿出，去掉里面的各种药物，用煮熟了的甘草热水洗涤完毕，放入佛教徒盛饭的用具内，磨二万次成细细的粉末使用。

李时珍说：凡是使用硫磺，放入丸剂、用剂里使用，必须把萝卜用刀挖空，把硫磺放在里面，合拢到底，用稻糠烧的火煨熟，去掉它的臭气；用紫背浮萍一起煮过，消除它的火毒；用皂荚汤滔洗它，去掉其中的黑色水浆。一种方法是：打碎，用丝织物的袋子放它，用没有灰尘的酒煮三个昼夜使用。还有，硝石能够把硫磺改变成水，用竹筒装入硫磺，埋在马粪里一个月就变成水，名字叫硫磺液。

［气味］ 酸，温，有毒。

《名医别录》说：大热。

《吴普本草》说：神农、黄帝、雷公说：咸，有毒。医和、扁鹊说：苦、无毒。

甄权说：有大毒，用黑锡煎汤消除它的毒性，和凉的猪血一起吃。

李珣说：人能够制造降伏归还本来的景色，服用它能够消除各种疾病，如果有时经常发作，应该用猪肉、鸭羹、余甘子汤一起解除它。

葛洪说：四黄只是阳侯的最为贵重的，用金属石头锻炼的不能使用，只是草木制造降伏的可以放入药中使用。桑灰、益母、紫荷、菠薐、天盐、桑白皮、地骨皮、车前、马鞭草、黄檗、何首乌、石韦、荞麦、独帚、地榆、蛇床、菟丝、蓖麻、蚕砂，或者是灰，或者是汁液，都可以降伏它。

徐之才说：曾青是它的佐使药，畏细辛、飞廉、朴消、铁、醋。

玄寿先生说：硫是矾的液体，矾是铁的精华。慈石是铁的根源。所以铁砂是慈石制造的，放入硫磺立即就变成紫色粉末。

独孤滔说：硫能够冒犯汞，遇见五金而变成黑色，遇到水银颜色就红了。

［主治］ 《神农本草经》说：妇人阴蚀疽痔恶血，坚筋骨，除头疮。能化金、银、铜、铁奇怪的物质。

《名医别录》说：治疗心腹积聚，邪气冷癖在胁，咳逆上气，脚冷疼弱无力，以及鼻衄恶疮，下部䘌疮，止血，杀疥虫。

《吴普本草》说：治疗妇女血结。

甄权说：下气，主治疗腰肾久冷，除冷风顽痹，寒热。生用治疗疥癣，炼制后服主虚损泄精。

《大明诸家本草》说：壮阳道，补筋骨劳损，风劳气，止嗽，杀脏虫邪魅。

李珣说：长肌肤，益气力，老人风秘，并适宜炼制后服用。

李时珍说：主治虚寒久痢，滑泄霍乱，补命门不足，阳气暴绝，阴毒伤寒，小儿慢惊。

［发明］ 陶弘景说：一般人的方法是用来治疗脚弱以及经久难愈的、少见的疾病很有效验。仙经经常使用它，所以转化为不寻常的东西，并且是黄色白术以及全部丹的效法。

苏颂说：古代的方书中没有服食硫磺的方法。《神农本草经》里所应用的，只是用于治疗疮蚀、攻积聚，冷气脚弱等，可是近代就用火炼治为经常服用的丸、散剂。观察它的治疗、炼制、服用的方法，断绝没有根本的起源，不是像乳石有研究讨论的节制法度。所以服用它，它的功效虽然牢固，可是它的忧患更加迅速，可以不需要对它的警戒吗？土硫磺性辛热，味腥臭，只是可以治疗疥疮，杀虫，不能服用。

寇宗奭说：现在的人治疗下元虚冷，元气将绝，长期患寒泄的疾病，脾胃虚弱，临近死亡想尽可能延长寿命，服用它没有不见效的。得了疾病应当就停止，不能够没有了药剂。当时的人们大概知道服用它就会有福气，可是不知道它会带来灾祸，这就是物质、好处会同时进行的缘故。例如，疾病的势头危险紧急，可以增加药的剂量服用，服用量少就没有效果，仍然增加附子、干姜、桂。

王好古说：例如太白丹、来复丹，都是使用硫磺辅助药用硝石，最阳药辅助用最阴药，跟张仲景白通汤辅助用人尿、猪胆汁大致意图相同。所以用来治疗内伤生冷，外冒暑热、霍乱等病，能够消除阻止抵御的寒邪，同时能够降伏阳邪，不能不如此。如果没有降伏阳邪，只是有阴证，更加没有必要用阴性的药辅助它。为什么呢？硫磺也可以称它为将军，具有破坏邪气，归还正气的功能，返回浊气归还清气，突出阳气的精微，消除阴气转化为魂魄。

李时珍说：硫磺拿着纯正阳气的精微，给予大热的性味，能够补养命门真火的不足，而且它的性情虽然热，并且能够疏通大肠，又跟躁涩的不一样，大概也是救助危

险疾病的最好的药呀。只是炼治的药长期服用，就有偏向超过的害处。况且服食的人，又都凭借这个释放欲望，自然招致其中的灾祸，对于药物本身有什么责任吗？按照孙升《谈圃》中说：硫磺是能成为神仙的药，每年的三伏天吃百粒，能消除脏腑积滞，有效验。只是硫磺埋伏生长在石头下面，是阳气溶液凝结而形成的，它的性味大热，用火炼制后服用它，常能引发背疽。方勺泊宅编说：金液丹，是硫磺炼制而成的，是纯正阳气的产物，是患有经久难愈的寒证所适宜的。现在到夏天人们常常服用它，反而会成为大的灾祸。韩退之的文章中说不要服用，可是他晚年因服用硫磺而死，可以不用戒备吗？夏英先生患有寒证疾病，服用硫磺、钟乳，没有什么准则、极点，竟然因为服食它而丧命，这就是它承受的能力跟正常人不一样。洪迈《夷坚志》中说：唐国结交为人正派也懂得医术的人，能够用心意治疗疾病。吴国巡视疾病不检查大小便，躺下就能稍微通晓，站立就不能选择一点点，普遍使用通利的药物没有效验。唐国询问它平常日子自己炼制黑锡丹，经常服用，所以明白地说：这味药一定要在结晶的时候，硫磺很快地离去，其中的铅就毒不死人。铅砂进入膀胱，躺下就特别重，还可以通利大小便，占站立就能恰巧堵塞水道，所以不能通利大小便。取金液丹三百粒，分为十次服用，用煎服好的瞿麦汤调服攻下。铅遇到硫磺的气体就能改变，长时间积累在水道下面，疾病于是就痊愈了。硫磺转化为铅，在经方中记载过，加入没有通利肠道的变化，难道能够达到很微妙的程度吗？《类编》中说：仁和县（今浙江杭州市）有一个官吏，很早就衰老得牙齿脱落没有了，一位道士使用生的硫磺放在猪的内脏里，煮熟后捣成丸剂，或者蒸制成如梧桐子大小的饼的形状，放在锅里煮，随意服用它。喝水吃饭就会成倍增长，走路轻快敏捷，年龄到九十岁，还很健康。后来特别爱吃牛血，于是贯穿肠胃泄下，好像金水一样，患尪痹，痛苦地死了。主管内科医管范说：猪的脂肪能够抑制硫磺，这样用猪的内脏非常微妙。王枢使也经常服用它。

［附方］　收有古代附方八种，新近常用附方四十一种，共四十九种。

1. 硫磺杯。这个杯和天地造化相对应，能调理阴阳，夺取天地之间空虚温和的精气，就是水与火已经形成的方子。不寒冷，不温热，不缓慢，不紧急，有延长寿命不衰老的功用，有脱胎换骨的玄妙作用。大概能够对上焦有清除作用，充实下焦，升降阴阳，通利九窍，杀灭九虫，祛除梦泄，使容貌有喜悦的颜色，解开头风，开阔胸膈，使痰涎化开，使耳目聪明，润泽肌肤，增加精髓，除去疝坠。又治疗妇女血液枯萎贫困，赤白带下。它的方法是把瓷碗用胡桃擦过，用没有砂石的硫磺熔化变成为汁液，放入明矾一点，那么灰尘污垢都漂在上面了，用棍棒打出去，用棉花过滤，再放在碗内熔化，倒出来放在杯里，摇动剩在杯子里面的溶液，然后取出，埋在土里过一夜，用木头打破，磨光后一使用它。想要用红色，放入朱砂，想要蓝色就要放入葡萄，细细的磨均匀后一起煮制而成。每次使用热的酒二杯，早晨空腹温服，那么各种疾病都能消除，没有超出这个方子的。

2. 紫霞杯。叶石林《水云录》中说：硫磺用袋装，悬挂在罐子里面，用紫背浮萍

跟水一起煮它，沸腾几十次后取出，等干燥后磨成细细的粉末十两。用珍珠、琥珀、乳香、雄黄、朱砂、羊起石、赤石脂、片脑、紫粉、白芷、甘松、山奈、木香、血竭、没药、韶脑、安息香各三克，麝香七分，金箔二十片，做成细末，放入铜杓里，用微火熔化，用一个质地好的酒杯，周围用白色的纸包裹，中间打开一个孔，把硫磺倒在里面，反复转动使它均匀，放在冷水里，然后取出。每天早晨盛酒喝二或三杯，功能跟上面一样，过去中书刘景辉由于患劳瘵，在太白山里面遇到一位老神仙，亲自给他这个药方，服用它果然病就好了。人们能够清心寡欲，并且服用它，与仙人的缘分就可以达到了。

3. 金液丹。《惠民和剂局方》：具有固真气，暖丹田，坚筋骨，壮阳道的功能，消除久寒痼冷，补劳伤虚损。治疗男子腰肾久冷，心腹积聚，胁下冷痛，腹中诸虫，失精遗尿，形羸力劣，腰膝痛弱，冷风顽痹，上气衄血，咳逆寒热，霍乱转筋，虚骨下利，又能治疗痔瘘湿䘌生疮，下血不止，以及妇女血结寒热，阴蚀疽痔等。用硫磺十两磨成细细的粉末，使用瓷盒装，用水和赤石脂封口，用盐和泥封固好，白天干燥。在地里先埋一小罐，盛满水，把盒子放在里面，用泥封固成。慢火加热七日七夜，等到时间一到，加最大的火锻炼一会儿，等到冷却后取出研磨成细细的粉末，每一两硫磺，用蒸制成的饼一两，浸在水里作成丸，如梧桐子大小，每次服用三十丸到百丸，空腹用米汤冲服。又能治疗伤寒身冷脉微，或者呕吐，或者下痢，或者自汗不止，或者小便不禁，而且适宜服用它，感到身体发热、脉搏恢复如初为尺度。

4. 暖益腰膝。杜光庭《玉函方》：王方平通灵玉粉散：治疗腰膝，暖水脏，益颜色，它的功效不能全部记载。硫磺半斤，桑柴灰五斗，过滤后取汁液，煮三昼夜。在火上用铁勺抄后品尝它，遇到火就停止。等到干燥后，用大的火锻炼它。如果没有遇到就再煮，用遇到火的为尺度。煅制后磨成细细的粉末。穿破地下埋入一尺二寸，在其中放入水，等到水清以后，取用温和的硫磺的粉末，在坩埚里煎煮像膏一样。用铁钱抄出后，磨成细细的粉末，服用的丸药就像麻子一样大小。每次空腹服用，盐水服下十丸，特别有效验。家乡的人王昭就服用它，九十岁时，面貌容颜好像儿童一样，力量超过正常的人。

5. 风毒脚气、痹弱。《肘后方》：用硫磺末三两，钟乳五升，煮开后放入水中，煎煮到三升，每次服用三合。

6. 又有一个方法：牛乳三升，煎煮到一升半，用五合调硫磺末一两服用，用厚而重的东西盖上它，取出水分，不要遇到风。没有水再服用，将要休息调理几天，再服用。北方人使用这个多有效验。也可以煎煮作成丸剂服用。

7. 阴证伤寒。《本事方》：特别冷，厥逆烦躁，腹痛无脉，特别危重的病人。在大船上把硫磺做成细末，用艾汤服三钱，睡觉时就能出汗而且疾病痊愈了。

8. 阴阳二毒、伤寒。《博济方》：用黑龙丹：大船上的硫磺一两，用柳木捶打细细的研磨二、三天。巴豆一两，掺和巴豆壳，计算个数，用一口三升的铁锅，将硫磺铺满底部，把巴豆放在上面，用浓厚的米醋半斤浇它，浅而且小的杯子紧密合拢到底，用带蜡的纸封固缝合，反复用醋润泽它。文火、武火熬炼，等到该器皿发出响声，一半就可以好了，迅速将铁锅离开火，立即就放到舂米的器具中捣成细粉。再用醋两杯洗涤铁锅里的药，放到舂米的器具中，随即放下蒸饼捣成鸡头子大小的丸剂。如果是阴毒，用椒四十九粒，二颗葱白，一杯水，煎煮六成熟，趁热服下一丸；阳毒，用豆豉四十九粒，二颗葱白，一杯水，煎煮方法同前，吞下不能咀嚼破。经过五、六天才可以服用它。如果没有服进去，或者没有等够日数，不能服用。有的孕妇又吐又泻，也可以服用。

9. 一切冷气、聚积成块疼痛。《鲍氏方》：用硫磺、焰消各四两结成砂，青皮、陈皮各四两，做成粉末，调成糊，做成如梧桐子大的丸剂。每次空腹用米汤作饮服三十丸。

10. 元脏久冷、腹痛虚泄。《经验方》：应急玉粉丹：用硫磺五两，青盐一两，磨成细细的粉末，用蒸饼做成如绿豆大的丸。每次服用五丸，用热的酒空腹服下，用食物压住它。

11. 元脏冷泄、腹痛虚极。《普济方》：用硫磺一两，黄蜡熔化做成梧桐子大的丸。每次服用五丸，从井里取出新鲜的水服下。

12. 另一个方法：加青盐二钱，蒸饼做成丸，用酒服下。

12. 气虚暴泄。《孙尚药秘宝方》：白天和夜晚走二、三十里路，腹痛不止，夏天走路行进，准备紧急用时最好。朝真丹：用硫磺二两，枯矾半两，磨成细细的粉末，用水浸湿蒸成饼作成梧桐子大的丸，朱砂作为皮。每次服用十五丸到二十丸，温水服下，或者用米汤、盐汤任意服下。

13. 伏暑伤冷。《济生方》：这两种自然界冷热阴阳的现象互相纵横交错，中脘痞结，或者泄泻，或者呕吐，或者霍乱厥逆。二气丹：硫磺、硝石中量相等磨成细细的粉末，在石器中炼成砂状，再磨成细细的粉末，用糯米调成糊状，做成梧桐子大小的丸剂，每次服用四十丸，用新鲜的井水冲服。

14. 伤暑吐泻。《救急良方》：用硫磺、滑石重量相等，做成粉末，每次服用一钱，米汤服下，立即就能停止。

15. 霍乱吐泻。《圣济方》：用硫磺一两，胡椒五钱，做成粉末，熔化了的黄蜡一两，做成皂角子大小的丸剂。每次凉水服用一丸。

16. 小儿吐泻。《钱氏小儿方》：不受冷热的限制，惊吐反胃，一切呕吐泻泄，各种治疗方法都没有疗效的。二气散：用硫磺半两，水银二钱半，磨成细细的粉末，直到看不见星星点点，每次服用一字到半钱，用生姜水调服下，其中呕吐立即就能停止。或者一起炒，结成沙子，做成丸剂，药方在灵砂下面出现。

17. 反胃呕吐：药方在水银条出现。

18. 脾虚下白。《杨子建护命方》：脾胃虚冷，停水滞气，凝聚成为白色的鼻涕流

出来，用大船上的硫磺一两，磨成细细的粉末，炒面一分，一起磨细，滴到凉热水里面，做成梧桐子大小的丸，每次用米汤服下五十丸。

19. 下痢虚寒。《仁存方》：用硫磺半两，蓖麻子仁七个，做成细末，填塞在肚脐中，用衣服隔离开，热水熨它，就停止了。

20. 协热下痢、赤、白。《指南方》：用硫磺、蛤粉重量相等，做成细末，调成糊状，做成梧桐子的小的丸剂。每次服用五十丸，米汤调服下。

21. 肠风下血。药方在鲫鱼条出现。

22. 老人冷秘。《和剂局方》：风秘或者泄泻，温暖元气脏腑，消除聚积的凉气，温暖脾胃，促进饮食，治疗心腹内的一切痃癖冷气。硫磺用柳木敲打，磨成细细的粉末，半夏汤浸泡七次，焙干，研成细末，重量相同，自然的生姜汁液调制蒸作成饼，用木棒敲打多次，做成梧桐子大小的丸剂，每次服用十五至二十丸，空腹用温酒或者用姜汤服下，妇女用醋服下。

23. 久疟不止。鲍氏的药方：用硫磺、朱砂重量相同，做成粉末。每次服用二钱，干净晒干的茶叶，疾病发作第五天时再服用。当天对于有的人作用很大，有的人没有作用，都是它的疗效。寒气多增加硫磺，热气多增加朱砂。

24. 朱氏的药方：用硫磺、晒干的茶叶重量相同，做成粉末。发作时，每天早晨用凉水服用三钱，服用两次就能见效。寒气多加入硫磺，热气多加入茶叶。

25. 酒鳖气鳖。《直指方》：特别喜欢喝酒，任意使用人的元气，血液凝结在人的元气上，这就称为气鳖。特别喜欢喝酒，患了经久不愈的寒证，变质变味的血液放入酒中，这就称为血鳖，摆着头，摇摆着尾巴，严重的如同鳖一样，轻微的如同“钱”这种农具，向上侵犯人们的咽喉，向下侵蚀人们的肛门，或者附着在胁骨、脊背，或者隐藏在肠子、腹腔内，用生硫磺的粉末，陈旧的酒调服下，经常服用它。

26. 咳逆打呃。《医方摘要》：用硫磺然后成为烟，闻它立即就能停止。

27. 头痛头风。《普济方》：例如神丹：光滑明亮的硫磺、硝石各一两，磨成细细的粉末，做成像芡实大小的水丸。空腹咀嚼一丸，用茶水服下。

28. 肾虚头痛。《圣惠方》：用硫磺一两，胡粉半两，做成粉末，做成梧桐子大小的丸剂服用。疼痛的时候用凉水服用五丸，立即就能停止。

29. 同上。《本事方》：用硫磺末、食盐重量相同，用水调制生面调成糊状，做成梧桐子大小的丸剂。每次用薄荷做成的茶叶服用五丸。

30. 同上。《普济方》：用生硫磺六钱，乌药四钱，做成细末，蒸制成饼，做成梧桐子大小的丸剂。每次服用三、五丸，服用以后用清凉的茶水攻下。

31. 鼻上作痛。《澹寮方》：用质量最好的硫磺末，凉水调和，涂抹。

32. 酒皶赤鼻。用生硫磺半两，杏仁二钱，轻粉一钱，每天晚上涂抹它。

33. 同上。瑞竹堂药方：用大船上的硫磺、鸡心槟榔重量相等，一点儿樟脑片，做成细末，用生丝织成的丝织品包好，每天擦它，增加一点蓖麻油效果更好。

34. 鼻面紫风。《宣明方》：是风热上攻阳明经络所造成的，也治疗风刺隐疹，用大船上的硫磺、枯白矾重量相同，做成粉末，每次都用一点黄丹，用唾液调和涂抹它，一个月就能看到效果。

35. 身面庞目。《普济方》：用蜡纸卷一点硫磺末，用火燃烧它，把它烧红了，迅速放入水中冷却，听到声音就去掉变硬的物质，病根儿就消除了。

36. 疬疡风病。《集验方》：白颜色连结成片状，用布擦干净，用醋摩擦硫磺、附子、涂抹它，或者用硫磺、白矾擦它。

37. 小儿聤耳。《千金方》：用硫磺的粉末和蜡做成棍棒插上它，每天换两次。

38. 小儿口疮、糜烂。《危氏得效方》：用生硫磺用水调和，涂末在手心、脚心上，见效后立即就洗去。

39. 耳卒聋闭。《千金方》：用硫磺、雄黄相等重量磨成细细的粉末。用棉花包裹好填塞在耳朵里，几天后就能听到人们的说话声音。

40. 诸疮弩肉。《圣惠方》：如同蛇走出洞穴几寸。用硫磺末一两，在弩肉的上面撒上薄薄的一层，就能收缩回去。

41. 痈疽不合。《外台秘要》：用石硫磺的粉末，用筷子沾它插进小孔里，于是病就好了。

42. 一切恶疮。《坦仙皆效方》：真君妙神散：用质地好的硫磺三两，荞麦粉二两，做成细末，用井里的水调和，捏成小饼，白天晾干后收藏它。到用的时候磨成细细的粉末，刚刚从井里打出来的水调和涂抹它。疼痛的地方立刻不痛了，没有疼痛的地方就会立即疼痛，病就好了。

43. 疥疮有虫。《急救良方》：用硫磺末，用鸡蛋煎煮香油调和涂抹它，疗效特别好。

44. 顽癣不愈。《孙氏集验方》：把盛满银的有芦草或茅草编的覆盖物的罐子倒过来，放入一两硫磺熔化，从中拿起来，彻底冷却后打开，从中拿出硫磺，同芦草或茅草编的覆盖物一起磨成细细的粉末，涂抹它。

45. 疠风有虫。《直指方》：用硫磺的粉末少许，用酒调和，喝汁液，或者加上大风子油效果更好。

46. 女子阴疮。《肘后方》：用硫磺末涂抹它，疾病于是就停止了。

47. 玉门宽冷。《心传方》：用硫磺煎煮水，多次冲洗。

48. 小儿夜啼。《普济方》：用硫磺二钱半，铅丹二两，细细的磨均匀，放入坚固的瓶子里面煅过以后，埋在土里七天取出，做成黍米大的饭丸。每次服用二丸，用冷水服下。

49. 阴湿疮疱。《梅师方》：用硫磺涂抹它，三天。

石硫赤
（见《名医别录》有名未用）

［释名］ 石亭脂（见《图经本草》） 石硫丹（见《本草经集注》） 石硫芝

［集解］ 《名医别录》说：纹理好像石耆，生长在山石里面。

《吴普本草》说：生长在西部民族道路的山谷里。

李时珍说：这就是硫磺的大多数是红颜色的，名称石亭脂。可以现代的人们通常称硫磺为石亭脂，也没有考察它的缘故。按照抱朴子说：石硫丹，是石头的红色精华，是石硫磺的种类。浸泡充满在山涯河岸之间，其中浸泡潮湿的可以做成丸剂服用。坚硬聚集的可以分开服用。五大名山都有，而且箕山最多，许由、巢父服用它，就是石硫芝。

［气味］ 苦，温，地毒。

［主治］ 《名医别录》说：妇人带下，止血，使身体轻盈，延长生命。

李时珍说：壮阳除冷，治疗疮杀虫，功用同硫磺一样。

［附方］ 新近常用附方两种。

1. 赤鼻作痛。《圣济录》：用紫颜色的石亭脂，红颜色的比它效果差，黄颜色的不要使用。磨成细细的粉末，凉水调和后涂抹，半个月就除去断绝病根。

2. 风湿脚气。《瑞竹堂方》：使用生的石亭脂一两，生川乌头一两，无名异二两，做成细末，自然的葱白汁液调和成梧桐子大的丸。每次服用一钱，空腹用清淡的茶水、生葱整个咽下去，每日服一次。

石硫青
（见《名医别录》列为有名未用）

［释名］ 冬结石

《名医别录》记载说：生长在都山（今河北青龙县西北都山）的石头里，蓝白色，所以有这个名字。

李时珍说：这种硫磺大多数是蓝颜色的。苏颂的《图经本草》记载说石亭脂、冬凝石都不可以入药，没有深入考察这味药。

［气味］ 酸，温，无毒。

［主治］ 《名医别录》说：治疗泄泻，益肝气，明目，使身体轻盈，长年益寿。

李时珍说：治疗疮，杀虫，功用同硫磺一样。

附　硫磺香
（见《本草拾遗》）

陈藏器说：味辛，温，无毒，消除恶气，除冷杀虫。好像是硫磺而且气味香。说它出产在昆南国，地址在扶南（今广西扶绥县）以南三千里。

矾　　石
（见《神农本草经》上品）

［校正］《海药本草》合并到波斯矾项下，《嘉祐本草》合并到絮矾项下。

［释名］　涅石（见《本草纲目》）　羽涅（见《神农本草经》）　羽泽（见《名医别录》）　煅成干枯的名叫巴石　分量轻颜色白的名叫柳絮矾

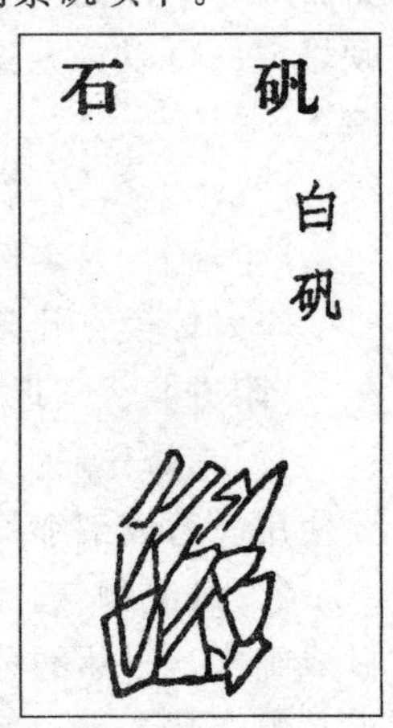

李时珍说：矾，就是焚烧，焚烧石头而形成的。《山海经》记载说：女床的山上，它的阴暗处大多有涅石。郭璞说：是矾石。楚国时的人们称为涅石。秦国时的人们称它为羽涅。

［集解］《名医别录》中记载说：矾石生长在河西（今山西、陕西之间黄河南段以西地区）的山谷，以及陇西（今甘肃陇西县）武都（甘肃西和县）、石门（今甘肃渭源县），摘取没有时间的限制。能够使铁变为铜。

陶弘景说：现在出产在益州（今四川成都市）北部的西川（四川西部地区），从河西（山西、陕西之间黄河南段以西地区）而来，颜色蓝白，生的名叫马齿矾，锻炼成纯白色的名叫白矾，蜀国的人们当作硝石使用。其中颜色黄黑的名叫鸡屎矾，不能入药使用，只有能够镀作成全部都熟了的铜。放入苦酒里，把铁涂抹都作成铜的颜色。外面虽然是铜的颜色，内在的本质却没有改变。

苏恭说：矾石有五种：白矾大多数放入药中使用，青矾、黑矾这两种矾，治疗疳以及疮；黄矾也治疗疮，能使肉生长，也能染皮肤；绛矾本来是绿颜色，用火烧它就变红了，所以名叫绛矾。

苏颂说：矾石刚开始生长的时候都是石头，摘取得到后，用火烧成碎片或碎块，煎煮炼制，于是就变成矾了。一共有五种：它们的颜色各自不相同，有白矾、黄矾、绿矾、黑矾、绛矾。现在白矾出产在晋州（今山西太原）、慈州（今山西吉县）、无为军（今安徽无为县），放入药里使用以及给人染颜色所使用的很多。黄矾丹是家庭里做饭时所必须使用的，也可以放入药里。黑矾只出产在西部少数民族地区，也称它为皂矾，染胡须以及鬓角的药使用它，也可以染皮肤用。绿矾是放入咽喉口齿的药以及染

颜色时使用。绛矾用火烧它就变红了，现在也很少看见了。还有矾精、矾蝴蝶、巴石、柳絮石，都是白矾。炼制白矾的时候，等到它完全沸腾，盘旋的中心出现向四外飞射满出来，好像物体从里面飞出来一样，用铁勺子接住它，做成虫的形状，就是矾蝴蝶。只是成为光亮的玉石块，如同水精一样，就是矾精。两种石头放入药里，力量比普通的矾石大。其中煎煮炼制而形成的，轻便空虚就向棉花或粗丝绵一样，是柳絮矾。用火烧它们的汁液，直到烧完了，颜色好像雪一样，称它为巴石。

李珣说：波斯（今伊朗）、大秦（今意大利罗马）所出产的白矾，颜色白而且光亮干净，里面有针刺状的纹理，放入红砖垒成的做饭器具的人家，药的功能、力量超过在河西（今山西、陕西之间黄河南段以西地区）、石门（今甘肃渭源县）的白矾，最近的日子，文州（今甘肃文县）各个少数民族常常出产它。波斯（今伊朗）还出现金钱矾，打破碎后，里面有金色线状的纹理的最好，大多数放入火上烧炼后，在家庭里使用。

李时珍说：矾石折断后从而辨别它，不仅仅只是这五种。白矾，祈求神仙、炼丹的人称它为白君，出产在山西地区的最好，青州（今河北青县）、吴中（今太湖流域一带）出产的比它差。洁净白色的是雪矾；光而明亮的明矾，也有名称叫云母矾；纹理如同针刺的形状，形状如同用棉质物制成的扑粉用具，是波斯白矾，一起放入药里是最好的。黑矾是铅矾，出产在山西地区，它的形状好像黑色的泥，是昆仑矾；它们的形状如同赤石脂又有金色星星点点的是铁矾；它们的形状如同紫石英，用火导引它就变成金色的丝线，用小刀刻画上面，立即就变成紫红的颜色，是波斯紫矾，都不能放入药中服用，吃这个药，只有用红转垒成做饭的器具的人家以及患疮的病人使用它。绿矾、绛矾、黄矾都在这个条目中可以看到。其中颜色杂乱的，就有鸡屎矾、鸭屎矾、鸡毛矾、粥矾，都是下品药，也有把外面染成红色的家里使用。

［修治］ 雷敩说：凡是使用白色的矾石，用瓷瓶盛，在火里煅，让里外全部变红，用钳子揭起来盖，旋转放置石蜂巢，放到里面烧它。每十两矾石，使用六两石蜂巢，烧完全了最适宜。从中拿出，放凉，磨成细细的粉，用纸包裹好，放置在五寸深的土坑里一夜，取出使用。还有一种方法：取用光而明亮如同水晶一样，酸、咸、涩性味全都俱备的白矾，磨成细细的粉。使用瓷瓶，用六一泥涂抹它，等到干燥后，在里面放入三升粉末，反复旋转，放入五方草、紫背天葵各自的自然的汁液二十两，下面用火逼迫，使药的汁液干燥，封闭了瓶口，再用泥上下涂抹，用火一百斤锻炼它，从巳时（上午九点到十一点）到未时（下午一点到三点），除去火，取出，它的颜色如同银子一样，磨成细细的粉末，像轻粉一样使用它。

李时珍说：现在的人们只是把汁液锻炼干燥后使用，称它为枯矾，没有煅制的是生矾，如果放入药里服用，必须遵循使用的法度。按照九鼎神丹秘诀，炼制的矾石放入药中服用的方法：用新鲜的一套桑合盘子，在密封的房屋里打扫干净，用火烧地面，使它热，把水洒在地上，或者把苦酒洒在上面，于是就用布的舂米的器具，把矾放在地上，用盘子覆盖它，四周围用灰尘围着固定好。一天一夜，其中的石精都飞在盘子上，打扫取出收藏它。没有烧完全的，再如同前面的方法，几遍就停止，这种叫矾精。如果想制作水，就用打扫下来的一斤矾精，放入三年的苦酒一斗里，使它干净，名叫矾华，百天长就更好。如果着急使用它，七天也可以应用。

［气味］ 酸，寒，无毒。

《吴普本草》说：神农、岐伯：酸。长时间服用损伤人的骨骼。扁鹊说：咸。雷敩说：酸，无毒。

甄权说：涩，凉，有小毒。

徐之才说：甘草是它的使药，恶牡蛎，畏麻黄。

独孤滔说：红心灰藋遏制矾。

［主治］ 《神农本草经》说：寒热，泻痢白沃，阴蚀恶疮，眼睛疼痛，使骨骼、牙齿坚硬。炼制后服用它，轻身不老，延长生命。

《名医别录》说：去除骨髓中本来就有的热，去除鼻里的瘜肉。

《大明本草》说：去除风热，消痰止渴，温暖水脏，治疗中风失音。和桃仁、葱汤洗澡，可以使汗出来。

甄权说：生的含在嘴里，咽下津液，治疗紧急的喉痹。治疗鼻衄齆鼻，鼠漏瘰疬疥癣。

寇宗奭说：枯矾贴在盔甲的空隙里，牙缝里的流出血好像衄血。

李时珍说：呕吐泻泄，痰涎饮澼，燥湿解毒追涎，止血定痛，供养恶肉，生长好肉，治疗痈疽疔肿恶疮，癫痫疸疾，通利大小便，口齿、眼睛各种疾病，老虎、狗、蛇、蝎，各种虫子的损伤。

附　波斯白矾
（见《海药本草》）

［气味］ 酸、涩，温，无毒。

［主治］ 李珣说：赤白漏下阴蚀，泻痢疮疥，解除一切虫、蛇等的毒，去除眼睛赤暴肿，牙齿疼痛，用火炼制它效果好。

附　柳絮矾
（见《嘉祐本草》）

［气味］ 跟矾石相同。

［主治］ 《大明本草》说：消痰止渴，润心肺。

［发明］ 陶弘景说：习惯中全都是药物，用火熬炼使它们干燥，可以治疗牙齿疼痛，用量过多就能损坏牙齿，也就是损伤骨膈的证状。但是经典中说能使骨骼牙齿坚硬，确实认为可疑。

寇宗奭说：不能够长期服用，损害心肺，是去掉水分的缘故。水能够改变写在纸上的文字。刚刚干燥水就不能浸渍，所以知道它的性能是不接受水。治疗膈膜以下流口水的药大多使用的，就是这个意思罢了。

李时珍说：矾石的使用有四种：呕吐泻痢风热引起的痰涎，取用其中性味酸、苦，呕吐泻泄的作用；治疗各种血痛、脱肛、阴挺、疮疡，是取用其中酸涩而且收敛的作用；治疗痰饮泻痢，崩带风眼，取用其中收敛而且燥湿的作用，治疗喉痹、痈疽、中蛊、蛇虫伤螫，取用其中能够解毒的作用。按照李迅痈疽方中说：凡是患痈疽发背的病人，不论年龄的大小，都适宜服用黄矾丸。服用到一两以上，没有不有疗效的，止疼痛效果最好，不影响脏腑，救活的人很多，不能够全都数清楚。使用明亮的生白矾一两，磨成细细的末，用质量好的黄蜡七钱溶化，调和成梧桐子大的丸剂。每次服用十丸，渐渐增加到二十丸，开水送服。如果里面没有破损的就能消除，已经破损的立即就能愈合。如果服用金石而产生疮的病人，引用白矾末一、二勺，温酒调服，服用了三、五次也就能看到效果。有的人满身生长疮，形状就像蛇的头，服用这个药也有效。各个方面都称它有奇特的疗效，只是一天里服用将近百粒，才有效果。这种药物不仅仅能够止痛生肌，能够防止毒气内攻，保护膜，止泻泄，里面化脓依靠它有很大的功效，服用到半斤特别好，不能够欺负它的浅显，要知道白矾特别能够解毒。现在的人们称它为蜡矾丸，使用它治疗有效验。

[附方]　收有古代附方二十五种，新近常用附方六十四种，共八十九种。

1. 中风痰厥。《陈师古方》：四肢不收，气闭膈塞。用白矾一两，牙皂角五钱，做成细末，每次服用一钱，温水调服，吐出痰作为标准。

2. 胸中痰澼。《外台秘要》：头痛不想吃饭。用矾石一两，水二升，煮到一升，放入蜜充分搅拌调和，立刻服用。一会儿就呕吐得很厉害，没有呕吐的患者，喝一点热水导引它。

3. 风痰痫病。《邓笔峰杂兴方》：化痰丸：生白矾一两，细茶五钱，做成细末，炼制成如梧桐子大小的蜜丸，一岁服十丸，茶水调服，成年人，服五十丸，长期服用，痰从大便里排出来，病的根源就断绝了。

4. 小儿胎寒。《保幼大全》：躽啼发痫。用白矾煅制半天，放入枣肉做黍米大的丸剂。每次喂奶时有用一丸，疾病就停止了，消除痰的效果好。

5. 产后不语。《妇人良方》：胡氏孤凤散：用生白矾末一钱，开水调服。

6. 牙关紧急。《集简方》：不松开的。用白矾、盐花重量相等，涂抹它，口水流出来就会自然张开。

7. 走马喉痹。《儒门事亲》方：用生白矾末涂抹在柔软的像针样的东西上面，安放在咽喉中，立刻就能破碎。柔软的针样的东西是用榆树枝，上面用棉花缠绕制作成枣的大小。

8. 喉痈乳蛾。济生帐带散：使用矾三钱，在有柄的小铁锅里熔化，放入劈开的巴豆三粒，煎煮干燥后除去巴豆，使用磨成细细末的白矾，放入咽喉中立刻就能痊愈。病情很严重的，用醋调和灌服它，也有名称叫通关散。

9. 法制乌龙胆：用白矾末盛放在猪胆里，风吹干燥后磨成细细的末。每次吹进咽喉里一钱，流出口水，病就好了。

10. 咽喉谷贼。《圣惠方》：肿痛。很少量的生矾石末点敷在肿的地方，吐出口水，把痒作为尺度。

11. 风热喉痛。《普济方》：用白矾半斤，磨成细细的末，消除水分，用新的砖一片，水浸透后取出晒干，再浸泡，再晒干，直到水干了，放入厕所的粪便里浸泡一个月，从中拿出洗干净，放在阴暗的地方，等到析出白色的霜打扫收取。每次服用半钱，用水冲服下。

12. 悬雍垂长、咽喉里憋闷。《孙用和秘宝方》：用白矾烧成灰，盐花分量相等，做成细末。用筷子头频繁在上面点药，除去口水。

13. 小儿舌膜。《姚和众至宝方》：刚刚出生的小孩儿有白膜包裹着舌头，或者满舌根都是。可以用指甲刮破，使血流出来，用烧制的白矾末搅拌绿豆，涂抹这个地方。如果没有拿下，使它白膜消除，这个小孩一定不会说话。

14. 牙齿肿痛。《简要济众方》：用白矾一两，烧成灰，大的露蜂房一两微微炮炙，做成散剂。每次服用二钱，用水煎煮，放在嘴里漱口，除去口水。

15. 患齿碎坏。《肘后方》：想完全好了。常用棉花包裹矾石，放在嘴里咀嚼，吐出汁液。

16. 齿龈血出。《千金方》：不停止。用矾石一两，烧制，用水三升，煮到一升，放在嘴里漱口。

17. 木舌肿强。《圣惠方》：用白矾、桂心重量相等，做成粉末。放在舌头下面。

18. 太阴口疮。《活法机要》：用生甘草二寸，一个像粟米大小的白矾舌头下面。

19. 下虚上壅。治口舌生疮：定斋方：用白矾浸泡小热水里洗脚。

20. 张子和方：用白矾粉末、黄丹水飞炒，重量相等，磨成细细的末，涂末它。

21. 小儿鹅口。《普济方》：满口白烂。用枯矾一钱，朱砂二分，做成粉末。每次用一点涂它，每日三次，效果神奇有效验。

22. 小儿舌疮。《千金方》：不能喝奶。把白矾和鸡蛋放在醋里，涂抹小孩的脚底部，十四天就能痊愈。

23. 口中气臭。《生生编》：用明矾放入麝香里做成粉末，涂抹在牙齿上。

24. 衄血不止。《圣济方》：用枯矾末吹之，很玄妙。

25. 鼻中瘜肉。《千金方》：用矾烧成末，用猪脂肪调和，棉花包裹堵塞它，几天后肉就跟随着药排出来了。

26. 同上。还有一个方子：用明矾一两，蓖麻仁七个，盐梅肉五个，麝香一分，用棒槌槌烂后做成丸剂。用丝棉包裹堵塞它，转化的水分自然就从下面排出。

27. 眉毛脱落。《圣济录》：用白矾十两，用火烧制，磨成细细的末，蒸做成梧桐子大的像饼一样的丸剂。每次空腹服用，温水服下七丸，每日增加一丸，到四十九天时减少一丸，周而复始，病愈的时候作为尺度。

28. 发斑怪证。《夏子益奇疾方》：有患者眼睛红，鼻子张开，喘息急促，浑身出现斑，毛发如同铜铁一样坚硬，这就是热毒气聚结在下焦的缘故。用白矾、滑石分别一两作为粉末，作为一次服用。用三碗水，煎煮减少一半时，不要停止服用，全都服用完了就安稳了。

29. 目翳努肉。《外台秘要》：用白矾石做成黍米大小放入眼睛里，让眼泪流出。每天都要使用它，不好的汁液全都除去了，他的疾病每天都在减轻。

30. 目生白膜。姚和众《延龄至宝方》：用矾石一升，水四合，在铜器里煮到半合，放入少量的蜜调和它，用丝棉过滤。每天点三、四次作为标准。

31. 赤目风肿。《集简方》：用甘草水细细的磨明矾，涂抹在眼胞上面有效果。或者使用枯矾频频涂抹眉毛中央。

32. 烂弦风眼。《永类方》：用煅白矾一两，铜青三钱，磨成细细的粉末，热水浸泡澄清，点洗眼睛。

33. 聤耳出汁。《圣济录》：用枯矾一两，铅丹炒一钱，做成细细的粉末，每天吹它。

34. 猝死壮热。《肘后方》：用矾石半斤，水一斗半，煮汤浸泡脚以及踝关节，马上就能够苏醒。

35. 脚气冲心。《千金方》：用白矾三两，水一斗五升，煎煮沸腾后浸泡洗涤。

36. 风湿膝痛。《御药院方》：脚膝风湿，虚汗，少力多痛，以及阴汗。用烧矾末一勺头，放入沸腾的水里面，过滤后洗涤疼痛的地方。

37. 黄肿水肿。《济急方》：推车丸：用明矾二两，青矾一两，白面半斤，共同炒至使它变红，用醋煮米粉糊做成丸剂。枣汤服下三十丸。

38. 女劳黄疸。张仲景《金匮方》：黄疸的病人，傍晚时发热而反而恶寒，膀胱拘急，少腹胀满，身体全都是黄颜色，额头上是黑颜色；脚下发热，因而成为黑疸。其中腹胀如同水的形状，大便必定是黑颜色的，时常溏泄，这就是女劳的病症，不是水肿引起的腹满。自从特别劳累、特别热后，交接以后进入水里所导致的。腹满的病人难以治疗。使用矾石烧、硝石熬制成黄色，重量相等。做成散剂。用大麦粥的汁液调和服一钱。每日服三次。病便就从大小便排出，小便正好是黄颜色，大便正好是黑颜色，这就是它的症候。

39. 妇人黄疸。《济阴方》：月经不调，房事触犯所导致的。用白矾、黄蜡各半两，陈橘皮三钱，做成粉末，熔化腊，做成梧桐子大小的丸剂。每次服用五十丸，用滋血汤或者调经汤服下。

40. 妇人白沃。《张仲景金匮方》：月经不通畅，子脏坚癖，里面有干血，排泄出白颜色的物质。用矾石三分烧制，杏仁一分，磨成均匀的粉末，炼蜜，做成枣核大的丸剂，放入内脏里，每天更换它一次。

41. 妇人阴脱作痒。《千金翼》：用矾石烧后磨成粉末，空腹用酒服用一钱，每天三次。

42. 男人、妇女遗尿。《余居士选奇方》：用枯白矾、牡蛎粉重量相等，做成粉末。每次服用一钱。温酒服下，每天服三次。

43. 二便不通。《经验方》：用白矾末填满在肚脐中，用新鲜的井水滴它，感觉到冷以后穿透肚子里，病自然就会好了。肚脐是平的患者，用纸包围环绕着它。

44. 霍乱吐泻。《华佗危病方》：用枯白矾末一钱，沸腾百次的水调和服下。

45. 伏暑泄泻。《经验方》：玉华丹：煅白矾做成粉末，用醋糊成丸剂。重量没有大小的区别，用木瓜汤服下。

46. 老人泄泻。《太平圣惠方》：不停止。用枯白矾一两，诃黎勒煨七钱半，做成粉末。米汤服下二钱，取得疗效病就好了。

47. 赤白痢下。《生生方》：用白矾飞过做成粉末，好醋、飞罗面做成梧桐子大小丸剂。赤痢用甘草汤，白痢用干姜汤服下。

48. 气痢不止。刘禹锡《传信方》：巴石丸：取白矾一斤，用炭火干净地烧，使它的汁液没有了，它的颜色如同雪一样，称它为巴石。取用一两磨成细细的粉末，熟猪肝做成梧桐子的丸剂。空腹，根据人的情况加减使用。使用水牛肝效果更好。如果是吃素食的人，把它蒸成饼的形状做成丸剂，或者说白矾里面有蓝黑颜色的，名叫巴石。

49. 冷劳泻痢。《普济方》：吃的少，各种药物都没有疗效。用白矾三两，羊肝一具去掉油，酽醋三升煮烂，研磨泥，调和成梧桐子大的丸剂。每次服用二十丸，米汤服下，早、晚各服一次。

50. 泄泻下痢。《经验方》：白龙丹：用明亮的枯矾，做成粉末，飞罗面用醋调和成糊状，做成梧桐子大的丸剂。每次服用二、三十丸，白痢用姜汤服下，赤痢用甘草汤服下，泄泻用米汤服下。

51. 疟疾寒热。也就是上面的药方，用东南桃心七个，煎煮汤服下。

52. 反胃呕吐。《普济方》：用白矾、硫磺各二两，在铫里面烧过以后，放入朱砂一分，做成粉末，用面糊成小豆大的丸剂。每次用姜汤服下十五丸。

53. 同上。还有一个药方：白枯矾三两，蒸成梧桐子大小饼。每次空腹用米汤服下十五丸。

54. 化痰止嗽。用明矾二两，生参术一两，苦醋二升，熬成膏子，用油纸包裹收藏，立即做成豌豆大的丸剂。每次服用一丸，放在舌头下面，它的咳嗽一定会停止，痰也就消除了。

55. 同上。《定西侯方》。只使用明矾末，用醋糊成梧桐子大的丸剂。每次睡觉时用茶水服下二、三十丸。摘要：用明矾一半是生的，一半是烧的，山栀子炒黑，重量

相等做成粉末，姜汁糊成丸剂。如同上面的服用方法。

56. 同上。《杂兴方》。用白明矾、建茶重量相等做成粉末，糊成丸服用。

57. 诸心气痛。《儒门事亲方》：用生矾一个皂角子大，醋一杯，煎七分服用，立即就能停止。

58. 同上。《邵真人方》：用明矾一两烧，朱砂一钱，金箔三个，做成粉末，每次服用一钱半，空腹用白水服下。

59. 中诸蛊毒。《济生方》：用恶矾、建茶重量相等，做成粉末。新鲜的井水调和服下二钱，泄泻、呕吐就能有效果。没有呕吐再服一次。

60. 蛇虫诸毒。《瑞竹堂方》：毒蛇、射工、沙虱等伤害人，嘴关闭，眼睛发黑，手脚僵直，毒气进入腹内。用白矾、甘草重量相等，做成粉末。凉水服二钱。

61. 驴马汗毒。《王氏博济方》：所受伤的疮痈。用白矾飞过，黄丹炒成紫颜色，重量相等，贴在患处。

62. 虎犬伤人。《肘后方》：用矾末放入里面包裹它，止痛效果特别好。

63. 蛇咬蝎螫。刘禹锡《传信方》：烧红刀、矛的头，在上面放上白矾，汁液流出乘热滴在上面，立即就能病愈。这是一种神奇灵验的药方。真元十三年，有两个和尚流落到南方，到了邓州（今河南邓县），都被舌咬伤了，让他们使用这种方法，于是病就好了，也没有其他的痛苦。

64. 壁镜毒人。《太平广记》：一定会死去。用白矾涂抹它。

65. 刀斧金疮。《救急方》：用白矾、黄丹重量相等做成粉末，涂抹它效果最好。

66. 折伤止痛。《灵苑方》：用白矾末一勺，浸泡水一碗，手帕蘸点后乘热熨在受伤的地方。一会儿疼痛就停止了，然后把筋骨排列整齐，点药。

67. 漆疮作痒。《千金方》：用白矾汤涂抹它。

68. 牛皮癣疮。《直指方》：用石榴皮蘸明矾涂抹它。千万不要使用醋，虫子立即就下沉。

69. 小儿风疹。《子母秘录》：作痒。把白矾烧后放入热的酒里，马尾擦酒涂抹它。

70. 小儿脐肿。《圣惠方》：流出汁液不停止，用白矾烧灰涂抹它。

71. 干湿头疮。《生生编》：用白矾一半是生的，一半是煅的，用酒调和涂抹上它。

72. 身面瘊子。《多能鄙事》：用白矾、地肤子重量相等，煎煮水，反复洗涤它。

73. 身面瘊子。《许尧臣方》：治腋下狐臭矾石用丝织的袋子盛它，常常粉刷腋下，效果非常好。

74. 鱼口疮毒。《救急方》：用枯白矾磨成细细的粉末，凉的吃的面糊调和，涂抹在上面，立即就能消除。

75. 阴疮作臼。葛洪《肘后方》：取高昌白矾、麻仁重量相等，磨成细细的粉末，用猪油调和成膏，先用槐白皮煎汤洗涤以后，涂抹它。外面用楸叶贴上。不超过三次就能痊愈。

76. 足疮生虫。南宫从《岣嵝神书》：南方地区地下潮湿，大多数的人们患有足疮，时间长了生长虫子如同水蛭一样，是风毒攻注而形成的样子。用牛、或者羊、或者猪的肚，除去粪便不要洗涤，细细的磨成如同泥一样，根据疮的大小，放入煅过的泥矾半两，已经放在上面，磨成均匀的粉末，用丝织品涂抹上，贴它。一会儿就痒得好像进入心里面似的，慢慢将连接的丝织品取下，在火上烤它。虫子就出来了，用成千上万条马尾的毛，有的蓝白红黑，用热水洗涤它。三天作一次，不超过几次，虫子全部没有了，疮也就痊愈了。

77. 嵌甲作疮。《肘后方》：脚趾甲进入肉里面形成疮，不能穿鞋走路。用矾石烧灰涂抹它，腐蚀恶肉，生长好肉。非常细心地割去甲角，十天后就取得痊愈，这个药方神奇有效验。

78. 鸡眼肉刺。《多能鄙事》：用枯矾、黄丹、朴消重量相等，做成粉末，涂抹它。第二天洗二、三次，就能痊愈。

79. 冷疮成漏。《普济方》：用明矾一半是生的，一半是飞过的，飞的能使肉生长，生的能寻求脓在的地方；五灵脂水飞，分别半钱做成粉末，用皮、纸裁成条状，唾液调和粉末，做成小捻珠的丸剂，用香油捏湿，在粉末上牵引以后，用剪刀裁成小捻珠的大小，放入漏壶里面，早晨安稳，中午更换。等到脓完全出来以后，有一点的血流出来，才能够用干燥的液体使药停留在上面，自然会生成肉，痊愈后病就好了。

80. 鱼睛丁疮。《崔氏方》：用枯矾末，凉的吃的面糊调和贴在上面，消除痈肿，没有脓。

81. 丁疮肿毒。《卫生宝鉴》：用雪白矾末五钱，葱白煨热，捣烂调和成梧桐子大的丸剂。每次服用二钱五分，用酒送服下，没有效果再服用。长期患这种病的人、孕妇不能够服用。

82. 痈疽肿毒。药方在发明条下可以看到。

83. 阴汗湿痒。《御药院方》：枯矾轻打它。还有浸泡水浇洗的办法。

84. 交接劳复。《肘后方》：卵肿有的收缩进去，腹痛欲绝。用矾石一分，消三分，大麦粥纯净透明的服用二钱，每天服三次，热毒就从二便排出了。

85. 女人阴痛。《肘后百一方》：用矾石三分炒，甘草末半分，用柔软的东西包裹引导它，取得后病就好了。

86. 丁肿恶疮。《卫生宝鉴》：二仙散：用生矾、黄丹临使用的时候重量相等。用三棱针刺出血，等待完全没有了涂抹它。不超过上三次，绝对病愈。是太医李管勾的药方。

87. 虫蛇兽毒。《东坡良方》：以及蛊毒。用生明矾、明雄黄重量相等，在农历五月初五磨成细细的粉末，黄蜡调和成梧桐子大的丸剂。每次服用七丸，诵读“药王菩萨”七遍，开水送服下。

绿　　矾
（见《日华子本草》）

［释名］　皂矾（见《本草纲目》）　青矾　煅成红颜色的叫绛矾（见《唐本草》）矾红

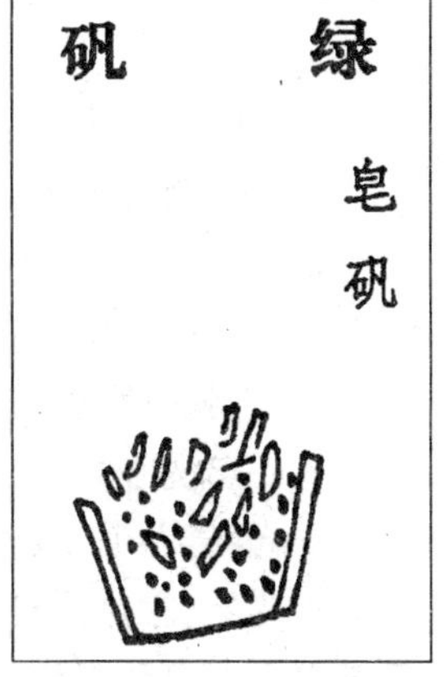

李时珍说：绿矾可以用来染肥皂的颜色，所以称它为皂矾。还有黑矾也名叫皂矾，不能够服用，只有患疮的病人使用它。煅红的民间叫它矾红，用来区别朱红。

［集解］　苏颂说：绿矾出产在隰州（今山西隰县）温泉县（今山西临猗县）、池州（今安徽贵池县）、铜陵县（今安徽铜陵县），并且煎制矾的地方生长它。刚刚开始生长的都是石头，是煎炼而形成的。它的形状好像朴消而且是绿颜色，取出放在铁板上，聚集炭烧它，矾沸腾后流出，颜色红得如同金的汁液的是真正的。沸腾一定的时候，汁液全部没有了，那么红得如同黄丹一样。还有一种皂荚矾，有的人说就是绿矾。

苏恭说：绿矾刚开始从窑洞里出来没有遇到风的，恰好如同琉璃的颜色，人们以为它的石胆。烧它变成红颜色，所以名叫绛矾。出产在瓜州（今甘肃安西县）的最好。

李时珍说：绿矾在山西地区、黄河以北地区，西安、沙州（今甘肃敦煌县）都出产它，形状如同焰消。其中拣出深蓝色光亮干净的，就是青矾，煅过以后变成红色，就是绛矾。放入抹墙用的砖或石块铺地面以及漆匠人家大多使用它，然而卖东西的人也掺杂用沙土作成块。过去的人经常认为青矾是石胆，是错误的。

［气味］　酸，凉，无毒。

［主治］　苏恭说：治疗疳以及各种疮。

《大明本草》说：喉痹虫牙口疮，恶疮疥癣。酿鲫鱼烧成灰服用，治疗肠风泄血。

李时珍说：消除积滞，燥脾湿，化痰涎，消除胀满黄肿疟痢，风眼口齿等各种病。

［发明］　李时珍说：绿矾酸涌涩收，燥湿解毒化涎的功能跟白矾相同，但是力量稍差、缓和。按照张三丰仙传方记载的伐木丸说：这个药方是上清金蓬头祖师所传授的。治疗脾土衰弱，肝木气盛，木来克土，患心腹中满的病，或者黄肿如同土的颜色，服用这味药能帮助土气、补益元气。用苍术二斤，米泔水浸泡二夜，跟黄酒面曲四两炒成红颜色，皂矾一片，用醋搅拌晒干，放入瓶子里面用火煅制，做成粉末，醋糊成梧桐子大的丸剂。每次服用三、四十丸，好酒、米汤任意调和服下，每天服二、三次。李时珍经常用这个药方加入平胃散，治疗一位贫穷的兵役中满腹胀，果然有效验。大概是这种矾的颜色绿，性味酸，用火烧它则红了，既能够进入血分进攻木，又能够澡

湿化涎，利小便，消食积，所以胀满红肿疟痢疳疾方常常使用它，它的来源就是从张仲景用矾石、硝石治疗女劳黄疸方中变化而来的。

苏颂说：刘禹锡传信方治疗喉痹，用皂荚矾，放好米醋一起磨成细细的粉末，把它放在嘴里，咽下汁液立即病就好了。这个药方出于李谟，非常神奇玄妙。皂荚矾，就是绿矾。

[附方]　收有古代附方一种，新近常用附方三十四种，共三十五种。

1. 重舌木舌。《陆氏积德堂方》：用皂矾二钱，在铁上烧红，磨成细细的粉末，掺和它。

2. 喉风肿闭。《孙氏集效方》：用皂矾一斤，米醋三斤搅拌，晒干后做成粉末，吹它。痰涎完全流出了，用良姜末一点儿，放入茶里漱口，咽下就能病愈。

3. 眼暴赤烂。《摘玄方》：用红枣五斤，在里面放入绿矾，用火煨熟，用河水、井水各一碗，桃、柳心各七个，煎煮调和。每次点一点儿放入目眦上。

4. 烂弦风眼。《永类方》：青矾用火煅制有排出了毒气，磨成细细的粉末，泡在水里澄清，点洗眼睛。

5. 倒睫卷毛。药方跟上面一样。

6. 疟疾寒热。《普济方》：用矾红、独蒜头煨，重量相等，捣成芡实大小的丸剂。每次用白水咀嚼服下一丸，农历五月初五合拢它。

7. 少阴疟疾。《圣济总录》：呕吐，用绿矾一钱，干姜浸泡，半夏姜制，分别为半两，做成粉末。每次服用半钱，发作的每天早晨用醋汤服下。

8. 翻胃吐食。《医方摘要》：用白面二斤半，蒸成一个大的馒头，头上面开一个口，剜空，将皂矾填满，用新的瓦围住，盐泥封固成，挖一个土窑洞放在里面。文、武或烧一昼夜，取出，磨成细细的粉末，用枣肉做成梧桐子大的丸剂。每次服用二十丸，空腹酒、水任意服下。忌食酒、接近女色。

9. 大便不通。《集玄方》：用皂矾一钱，巴霜二个，一起磨成细细的粉末，放入鸡蛋里搅拌均匀，封固上面，用湿纸包裹，煨熟了吃它，酒服下，就通利了。

10. 肠风下血。《永类方》：积聚的时间长久没有停止，虚弱非常严重的病人，服用一次就能取得疗效。用绿矾四两，放入砂锅里，用新的瓦盖稳定后，用盐泥封固成，煅红取出，放入青盐、生硫磺各一两，磨成均匀的粉末。再放入锅里封固成，煅红了取出，除去火毒，磨成均匀的粉末。再放入锅里封固成，除去火毒，磨成细细的粉末。放入熟附子末一两，粟米粥糊成梧桐子大的丸剂。每次空服用米汤、温酒任意服下三十丸。

11. 妇人血崩。《摘玄方》：用青矾二两，轻粉一钱，做成粉末，用水调和成梧桐子大的丸剂。每次服用二、三十丸，新鲜的井水服下。

12. 血证黄肿。郑时举所传方：用绿矾四两，百草霜一升，炒面半斤，做成粉末，砂糖调和成梧桐子大的丸剂。每次服用三、四十丸，吃了以后用姜汤服下。

13. 主治同上。《简便方》：还有一个药方：用滔净的小麦一斤，皂矾半斤，一起炒黄做成粉末，黑枣肉半斤捣均匀，米醋打成糊，做成梧桐子大的丸。每次用姜汤服下八、九十丸，每日服三次。

14. 脾病黄肿。洁古《活法机要》：用青矾四两，煅制成红色的珠子，当归四两，酒酹浸泡七天焙干，百草霜三两，做成粉末，用浸泡的药酒打糊，做成梧桐子大的丸剂。每次服用五丸到七丸，温水服下。一个月以后黄就退去了，立即就有效果，这个方是祖传了七代。

15. 还有一个药方：绿矾四两，百草霜、五倍子各一两，木香一钱，做成粉末，用酒煎制，飞面做成梧桐子大的丸剂。每次空腹用酒服下五丸。

16. 还有一个药方：平胃散四两，青矾二两，做成粉末，醋糊成丸剂，米汤服下。或者加乌沉汤四两，酒糊成丸剂也可以。

17. 酒黄水肿。赵原《杨真人济急方》：黄肿积病。用青矾半斤，醋一大杯，调和均匀，在瓦盆里煅干燥作为尺度；平胃散、乌药顺气散各半两，做成粉末，醋煮糊成梧桐子大的丸剂。每次用酒或者用姜汤服下二、三十丸。不需要忌口，加入锅灰。

18. 食劳黄病。《救急方》：身目都黄。把青矾放入锅里面，米醋搅拌做成粉末，枣肉调和成梧桐子大的丸剂。每次服用二、三十丸，服用以后用姜汤服下。

19. 腹中食积。《圣惠方》：用绿矾二两磨成细细的粉末，米醋一大碗，在瓷瓶里煎煮它，用柳条搅拌成膏，放入赤脚乌一两磨成细细的粉末，做成绿豆大的丸。每次空腹温酒服下五丸。

20. 疳虫食土。《保幼大全》：以及生物。把绿矾磨成细细的粉末，猪胆汁调和成绿豆大的丸剂。每次用米汤服下五、七丸。

21. 小儿疳气。《集验方》：不能够治疗的病人。用绿矾煅红，醋淬三次，做成粉末，枣肉调和成绿豆大的丸剂。每次服用十丸，温水服下。每天三次。

22. 走马疳疮。《谈野翁试效方》：把绿矾放入锅里，用炭火煅红，用醋搅拌均匀，如此反复三次。做成粉末，放入一点儿麝香。温浆水漱口漱干净，掺和它。

23. 白秃头疮。《普济方》：用皂矾、楝树子，烧，磨成细细的粉末，涂抹它。

24. 小儿头疮。用绛矾一两，淡豆豉一两，炒成黑色，腻粉二钱，磨成细细的粉末。用桑灰汤洗涤干净，掺和它的效果好。

25. 小儿甜疮。《拔萃方》：把大枣除去核，填满放入绿矾，烧后留有存性，磨成细细的粉末，贴它。

26. 耳生烂疮。《摘玄方》：把枣的果实去掉核，包裹煅青矾，磨成细细的粉末，香油调和涂抹它。

27. 蚰蜒入耳。《普济方》：用水调和绿矾，灌它。

28. 蛆入耳中。《摘玄方》：用绿矾掺和它，就化成水。

29. 疮中生蛆。《摘玄方》：用绿矾末掺和贴它，就化成水。

30. 汤火伤灼。《杨诚经验方》：用皂矾调和凉水浇它。其中疼痛的时候就停止，肿也就消除了。

31. 癣疮作痒。《孙氏集效方》：用螺蛳壳十四个，槿树皮末一两，放入碗里蒸熟，放入矾红三钱，捣均匀，涂抹它。

32. 甲疽延烂。王焘《外台秘要》引崔氏方：治疗甲疽，或者由于割甲损伤肌肤，或者由于指甲长侵蚀到肉里面，于是就变成疮肿，黄水浸泡邪恶相互感染，五个指甲全部腐烂，渐渐向上到脚背，浸泡浆水四周围起来了，如同用火烧疮一样，一天天成倍增长，医生不能治疗。绿矾石五两，烧到汁液完全没有了，磨成细细的粉末，颜色如同黄丹，收藏它。每次用盐汤洗涤涂抹，用末厚厚地涂抹它，用软的丝织品缠绕包裹，当天汁液就断绝了，疮就干燥了。每天使用一遍，用盐汤洗涤，有脓的地方，使它干净后涂抹，其中痂干的地方不必须接近。只有紧急的疼痛，马上涂抹一点儿，使它润泽，五天后就感觉上面痂起来了，依照前面的方法洗涤涂抹。十天痂渐渐地全部剥落，柔软的地方或者又生长了白脓泡，马上在涂抹，在破损的地方涂抹它，自然就会病好了。张侍郎患这种病，卧床六十天，京城里面的医生都开处方却没有疗效，遇到这种方法如同神仙一样。

33. 妇人甲疽。《医心摘要》：妇女脚趾甲内生疮，恶肉突出，长时间不能治愈，名叫臭田螺。用皂矾在太阳下晒干，晚上放在外面。每次使用一两，煎煮汤浸泡洗涤，于是用矾末一两，加雄黄二钱，硫磺一钱，乳香、没药各一钱，磨成均匀的粉末，涂抹它。

34. 涂染白发。《相感志》：用绿矾、薄荷、乌头重量相等，做成粉末，用铁浆水浸泡，每天涂染它。

35. 腋下胡气。《仁斋直指方》：用绿矾一半生的，一半煅的，做成粉末，放入一点轻粉。使用半钱，沐浴以后用姜汁调和涂抹，等到十分热痛才能停止。

黄　矾

（见《本草纲　目》）

［集解］　苏恭说：黄矾，炼丹的专家所必须使用的，也放入染皮肤的药物中使用。

李时珍说：黄凡出产在陕西省瓜州（今甘肃安西县南）、沙州（今甘肃敦煌县）以及船上来的是最好的，黄颜色，形状如同胡桐泪，人们在绿矾里拣出来黄色的充当它，不是真正的。波斯（今伊朗）出产的，打破后里面有金的丝状纹理，称它为金线矾，磨刀、剑呈现出花纹。丹房镜源说：五色山脂，是吴黄矾。

［气味］　酸、涩，咸，有毒。

［主治］　苏恭说：治疗疮生肉。

李珣说：野鸡瘘痔，恶疮疥癣。

李杲说：治疗阳明风热牙疼。

［附方］ 新近常用附方五种。

1. 聤耳出汁。《圣惠方》：用黄矾二两烧枯，用丝织品包裹二钱堵塞它。

2. 妇人颊疮。《肘后方》：每年反复发作。用水银一两半，用猪油揉搓涂抹它，让它完全消除。放入黄的矾石末二两，胡粉二两，再加入猪油调和使它如它泥的样子，把疮洗干净，涂抹它。另外用胡粉涂抹在膏上，这就是患疳病的人的秘方。

3. 急疳蚀齿方。崔元亮《海上集验方》：黄矾石烧制使汁液全部没有了，胡粉烧成黄色，分别为八分，磨成细细的粉末，用腊月的猪油调和磨成如同泥状。用生布擦涂，使他疼痛，于是涂沐药物五次。取用鹰粪、白燕窠中草烧灰重量相等，调和人的乳汁涂抹它。其中的瘢痕自然会消灭，肉平坦了如同原来一样。

4. 急疳蚀齿方。《圣惠方》：用黄矾、青矾半钱，白矾烧一钱，麝香一分，做成粉末，涂抹它。吐出口水。

5. 妒精阴疮方。《千金方》：用黄矾、青矾、喷香重量相等，做成粉末。涂抹它。不超过三次。

汤瓶内硷
（见《本草纲 目》）

［集解］ 李时珍说：用这种东西煎汤放入瓶子里面，澄清聚结形成水硷，如同细砂的样子。

［主治］ 李时珍说：止消渴，用一两做成粉末，粟米烧制发饭做成梧桐子大的丸剂，每次用人参汤服下二十丸。又治疗小儿口疮，睡觉时用醋调和成粉末，在两个脚心处写十个字。

［附方］ 新近常用附方两种。

1. 消渴引饮方。《圣济录》：用汤瓶里的硷、葛根、水萍焙干重量相等。每次服用五钱，用水煎服。

2. 同上。还有一个药方：汤瓶里的硷、菝葜根炒分别为一两，乌梅连核二两焙干，做成散剂。每次服用二钱，水一杯，石器煎煮七分，温水服用，每天一次。

附录诸石二十七种

李时珍说：《名医别录》“有名未用”的各种石头，以及各家所列出但是没有详细记载的，难以跟别的石头一样的，全部附着在这里论述。

石　脾

《名医别录》有名未用中说：味甘，无毒。主治胃中寒热，益气，使人有子。一个名字叫胃石，一个名字叫膏石，一外名字叫硝石。生长在隐藏的少数民族的山谷的石头中间，黑色如同大豆，有红色的纹理，颜色稍微有些黄，而且轻、薄如同棋子一样，无论什么时候都可以摘取。

陶弘景说：皇甫士安论述的硝石，取用的是石脾跟硝石用水煮制它的，一斛能够得到三斗，恰好白得如同雪一样，把水放在里面就能消除，所以名叫硝石。按照这种说法，是取用硝石全都煮制成为真正的硝石，不知道石脾是什么物质？本草中有石脾、石肺，没有认识它们的人。

陈藏器说：石脾生长在西部少数民族的盐碱地里面，是碱水聚结而形成的。

李时珍说：石脾是自然生长的，陶弘景所说的是人工制造而形成的，按照九鼎神丹经中说：石脾是阴阳聚结之气，五盐的精化，是由于矾而形成的，峨眉山常常有它。民间没有认识它的人，所以古代人把它作成代用品。它的方法是用白矾、戎盐各一斤，做成粉末，取用苦参水一升，在浅的平底锅里煮，沸腾五次，放入两种物质煎制到减少一半，去掉渣滓，熬干燥，颜色白得如同雪一样，这就是石脾。用石脾、朴消、芒硝各一斤，做成粉末，苦参水二斗，在铜的浅的平底锅里煎制，沸腾十次，放入三种物质，煮到减少一半，去掉渣滓，放在容器里，凉水浸泡一夜，就变成了硝石。可以把各种石头溶化为水，这跟焰消的硝石不一样，都不是真正的。

石　肺

《名医别录》中说：味辛，无毒。主治疬咳寒久痿，益气明目。生长在水里，形状如同倒过来的肺脏，黑色而有光泽并且有红色纹理，离开水就干燥。

陶弘景说：现在的浮石也治疗咳嗽，好像是肺脏可是没有黑色的光泽，不是这种物质。

石　肝

《名医别录》记载说：无酸，无毒。主治身痒，使人的颜色美丽。生长在常山（今河北曲阳县西北与山西接壤处），颜色如同肝脏。

石　肾

《名医别录》中记载说：味咸，无毒。主治泻痢，颜色白得如同珍珠。

紫石货

《名医别录》中记载说：味甘，平，无毒。治疗渴，去除小肠热，一个名字叫石

华，生长在牟山（今山东安丘县西南）的阴暗处，无论什么时候都可以摘取。

白 石 华

《名医别录》中记载说：味辛，无毒，主治瘅消渴，膀胱热，生长在腋北乡北的邑山，无论什么时候都可以摘取。

黄 石 华

《名医别录》中记载说：味甘，无毒，主治阴痿消渴，膈中热，去除各种毒气。生长在腋北的山上，黄色，无论什么时候都可以摘取。

黑 石 华

《名医别录》记载说：味甘，无毒。主治阴痿消渴，去除热，治疗月经不利。生长在弗其劳山的阴暗的石头中间，无论什么时候都可以摘取。

陵 石

《名医别录》记载说：味甘，无毒。主治益气耐寒，使身体轻盈，使寿命延长。生长在华山，它的形状薄而光泽。

李时珍说：按照《圣济总录》中说：汗后耳聋。使用陵石，有窟窿如同银眼的，做成粉末，每次服用一钱，凉水服下。

络 石

《名医别录》记载说：味辛，无毒。主治阴痿痹，小便难，益精气。生长在陵阴，无论什么时候都可以摘取。

封 石

《名医别录》记载说：味甘，无毒。主治消渴热中，女子疽蚀。生长在常山以及少室，无论什么时候都可以摘取。

李时珍说：虎尾山、游戏山、婴侯山、丰山、服山，多数都有封石，指的就是这种。

遂 石

《名医别录》记载说：味甘，无毒。主治消渴伤中，益气。生长在太山阴暗的地方，无论什么时候都可以摘取。

五 羽 石

《名医别录》中记载说：主治使身体轻盈，使寿命延长。一个名字叫金黄，生长在

海水里，蓬葭山里，黄颜色如同金子一样。

紫佳石

《名医别录》记载说：味酸，无毒，主治痹血气。一个名字叫赤英，一个名字叫石血，生长在邯郸，石头如同爵花，二月时摘取。

陶弘景说：三十六水方，叫它是紫贺石。

火药
（见《本草纲目》）

李时珍说：味辛、酸，有小毒。主治疮鲜，杀虫，辟湿气瘟疫，是焰消、硫磺、杉木炭所结合而形成的，用来作为边防人员点火报警、枪机等药物的。

石耆

《名医别录》记载说：味甘，无毒。主治咳逆气，生长在石头之间，颜色红如同铁脂一样，四月摘取。

马肝石
（见《本草纲目》）

李时珍说：按照郭宪《洞冥记》中说：郅支国进入马肝石片，颜色蓝黑如同马的肝脏，用金套子盛子银滋养它，用它涂抹白发，非常容易就变成黑色了。论述它，和九转丹吞服一粒，全年都不饥饿。也可以作为砚台。

猪牙石
（见《本草纲目》）

李时珍说：明目去翳。出产在西部少数民族地区，纹理如同象牙，呈枣红色。

碧霞石
（见《本草纲目》）

李时珍说：明目，去翳障。

龙涎石
（见《本草纲目》）

李时珍说：主治大风疠疮。出产在齐州（今山东济南市）。一个名字叫龙仙石。

铅 光 石
（见《本草纲目》）

李时珍说：主治哽骨。

太 阳 石
（见《本草纲目》）

李时珍说：刘守真《宣明方》：治疗长年、最近的一切眼睛疾病的药方：用太阳石、太阴石、碧霞石、猪牙石、河洛石、寒水石、紫石英、代赭石、菩萨石、金精石、银精石、禹余石、矾矿石、云母石、炉甘石、井泉石、阳起石、滑石、乌贼骨、青盐、铜青各一两，硇砂半两、密陀僧一两，鹏砂三钱，麝香、脑子一钱，轻粉一钱半，黄丹四两，分别做成粉末，熊胆一斤，白砂蜜二斤，井华水九碗，一起熬制到四碗，点在水里不分散作为尺度，过滤干净收藏检查。这个药方所使用的太阳石、太阴石等等，大多数都没有考证过。

朵 梯 牙
（见《本草纲目》）

李时珍说：周定王的《普济方》，眼科去除翳，用水飞朵梯牙，火锻制大海螺，碗糖霜，做成粉末，每天点它。还有一个药方：使用可铁刺一钱，阿飞勇一钱，李子树胶四两，白雪粉八钱，做成粉末，用鸡蛋清调和制作成锭子，每次用妇女乳汁磨点它。还有一个药方：安咱芦，出产在回回的地面，黑丁香（就是蜡粪），海螵蛸，分别做成粉末，每天点。所说的朵梯牙、碗糖霜、安咱芦、可铁刺、阿飞勇，都不知道是什么物质？附录在这里用来等待后人的考察。

白狮子石
（见《本草拾遗》）

陈藏器说：主治白虎病，长江以东的人们称它为历节风，就是这个。把它放在患者的前面，自己就会痊愈，也讨厌降伏的意思。白虎，是粪神的名称，形状如同猫。打扫粪放在门的下面，让人患这种病。治疗方法：用鸡蛋擦抹病人的疼痛的地方，诅咒或者愿望，马粪送到堆在他的头上，不要转过头看。

镇宅大石
（见《本草拾遗》）

陈藏器说：主治灾异不起。《荆楚岁时记》：十二月太阳落山的时候，挖掘住所的

一角，分别埋入一个大的石头作为镇宅。还有鸿宝《万毕术》说：埋丸石在住处的四角，用棍子打桃核七枚，那么鬼就不能残害人了。

神丹
(见《本草拾遗》)

陈藏器说：味辛，温，有小毒。主治各种疾病，有寒温的疾病。飞制的金石以及各种药物混合形成，服用它，使人长生，成为神仙。

烟药
(见《本草拾遗》)

陈藏器说：味辛，温，有小毒。主治瘰疬五痔瘘瘿瘤，疮根恶肿。用石黄、空青、桂心一共是四两，干姜一两，做成细末，放入铁片上烧它。用猪油涂抹碗覆盖它，等到药物飞在上面，像这样五次作为尺度。随着疮的大小，用鼠屎大的收入到孔里，表面上封闭它，三次病根就消除了。没有孔的，用针扎破收进它。

第十二卷 《本草纲目》草部

李时珍：天阳地阴创造化育，草木就应时而生。天阳刚健与地阴柔顺交相接触，就生发了木根、草根，天地阴阳与刚健柔顺交相作用，就长成了树干、枝条。叶片、花萼属阳、花朵、果实属阴。阴阳互根，因此，草类中有木，木类中有草。得到了精灵之气的孕育，就成为优良的草，受到了劲疾之气的侵袭，就成为有毒的草。所以，在不同的时间、地点、条件下，它有五行，五气、五色、五味、五性、五用等不同形态、气味、色泽、味道、性质、效用。炎皇神农氏品尝而辨它们，轩辕、岐伯讨论而阐明它们，汉、魏、唐、宋历代的明贤良医都有增补内容。尽管上中下三品的名目保存下来了，但像淄水渑水混杂一样，难以区分；由于一药而条、目重复出现，就像合流后的泾水、渭水没法分辨一样。如果不认真审察它们的精精粗巨细，不认真区分它们的美丑善恶，那又以什么来衡量“七方”、比较“十剂”从而寄托生命呢？于是剪除繁杂的，去掉重复的、绳正谬误的、增补遗漏的，剖析同属的大族、区分旅下的小类，振兴纲领、条列细目。除去谷部、菜部的药物之外，共计得到草属的有药用价值的药草是六百一十一种，分为十类，即：山草、芳草、隰草、毒草、蔓草、水草、石草、苔草、杂草，有名未用的草类。旧本草部上中下三品，共四百四十七种。今并入三十一种，移种入木部，自木部移并一十四种，蔓草二十九种，菜部移并一十三种，果部移并四种，外类有名未用共二百四十七种。

《神农本草经》一百六十两种梁陶弘景注。

《名医别录》一百三十一种陶弘景注。七十八种有名未用。

《李氏药录》一种　魏·李当之。

《吴氏本草》一种　魏·吴普。

《唐本草》三十三种　唐·苏恭。

《本草拾遗》六十八种　唐·陈藏器。

《食疗本草》两种　唐·孟洗。

《海药本草》六种　唐·李珣。

《四声本草》一种　唐·萧炳。

《开宝本草》三十八种　宋·马志。

《嘉祐本草》一十七种　宋·掌禹锡。

《图经本草》五十四种　宋·苏颂。
《日华本草》七种　宋·人大明。
《用药法像》一种　元·李杲。
《本草补遗》一种　元·朱震亨。
《救荒本草》一种　明·定王。
《本草会编》一种　明·汪机。
《本草纲目》八十六种　明·李时珍。

〔附注〕
宋·雷敩《炮炙论》
北齐·徐之才《药对》
唐·杨损之《删繁方》
唐·孙思邈《千金方》
蜀·韩保昇重注南
唐·陈士良《食性本草》
宋·寇宗奭《本草衍义》
唐慎微《证类本草》
陈承《本草别说》
金·张元素《珍珠囊》
元·王好古《汤液本草》
吴瑞《日用本草》
明·汪颖《食物本草》
王纶《本草集要》
陈嘉谟《本草蒙答》
定王《救荒本草》
宁原《食鉴本草》

草之一
（山草类上三十一种）

甘草《神农本草经》
黄耆《神农本草经》
人参《神农本草经》
沙参《神农本草经》
荠苨《名医别录》
桔梗《神农草经》

长松《本草拾遗》
黄精《名医别录》
萎蕤《神农本草经》　附鹿药、委蛇
知母《神农本草经》
肉苁蓉《神农本草经》
列当《开宝本草》
锁阳《补遗本草》
赤箭《神农本草经》
天麻《开宝本草》
术《神农本草经》
狗脊《神农本草经》
贯众《神农本草经》
巴戟天《神农本草经》　附巴棘
远志《神农本草经》
百脉根《唐本草》
淫羊藿《神农本草经》
仙茅《开宝本草》
玄参《神农本草经》
地榆《神农本草经》
丹参《神农本草经》
紫参《神农本草经》
王孙《神农本草经》
紫草《神农本草经》
白头翁《神农本草经》
白及《神农本草经》
三七《本草纲目》
上附方旧方八十三种，新方二百六十种。

甘　草
（见《神农本草经》）

[释名]　蜜甘（见《名医别录》）　蜜草（见《名医别录》）　美草（见《名医别录》）蕗草（见《名医别录》）　灵通（见《记事珠》）　国老（见《名医别录》）

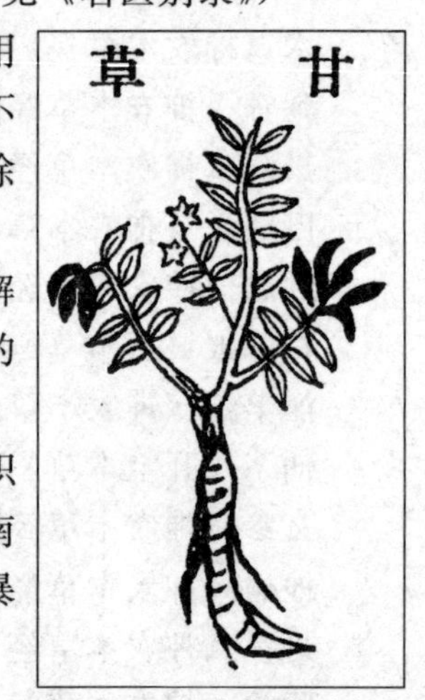

陶弘景说：甘草在多种草药中为主，经典方中很少有不用的，就像香中有沉香那样。国老就是黄帝老师的称呼，虽然不是皇帝但他的言行却被黄帝效法，所以能调和各种药物，解除各种毒。

甄权说：各种药中甘草为君药，治疗七十两种矿物毒，解除一千二百种草木之毒，调和各种药物有功，所以有国老的称呼。

[集解]　《名医别录》中记载说：甘草生长在河西川谷积沙山及上郡（相当于现在的山西、陕西、四川一带，即黄河南段之西）。每年农历二月、八月的初一至初十初取根部烈日下暴晒十日。

陶弘景说：河西上郡已经没有药材市场。现在出在蜀汉中（相当于现在的四川一带），全部是从汶山那一带来的。红色皮肤纹理杂乱，看上去很坚实的样子，就是抱罕草，最好。抱罕是西羌地名。也有用火炙干的，纹理大部分虚松。还有像鲤鱼肠的，用刀划开，不恢复原样的为好。青州一带也有但不如这个。还有紫甘草，细并且致密，缺乏时也可以用。

苏颂说：现在的陕西、河东州郡都有甘草。春季生长出青色的苗，高有一二尺，叶就像槐树叶子那样，农历七月份并紫花如同柰冬，结出的果实成角如同毕豆样。根长的三四尺，粗细不等，皮色发红，上面有横排的弧形突起，它的下面都是细根。采后去掉芦头及红皮，阳光照射不到的地方晾干用。现在的甘草有好几种，但以坚硬、结实、纹理紊乱的为最好。甘草体轻、质虚、纵向纹理的及细长而柔软的不用，只有江湖游医才用。据《尔雅》说：蘦（读灵 lìng），味特别苦。郭璞说：蘦就像地黄。在《诗经》中“唐风”说：采苓采苓，首阳之巅。在此，蘦与苓通用。首阳山在河东蒲板县，即和现在甘草产地相近，但前辈有学问的人所说的苗、叶子，和现在的全然不同，难道是种类不同吗？

李时珍说：据沈括《梦溪笔谈》说，本草注，择自《尔雅》：蘦大苦的注释为甘

草，不对，郭璞的注解是黄药，其味特别苦，所以说大苦，不是甘草。甘草的枝和叶都像槐，高五、六尺，只是叶端梢尖并且粗糙发涩，好像有白色绒毛，结的果实好像相思角，作一本生，到成熟时作为果实的角自然拆开，子形状扁如同小豆，非常坚硬，牙齿咬不碎，现出产于河东、河西一带。寇氏《本草衍义》也认为这种说法对，而不说大苦不是甘草。从道理上推论，郭璞所说的形状特殊不是一类，沈括所说的相似。现在的人只以粗大、致密，纹理断的为好，称为粉草。如果是体轻质虚并且细小的，都不如粉草。刘绩在《霏雪录》中说安南那一带的甘草大的如同核子，当地土人用来作盖房子的核子用，不知是不是真有这种事。

附　甘草根

［修治］　雷敩（读 xiào）说：凡用须入药去掉头和尾尖处，它的头和尾尖处服用后有呕吐的副作用。每次用时切成长三寸，擗作六七片，盛入瓷器中，用酒浸蒸，从巳时到午时，取出后晒干锉细用。一种方法是：每斤甘草根用酥油七两涂炙，直到酥油耗尽为至。另一种方法是：先炮炙里外都是红黄色用。

李时珍说：（方书）炙甘草都和河水沾湿炙，炙熟后刮去红色表皮，或者用浆水炙熟，没有用酥油炙，酒蒸的。一般来说补中应该炙用，泻火应该生用。

［气味］　甘，平，无毒。

寇宗奭说：甘草根生用微凉，味不好；炙后则为温性。

王好古说：气薄味厚，开并且浮，属阳。入足太阴脾经入足厥阴肝经。

李时珍说：通入手足十二经。

徐文才说：术、苦参、干漆为甘草的使药，恶远志，反大戟、芫花、甘遂、海藻。

甄权说：忌猪肉。

李时珍说：甘草反海藻、大戟、甘遂、芫花四种药物，但胡洽居士治疗痰癖，用十枣汤加甘草、大黄，是因为痰在膈上，想让它通泄，以除去病根。李东垣治疗瘰伤，消肿溃坚汤加用海藻。朱丹溪治疗痨瘵，莲心饮中用了芫花。二方中都有甘草，都是胡洽居士的本意。所以陶弘景说古方用药中也有用相恶相反的药物，却没有什么副作用。如果不是通晓医理、药理的名医，就不知道这个道理。

［主治］　《神农本草经》五脏六腑的寒热邪气，能坚筋骨，长肌肉，增加气力，治疗创伤肿胀，解毒。久服能使身体轻便灵活，延年益寿。

《名医别录》：温中下气，烦满短气，伤脏咳嗽，口渴，通经脉，利血气，解百药毒，为九土的精微，调和七十两种矿物质，一千二百种草药。

甄权：主腹中冷痛，治惊痫，除腹曦满补益五脏，养因肾气内伤而令人阴瘦之证，主治妇女血淋腰痛，凡是体虚而有内热者加用。

大明说：安神定志，补养各种劳伤及一切虚损，治疗惊悸烦闷健忘等症，通利九窍、血脉益精养气，强壮筋骨。

李东垣说：生用泻火清热，炙用发散表寒利咽止痛，祛邪除热，扶正气，养阴血，补脾胃，润肺。

王好古说：利肺祛痰治疗肺瘦的脓血证消散各种疖疡痈疽。

李时珍：解除小儿胎毒，疗惊悸，降火止痛。

附　甘草梢

［主治］　张元素说：生用治疗胸中积热祛除尿痛，加酒煮元胡索、苦楝子更好。

附　甘草头

［主治］　朱震亨说：生用能通行足厥阴肝，足阳明胃二经的淤滞，消肿导毒外出。

李时珍：主治痈肿，宜和吐药同用。

［发明］　朱震亨说：甘草味甜，大缓各种火毒，属于黄中取胜通理，厚德载物的君子。想让药物到达下焦，必须用甘草梢。

李杲说：甘草气薄味厚，可以升，也可以降，属于阴类中的阳药。阳气不足的患者，补阳时要用甘味药。甘温药物能祛除大热，所以生用则气平，补脾胃的虚弱不足并且大泻心火；实甘草则气温，可温补三焦的元气并且发散表寒，祛邪清热，利咽止痛，和缓正气，补养阴血。凡是心火乘脾，腹中急痛及腹肌痉挛的应该加倍用。它的性能为缓急止痛，并且又调和各种药物，使它们的功能不发生冲突。所以热性药物加用甘草可以缓解它的热势，寒性药物合用甘草可以缓和它的寒性。寒性热性药物相互掺杂的汤药中加用甘草能使它们的寒热之性相互缓解而变平和。

王好古说：药物有四气五味，五味的功用是：苦能泻火，辛能散热，酸性收敛，咸能软坚，甘味药物上行而且发散，但《神农本草经》却说甘草下气，这是为什么呢？那是因为甘味药物主中，有升降沉浮的性能，可以上也可以下，可以外也可以内，有和解的性能，也有缓和的性能，有补的作用也有泻的功能，主中的功能全有。张仲景的附子理中汤中用了甘草，是担心它的作用侵及上焦；调胃承气汤用甘草，是担心下的作用太快，都是缓和的意思。小柴胡汤有寒性药柴胡、黄芩，温性物人参、半夏，加用甘草就有调和的意思。小建中汤里用甘草，从而达到补中缓解脾急的作用；风髓丹里用甘草的目的是为了缓和肾急而滋生元气，也是甘味药物能补的意思。又说：甘味药物令人中焦痞满。中焦痞满的患者，不要吃甜味的物质，甜味性缓而且能气壅塞不通，不适宜用于中焦痞满。凡无中焦痞满一症的患者用炙甘草可以起到补的作用，如果中焦痞满用生甘草则有泻的作用，能够引导诸药直达满所，甘味药物入脾，脾喜甜，这是升降浮沉的道理。《内经》说，用甘味药补，用甘味药泻，用甘味药缓和，就是这个道理。

李时珍说：甘草外面红，中间黄，颜色有坤离二像；味道浓厚气薄，资补脾土。

调和众药，有元老的功德；能够治疗各种病邪，得到了大自然的各种精微。有帮助上帝的力量而没有被人认识到，敛聚了神仙的功能而没有外露，可以说是药中的良相。然而中焦痞满，呕吐嗜酒的人患病，不能用甜味的甘草；大戟、芫花、甘遂、海藻，和甘草相反。也就是说迟钝不能够救治昏迷，但那些自以为是的人难道还对我这种见解产生反感吗？

苏颂说：据孙思邈《千金方》说：甘草解百药毒，如同开水拨雪。有食乌头、巴豆中毒的人，食入甘草即解，效验是很明显且容易的。方书中说大豆汁解多种药物中毒，我每次试验都无效，加凡甘草组成甘豆汤，那效果真奇妙。另外，葛洪的《肘后备急方》说：席辩刺史常说：岭南那一带的俚人用来解毒虫中毒的药物，甘草是常用的药物，怕别人得到这种方法，假说是三百头中药，或说是三百两银药。长久与他们亲近，才能得到这种方法的详细用法。凡饮食的时候，先拿炙熟甘草一寸，嚼碎把汁咽下去，如果中毒即吐出。再以炙甘草三两、生姜四两、水六升，煮取二升，一日服三次。或者用都淋藤、黄藤两种药物，酒煎温服，这样毒就会随大小便排出。或者常常带着甘草数寸，以便救急。如果经过口含甘草而食物不吐的，证明不是毒物。三百头中药，就是土常山。三百两银药，就是马兜铃的藤。详见各条。

［附方］ 旧时有十五首，现有二十首。

1. 热病中的心悸、有结脉或代脉的患者。《伤寒类要》：用甘草二两，水三升，煮一半，服七合，日服一次或两次。

2. 伤寒咽痛。张仲景《伤寒论》：少阴证，甘草汤主之。用甘草二两蜜水炙，水二升，煮取一升半，服五合，日服两次。

3. 肺热喉痛，有痰热的。钱乙《小儿药证直诀》甘草炒二两，桔梗米泔浸一夜一两，每次服五钱水一盅半，加入阿胶半片，煎服。

4. 肺痿多涎，张仲景《金匮要略》：肺痿吐涎沫，头眩，小便数而不咳的，肺中冷的原因，甘草干姜汤温之。甘草炙四两，干姜炮二两，水三升，煮取一升五合，分服。

5. 肺痿久嗽、涕唾多。《广利方》：骨节烦闷，寒热。用甘草三两炙，捣为末。每天取小便三合，调甘草末一钱，服之。

6. 小儿热嗽。《圣惠方》：甘草二两，猪胆汁浸五宿，炙研末，蜜丸绿豆大，食后薄荷汤下十丸。名凉膈丸。

7. 初生解毒。王缪《百一选方》：小儿初生，未可便与朱砂蜜。只用甘草一指节长，炙碎，以水二合，煮取一合，以绵染点儿口中，可为一蚬壳，当吐出胸中恶汁。此后待儿饥渴，更与之。能使小儿智慧无病，出痘稀少。

8. 初生便闭。《全幼心鉴》：甘草、枳壳煨各一钱，水半盏煎服。

9. 小儿撮口。《金匮玉函》：发噤。用生甘草二钱半，水一盏，煎六分，温服，令吐痰涎后以乳汁点儿口中。

10. 婴儿目涩。《幼幼新书》：月内目闭不开，或肿着明，或出血者，名慢肝风。用

甘草一截，以猪胆汁炙为末，每用米泔调少许灌之。

11. 小儿遗尿。《危氏得效方》：大甘草头煎汤，夜夜服之。

12. 小儿尿血。姚和众《至宝方》：甘草一两二钱，水六合，煎二合，一岁儿一日服尽。

13. 小儿羸瘦。《金匮玉函》：甘草三两，炙焦为末，蜜丸绿豆大。每温水下五丸，日二服。

14. 大人羸瘦。《外台秘要》：甘草三两炙，每晨以小便煮三四沸，顿服，好。

15. 崔宣州衍所传方。赤白痢下：用甘草一尺，炙劈破，以淡浆水蘸三两次，再用慢火炙后用生姜去皮半两，二味以浆水一升半，煎取八合，服后立即见效。

16. 同上。《梅师方》：用甘草一两炙，肉豆冠七个煨锉，以水三升，煎一升，分服。

17. 舌肿塞口，不治杀人。《圣济总录》：甘草煎浓汤，热漱频吐。

18. 太阴口疮。《保命集》：甘草二寸，白矾一粟大，同嚼咽汁。

19. 发背痈疽。苏颂《图经本草》：崔元亮《海上集验方》说：李北海言，此方是神仙所传授，非常奇秘。用甘草三大两，生捣筛末，大麦面九两，和匀，取好酥油少许入内，下沸水搜如饼状，方园大于疮一分，热敷肿面上，以绸片及故纸隔，使其通风，冷则换之。已成者脓水自出，未成脓者肿便内消，仍应当吃黄芪粥为妙。另一法：甘草一大两，水炙捣碎，水一大升浸泡，器上横一小刀子，露一宿，天明时用东西搅拌令其沫出，去沫服之，只要是疱肿发背都有奇效。

20，诸般痈疽。《经验方》：甘草三两，微炙切，以酒一斗同浸瓶中，用黑铅一片熔成汁，投酒中取出，如此九次。让患者饮酒至醉，睡后即愈。

21. 一切痈疽。《外科精要》方：诸种发背痈疽，预期服药，能消肿逐毒，能使毒气不内攻，功效难以具体描述。用大横文粉草二斤捶碎，河水浸泡一夜，揉取浓汁，再用密绢过滤，银石器内慢火熬成膏，装入磁罐内。每次服一、二匙。无灰酒或白开水送服，曾服药者亦解之，有服后微微下痢者，无关紧要，叫做国老膏。

22. 痈疽秘塞。《直指方》：生甘草二钱半，井水煎服，能疏导下恶物。

23. 乳痈初起。《直指方》：炙甘草二钱，新水煎服，仍让人称奇。

24. 皮肤痈痱。《外科精要》方：发热时，即用粉草节，晒干为末，热酒服一、二钱，连着进数服，痛热全止。

25. 痘疮烦渴。《直指方》：粉甘草炙。栝楼根等分，水煎服之。甘草能通血脉，发疮痘。

26. 阴下悬痈。《李迅痈疽方》：生于阴部，初发如松子大，逐渐增长如同莲子，数十日后红肿如同桃李，成脓即破，破后很难愈合。用横文甘草一两，四寸处截断。以溪涧长流水一碗，河水、井水不用，以文武火慢慢蘸水炙之从早到午，水熬尽为止，劈开视之，中心水润乃出。锉细，用无灰好酒两小碗，煎至一碗，温服，第二天再服，

便可以保安康。此药不能即消，过二十天才能消尽。兴化的守康朝病痈已破，众医毫无办法，服上药二剂即愈合，这是韶州刘从周的方。

27. 阴头生疮。《千金方》：蜜煎甘草末，多次涂用神效。

28. 阴下湿痒。《古今灵验》：甘草煎汤，每日洗三、五次。

29. 代指肿痛。《千金方》：甘草煎汤渍之。

30. 冻疮发裂。《谈野翁方》：甘草煎汤洗之。再以黄连、黄柏、黄芩末，加入轻粉，麻油调敷。

31. 汤火灼疮。《李楼奇方》：甘草煎蜜涂。

32. 蛊毒药毒。《直指方》：甘草节，以真麻油浸之，年久愈妙。每次用时嚼细咽下，或水煎服，神妙。

33. 小儿中蛊。《金匮玉函经》：欲死者。甘草半两，水一盏，煎五分服，当吐出。

34. 牛马肉毒。《千金方》：甘草煮浓汁，饮一二升，或煎酒服，取吐或下。如果口渴，不可以饮水，饮之即死。

35. 饮馔中毒。《金匮玉函方》：未审何物焦急无药。只煎甘草荠葱汤，入口便活。

36. 水莨菪毒。《金匿玉函妙方》：菜中有水莨菪，叶园而光，有毒，误食令人狂乱，状如同中风，或吐，以甘草煮汁服之，即解。

黄耆
（见《神农本草经》）

［释名］　黄芪（见《本草纲目》）　戴糁（见《神农本草经》）　戴椹（见《名医别录》）又名独椹芰草（见《名医别录》）又名蜀脂百本（见《名医别录》）　王孙（见《药性论》）

李时珍说：耆，长的意思。黄耆色黄，为补药之长，所以称作耆。现在大部分人都写作黄芪。也许写作蓍的人不对，蓍是蓍龟的蓍，读作尸。王孙与牡蒙同名异物。

［集解］　《名医别录》说：黄耆生长在蜀郡山谷（今四川一带）、白水、汉中，每年农历二月、十月份采，阴干。

陶弘景说：第一出自陇西洮阳，色黄白相间，味道甜美，现在很难得到。其次用黑水宕昌产的，颜色发白纹理粗，新鲜黄芪味甜并且有温补作用。也有产自蚕陵白水的，颜色、纹理都胜过蜀中的而起冷补作用。也有红色的，可当作膏药外贴。唐俗的处方多用，道家不需用。

苏恭说：现在产自原州及华原一带的最好蜀汉那一带的不必再采用。宣州、宁州那一带的也可以。

苏颂说：现在的河东、陕西州郡大多有黄芪。根长二三尺多。独茎，也有丛生的，枝干离地二三寸。它的叶茂盛分披如同羊齿样，又如同蒺藜苗。七月中开黄紫色花。

它的果实为荚子，长一寸多。八月中采根用。它的皮折后如同绵，称为绵黄耆。但种类很多，有白水耆、赤水耆、木耆，功用相似，但药力不如白水耆。木耆、短而且有横排的纹理。现在的人多以苜蓿根充当黄芪，以假乱真，折皮后也如同绵，真伪难辨。但是苜蓿根坚而脆，黄芪却特别柔韧，皮呈微黄褐色，里面呈白色，这是它们的不同之处。

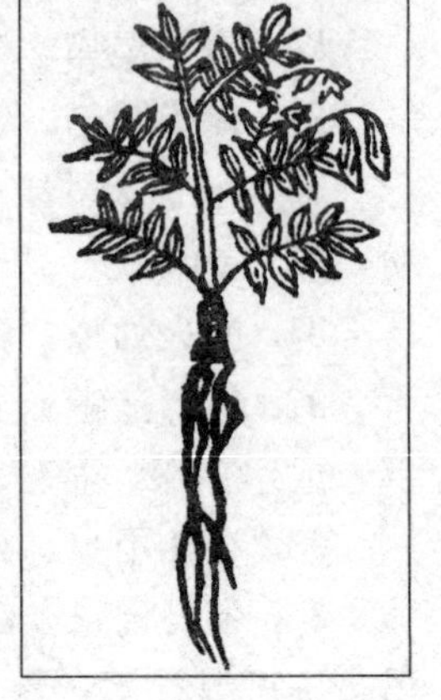

陈承说：出产于绵上的黄芪为最好，所以叫做绵黄色，并不是说它柔软如同绵。现在《图经本草》所绘制的宪州产的黄芪，宪州与绵上相邻。

王好古说：绵上即山西沁州，白水在陕西同州。黄芪味甘，柔软如棉，食之能让人发胖；苜蓿根，味苦而坚脆，俗称为土黄芪。能使人消瘦。服用的人应该详细审辨。

陈嘉谟说：绵上，沁州乡名，现在有巡检司，白水、赤水二乡，均属于陇西。

李时珍说：黄耆叶如同槐树叶，但比槐树叶稍微尖、小一些，又如同蒺藜叶而稍微宽大一些，色呈青白。开黄紫色花，大小如同槐花。结小尖角样的果实，长一寸多。根长二三尺，以坚硬结实密集状的为好。嫩苗也可以油炸后食用。把它的果实收藏起来，十月播种，就像种菜那样。

［修治］　雷敩说：凡使用黄耆的，不要用术耆草，特别相似，只是术耆草生长的时候叶文短并且根是横向生长的。须去掉头上皱折的皮，蒸半日，掰细，在槐砧上锉用。

李时珍说：现在人只是把黄耆捶扁，用蜜水涂炙数次，炙熟为止。也有用盐水浸泡透了之后盛在容器里，在汤瓶中蒸熟切开服用。

附　黄耆根

［气味］　《神农本草经》：甘、微温，无毒。

《名医别录》：白水耆冷，补。

张元素说：味甘，气温、平。气薄味厚，可升可降，阴中阳药。入手足太阴气分，又入手少阳、足少阴命门。

徐之才说：茯苓为黄耆的使药，恶龟甲、白鲜皮。

［主治］　《神农本草经》：痈疽久败疮，排脓止痛，大风癞疾，五痔鼠瘘，补虚，小儿百病。

《名医别录》：妇人子脏风邪气，逐五脏间恶血，补男子虚损，五劳羸瘦，止渴，腹痛泻痢，益气，利阴气。

甄权说：治虚喘，肾衰耳聋，疗寒热，治发背，内补。

《日华诸家本草》：助气壮筋骨，长肉补血，破症癖，瘰疬瘿赘，肠风血崩，带下赤白痢，产前后一切病，月候不调，痰嗽，头风热毒赤目。

张元素：治虚劳自汗，补肺气，泻肺火心火，充实皮毛，益胃气，祛肌表热及诸经络的疼痛。

王好古：主太阴疟疾，阳维脉的病苦于寒热，督脉为病气里急。

［发明］　陶弘景说：出产于陇西的有温补作用，出产于白水者有冷补作用。也有红色的，可以作膏药，用来消除痈肿。

陈藏器说：虚而且感受热邪，用白水黄耆；虚而且感受寒邪，用陇西黄昏。

大明说：黄耆药中补益，称为羊肉。白水耆凉无毒，排脓治血，及烦闷热毒骨蒸劳热。赤水耆凉无毒，调理血分退热毒，余功并同。术耆凉无毒，治烦排脓之力，略逊于黄耆遇阙即加倍用。

张元素说：黄耆甘温纯阳，它的功用有五种：补各种虚损不足为其一，其二，补益元气；其三健脾胃；其四去肌肤热；其五，排脓止痛，活血生血，内托阴疽，为疮家圣药。又说：补五脏诸虚，治脉弦自汗，泻阴火，去虚热，无汗则发之，有汗则止之。

王好古说：黄耆治气虚盗汗，并自汗及肤痛，是皮表之药，治咯血，柔脾胃，是中州之药；治伤寒尺脉不至，补肾脏元气，是里药，是上中下内外三焦之药物。

李东垣说《灵枢》记载：卫气者，所以温分肉而充皮肤，肥腠理而司开合。黄耆既补三焦。实卫气，与桂同功；只是比桂甘平，无辛热之性这是不同点。但是桂可以通血脉，能破血而实卫气，耆则能益气。再者黄耆与人参、甘草三味，为除燥热、肌热的圣药。脾胃一虚，肺气先绝，必用黄耆温分肉，益皮毛，实腠理，不令汗出，以益元气而补三焦。

朱震亨说：黄耆补元气，肥白而多汗者为宜，如果是表面黑里面充实而形体瘦弱的人服食，令人胸满，应该以三拗汤泻之。

寇宗奭说：防风、黄耆，世多相须而用。唐许胤宗初仕陈为新蔡王外兵参军时，柳太后患中风不能说话，脉沉而口噤。胤宗说：既然不能服药，应该用汤气熏蒸，使药物进入腠理，同时可以愈。所以制造黄耆防风汤数斛，放在床下，它的气如同烟雾，到了傍晚就能够说话了。

李杲说：防风能制黄耆，黄耆配用防风它的功能更大，这就是相畏而相使。

朱震亨说：人的口通于地，鼻通于天。口用来养阴，鼻用来养阳。天主清，所以鼻不受有形而受无形；地主浊，所以口受有形而兼平无形。柳太后生病不能讲话，如果以有形的汤药，缓慢难以救急；现在只用二味药，汤气粥漫整个房间，则口鼻都可以接受。如果不是胤宗的高明医术，这病不可以救治。

李杲说：小儿外物凉，应该用黄连安神丸镇心药。如果脾胃寒湿，呕吐腹痛，泻痢青白，应该用益黄散药。如果是脾胃伏火，劳役不足之证，与服巴豆之类的药物，致胃虚而成慢惊的患者，用益黄、理中的药物，肯定伤人命。当在心经中，用甘温补土之源，又在脾土中，用甘寒泻火，用酸凉补金，使金旺火衰风木自然平息。现在立黄耆汤泻火补金益土，为妙治之法。用炙黄耆二钱，人参一钱，炙甘草五分，白芍药五分，水一大盏，煎半盏，温服。

汪机说：萧山魏道著《博爱心鉴》三卷，谈到小儿痘疮，只有顺、逆、险三证。顺者为吉，不用药。逆像为凶，不必用药。只有险像才是悔恨之像，应当用药治疗使其转危为安，应该用保元汤加减主治。此方原出自东垣，治疗慢惊土衰火旺的法则。现在借用来治疗痘，因为保元汤内固营血，外护卫气，滋阴壮阳，作为脓血，它的证候虽然不同，但道理则是相同的。去白芍药，加生姜，改名保元汤。炙黄耆三钱，人参二钱，炙甘草一钱，生姜一片，水煎服。证候凶险的，刚出园晕干红欠润泽，浆长光泽顶端凹陷不起，既而顶端隆起浆液渗出但色泽阴暗，流出的浆色泽灰暗不荣，浆液不再渗出但局部仍光亮，创面老是湿润不收敛，结痂后胃弱内虚，脱痂后口渴不欲饮食，痂后生痈肿，痈肿溃后则难敛口。凡有上述诸证，都应该给此汤。或加川芎，加官桂，加糯米以助药力。详见本书。

陈嘉谟说：人参补中，黄耆实表。凡是内伤脾胃，发热恶寒，吐泻怠卧，胀满痞塞，神短脉微者，当用人参为君药，黄耆为臣药；如果表虚自汗亡阳，溃疡痘疹阴疮一类，应当以黄耆为君药，人参为原药，不可以固热，必不知通权达变。

［附方］　古氏所有附方五种，新近常用附方九种。

1. 小便不通。《总微论》：绵黄耆二钱，水二盏，煎一盏，温服。小儿减半。

2. 酒疸黄疾。《肘后方》：心下懊痛，双下肢肿，小便黄，饮酒体表出现红黑黄色斑，由喝醉酒后受风，入水而导致。黄耆二两，木兰一两，为末。酒服一钱，每日服三次。

3. 气虚白浊。《经验良方》：黄芪盐炒半两茯苓一两，为末。每服一钱，白开水送下。

4. 治渴补虚。《外科精要》：男子、妇女的各种虚损不足，心烦惊悸口中焦渴，面色萎黄，不能饮食，或者先口渴然后发疮痈，或先有痈疽然后发生口渴，都应该常服此药，平补气血、调和脏腑，可以终身免除痈疽一类的疾患。用绵黄种箭杆的去芦六两，等分成两份，一份生焙，一份用盐水润湿，饭上蒸三次，焙干锉细，粉甘草一两，等分两份，一份生用，一份炙黄为末。每次服二钱，白开水点服，早晨、中午各一服，也可以水煎服，叫黄芪六一汤。

5. 老人便秘。《和剂局方》：绵黄芪。陈皮去白各半两，为末。每次服三钱，用大麻子一合，研碎，用水滤过，煎至起乳白色样物，加入白蜜一匙，再次煎，调匀药物空腹服用。有的患者超不过两服即可通便。这些药不冷不热，经常服用大便通畅，大便秘的顾虑其效果很明显。

6. 肠风泻血。《秘室宝方》：黄耆、黄连等分研末，调成绿豆大小的面糊丸。每次

服三十丸，米汤送服。

7. 尿血石淋，疼痛难以忍受的。《永类钤方》：黄耆、人参等分，为末。用大萝卜一个，切成片，厚度为一指，差不多有四五片，蜜二两加在一块儿用火炙干，但不能煎焦，然后食用时间不限，用盐汤送下。

8. 吐血不止。《圣济总录》黄耆二钱半，紫背浮萍五钱，研末。每次服一钱，用姜蜜水送服。

9. 咳嗽脓血。《席延赏方》：咽干，这就是虚中有热导致的，不能服凉性药。用好黄耆四两，甘草一两，研成面，每次服二钱，开水冲服。

10. 肺痈得吐。《圣惠方》：黄耆二两，研末。每次服二钱，加水一中盏，煎至六分，温服每天服三至四次。

11. 甲疽疮脓。《外台秘要》：生长在脚趾甲边，红肿，经常反复发作的。黄耆二两，蔺茹一两，用醋浸泡一夜，加猪油五合，微火煎取二合，去渣，敷贴在疮口上面，每天三次，红肿便会消退。

12. 胎动不安、腹痛。《妇人良方》：阴道内流黄色液体。黄耆、川芎䓖各一两，糯米一合，水一升，煎取半升，分次服用。

13. 阴阋出汗潮湿瘙痒。赵真人《济急方》：绵黄耆，酒炒后研成面，用熟猪心沾着吃为妙。

14. 痈疽按上去坚硬。《本事方》：黄昏、人参各一两，研成面，加入真龙脑一钱，用生藕汁调和成绿豆大小的丸剂。每次服二十丸，温开水送服，每日服三次。

附 黄耆茎叶

［主治］ 《名医别录》治疗口渴及肌肉痉挛、痈肿疽疮。

人 参
（见《神农本草经》）

［释名］ 黄参（见《吴氏本草》） 血参（见《名医别录》） 人衔（见《神农本草经》） 鬼草（《见《神农本草经》） 神草（见《名医别录》） 土精（见《名医别录》）地精（见《广雅》） 海腴 皱面还丹 （见《广雅》）

人蓡读音为参。或省略写作蓡。

李时珍说：人蓡草龄较长，渐渐长成的，它的根如同人体形状，有神，所以叫做人蓡、神草。蓡字就是蓡也是逐渐的意思。蓡就是浸字，后代人因字、句烦琐，便用参星等字代替，这是为了方便起见。然而据吴日久的说法，这不能简化，只有张仲景的《伤寒论》还写作浸字。《名医别录》一名人说：微微就是蓡字的讹字，它的生长分阶段，所以叫做人衔。这种草生长在背阳向阴处，所以叫做鬼盖。它属五参之一，颜色黄属土，补脾胃，生阴血，所以有黄参、血参的名称。吸收了土地里的精微物质，所以有土精、地精的名称。《广五行记》中记载有：隋文帝时代，上党地区有的人每到夜晚便可听到住宅后面有人的呼声，却找不到人的踪迹。离宅一里左右，发现长有人参，它的枝叶很不寻常，遂进行挖掘，离地面五尺深，得到了人参体，形同人体，四肢毕备，从此之后，再也听不到人的呼声了。看过这段记载后，就可以证实土精这一名称了。《礼斗威仪》说：下面有人参，上面就有紫气。《春秋运斗枢》说：摇光星（北斗七星的第七星）散落在地上变为人参。有些人为了利益而挖山找人参，则摇光星不发光，人参不生长。观看这段记载后，神草的名称也可以得到证实。

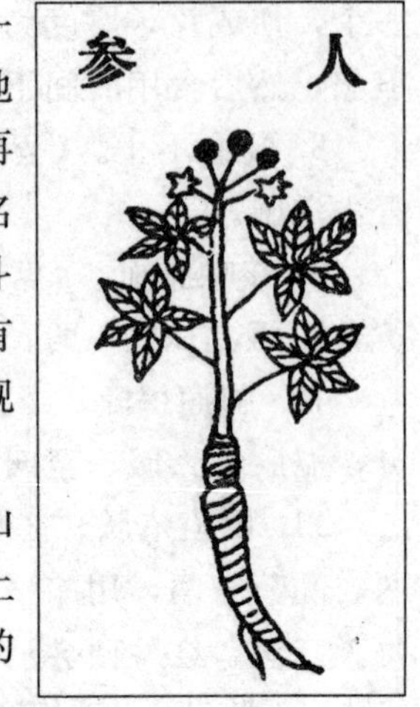
人参

［集解］《名医别录》中记载说：人参生长在上党一带的山谷中以及辽东（今辽宁省东部）一带，农历二月、四月、八月上旬采根，用竹刀刮后晒干，不要让见风。根如同人体形状的有神。

吴普说：有的生长在邯郸，三月生长稍微尖锐的叶子，枝呈黑色，茎上面有毛，三月、九月份采根，根上面有如同人的手和足，面目如同人的比较神。

陶弘景说：上党在冀州西南，从那儿来的形体长、颜色发黄，形状如同防风，多润泽充实而目发甜。通常用的是百济产的，形体细而坚，色白，气味没有上党地区的厚。其次用高丽产的，高丽地处辽东附近，形体大而且虚软，不如产自于百济的，也不如上党产的。人参草只有一根茎，没有分杈，茎上相对长有四五片叶子，开紫色花。高丽人赞美人参说：三桠五叶，背阳向阴。欲来求我，椵树相寻。椵音贾，树就像桐，特别大，背阴地广一带比较多生，采作有一定的方法。现近山也有，但作为药用不好。

苏恭说：人参常用的大部分是产自高丽、百济的，潞州太行紫团所山产的，叫做紫团参。

韩保升说：现在的北州、辽州、泽州、箕州、平州、易州、檀州、幽州、妫州、并州都产人参，大概是这些地方的山都与太行连绵相接的缘故。

李珣说：新罗国所产的，长有手足，形状如同人形，长短有一尺多。用杉木夹定，红丝缠绕以装饰。另外沙州参，短小不堪运用。

苏颂说：现在的河东各州以及泰山都有产的，还有河北榷场及闽中产的，叫新罗人参，都不如上党一带产的好。春天生苗，多生长在深山背阴处，靠近椵树的潮湿地方。刚长出的小苗三四寸多点，一桠五叶；四五年后生长出两桠五叶，这时还没有花茎；至十年后生长出三×桠；年深的生长有四桠，各有五叶。中心生长一茎，俗称百尺杵。三月、四月开花，细小如粟，花蕊如丝；紫白色。秋后结子，有七、八枚，如同大豆，生呈青色熟时变红，自然掉落。根如同人体形状者神。泰山出产的，叶干发

青，根白，这是它们极为不同的地方。江淮间出一种土人参，苗长一二尺，叶子如同匙但小，与桔梗相似，相对生，长有五、七节。根也像桔梗那样柔软，味极甜美。秋天开紫花，夹杂青色。春秋季节采根，当地人有用此为药的。相传想试上党产的人参，只让二人同步而行，其中一人口含人参，一人空口，达三五里地，其中不含人参的人必定大喘，含人参者气息自如，这种人参才是真的。

寇宗奭说：上党人参跟特别纤长，并且是下垂的，有的长达一尺，或者十歧，其价钱与银相同，不容易得到。一般人得到一棵人参，就把它放在板上，用新彩绒装饰它。

陈嘉谟说：紫团参，形状大而稍扁呈紫色。百济参，形状园较坚固呈白色，名叫白条参，俗称羊角参。辽东产的参黄润纤长有须，俗称黄参，功效最强。高丽参，近似于紫人参但质虚。新罗参，仅次于黄参但味轻薄。酷似人体形状者较神，如果有类似于鸡腿者力量比较猛。

李时珍说：上党就是现在的潞州。百姓认为人参与产地有很大的利害关系，不再采取上党参。现在用的都是辽东参。高丽、百济、新罗三国，现在都属于朝鲜。这些地方所产的人参仍然能在市场上买到。也可以收下它的子，在十月份播种，就像种菜那样。秋冬季采的比较坚实，春夏采的较虚软，并不是因产地的不同而虚实而异。辽东参带皮的黄润色如同防风，去掉皮的坚硬白色如同面粉，假人参都以沙参、荠苨、桔梗伪药装而成，以假乱真。沙参质虚空心而味道淡，荠苨体质虚空心，桔梗质坚实心回味道苦。人参体质实实心并且味甜，稍微带点苦味，余味无穷，俗称金井玉阑。类似于人体形状的叫孩儿参，伪赝品特别多。宋朝苏颂、《图经本草》所绘制的潞州人参，呈三椏五叶形，是真人参。滁州产的人参，是沙参的苗叶。沁州、兖州的人参都是荠苨的苗叶。他们所说的江淮土人参，也是荠苨。都没有经过详细的审核。现在潞州人参还得不到信任，何况其他地方产的更不可信。现在又有浅薄之人把人参浸泡后，自已喝汁，才把人参晒干卖出去，称之为汤参，这些全然不能用药，不能不察。池翁讳言闻，字子郁，衔太医吏目。曾经著《人参传》上、下卷特别详细，在此不能一一择录，也略选节段要点写在下条。

［修治］　陶弘景说：人参容易生蛀虫，只有放在新的容器中密封，才可存放较长时间。

萧炳说：人参经常见风以及日晒就容易让虫蛀，只有用盛过麻油的瓦罐，泡洁干净用火焙干，加华阴细辛，放入人参而药间用物相互隔开。这样收藏，密封罐口，可以保存较长年代。另一方法：用被淋过的灶灰做成罐晒干收藏也可以。

李言闻说：人参生长时背阳，所以不喜欢见风和阳光。凡是生用应该捣碎，熟用则应该隔着纸用火焙，或用味厚的酒润透捣碎焙熟用，还应该忌铁器。

附　人参根

［气味］　甘，微寒，无毒。

《名医别录》说：微温。

吴普说：《神农本草经》中记载说小寒，桐君、雷公说：苦。黄帝、岐伯说：甘，无毒。

张元素说：性温，味甘，微苦，气味都比较淡薄，有上浮和升的作用，是阳中的阳药。又说：阳中微有阴。

徐之才说：茯苓，马蔺是它的使药，恶溲疏、卤碱、反藜芦。另一种说法：畏五灵脂、恶皂荚、黑豆，动紫石英之气。

张元素说：人参得到升麻的引用，补上焦之元气，泻肺中之火；得到茯苓的引用，补下焦元气，泻肾中之火。与麦门冬配伍应用则可以生脉，与生姜配伍则补气。

李杲说：与黄耆、甘草配伍应用则可达甘温除大热之效，泻阴火，补元气，又是疮家的圣药。

朱震亨说：人参入手太阴肺经。与藜芦相反，服人参一两，加入藜芦一钱，人参的功用全部废除。

李言闻说：李东垣理脾胃，泻阴火，交泰丸内用人参，皂荚，是相恶之药相互配用，但并没有"恶"的效果出现。古方治疗闭经，用四物汤加人参、五灵脂，是相畏之药合用却并没有相互减轻药效。另外，治疗痰滞胸膈，用人参、藜芦合用以取吐的作用，这是为了激惹人参的怨性。这些都是精微奥妙的道理，不是精通药理，能够权衡达变的人是不明白这些知识的。

［主治］　《神农本草经》：补五脏，安精神，定志，止惊悸，除邪气，明目开心益智，久服轻身延年。

《名医别录》：治疗肠胃中冷，心腹胀痛，胸胁逆满，霍乱讨逆，调中。止消渴，通血脉，破癥积，让人经常想到它。

甄权说：主治王劳七伤，虚损痰弱，止呕哕，补五脏六腑，调中安神。消胸中痰，治疗肺痨及癫痫一类的疾患，胸中冷气上逆，伤寒不欲纳食，凡体虚而多梦纷纭的患者加用人参。

李珣说：消除烦躁，变酸水。

《大明诸家本草》：消食开胃，调中理气，解除矿物质药物的毒性。

张元素说：治疗肺胃阳气不足，肺虚气短喘促，补中焦调和脾胃，泻心、肺、脾胃中的火邪，止渴生津液。

李时珍说：治疗男女一切虚证，发热自汗，眩晕头痛，反胃吐食，痎疟，滑泻久痢，小便频数淋沥，劳倦内伤，中风中暑，痿痹吐血、咳血、便血、血淋血崩、胎前产后诸病。

［发明］　陶弘景说：人参为药中的切要，与甘草同功。

李杲说：人参甘温，能补肺中元气，肺气盛则心肝脾肾之气都旺，精气自生而形体自盛，这是因为肺立诸气的原因。张仲景曾说，病人汗后身热亡血脉沉迟的，及下

痢身凉脉微血虚的，都加人参。古人治疗血脱，用益气疗法，这是因为血不自生，必须得到生阳气的药物才生，即阳生则阴长，血才会旺。如果单用补血药，则血无处可生。《素问》说：无阳则阴无以生，无阴则阳无以长。所以补气必须用人参，血虚的病人也必须用。《本草十剂》说：补可以去弱，比如人参、羊肉等药物。人参补气，羊肉补形，形气之名，有无的征象。

王好古说：洁古老人说，用沙参代替人参是取沙参的甜味。然而人参补五脏的阳，沙参补五脏的阴，怎么能说没有不同之点？虽说补五脏，也必须各用本脏药物相佐使引导。

李言闻说：人参生用气凉，熟用气温；味甘补阳，微苦补阴。气主生物，来自于天空；味主成物，本于地。气味生成，这是阴阳的造化。气凉，深秋清肃之气，属天的阴，它的性能是降的；气温，阳春三月生发之气，属于天之阳，它的性能是属于升的。甘是湿土生化成的味道，属于地之阳，它的性能属于浮；微苦是火土相生的味道，属于地之阴，它的性能属于沉。人参气和味都薄。气薄这方面。生降熟生；味薄这方面，生升熟降。如土虚火旺的病。则应该用生人参，取它的凉薄之气，从而达到泻火补土的目的，这是单纯用人参的气：脾虚肺弱的病，则适宜用熟人参，甘温的味道用以补脾土而生肺金，这是单纯用人参的味。李垣对相火乘脾，身热而烦，气高而喘，头痛而渴，脉洪大折病人，用黄柏佐人参。孙真人治疗夏月热伤元气的病人，认为气汗大泄，有成痿厥之势，用生脉散治疗，以达泻热火而救金水的目的。用人参作为君药，它的甘寒之性可以泻火而补元气；臣药用麦门冬，取其苦甘寒的性能以达清金滋水源的目的；佐以五味子之酸温，以生肾精而收耗散之气。这是都是补天元的真气，并不是补热火。白飞霞说：人参炼成膏药服用，能在无形中恢复元气。凡是病后气虚及肺虚咳嗽的，都是它的适应证。如果气虚有火，合用天门冬膏成对药服用。

[正误] 雷敩说：夏季少使用人参，能引发心痃。

王好古说：人参甘温，补肺之阳，泄肺之阴。肺受寒邪侵袭，宜用人参补。肺脏感受火邪，用人参则反而伤肺，应该以沙参代替。

王纶说：风是酒色过度，损伤肺肾的真阴，导致阴虚火动，痨嗽吐血咳血等证，不要用人参。这是因为人参入手太阴肺经能补火，所以肺感受火邪忌用人参。如果服人参、黄耆甘温之剂，则病情进展，日渐恶化；服食过多，则会导致无法医治而死亡。因为甘温助气，气属阳，阳旺则阴更加愈益削弱；只适宜用苦，甘寒的药物，生白降火。当今的人不明白这个道理，往往为补而服用参、耆，死的人却增多了。

李言闻说：孙真人说，夏季服生脉散、肾沥汤三剂，就会百病不生。李东垣也说生脉散、清暑益气汤，是三伏天泻火益肺金的圣药，但雷敩却说发心痃之患，这不正确。痃是脐膀积气，不是心病。人参能扶正气、破坚积，怎么会有发痃的道理？看一看张仲景治疗腹中寒气上冲，有头足，上下痛拒按，呕吐不能进食的痃病，用大建中汤，就可以明白。另外，海藏王好占说人参补阳泄阴，肺寒适宜应用，肺热不宜用。

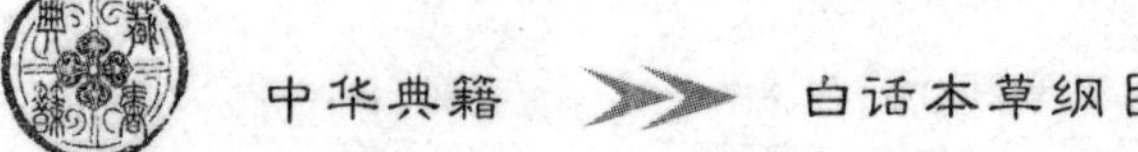

节斋王纶因此附和说：参耆能补肺火，阴虚火动失血诸病，多服肯定死。这两种说法都不正确。人参能补元阳，生阴血，而泻阴火，李东垣的说法也很明白。张仲景说亡血血虚者，合并应用人参；又说肺寒者去人参而加干姜，这样不会使气滞。朱丹溪也说虚火可以补，参、耆之类的药物可以应用。实火可以用泻法，如黄芩、黄连之类的药物。王好古，王纶的说法是没有观察李东垣、张仲景、朱丹溪三家学说的精微之处，而得出人参补火的说法，是多么荒谬。火与元气势不两立，元气盛则邪火退。人参既补元气又补邪火，是反复无常的小人的一种说法，用什么与甘草、茯苓、白术组成四君子汤呢？虽然三家的说法不可以全盘否定，只是其中的语句有欠妥之处，所以保守的人拘泥而不化，遂认为人参加蛇蝎是不可以的。凡是人颜面发白发黄发青黧黑憔悴的，都属于脾、肺、肾气不足，可以用人参；颜面发红发黑的，气壮神强，不可以用人参。脉象为浮而芤濡虚大迟缓无力，沉涩而细迟，且结代无力的，都是虚而不足之像，可以用人参。如果脉象呈弦长紧实滑数有力，都是火郁内实，不必用人参。张洁古说喘嗽不用人参这种咳喘是属于痰实气壅的喘嗽；如果是肾虚气短喘促的，必须用人参。仲景所谓的肺寒而且咳嗽不用人参，是指寒邪束表，热邪壅阻，滞郁在肺的咳嗽；如果自汗、恶寒而且有咳嗽的，肯定用人参。李东垣所谓的久病郁热在肺不应该用人参，是因为火郁于内，应该发而不应该补；如果是肺虚火旺气短白汗的，肯定用人参。朱丹溪说各种疼痛不可以一下子大量服用人参，这是因邪气比较强盛，应该散而不应该补；如果是里虚吐利以及久病胃虚弱痛喜按，肯定用人参。王节斋说阴虚火旺不用人参，是因为血虚火邪亢盛，消谷善饥，脉象弦数的，用凉药治疗则伤胃，温性药物治疗则伤肺，不受补的原因；如果是自汗气短，肢寒脉虚的，肯定用人参。这样详细审察，则人参的治疗范围，就考虑了一半。

汪机说：节斋王纶的说法，出自于海藏王好古，但王纶又过于矫傲偏激。朱丹溪说虚火可补，须用人参，黄耆。又说阴虚潮热，喘嗽吐血，盗汗等症，用四物汤加人参、黄柏，知每治疗。又说好色之徒，肺肾都受伤，咳嗽不愈，琼玉膏主治。又说肺肾虚极的，独参膏主治。这样，对于阴虚劳瘵一类的病症，不也用了人参来治疗了吗。陶节斋，私淑丹溪却与他们相反。这样的话一出，印刷后局限了人们的视野。凡遇前证，不管人参是否适宜于治疗这些病往往以此作为借口。导致好的医生受束缚，只求免去患者的怨言。患者也认为这种说法正确，心甘情愿的承受苦寒，虽然导致上吐下泻离死不远的后果，也不醒悟。从古到今，治疗痨病就数葛可久，他的独参汤、保真汤、哪儿有废除人参而不用的呢？节斋的说法，确实没有深思熟虑。

杨起说：人参的功用记载在《神农本草经》上，众所周知。近来因患者吝财薄医，加之医生这方面算本惜费，不肯用人参治病，而导致轻病转成重病，重病成为危证。这样，对肺寒、肺热、中满、血虚四证，只适宜于散寒、消热、消胀，补营，不用人参，这种说法似乎正确；但殊不知各种闻法中加入人参，可以起到护持元气，力助群药的功效，使疗效更好更快。如果说气无补法，不对。古方治疗肺寒用温肺汤，肺热

用清肺汤，中满用分消汤，血虚用营养汤，都有人参在内。所谓邪之所凑，其气必虚。又说扶正邪自除，阳气旺盛可以生阴血，关键在于配伍精当。庸医常说人参不可以轻易用，太糊涂了，想健康无病，延年益寿的君子，不应该轻命薄医，医生也不应该计较利润而不用。奉写此书互勉，希望不要说我迂腐。

［附方］ 古代所有附方七种，新近常用附方六十种，共六十七种。

1. 人参膏。用人参十两切细，以活水二十盏浸透，放入银石器内，桑柴火缓缓煎取十盛，滤渣取汁，其渣再用水十盏，煎取五盏，与前汁合并煎成膏，装入瓶子里备用，病时作为汤药使用。朱丹溪说：多欲的人，肾气衰惫，咳嗽不止，用生姜、橘皮煎汤化膏服用。浦江郑兄五月份患了痢疾，患病时入房过度忽然昏迷，不知人事，双手撒开，目不明，自汗如雨中痰声辘辘作响如同电锯声，尿失禁，脉大无伦，这是阴亏阳绝的证像。我令其快煎人参膏，并灸其气海穴十八壮，右手开始动弹，再灸三壮，口唇微动，便与人参膏一盏眼用，用半夜后共服三盏，眼睛能动，共服三斤后，才能说话并且想喝粥，服完五斤后痢疾止，服至十斤后痊愈。如果当作中风治疗则大错特错了。一患者患背疽，服用内托十宣药已多时，现症见脓出作呕、发热，六脉沉数有力，这是溃疡犯忌的征象。便予大料人参膏，加入竹沥饮用，服人参膏十六斤，竹筏百余竿后病情平稳。十余天后，赶上台风袭击，该患者是化脓，中间起红线一道。过肩胛，抵右肋。我说：赶紧作人参膏，用川芎、当归、橘皮作汤，加入竹沥、姜汁饮用。服尽三斤后疮溃，经这样调理后才愈合。如果痈疽溃后，气血俱虚，呕逆不能食，变证不一者，用人参、黄耆、当归、白术等分，煎成膏剂服用，效果最妙。

2. 治中汤。苏颂说：张仲景治疗胸痹心中痞满坚实，气滞结胸，胸满，胁下逆气抢心，治中汤主治。即理中汤，人参、白术、干姜、甘草各三两，四味药以水八升，煮取三升，每次服一升，每日服三次，可随证加减。此方从晋宋以后到唐朝的名医，治疗心腹疾患，没有不用的，有的熬成汤剂，有的作成蜜丸，有的作成散剂，都有奇效。胡治居士治疗霍乱则叫做温中汤。陶隐居《肘后百一方》说：霍乱其他方药也许难以找到，而治中方、四顺汤、厚朴汤不可以暂缺，应作为备药经常预备着。唐朝石泉公王方庆说：数方不仅仅可以治疗霍乱，其他病也可以治疗。四顺汤，用人参、甘草、干姜、附子炮各二两，水六升，煎二升半，分四次服用。

3. 四君子汤。《和剂局方》说：治疗脾胃气虚，不思饮食诸病气虚的患者，以本方为主。人参一钱、白术二钱，白茯苓一钱，炙甘草五分，姜三片，大枣一枚，水两种，煎一盅，饭前温服。随证加减。

4. 开胃化痰不思饮食。《经验后方》说：不管大人小孩。人参焙二两，半夏、姜汁浸焙五钱，为末，面粉作为糊制成绿豆大的丸药。饭后姜汤送服三、五十丸，每天服三次。《圣惠方》：加陈橘皮五钱。

5. 胃寒气满。《圣济总录》说：不能传化，易饥不能食。人参末二钱，生附子末半钱，生姜二钱，水七合，煎取二合，鸡子清一枚，搅匀空腹服用。

6. 脾胃虚弱。《普济方》说：不思饮食。生姜半斤取汁，白蜜十两，人参末四两，银锅煎成膏，每次服用米汤调服一匙。

7. 胃虚恶心，或呕吐有痰。《简便方》说：人参一两，水二盏，煎一盏，加入竹沥一杯，姜汁三匙，饭前温服，恢复神志为至，老年人尤其适宜。

8. 胃寒呕恶。《拔萃方》：不能腐熟水谷，食即呕吐。人参、丁香、藿香各二钱半，橘皮五钱，生姜三片，水二盏，煎一盏，温服。

9. 反胃呕吐、饮食入口即吐，疲乏软弱无力，垂死的病人。李绛《兵部手集方》：上党人参三大两打碎，水一大升，煮取四合，热服，一日两次。兼加人参汁，入粟米、鸡子白、薤白，熬成粥喝。李直方司勋在汉南患这样的病已有两个月，诸方不效。就服用上方，当时就痊愈了。十余天后，他到了京师。每当与名医谈论此药时，总是说与这个药相差无几的药很难找到。

10. 食入即吐。张仲景《金匮方》：人参半夏汤：用人参一两，半夏一两五钱，生姜十片，水一斗，用杓扬汤药二百四十遍，取三升，加入白蜜三合，煮取一升半，分服。

11. 霍乱呕恶。《卫生家宝方》：人参二两，水一盏半，煎汁一盏，加入鸡子白一枚，再次煎熬，温服。另一说法是加丁香。

12. 霍乱烦闷。《圣惠方》：人参五钱、桂的半钱，水二盏，煎服。

13. 霍乱吐泻，烦躁不止。《圣济总录》：人参二两，橘皮三两，生姜一两，水六升，煮三升，分三次服用。

14. 妊娠吐水。《和剂局方》：烧心反酸腹痛，不能饮食。人参、干姜炮制等分，研末用生地黄汁和为丸如梧桐子大。每次服五十丸，米汤送服。

15. 阳虚气喘，自汗盗汗，气短头晕。《济生方》：人参五钱，熟附子一两，分成四帖。每帖用生姜十片，流水二盏，煎一盏，饭前温服。

16. 喘急欲绝。《肘后方》：气短喘促的患者。人参末，汤服一钱，每日服五六次即见效。

17. 产后发喘。《圣惠方》：这是因为血入肺窍，危重病症。人参末一两，苏木二两，水二碗，熬煮取汁一碗，调人参末服，神效。

18. 产后血晕。《医方摘要》：人参一两紫苏半两，用童便、酒和水三种液体合在一块儿，煎服。

19. 产后不语。《妇人良方》：人参、石菖蒲、石莲肉等分，每次服五钱，水煎服。

20. 产后诸虚。《永类钤方》：发热自汗。人参、当归等分，为末，用猪肾一个，去膜切成小片，用水三升，糯米半合，葱白二根，煮至米熟，取汁一盏，加入药物煎至八分，饭前温服。

21. 产后便秘。《济生方》：出血多。用人参、麻子仁、枳壳麸炒为末，炼蜜为丸如同梧桐子大。每次服五十丸，米汤送服。

22. 横生倒产。《妇人良方》：人参面、乳香面各一钱，凡砂面五分，研匀，鸡蛋清一枚，加入生姜自然汁三匙，搅匀，冷服，即可以母婴保平安，神效，这是施汉卿的方子。

23. 开心益智。《千金方》：人参粉末一两，炼过的猿猪肥脂肪十两，用醇酒和匀。每次服一杯，一天两次。疗程为一百天，就会耳目聪明，骨髓充盈，肌肤润泽，记忆力增强，兼能祛风热痰病。

24. 听到雷声即昏迷。杨起《简便方》：一小孩七岁，听到雷声即昏倒，不省人事，这是气怯的原因。用人参、当归、麦门冬各二两，五味子五钱，水一斗，煎取五升，复用水五升，煎滓取汁二升，合煎成膏。每次服三匙，白开水送服。服完一斤，从此后听到雷声不再昏迷，镇定自若。

25. 忽然喘促，胸闷，气绝。方见大黄下。

26. 离魂异疾（即癔病）。夏子益《怪证奇疾方》：有的人躺卧后自觉身外有身，与自己一模一样，只是不说话。这是因人躺卧后魂魄归于肝，肝虚邪袭，魂不归肝而致病，病名叫做离魂。用人参、龙齿、赤茯苓各一钱，水一盏，煎取半盏，调入飞过的朱砂粉末一钱，睡时服。一夜服一剂，三夜后，病即可愈。

27. 怔忡自汗、心气不足的征象。王璆《百一选方》：人参半两，当归半两，用猿猪肾二个，加水二碗，煮至一碗半，取肾切细，人参、当归同煎至八分，空腹吃肾，用汤汁送服。它的滓焙干为粉末，用山药粉末制成糊，作成绿豆大的丸药，每次服五十丸，饭前枣汤送下，用不了两剂即愈。这是昆山神济大师的方子。另一种说法是加乳香二钱。

28. 心下结气。《圣惠方》：凡是心下硬，按之则无，常觉胀满，食多就会吐，呃逆频作，这是由思虑过度，气不按时而行，结滞于中，叫做结气。人参一两，橘皮去白四两，研成粉末，炼成如梧桐子大的蜜丸，每次服时用米汤送下五六十丸。

29. 房后困倦。赵永庵方：人参七钱，陈皮一钱，水一盏半，煎八分，饭前温服，每日两次。

30. 虚劳发热。《奇效良方》：愚鲁汤：用上党人参、银州柴胡各三钱，大枣一枚，生姜三片，水一盅半，煎至七分，饭后温服，每日两次，治愈为止。

31. 肺热声哑。丹溪《摘玄方》：人参二两、河子一两，制成粉末含服。

32. 肺虚久咳。《食疗本草》：人参粉末二两，炙鹿角胶研面一两。每次服三钱，用薄荷、鼓汤一盏，少量葱，放入铫子煎一二沸，倒入盛内。遇咳嗽时，温喝三五口效果特好。

33. 止嗽化痰。《简便方》：人参粉末一两，明矾二两，用浓度高的醋二升，把明矾熬成膏，加入人参面炼蜜为丸。每次用时，把豌豆大的一丸，放在舌下，咳嗽即止，痰自然消失。

34. 小儿喘咳、发热、自汗吐血，脉象虚而无力。《经验方》：用人参、天花粉等

分，每次服半钱，蜂蜜水调服，治愈为止。

35. 喘、咳嗽、咳血。沈存中《灵苑方》：咳喘上气，喘促，咯血吐血，脉无力的，人参面每次服三钱，用鸡蛋清调服，黎明时服，服后便睡，去掉枕头仰卧，只服一剂就能愈。病程长的，服两剂，咯血的患者，服完一两甚好。另一方是：用乌鸡子水磨多遍，自然化成水，调服药特别妙。忌醋咸腥酱，喝酒吃油炸食物。调息将养才好。

36. 咳嗽吐血。人参、黄芪、飞罗面各一两，百合五钱，研面，做成水丸如梧桐子大。每次服五十丸，饭前茅根汤送服。朱氏集验丸：用人参、乳香、辰砂等分，研面，乌梅肉和成丸如弹子大，每次用白开水化服一丸，每天一丸。

37. 虚劳吐血。葛可久《十药神书》：严重者，先用十灰散止血，患者必定困倦，治法应当补阳生阴，用独参汤主治。好人参一两，肥大枣五枚，水二钟，煎取一钟服用，熟睡一觉后病势就会减轻许多，继续服调理药。

38. 吐血下血。华佗《中藏经》：因七情刺激，酒色内伤，导致气血妄行，口鼻都出血，心肺的脉络破损，血如泉涌，一会儿就会死去。用人参焙，侧柏叶蒸焙，荆芥穗烧存性，各五钱，研面。用二钱，加飞罗面二钱，用新鲜水调成稀糊服，隔一会儿再服，一付药即可止血。

39. 衄血不止。《圣济总录》：人参、柳枝（清明前一天采的）等分，研面。每次服一钱，东流水服，每日三次。没有柳枝可用莲子心代替。

40. 齿缝出血。《谈野翁试验方》：人参、赤茯苓、麦门冬各二钱，水一盅，煎七分，饭前温服，每日服两次。苏东坡得到了这个方子，认为很神奇。以后有许多人患牙龈出血，我多次试用本方，都获得神奇效果。

41. 阴虚尿血。《三因方》：人参焙用，黄耆盐水炙，等分为末。用红皮大萝卜一枚，切作四片，用蜜二两，把萝卜一片一片抠蘸蜜炙，干了之后再炙，别让炙焦，以蘸完蜜为止。每次用一片，蘸药吃，仍然用盐水送下，治愈为止。

42. 沙淋石淋。方同上。

43. 消渴引饮。人参制成粉末状，用鸡蛋清调服一钱，每天服用三、四次。《集验方》用人参、栝楼根等分，生研为粉末状，炼蜜为丸如同梧桐子大。每次服用一百丸，饭前麦门冬汤下，每天服两次，治愈为止，叫做玉壶丸，忌酒面炙煿之品。《郑氏家传消渴方》：人参一两，粉草二两，用雄猪胆汁浸炙，脑子半钱，为末，蜜调成为如同芡子大。每次嚼服一丸，冷水送服。

《圣济总录》：用人参一两，葛粉二两为末。发作时用焊猪汤一升，加入上药三钱，蜜二两，慢火熬至三合，其形状如黑锡，收藏在瓶子里，每晚用一匙药含服，有三付药就见效。

44. 虚疟寒热。《丹溪纂要》：人参二钱二分，雄黄五钱，制成粉末状，端午节用粽子尖捣成丸药如梧桐子大。发作那天接近于清晨时分，用井华水吞下七丸，发作前再服一次，忌各种热物，立刻见效。

一方为加神曲等分。

45. 冷痢厥逆。《经验方》：六脉沉细。人参、大附子各一两半。每次服半两，生姜十片，丁香十五粒，粳米一撮，水二盏，煎七分，空腹温服。

46. 下痢噤口（即噤口痢）。《经验良方》：人参、莲肉各三钱，用井华水二盏，煎取一盏，慢慢喝下。或者加姜汁炒黄连三钱。

47. 老人虚痢，不止，不能饮食。《十便良方》：上党人参一两，鹿角去皮炒研五钱，为末。每次服用一钱，米汤调服，每日服三次。

48. 伤寒坏证。凡伤寒时疫。王璆《百一选方》，不管是属阴属阳，老少妇幼和妊娠妇女，误服药物，身体困重，垂死的样子，脉象沉伏不省人事，七日以后，都可以服用，百无一失，这叫夺命散，又叫复脉汤。人参一两，水二钟，武火煎一钟，用井水浸冷服用，一会儿，鼻梁就会出汗，脉象复原疾病治愈。苏韬光侍郎说：用此方救十余人。我任清流县宰时，县卒申屠行辅的儿媳患时疫三十多天，已成坏病，让她服此药而获愈。

49. 伤寒厥逆。《三因方》：身有微热，烦躁，六脉沉细微弱，这是阴液耗竭所发躁的原因。无忧散：用人参半两，水一盅，煎七分，调牛胆南星末二钱，身体发热后马上苏醒。

50. 夹阴伤寒。吴绶《伤寒蕴要》：先因房事，后感寒邪，阳衰阴盛，六脉沉伏，下腹绞痛，四肢逆冷，呕吐清水，不服此药，无法回阳。人参、炮干姜各一两，生附子一枚，破成八片，水四升半，煎取一升，一次服，脉象平体温回恢复正常即愈合。

51. 筋骨风痛。《经验方》：人参四两，酒浸三日，晒干，土茯苓一斤，山慈姑一两，制成粉末，炼蜜为丸如同梧桐子大。每次服一百丸，饭前米汤送服。

52. 小儿风痫。《卫生宝鉴》：瘛疭。用人参、蛤粉、辰砂等分，制成粉末状，用豮猪心血和成丸药如同绿豆大小。每次服五十丸，金银汤送服，一天服两次，大有神效。

53. 黄芪汤。脾虚慢惊：见黄芪发明下。

54. 保元汤。痘疹验证：见黄芪发明下。

55. 惊后瞳斜。《直指方》：小儿受惊后瞳孔歪斜的。人参、阿胶糯米炒成珠，各一钱，水一盏，煎七分，温服，每日服两次，治愈为止，效果很好。

56. 小儿脾风。《本事方》：多困乏。人参、冬瓜仁各半两，南星一两，浆水煮过，制成粉末。每次用一钱，水半盏，煎二三分，温服。

57. 酒毒目盲。《丹溪纂要》：某人形体壮实，嗜好热酒，忽然生病，眼瞎，脉涩，这是热酒所伤，胃气污浊，血死其中导致的。用苏木煎汤，调人参末一钱服用，第二天，鼻及两掌都变成了紫黑色，这是滞血运行的象征。再用四物汤，如苏木、桃仁、红花、陈皮，调人参末服，数天后痊愈。

58. 酒毒生疽。丹溪医案：一妇人嗜酒，胸部生了一疽，脉象紧而涩。用酒炒人参，酒炒大黄，等分为末，姜汤服一钱，睡后汗出即愈，效果较好。

59. 狗咬风伤、肿痛。《经验后方》：人参置桑柴炭上烧存性，用碗盖住，一会儿就成为粉末状，掺在伤口上很快就会愈合。

60. 蜈蚣咬伤。《医学集成》：嚼人参涂在咬伤部位。

61. 蜂虿蜇伤。《证治要诀》：人参末敷在蜇伤部位。

62. 胁破肠出。《危氏得效方》：急用油抹入腹腔，煎人参，枸杞子淋伤口，口服羊肾粥，十天愈。

63. 气奔怪疾，方见虎杖。

附　人参芦

［气味］　苦，温，无毒。

［主治］　李时珍：吐，虚痨痰饮。

［发明］　吴绶说：人体虚弱的，用人参芦代替瓜蒂。

朱震亨说：人参入手太阴肺经，补阳中之阴，人参芦则反能泻太阴之阳。就像麻黄，苗能发汗一样，麻黄根则止汗。谷属金而糠的性为热，麦属阳而麸的性凉。先辈学者认为物质各有一极端，学者难道不触类旁通而长进吗？一女子性躁味厚，夏季因生气而导致呃逆每发一呃逆就全身跳动，昏迷不省人事。她的形气俱实，这是气郁成痰，气不能降，非吐不可。就用人参芦半两，逆流水一盏半，煎一大碗饮用，服后吐顽痰数碗，大汗出，昏睡一天后病情转安。又有一患者劳累后发疟疾，服治疟药变成热病，舌头短缩，咳嗽吐痰，六脉洪数而滑，这是痰蓄胸中，只有吐法才可治愈，用参芦汤加竹沥二付药，服后吐出胶痰三块，然后与人参、黄芪、当归煎服，半月后愈。

沙　参
（见《神农本草经》）

［校正］　并入《名医别录》“有名未用”类的羊乳条下。

［释名］　白参　（吴普）　知母（见《名医别录》）　羊乳（见《名医别录》）　羊婆奶（见《本草纲目》）　铃儿草（见《名医别录》）　虎须（见《名医别录》）　苦心（见《名医别录》）　又叫文希　另一名叫识美　还有一名叫志取

陶弘景说：沙参与人参、玄参、丹参、苦参组成五参，它的形态不尽相同，而主治很相似，所以都有参的名称。还有紫参，就是牡蒙。

李时珍说：沙参颜色发白，适宜于沙地生存，所以叫做沙参。它的根大部分有白汁，俚人叫做羊婆奶，《名医别录》中有名未用羊乳就是指这味药。此药空心味淡，可《名医别录》又称它为苦心，还与知母同名，不知道它的道理是什么。铃儿草，像花形。

［集解］　《名医别录》中记载说：沙参生长在河内（今黄河以北）川谷及冤句般

阳续山，农历二月、八月份采极晒午。还说：羊乳又叫地黄，三月采，立夏后母死。

苏恭说：产自于华山的为最好。

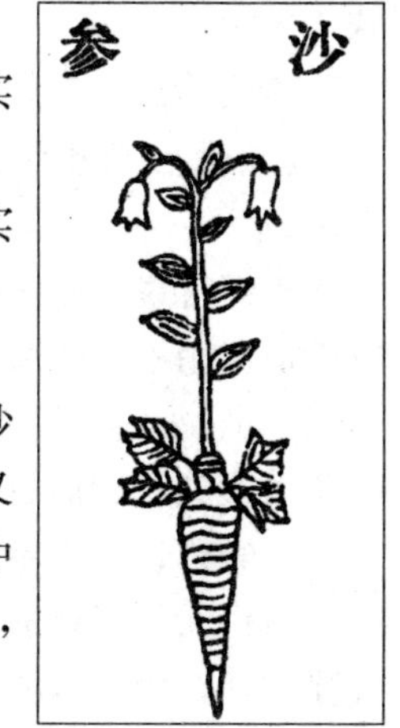

吴普说：二月份生苗，和葵一样，青色的叶子，根发白，果实如同芥。根比较大如同芜菁，三月份采。

陶弘景说：现在出产于近道，丛生，叶子好像枸杞，根白实的好。

韩保昇说：它的根如同葵根，它的花是白色的。

苏颂说：现在的淄、齐、潞、随、江、淮、荆、湖州郡都有沙参。苗长达到一二尺多，丛生在崖壁之间，叶子像枸杞而且有叉丫，七月份开紫色花，根如葵根一样，大小如同手指，红黄色，中正白实的为好，二月、八月份采根。南方生的叶子有的细有的大，花是白色的花瓣上仍有白粘样的物。这是它们小小的不同点。

陈藏器说：羊乳根像荠苨那样园，大小如同拳头，上面有角和节，折断后有白色液体，人们取它的根当成荠苨。苗像蔓那样生长，折断后有白汁。

李时珍说：沙参各处的山谷都有。二月份长苗，叶子就像刚生长出来的小葵叶，呈团状扁而不光。八、九月份抽茎，高一、二尺。茎上的叶子则尖而长如同枸杞叶，但比枸杞叶小并且且有细齿。秋天叶子之间开小紫花，长二、三分，形状就像铃铎，五个花瓣，白色花蕊，也有开白花的。并结果实，大如同冬青果，中间有细子。霜降后苗枯。沙参根生长在沙土地上的长一尺多，大小在一虎口之间，黄土地上生长的则短而且小。根茎都有白汁。八、九月采的，白而且结实；春季采的，微黄而且发虚。市侩小人常常紥蒸压实当作人参卖，以假乱真，但它体轻松，味淡而且短耳，这些方面可资鉴别。

附　沙参根

［气味］　苦，微寒，无毒。

《名医别录》记载说：羊乳，温，无毒。

吴普说：沙参，岐伯说感。神农、黄帝、扁鹊他们说无毒。

李当之说：大寒。

王好古说：甘、微苦。

徐之才说：恶防已，反藜芦。

［主治］　《神农本草经》：血积惊气，除寒热，补中，益肺气。

《名医别录》：疗胃痹心腹痛，结热邪气头痛，皮间邪热，安五脏。久服对人有利。又说：羊乳，主治头眩头痛，益气，长肌肉。

甄权说：祛除皮肤肌腠间的浮风，疝气下坠，治疗长期昏昏欲睡，养肝气，宣发五脏风气。

《大明诸家本草》：补虚，止惊除烦，补益心肺，并治疗一切恶疮疥癣及身痒，排脓，消肿毒。

李时珍说：清肺火，治久咳肺痿。

［发明］　张元素说：肺寒者，用人参；肺热者，用沙参代替，取沙参味甜的作用。

王好古说：沙参味甘微苦，厥阴本经药物也是脾经气分药。微苦补阴，甘则补阳，所以洁古用沙参代替人参。这是因为人参性温，补五脏的阳气；沙参性寒，补五脏的阴气。虽说补益五脏，也必须分别用本脏药相佐，从而使药物随着引药到达病变所在脏器而达到相辅的目的。

李时珍说：人参甘苦温，它的体重而且坚实，专门补益脾胃元气，从而益肺与肾，所以内伤元气者也适宜应用。沙参甘淡而且寒，它的体轻而质虚，专门补肺气，因而益脾与肾，所以金能受火克者适宜服用。一为补阳而生阴，另一补阴而制阳，这些道理，不可不辩。

［附方］　古代所有附方一种，新近常用附方两种，共三种。

1. 卫生易简方。肺热咳嗽，沙参半两，水煎服。

2. 忽然得疝气。《肘后方》：小腹及阴中相引痛如绞，出白汗痛的要死的样子。沙参捣碎过筛成为粉末状，酒服一钱，马上就愈。

3. 妇女白带。《证治要诀》：多因七情内伤或下元虚冷所导致。沙参为末，每次服二钱，米汤送服。

荠　苨
（见《名医别录》）

［释名］　杏参（见《图经本草》）　杏叶沙参（见《救荒本草》）　苨苨（苨音底见《尔雅》）　甜桔梗（见《本草纲目》）　白面根（见《救荒本草》）　苗叫做隐忍。

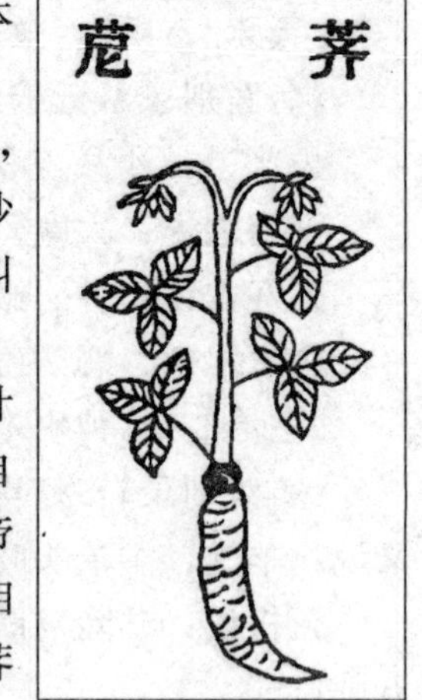

李时珍说：荠苨多汁，有济苨的形状，所以叫荠苨。济苨，即浓露。它的根如同沙参而叶子如杏。所以河南人称它为杏叶沙参。苏颂《图经本草》中记载的杏参，指的就是荠苨。通俗的叫法是甜桔梗。《尔雅》中记载说：苨就是荠苨。隐忍详见下文。

［集解］　陶弘景说：荠苨根茎都与人参相似，所不同的是叶子小，根的味特别甜，能消毒。让荠苨和毒药放在一块儿，毒自然就消失了，医生们一般不作为主药用在处方中。又说：魏文帝所说的荠苨乱人参，指的就是这个道理。荠苨的叶子与桔梗很相似，但不同的是叶子下面光滑润泽无毛，人参叶相对而生，而荠

苨叶却没有。

苏苨说：人参苗与五加相似但宽阔并且短，茎圆有三四椏，椏大并且长有五片叶子，陶弘景说的荠苨乱人参，是错误的。并且荠苨，桔梗又有交叉而生长的叶子，也有呈三四对而生长的，都是长着直上直下的一根茎，从叶子六面既然不能区分，只有根据根有实心、空心来区别。

苏颂说：现在的川蜀，江浙都有。春天长苗茎，都与人参相似，所不同的是叶子小，根与桔梗相似，所不同的是实心。润州、陕州特别多，人们作为果实而采收，或者作为果脯来吃，味特别甜美，还可以存放，二月、八月份采根晒干。

陈承说：现在的人多用蒸过压扁的荠苨伪装成人参，只是味淡。

寇宗奭：陶弘景是根据根来说的，所以说荠苨乱人参；苏颂是根据苗来说的，所以，这里陶弘景的说法有误。

汪机说：荠苨苗茎与桔梗相似，它的根与人参难以分辨。现在说苗茎都与人参相似，这种说法近乎错误。应该把人参、荠苨、桔梗三药的注释相互参考地看一下就会明白。

李时珍说：荠苨苗与桔梗相似，荠苨根与沙参相似，所以奸商往往用沙参、荠苨取代人参。苏颂《图经本草》记载的杏参，周定王的《救荒本草》记载的杏叶沙参，都是荠苨这味药。《图经本草》中记载说：杏参生淄州田野，根如同小菜根。土人五月份采收苗叶，治疗咳嗽上气。《救荒本草》中记载说：杏仁沙参，又叫白面根。苗高一二尺，茎颜色青白。叶与杏叶相似但偏小，微尖而且背面发白，边有叉牙。杪间（末梢）开五瓣白碗子花。根的形状如同野胡萝卜，比较肥大，皮的颜色灰黝，中间呈白色，味甜微寒。也有开碧花的。嫩苗炸熟后水淘，用油、盐拌着吃。根换成水煮，也可以吃，人们用蜜煎荠苨根充当果子吃。另外，陶弘景注桔梗，说它的叶子名叫隐忍，可以煮熟后吃，治疗蛊毒。谨据《尔雅》说：蒡，就是隐忍。郭璞注说：与苏相似。有毛。江东人把它作成酱来贮藏，也可以用水煮着吃。葛洪在《肘后方》说：隐忍草，苗像桔梗，人们都食用它。捣碎取汁饮取，治蛊毒。以此看来，则隐忍不是桔梗，而是荠苨的苗。荠苨苗甜可以食用，桔梗苗苦不能食用，是一个很好的证明。《神农本草经》中没有记载荠，只有桔梗一名荠苨，到《名医别录》才开始出现荠苨。荠苨，桔梗是一类药物，有甜、苦两种，这样，它们的苗可以叫做隐忍。

附 荠雳根

［气味］ 甘，寒，无毒。

［主治］ 《名医别录》解百药毒。

《大明本草》 杀蛊毒，治疗蛇咬伤，热狂温疾，罯毒箭。

昝殷：利肺气，和中明目止痛，蒸切作羹粥吃，或作齑菹食用。

孟诜说：服食荠苨根，可制止丹石发动。

李时珍说：主治咳嗽、消渴、强中，疮毒疔肿，辟沙虱短狐毒。

[发明]　李时珍：荠苨性寒有利肺的作用，味甜并且能解毒，是一味好药，而社会上的人却不知道它的用途。真可惜。据葛洪《肘后方》说："一味药能解许多毒的药物，只有用荠苨汁高浓度饮用二升，或者煮后嚼服，也可以作为散剂服用。"这味药在各种药物中，毒性全部自己消除。另外，张鷟《朝野佥》记载说："每位医生说老虎中了药箭，吃清泥后毒解，野猪中了药箭，撞击荠苨而吃。"动物还知道解毒，人难道还能不知道吗？另外，孙思邈的《千金方》中治疗强中这一疾病，阴茎勃起，没有性交精液自出，消渴之后，皮肤上发痈疽，有荠苨丸，猪肾荠苨汤方，这些都是本草上没有记载的。然而，也记载了荠苨解热、解毒的功效，没有其他方面的记载。

[附方]　古代所有附方四种，新近常用附方三种，共七种。

1. 强中消渴。《千金方》：猪肾荠苨汤：治疗强中之疾，阴茎异常勃起，没有性交却精液自出，消渴之后，就发生痈疽。都是由于沉迷于女色，或者是吃金石导致的，宜用猪肾荠苨汤来制约肾中的热邪。用猪肾一付，荠苨、石膏各三两，人参、茯苓、磁石、知母、葛根、黄芩、栝楼根、甘草各二两，黑大豆一升，水一斗半，先煮猪肾、大豆取渣取汁一斗，下药，再煮取三升，分三次服用。后代人叫做石子荠苨汤。又荠苨丸：用荠苨、大豆、茯神、磁石、栝楼根、熟地黄、地骨皮、玄参、石斛、鹿茸各一两，人参、沉香各半两，制成粉末状。把猪肚洗净煮烂，捣成丸药如同梧桐子大。每次服七十丸，空腹盐汤送服。

2. 丁疮肿毒。《千金翼方》：生荠苨根捣碎取汁，服一合，用渣外敷患处，超不过三次即可愈合。

3. 面上皯皰。《圣济总录》：荠苨、肉桂各一两，制成粉末状。每次用一钱炸成浆服用，每天服一次。还能祛除瘢痕。

4. 解除各种蛊毒。陈延之《小品方》：荠苨根捣碎，饮服一钱，很快即愈。

5. 解除钩吻中毒。张仲景《金匮玉函》：钩吻的叶子与芹菜叶子很相似，误食之后中毒，甚至身亡。只要用荠苨八两，水六升，煮取三升，每次服五合，每天服五次。

6. 解除五石毒。苏颂《图经本草》：荠苨生捣碎取汁，大量饮用，很快就会痊愈。

附　隐忍叶

[气味]　甘，苦，寒，无毒。

[主治]　李时珍说：蛊毒腹痛，面目发青发黄，消瘦，煮隐忍叶取汁一二升饮用。

苏颂说：主治腹脏风壅，咳嗽上气。

桔　梗
（见《神农本草经》）

[释名]　白药（见《名录别录》）　梗草（见《名医别录》）　荠苨（见《神农本

草经》)

李时珍说：这种草的根结实而且梗直，所以叫做桔梗。《吴普本草》中记载一名利如，另一名字叫符扈，还有一名称叫房图，但其他方书中并没有见到这些名称，可能这种称呼只有少数人用。桔梗、荠苨是一类药物，有甜、苦两种，所以《神农本草经》中记载荠苨又名桔梗，而视今通俗地把荠苨叫做甜桔梗。到《名医别录》才出现荠苨的条文，分成三种药物，但它们的性、味、功用都不同，应当以《名医别录》记载的为正确。

［集解］ 《名医别录》记载说，桔梗生长在嵩高山和冤句一带，二月、八月采根晒干。

桔梗

吴普说：叶像荠苨，茎如同笔管，紫红色二月份长苗。

陶弘景说：附近一带到处都有，二三月长苗，可以煮着吃。桔梗治疗蛊毒疗效特别明显，通俗的方中用这味药，才叫荠苨。现在另外有荠苨这味药，能解除药物的毒性。叶子与人参相似，可以假乱真。所不同的是荠苨叶子下面光滑润泽无毛，叶子长的不像人参那样相对而生。

苏恭说：荠苨桔梗，叶子有交叉而长的，也有三四对而长的，都是独茎，从叶子上既然无法区别，只有根据根是实心、空心来区别。

苏颂说：现在到处都有。根像小指大小一样，黄白色。春季长苗，茎高一尺多。叶子像杏叶呈长椭圆形，四片叶子相对而生，嫩的时候也可以煮着吃。夏天开紫碧色小花，很像牵牛花，秋天结果。八月采根，它的根是实心的，如果是空心的那是荠苨而不是桔梗。关中所产的桔梗，根皮色黄，像蜀葵根。茎细，青色。叶子小呈青色，好像菊花的叶子。

附　桔梗根

［修治］ 雷敩说：凡是使用的时候，不要用木梗，与真桔梗很相似，所不同的是用嘴咬有腥涩不堪的味道。凡是用药的桔梗，必须去掉头上尖硬的部分二三分，并做两段附上桔梗枝。在槐砧上面锉细，用生百合捣成膏，投入水中浸一昼夜，滤出，慢火熬干用。桔梗与百合的配方比例是四比二点五。

李时珍说：现在只是刮去浮皮，用米泔水浸一夜，切成片稍微炒一下就可以入药。

［气味］ 吴普说：神农，医和说苦，无毒。黄帝、扁鹊说辛、咸。岐伯、雷公说：甘、无毒。

李当之说：大寒。

甄权说：苦，辛。

李时珍说：应当以苦、辛、平为对。

徐之才说：节皮是它的使药。畏白及、龙眼肉、龙胆草，忌猪肉。与牡蛎、远志配伍用可以治疗喜怒。与硝石、石膏配伍用，可以治疗伤寒。白粥能够解除它的痖毒。

李时珍说：伏砒之毒。徐之才说的节皮，不知道是什么物质。

［主治］　《神农本草经》：胸胁疼痛如刀刺，腹胀满，肠鸣，惊恐心悸。

《名医别录》：利五脏肠胃，补血气，除寒热风痹，温中消谷，治疗咽喉疼痛，下蛊毒。

甄权说：治疗下痢，祛除积气、破血，消除和聚痰涎，祛除肺热，气促、咳嗽气逆，温中治疗腹中冷痛，主治中恶，以及小儿惊痫。

《大明诸家本草》：理气，止霍乱转筋，心腹胀痛，补五劳，养气，除邪气辟温，破癥瘕肺痈，养血排脓，补内漏疗喉痹。

张元素说：利窍，除肺部风热，清利头目咽嗌，胸膈气滞及疼痛，除鼻塞。

李杲说：治寒呕。

李时珍说：主治口舌生疮，目赤肿痛。

［发明］　王好古说：桔梗气微温，味苦辛，味厚气轻，为阳中的阴药，主升。入手太阴肺经气分及足少阴肾经。

张元素说：桔梗清肺气，利咽、喉，它的颜色发白，所以为肺经的引经药。与甘草配伍能引导他药入肺经。例如大黄是苦泄峻下的药物，想把它引到胸中最高之处，必须伍用辛甘的药物来升提它。就像铁石入江，如果没有船只是不能载的。所以各种药物中有桔梗这味药，就不会下沉。

李时珍说：朱肱《活人书》治疗胸中痞满不痛，用桔梗、枳壳，取它的通肺、利膈、下气的作用。张仲景《伤寒论》治疗寒实结胸，用桔梗、贝母、巴豆，取它温中、消谷、破积的作用。再者治疗肺痈唾脓，用桔梗、甘草，是取它的苦辛清肺，甘温泻火，又能排脓血、补内漏的作用。他治疗少阴证二三日咽痛，也用桔梗、甘草，取它们的苦辛散寒，甘平除热的作用，二药合用能调理寒热。后人改名叫柑橘汤，通治咽喉口舌各种病。宋仁宗加荆芥、防风、连翘，就叫做如圣汤，肯定地说如圣汤非常有效。据王好古《医垒元戎》记载的特别详细，说失音加诃子，声哑加半夏，上气加陈皮，流涎咳嗽加知母、贝母，口渴加五味子，酒毒加葛根，少气加人参，呕加半夏、生姜，唾脓血加紫菀，肺痨加阿胶，胸膈不利加枳壳，心胸痞满加枳实，目赤加栀子、大黄，面肿加茯苓，肤痛加黄芪，皮肤发斑加防风，荆芥，疫毒加鼠粘子、大黄，失眠加栀子。

朱震亨说：干咳，是痰火之邪郁滞在肺中应当以苦桔梗开之。痢疾腹痛，是肺金之气郁在大肠，也应当用苦桔梗开之，后用治痢药物。此药能升提气血，所以气药中适宜用桔梗。

［附方］　旧有附方十条，新收附方八条，共十八条。

1. 胸满不痛。《南阳活人书》：桔梗、枳壳等分，水二钟，煎一盅，温服。

2. 伤寒腹胀。《南阳活人书》：是阴阳不和，桔梗半夏汤主治。桔梗、半夏、陈皮各三钱，姜五片，水二盅，煎取一盅服用。

3. 咯痰、喘息、气急。《简要济众方》：桔梗一两半，制成粉末，用童便半升，煎四合去滓温服。

4. 肺痛咳嗽。张仲景《金匿玉函方》：胸满寒战，脉数咽喉干，不渴，时有咯浊唾，味腥臭，长期咯吐脓痰就像粳米粥那样，就像粳米粥那样，桔梗汤之治。桔梗一两，甘草二两，水三升，煮取一升，分两次温服。早或晚吐脓血的则愈。

5. 侯痹毒气。《千金方》：桔梗二两，水三升，煎取一升，顿服。

6. 少阴咽痛、少阴证。张仲景《伤寒论》：二三日咽痛者，可予甘草汤；没有痊愈的；与桔梗汤主治。桔梗一两、甘草二两，水三升，煮取一升，分服。

7. 口中或舌头上生疱，方同上。

8. 齿䘌肿痛。《永类钤方》：桔梗、薏苡仁等分，制成粉末服用。

9. 骨槽风痛、牙龈肿痛。《经验后方》：桔梗制成粉末，枣瓤，共同调和成丸药，如皂荚大。用绵裹位咬在牙下。最后用荆芥汤漱口。

10. 牙疳臭烂。《卫生简易方》：桔梗、茴香等分，烧研敷在创口上。

11. 肝风眼黑，目睛痛，是风旺盛，桔梗丸主治。《保命集》：桔梗一斤，黑牵牛头末三两，研成粉末，蜜调成丸如梧桐子大，每次服四十丸，温水送服，每日服两次。

12. 鼻衄。《普济方》：桔梗制成粉末，水送服一钱，每日服四次。另一方为加用生犀角屑。

13. 吐血下血：方同上。

14. 外伤淤血。《肘后方》：在肠内，长时间不消失，并时有发作的。桔梗制成粉末米汤送服一钱

15. 中蛊便血，色像鸡肝色。《古今录验》：一天二十四小时内出血有一石多，四脏都受损害，只有心脏未受到毁坏，或者鼻子破损快要死的。苦桔梗制成粉末，用酒送服一钱，每天服三次。不能服药的，用器械拗口灌服。有用药后心烦的，一会儿就会安定，四十九天便血止。应当吃猪肝臛（即肉羹）来补养，有明显疗效。另一方加犀角等分。

16. 妊娠中恶。《圣惠方》：心腹疼痛。桔梗一两锉，水一盅，生姜三片，煎六分，温服。

17. 小儿遭受外来伤寒，难以开口说话。《张文仲备急方》：桔梗烧研三钱，米汤送服再吞服少量的麝香豆。

附 桔梗芦头

［主治］ 李时珍说：吐上膈风热痰实，生研成粉末，白开水调服一二钱，可以催吐。

长　松

（见《本草拾遗》）

［释名］　仙茆李时珍说：它的叶子像松树叶，服食可以延年益寿，功能像松脂及仙茆，所以有两个名称。

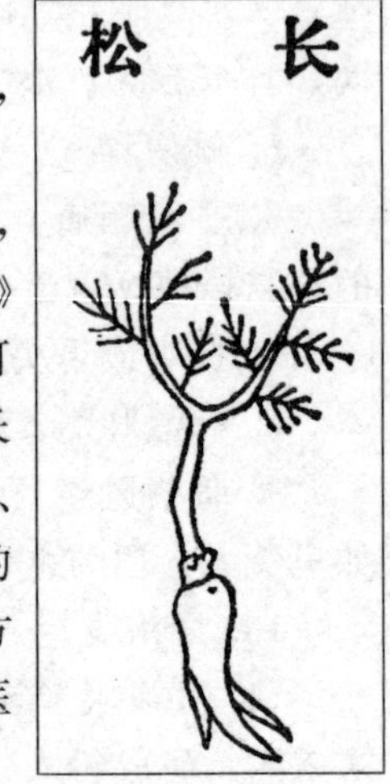

［集解］　陈藏器说：长松生长在关内山谷中，叶子像松树，叶子上面有脂，山里人服食。

李时珍说：长松生长在古松下面，根的色像荠苨，长三五寸，味甜微苦，类似人参有清香味，很可爱的样子。据《张天觉文集》说：僧普明居住在五台山，患麻风病，眉毛、头发全部脱落，可怜、痛苦的不堪忍受。忽然的一天，遇到一位奇人，教他服食长松，并告诉了他长松的形状。僧·普明采来服食后，十天后眉毛、头发都长了出来，颜色就跟没病之前的一模一样。现在民间一带的土人，多用长松合甘草、山药煎汤服，特别好。然而本草书目及方书都没有记载，只有彗祥《清凉传》里才开始详细记载。《韩氏医通》说：长松生长在太行西北一带的山中，根子像独活并有香味。

附　长松根

［气味］　甘，温，无毒。

［主治］　陈藏器说：风血冷气宿疾，温中祛风。

李时珍说：治疗大风恶疾，眉毛、头发脱落，百骸溃烂。每次用一两长松根，加入少量甘草，水煎服，十余日就可愈合。又能解各种虫毒，补益身体，延年益寿。

［附方］　新近附方一条。

1. 长松酒。《韩氏医通》：滋补一切风虚，这是庐山休休子所传授的。长松一两五钱形状与独话相似而有香味，是酒中的圣药。熟地黄八钱，生地黄、黄芪蜜炙、陈皮各七钱，当归、厚朴、黄柏各五钱、白芍药煨，人参、枳壳各四钱，苍术米泔制、半夏制、天门冬、麦门冬、砂仁、黄连各三钱，木香、蜀椒、胡桃仁各二钱，小红枣肉八个，老米一撮，灯芯五寸长一百二十根，一料分十剂，装入绢袋里面。一共有米五升，造酒一尊，煮一袋药，藏在地窖里存放，较长年代后饮用。

黄　精

（见《名医别录》）

［释名］　黄芝（见吴瑞《日用本草》）　戊己芝（见《五符经》）　菟竹（见《名

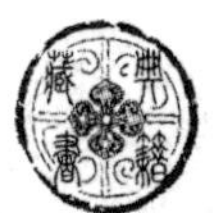

医别录》） 鹿竹（见《名医别录》） 仙人余粮（陶弘景）

救穷草（见《名医别录》） 米铺（见《本草蒙荃》） 野生姜（见《本草蒙筌》） 重楼（见《名医别录》） 鸡格（见《名医别录》） 龙衔（见《广雅》） 垂珠

苏颂说：隋朝时期羊公服黄精法说：黄精是灵芝草转变而来的，它有许多名称，一名葳蕤，一名白及，一名仙人余粮，一名苟格，一名马箭，一名垂珠，一名菟竹。

黄精

李时珍说：黄精是服食要药，所以《名医别录》把它列在草部之首，仙家认为是灵芝草的一类，认为它得到了坤土的精微，所以叫做黄精。《五符经》说：黄精获得了天地的谆精。所以叫做戊己芝，就是这个意思。余粮、救穷的名称是用它的功效来命名的。鹿竹、菟竹因叶子像竹，而鹿、兔食用竹。所以有此二名。垂珠是根据子的形状来命名的。陈藏器《本草拾遗》《救荒本草》说的就是这些道理，现在合并为一。

陈嘉谟说：根像嫩姜，欲称野生姜。多次蒸晒，可以代替粮食，又叫做米铺。

［集解］ 《名医别录》说：黄精生长在山谷中，二月份采根阴干。

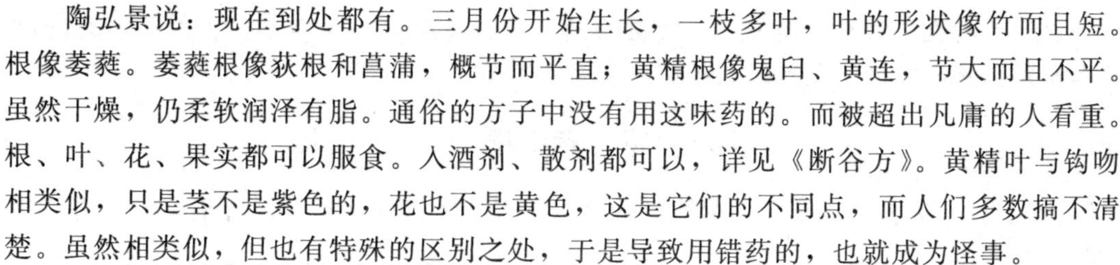

陶弘景说：现在到处都有。三月份开始生长，一枝多叶，叶的形状像竹而且短。根像萎蕤。萎蕤根像荻根和菖蒲，概节而平直；黄精根像鬼臼、黄连，节大而且不平。虽然干燥，仍柔软润泽有脂。通俗的方子中没有用这味药的。而被超出凡庸的人看重。根、叶、花、果实都可以服食。入酒剂、散剂都可以，详见《断谷方》。黄精叶与钩吻相类似，只是茎不是紫色的，花也不是黄色，这是它们的不同点，而人们多数搞不清楚。虽然相类似，但也有特殊的区别之处，于是导致用错药的，也就成为怪事。

雷敩说：钩吻与黄精非常相似，但钩吻叶子头尖并且有两个毛钩子，如果误服会导致不良后果。黄精叶像竹叶。

苏恭说：黄精如果生长在肥沃的土地上，就有拳头那般大小；贫瘠的土地上生长的，就像拇指大小。萎蕤根肥大，很像生长在贫瘠土地上的黄精，在肌理、形状、颜色上大都相似。现在与鬼臼、黄连对比，都区别不明显。黄精叶像柳及龙胆、徐长卿之类的那样坚实。而钩吻蔓生，叶子像柿叶，殊无比类。

陈藏器说：黄精叶偏生不对称者叫“偏精”，功用不如正精。正精叶子对称生长。钩吻是野葛的别名，两种药物根本不同，不知道陶弘景凭什么说这些话。

韩保昇说：钩吻又名野葛，陶弘景说叶子像黄精的才是。苏恭说叶子像柿，当另是一种东西。

苏颂说：黄精南北都有，但以嵩山、茅山产的为最好。三月份长苗，高一二尺多，叶像竹叶但短，两两相对而生长，茎梗柔软发脆，很像桃树枝，表面红而里面黄。四

月开纤细的，青白色花，形状如同小豆花。结的子白如同黍粒，也有无子的。根像嫩生姜而呈黄色，二月份采根，蒸过之后晒干用。现在遇到八月采，山中的人多次蒸晒制成果实，黄黑色而且特别甜美。它的苗初生时，人们多采来当做菜吃，叫做笔菜，味道好极了。江南人说黄精的苗、叶稍类似于钩吻，但是钩吻叶头极尖而且根较细，而苏恭说钩吻蔓生，恐怕是因南北产地的不同而导致的。

李时珍说：黄精是野生植物，一般在山中生长，也可以把黄精根切成二寸长，稀疏地种植在土地里，一年后会变的极稠密，黄精子也可以做种子。它的叶子像竹但不尖，有的两叶、三叶、四、五叶的不等，都是对节而生。它的根是横向生长，形状如萎蕤，一般采药苗炸熟用水淘去它的苦味食用，叫笔管菜。陈藏器《本草拾遗》记载说青粘是萎蕤，详见萎蕤发明条文。另外，黄精、钩吻的说法，陶弘景、雷敩、韩保昇都说二物相似。苏恭陈藏器都说不相似。苏颂又设立两种说法都成立的说法。现在考证《神农本草经》、《吴氏本草》都记载说钩吻是野葛，蔓生，它的茎像箭，与苏恭的说法相吻合。张华《博物志》记载说：很早以前，黄帝问天老说：大自然所生长的物质，有服食后让人长生不老的物质吗？天老回答到：太阳之草叫做黄精，吃了之后可以长生；太阴之草叫钩吻，不可以食用，入口就死。人们相信钩吻杀人，却不相信黄精可以益寿延年，也不是很疑惑吗？考虑这种说法只是以黄精、钩吻相对而言的，不谈论它们相似的那一面。因此，陶弘景就说二物相似，与神农所说钩吻不符。我想应当以苏恭的说法为对，而陶、雷所说的是另一种毒物，不是钩吻。历代本草只有陈藏器辨别药物最精确，尤其应该相信，余见钩吻条。

附　黄精根

[修治]　雷敩说：凡采得黄精根后，用溪水洗净蒸，从早晨九时至夜半一时，切成薄片晒干用。

苏颂说：羊公服黄精法：二月、三月采根，深入地下八九寸的为上。细切一石，用水二石五斗，煮去苦味，滤过，放在囊中压取汁，澄清之后再煎，直到像膏那样。用炒黑的黄豆末，相和得当，捏成饼子，如钱币大。第一次服，服二枚，以后每天加量服。也可以用火焙干，筛末，用水送服。

孟诜说：食黄精法：用瓮子去掉底，锅内安置适合的位置，加入黄精，装满瓮，上面用东西盖严密，蒸，直至气溜，即晒。这样，多次蒸、晒。如果是生的则刺入咽喉。如果服生的黄精，初次服只可以服一寸半，逐渐增量，十天不吃，服到三尺五寸。三百天后，尽见鬼神，日久必会升天。根、叶、花、果实都可以食。但应该以叶相对而生的是正，不对生的是偏精。

[气味]　甘，平，无毒。

甄权说：寒。

李时珍说：忌梅实，花、叶、子合用。

［主治］　《名医别录》说：补中益气，除风湿，调和五脏。长期服用可以使身体轻便、灵活，延年益寿，无饥饿感。

《大明本草》说：补养五劳七伤，助筋骨耐寒也能耐热，补益脾胃，润泽心和肺。单味药服用要多次蒸晒后食用，可以养颜充饥。

李时珍说：补益各种虚损，治疗发热，发冷的一类疾病，填精益髓，下三尸虫。

［发明］　李时珍说：黄精接受了戊己的淳气，所以为补益黄宫的佳品。土是万物之母，母体得到了补养，就会水火既济，木金交合，各种邪气自然祛除，各种疾患就不会发生。《神仙芝草经》记载说：黄精宽中益气，能使五脏调养肌肉充盛骨髓坚强力气语增，永葆青春，色泽鲜明，白发变黑，牙齿复生。又能先祛除三尸虫：上尸叫做彭质，喜好宝货，一百天下；中尸叫做彭矫，喜好五味，六十日天下；下尸叫作彭居，喜好五色，三十天下，祛除下来的虫子都已变烂。黄精根是精气，花实是飞英，都可以食用。另外，据《雷氏炮炙论·序》记载说：永葆青春，益寿延年，精蒸神锦。注云：用黄精自然汁搅拌研细的神锦，在柳木甑中蒸七日，用木蜜丸服用。木蜜就是枳椇。神锦不知道是什么药物，有的说是朱砂。

掌禹锡说：据抱朴子说：黄精服它的花要比服它的果实好，服黄精实胜过服黄精根。但是黄精花不容易得到，如果得到新鲜黄精华十斛，晒干后仅剩五六斗，不是很有能力的人是办不到的。每天服三合，服用十年，才能得到好处。黄精根充饥不如术。食用术能使人膘肥体壮，能够负重涉险；但不如黄精甜美容易吃，灾年，老弱病残的人可以把它代替粮食食用，叫做米脯。

唐慎微说：徐铉《稽神灵》记载说：临川地区土家的一位婢女，逃进深山中，时间长了，看见野草枝叶特别可爱，把它的根拿来食用，好长一段时间没有感到饥饿。夜晚睡在大树下，听到草中有动的声音，以为是老虎用爪子来抓她，赶紧上树逃避。等到天亮下地的时候，感到身体轻飘飘地凌空而去，就像飞鸟。几年后，家里人砍柴看见了她，但捕捉不到，在绝壁下用网围困她，突然她腾跃上了山顶。有的人说这名婢女难道有仙的骨头；不过是服食了灵药。于是用酒当诱饵，放在往来的路上，果然她来了，吃完之后便逃不掉，捉拿后婢女详细述说了原委。她所食用的草，就是黄精。

［附方］　旧有附方一条，新近附方四条，共计五条。

1. 服食法。《圣惠方》：用黄精根茎，数量不限，细锉阴干捣成粉末状。每天用水调粉末服，量随便多少都可以。一年之内，就可以返老还童，时间长了就能成为地仙。《臞仙神隐书》中记载：把黄精细切一石，用水二石五斗煮，从早晨到傍晚，煮后等待冷却，然后用手揉搓碎，用布袋装后拧，取它的液体煎熬。渣用火焙干制成粉末，然后一同放在锅中，煎到可以和为丸的程度，做成鸡头大的丸药。每次服一丸，每天服三次。充饥轻身，祛除百病。渴的时候饮水就可以，不用吃饭。

2. 补肝明目。《圣惠方》：黄精二斤，蔓菁子一斤用水淘，搅拌在一块儿，多次蒸晒后制成粉末状。空腹服，每次用米汤送服二钱，每日两次，延年益寿。

3. 麻风疾病。《圣济总录》：营气不清，日久侵入脉络，因此成为麻风病，鼻烂面色不荣，皮肤瘙痒溃烂。用黄精根去皮洗净二斤，中午晒软，放入粟米饭甑中，一同蒸全二斗为米熟，时常食用。

4. 补虚精气。《奇效良方》：黄精、枸杞子等分，捣成饼，晒干制成粉末，炼蜜成丸，大小如梧桐子。每次汤下五十丸。

萎　蕤

（见《神农本草经》）

［释名］　女萎（见《神农本草经》）　葳蕤（见《吴氏本草》）　萎移（读音为威移）委萎（见《尔雅》）　萎香（见《本草纲目》）荧（读行，见《尔雅》）　玉竹（见《名医别录》）　地节（见《名医别录》）。

蕤　萎

李时珍说：据黄公绍《古今韵会》说：葳蕤、草木的叶子垂落貌。这种草根长多须，就像帽子上的缨下垂那样，低绥而且给人一种威风的感觉，所以叫做萎蕤。凡是羽盖旌旗的缨绥，都像葳蕤，确实很形象。张氏《瑞应图》记载说：作为王的礼仪周到，则葳蕤就生长在殿前。另一名称叫萎香。这样，威仪的义，在这里可以看明白。《名医别录》中记载为萎蕤，这是一种简略的写法。《说文解字》写作萎绥，读音特别相近。《尔雅》写作委萎，字很相近。它的叶子光洁发亮而且像竹，根部有许多节，所以有荧和玉竹、地节等名称。《吴氏本草》又有乌丈、虫蝉的名称。宋本又把它叫做马熏，即乌萎的讹音。

［正误］　陶弘景说：《神农本草经》中记载有女萎而没有萎蕤，《名医别录》记载有萎蕤而没有女萎，而功用却是相同的，怀疑女萎就是萎蕤，只是名称不同。

苏恭说：女萎功用以及苗蔓和萎蕤全然不同。现在《神农本草经》记载的是女萎的功效，所以《名医别录》中写成是萎蕤的功效。

陈藏器说：本草女萎，萎蕤共同传。陶弘景说是同一种药物。苏恭说二物不同，在中品中另外列出女萎一条。然而女萎主治霍乱泻痢、肠鸣，恰和上品中的女萎相吻合，这样看来，是一物而绝对不是二物。

苏颂说：读古代方书中所用的女萎，胡洽治疗时气洞下有女萎丸，治疗伤寒冷下结肠丸中用女萎，治疗虚劳下痢小黄芪酒中加女萎，详细考察几个方中所用，像是中品女萎，因为它的性温，主治霍乱泻痢，所以下这样的结论。另外，治疗贼风，手足枯痹，四肢拘挛的茵蓣酒中用女萎，《古今录验》治疗瘰疬疮疡中有女萎膏，这像是《神农本草经》上品记载的女萎，因为它主治中风不能动摇以及祛除面色枯焦黝黑、使

颜面润泽好看的原因。再者，治疗伤寒七、八日不解的续命鳖甲汤，以及治疗脚弱的鳖甲汤，都用了萎蕤，和延年方治疗风热项强急痛，四肢骨肉烦热有萎蕤饮，主治虚风发热（即头热）有萎蕤丸，这些都像是上品《名医别录》中记载的萎蕤，因为萎蕤主治虚热湿毒腰痛的原因。三者既然有区别，很明显不是同一种药物。而且萎蕤甘平，女萎辛温，怎么会是一物呢？

李时珍说：《神农本草经》中记载的女萎是《尔雅》中记载的委萎二字，即《名医别录》中的萎蕤，上古的人错误地抄写成女萎罢了。古方治疗伤寒风虚用的女萎，就是萎蕤，都是承袭了本草的错误而称呼的。许多作家不详细审察，因为中品中有女萎的名字与它相同，于是导致了今天这样难以辨别。现在改正他们的错误，只能以《名医别录》中记载的萎蕤为纲，从而便于查找。其他的治疗泻痢的女萎，是蔓草，见本条。

［集解］　《名医别录》说：萎蕤生长在太山山谷及丘陵地带，立春后来，阴干。

吴普说：叶子呈青黄色，如同姜叶，二月、七月份采。

陶弘景说：现在到处都有。根像黄精，但还是有一点小小的差异。也可以食用。

苏颂说：现在的滁州、舒州及汉中、均州都有。茎干强直，如同竹箭杆，有节。叶狭窄而长，表皮白里面呈青色，也类似于黄精。根黄而且多须，大小如同手指，长一二尺。有人说可以吃。三月份开青色花，结园的果实。

李时珍说：各处的山中都有萎蕤。根横生像黄精，差别较小，颜色黄白，柔软而且多须，最难干燥。叶子像竹叶，两两相对而生。也可以采根种植，非常容易繁殖，嫩叶及根都可以煮淘食用。

附　萎蕤根

［修治］　雷敩说：凡使用萎蕤根时，不要用黄精和钩吻，两种药物很相似。萎蕤节上有须毛，茎上有斑点，叶尖处有小黄点，这是它们的不同之处。采来萎蕤根后用竹刀刮去皮节，洗净，用蜜水浸泡一宿，蒸后焙干用。

［气味］　甘，平，无毒。

吴普说：神农说：苦。桐君、雷公、扁鹊说：甘，无毒。黄帝说：辛。

徐之才说：畏卤碱。

［主治］　《神农本草经》女萎：主治中风暴热，不能动摇，跌打损伤，各种不足。长期服用祛除颜面部的枯焦黝黑，能使皮肤颜色明润光滑好看，轻身延年。

《名医别录》说：萎蕤：主治心腹部结气，虚热湿毒腰痛，阴茎中寒，以及眼睛疼痛，目眦烂，流泪。

甄权说：一些季节性疾病，发冷发热，内补不足，除虚劳及外感发热。头痛不安，加量服用，效果好。

萧炳说：补中益气。

《大明诸家本草》说：除烦闷，止消渴，滋润心肺，补益五劳七伤虚损，腰脚疼痛。流行病，服食萎蕤根无禁忌。

陶弘景说：服用各类矿物质药物的人而不调和者，煮萎蕤汁饮用。

李时珍说：主治风温自汗灼热，以及劳疟、发热恶寒，脾胃亏虚，男性患者小便频数，失精，一切虚损。

［发明］　李杲说：萎蕤能升能降，阳中阴药。功用有四种：主治风邪侵袭四肢，双眼溃烂，流泪，男性湿热下注的腰痛，女性面部黝黑。

李时珍说：萎蕤性平味甜，柔润可口，可以食用。所以朱肱《南阳活人书》中记载治疗风湿、自汗、身重，不能开口说话的，用萎蕤汤，就是以萎蕤为君药的。我每次用它治疗虚劳、寒热、痁疟，及一切虚损不足的疾病，用萎蕤代替人参、黄芪，萎蕤不寒不燥，大有殊功，并不是仅仅能够祛除风热湿毒，这是古人没有阐述的部分。

陈藏器说：陈寿《魏志·樊阿传》说：青粘又叫黄芝，又名地节。这其实就是萎蕤，很像偏精。除本身的功用之外，还主聪明，调理血气，能够使人身体强壮。和漆叶调配成散剂服用，能补益五脏之精，祛除体内的寄生虫，轻身，延年益寿，使肌肤颜色变白，润泽肌肤，温暖腰和脚，但体内有热邪者不能服用。晋朝嵇绍的胸中有寒疾，每次饮酒后为唾而苦恼，服散剂后痊愈。草像竹，采根、花、叶阴于入药。古代华佗进山看见仙人服用，便告诉了樊阿，樊阿服用后活到了一百多岁。

苏颂说：陈藏器以为青粘就是葳蕤。没有人能够识别，不敢信以为真。

李时珍说：苏颂注释黄精，怀疑青粘就是黄精，与这种说法不同。现在考证黄精，萎蕤性味，功用非常相近，而萎蕤的功能更强胜。所以，青粘又叫黄芝，和黄精同名；另一名称叫地节，与萎葵同名。这样，两种药物通用也是可以的。

［附方］　旧有附方一条，新近所用附方六条，合计七条。

1. 服食法。《臞仙神隐书》：二月九月份采萎蕤根，切碎一石，用水二石煮，从早到晚，用手揉烂，布囊包裹榨取液体，熬稠。把它的渣晒成粉末状，一同熬至可以和成丸剂的程度，丸像鸡头大。每次服一丸，白开水送服，每日三次。可以行气通脉，强壮筋骨，治疗中风湿毒，祛除面部皱纹，美容，长期服用可以延年益寿。

2. 眼睛涩痛。《卫生家宝方》：萎蕤、赤芍药、当归、黄连各等分，煎汤熏洗。

3. 眼见黑花，红肿疼痛昏暗。《圣济总录》：甘露汤：用萎蕤焙四两，每次服二钱，水一盏，加入薄荷二叶，生姜一片，蜂蜜少量，一同煎至七分，睡前温服，每日一次。

4. 小便卒淋（即淋疟）。《太平圣惠方》：萎蕤一两，芭蕉根四两，水二大碗，煎取一碗半，加入滑石二钱，分三次服用。

5. 发热口干，小便涩。《外台秘要》：用萎蕤五两，煎汁饮用。

6. 乳石发热。《圣惠方》：萎蕤三两，炙甘草二两，生犀角一两，水四升，煮取一升，半，分三次服用。

7. 痫后虚肿。《圣济总录》：小儿癫痫病愈后，气血上虚，表热，颜面，身体浮肿，

萎蕤、葵子、龙胆、茯苓、前胡等分研成粉末状。每次服一钱，水煎服。

附 鹿药
（见《开宝本草》）

马志说：鹿药甜，温，无毒。主治风血，温阳祛寒，补肾壮阳，浸泡在酒里服用。生长在姑藏以西（今甘肃武威一带），苗和根都像黄精，鹿喜欢吃它的根。

李时珍说：胡洽居士说：鹿吃九种能够解毒的草药，这是其中的一味药。有人说就是萎蕤，按道理也差不多。暂时这样讲还有待考证。

附 委蛇（读音为威贻）

《名医别录》说：味甘平，无毒。主治消渴、气短，能增强人的耐寒力。生长在人的家园之中，枝比较大，有长须，叶子较多两两相对而生，子像白芥子。

李时珍说：这也像是萎蕤，和上面所说的一样，还有待考证。

知 母
（见《神农本草经》）

［释名］ 蚳母（见《神农本草经》，读音为迟。《说文解字》写作芪） 连母（见《神农本草经》） 蝭母（蝭音匙，又读为提，或者写成蝭） 货母（见《神农本草经》） 地参（见《神农本草经》） 水参（又叫水须、水浚） 欧薚（见《尔雅》、音覃） 莸藩（音沉烦）苦心（见《名医别录》） 儿草（见《名医别录》又叫儿踵草、女雷、女理、鹿列、韭逢、东根、野寥、昌支）

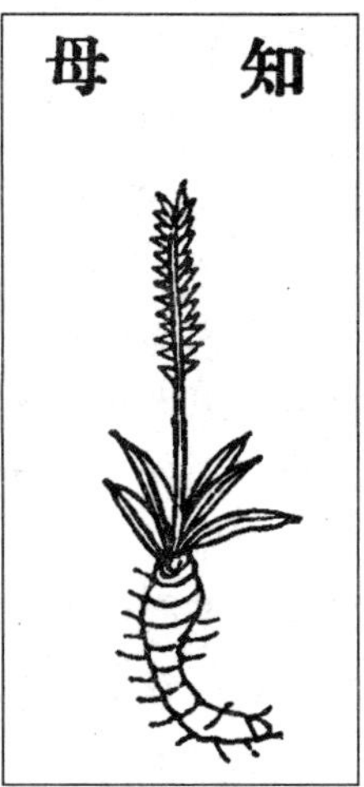

李时珍说：宿根的旁边，初生的子根形状像蚳蝱，所以叫做蚳母，演讹为知母、蝭母。另外的情况不详。

［集解］ 《名医别录》说：知母生长在河内川谷地带，二月、八月份采根晒干。

陶弘景说：现在产自于彭城。形状像菖蒲而且柔润，叶子不容易死亡，挖掘出土后，仍然随跟生长，直到知母根枯燥后才终止。

掌禹锡说：据范子说：提母产自三辅，颜色黄白的为好。郭璞释《尔雅》说：薚是蝭母。生长在山上，叶像韭菜。

苏颂说：现在靠近黄河的怀、卫、彰德各郡及解州、滁州也有知母。四月份开青色花，如同韭菜花，八月份结果实。

附 知母根

［修治］ 雷敩说：凡使用时，先在槐砧上锉细，焙干，大臼中捣碎，不要用铁器捣。

李时珍说：凡是用知母根入药时，拣肥润里面发白的，去掉毛切成片。如果要引经上行就用酒浸焙干，下行则用盐水润、焙干。

［气味］ 苦，寒，无毒。

《大明诸家本草》说：苦，甘。

甄权：平。

张元素说：气寒，味大辛、苦。气味俱厚，沉而且降，属阴。又说：阴中微阳，肾经本药，入足阳明、手太阴经气分。

李时珍说：得到黄柏和酒效果较好，能制伏盐及蓬砂。

［主治］ 《神农本草经》说：主治消渴热中，祛除邪气，肢体浮肿，利小便，补不足，益气。

《名医别录》说：治疗伤寒久疟，心烦燥热，胁下邪气，膈中恶，及风汗内疸。过多服用会导致泄泻。

甄权说：心中烦闷，骨蒸痨热，产后蓐劳，肾气劳损，憎寒虚烦。

《大明诸家本草》说：热劳传尸疾病，通利小肠，祛痰止咳，润心肺，宁心、止惊悸。

张元素说：清心祛热，治疗阳明火热，泻膀胱、肾经火，热厥头痛，下痢腰痛，喉中腥臭。

王好古说：泻肺火，滋肾水，治疗命门相火有余。

李时珍说：安胎，止子烦，辟射工、溪毒。

［发明］ 甄权说，知母治疗各种热病，患者体虚而且口干的，加用知母。

李杲说：知母入足阳明、手太阴经。它的功用有四类：泻无根的肾火，治疗骨蒸汗出，退虚热，滋补肾阴。张仲景在白虎汤中用知母治疗失眠，烦躁。烦出自于肺，躁出自于肾。用石膏作为君药，用苦寒之知母作为佐药，以清利肾源；为了不导致泄泻，而用甘草、粳米来缓和。另外，患癃闭而有口渴症状的，是热在上焦气分，肺中获热，不能生水，膀胱断绝了气化的原料。适宜用气味俱薄淡渗的药物，以泻肺火、清肺金而滋水的氏源。如果热在下焦血分而不渴，这是真水不足，膀胱干涸，致无阴则阳无以化，治法应当用黄柏、知母大苦大寒的药物，以补肾和膀胱，从而使阴气行而阳自化，小便自然通利。方法详细记载在木部黄柏下。

李时珍说：肾脏苦燥，宜服用辛味药物来润。肺苦于气逆上咳，应该吃苦味药物来泻。知母味辛苦、性寒凉，下行则滋润肾燥而滋阴，上行则清肺金而泻火，属于二经的气分药。黄柏则是肾经血分药。所以，二药必须相须而配用，古代人比喻说，黄

柏与知母像虾与水母，必须相互依附。补阴说详见黄柏条文。

［附方］　旧有附方二条，新近附方六首合计八首。

1. 长期咳嗽、咯痰、胸膈满闷，饮邪内停，累及脏腑。《医学集成》：用知母、贝母各一两制成粉末，巴豆三十枚去油，研匀。每服一次，用姜三片，二面蘸药，细嚼慢咽，服后便睡，第二天早晨肯定腹泻一次，咳嗽立止。体格壮实者可以用。另一方中不用巴豆。

2. 长期咳嗽。邓笔峰《杂兴方》，气集急、知母去毛切五钱，隔纸炒。杏仁姜水泡去皮尖焙五钱，用水一盅半，煎一盅，饭后温服。再用萝卜子、杏仁等分，制成粉末状，用米糊调配成丸剂，姜汤水送服，以祛除病根。

3. 妊娠子烦。杨归厚《产乳集验方》：因服药导致胎气不安，心烦不得卧。知母一两，洗净焙干制成粉末，用枣肉调配成弹子大的丸剂。每次服一丸，人参汤送服。有的医生不认识这种病，作为虚烦来治疗，反而损伤了胎气。产科的郑宗文从陈藏器的《本草拾遗》中得到了此方，用后效果很好。

4. 妊娠腹痛。《圣惠方》：预产期还没到，像临产的样子。用知母二两调成粉末，用蜜丸调和成梧子大的丸剂，每次用粥送服二十丸。

5. 溪毒射工。《肘后方》：凡是中了溪毒，把知母连根带叶捣成散剂服用，也可以投入水中捣绞出汁后饮一升。夏季远足，很多人都把知母屑随身带着。想游泳或戏水，先取少量知母放入水的上游，便不会中溪毒。兼辟射工。也可以煮成汤，洗浴身体，洗后身体特别好。

6. 紫癜风疾。《卫生简易方》：用醋磨知母外擦患处，每日三次。

7. 嵌甲肿痛。《多能方》：知母烧存性研磨，掺入伤口中。

肉苁蓉
（见《神农本草经》）

［释名］　肉松容（见《吴氏本草》）　黑司命（见《吴氏本草》）

李时珍说：这味药补而不峻，所以有从容的称号。从容，就是和缓的相貌。

［集解］　《名医别录》说：肉苁蓉生长在河西山谷以及代郡雁门一带，五月五日采，阴干。

吴普说：肉苁蓉生长在河西山阴地区，呈丛生状，二月至八月份采。

陶弘景说：代郡雁门属于并州，马匹较多的地区便有肉苁蓉，据说是野马的精落在地上，而生出来的。生长时像肉，用来作为羊肉羹补益虚乏无力效果极好，也可以生吃。短小植物在河套以南地区特别多。现在第一产自陇西，形状宽广，柔润味甜，开许多花。其次生长在北地，体形短而且少花。巴东建平之间也有，但不美。

苏恭说：上面所论述的是草苁蓉，陶弘景没有见到肉苁蓉。现在入药用的也是把草苁蓉刮去花，代替肉苁蓉，功力略差。

韩保昇说：出产于肃州福禄县沙中。三月、四月份掘根，长一尺多，切取中间好的部分三四寸，用绳子穿起来阴干，八月份才能入药，表皮有松子鳞甲。而草苁蓉四月中旬采，长五六寸至一尺多，茎是圆形，颜色是紫色。

蓉苁肉

《大明诸家本草》说：肉苁蓉生长在赞落树的下面，土堑上，这里不是马交合的地方，陶弘景的说法是错误的。另外，还有花苁蓉，即暮春抽苗的，效力较微弱。

苏颂说：现在的陕西各州郡都有，但是，不如产自于西羌界中的，肉厚而且坚实。旧有的一种说法是野马遗沥而生的，现在的西人说：大树之间及土堑垣中的多生长肉苁蓉，才知道有种类的分别。有人怀疑肉苁蓉是野马遗尿，以后滋生增殖，如同茜根生自于人血之类。五月采取，恐怕药老不堪用，所以，多在六月份采。

朱震亨说：在河西混同成一种药之后，现在才认识到真正的肉苁蓉形状，什么时候有过所谓的鳞甲肉苁蓉？这是因为苁蓉难以得到，人们大多把金莲根用盐盆制成，把它作为草苁蓉来入药，用的时候宜详细审察。

陈嘉谟说：现今的人把嫩松梢用盐润后伪装成肉苁蓉。

［修治］　雷敩说：凡是入药的，必须先用清酒浸一夜，到天明，用棕刷掉肉苁蓉上面的沙土和浮甲，从中心劈开，去掉白膜一层，像竹丝草的样子。有这味药，能隔着人体放在胸前使气不散，使人气上达。用甑来蒸它，从上午十一时蒸到下午五时取出来，再用酥烤炙适宜。

［气味］　甘，微温，无毒。

《名医别录》说：酸、咸。

吴普说：据神农、黄帝说是咸。雷公说是酸，而李当之说是小温。

［主治］　《神农本草经》说：主治五劳七伤，补中焦，祛除阴茎中的寒热疼痛，温养五脏，强壮阴精，补益精气，服后能使人多子，妇女癥瘕。长期服用，可以使身体轻便灵活。

《名医别录》说：祛除膀胱经的邪气，治疗腰痛，止痢。

甄权说：益髓，美容，延年，大补壮阳，强身，治疗妇女崩漏。

《大明诸家本草》说：男子阳衰导致的阳痿，妇女阴血不足导致的不孕；补益五脏，长肌肉，暖腰膝，男性遗精，尿血，淋疟，女子带下、外阴疼痛。

［发明］　王好古说：命门相火不足的患者，用肉苁蓉来补益，因为它是肾经血分药。凡是服苁蓉来治疗肾脏疾患，必然会妨碍心脏。

朱震亨说：峻补精血。大量应用，反而导致大便滑利。

陈藏器说：强壮筋骨，补益精髓，用苁蓉、鳝鱼二味药制成粉末，黄精汁调糊为丸剂服用，可以增加力气十倍。这种说法出自于《乾宁记》。

苏颂说：西人多数把苁蓉当饭吃。只刮去表皮鳞甲，用酒浸洗去黑汁，切成薄片，与山芋，羊肉配在一齐做成浓汤，味道特别美好，对人有禅益，胜过服补药。

宗奭说：洗去黑汁，气和味都掉失了。只有嫩的苁蓉才可以做浓汤，老的苁蓉味苦，放入的药量太少则无效。

［附方］　旧有附方一条，新近附方四条，合计五条。

1. 补益劳伤，肾精衰败，面色黝黑。《药性论》：用苁蓉四两，用水煮烂，把羊肉薄切细研，分为四次，下五味，用米煮粥空腹送服。

2. 肾虚滑精。《圣济总录》：肉苁蓉，鹿茸、山药、白茯苓等分制成粉末状，用米糊调成梧桐子大的丸药。每次枣汤送服三十丸。

3. 汗多便秘。《济生方》：老弱体虚的患者都可以用。肉苁蓉用酒浸后焙干二两，研沉香面一两，制成粉末状，麻子仁汁打糊，制成梧桐子大的丸药。每次服七十丸，白开水送服。

4. 消谷善饥。《医学指南》：肉苁蓉、山茱萸、五味子制成粉末，蜜调和成丸剂如梧桐子大，每次用盐酒送服二十丸。

5. 患破伤风。《卫生总微》：口噤不开身强直。肉苁蓉切片晒干，用一小盏，底上穿定，烧出烟在创口上熏，累用累效。

列　当
（见《开宝本草》）

［释名］　栗当（见《开宝本草》）　草苁蓉（见《开宝本草》）　花苁蓉（见《日华本草》）

［集解］　马志说：列当生长在山南岩石上，如同藕根，初生时挖掘取出，阴干用药。

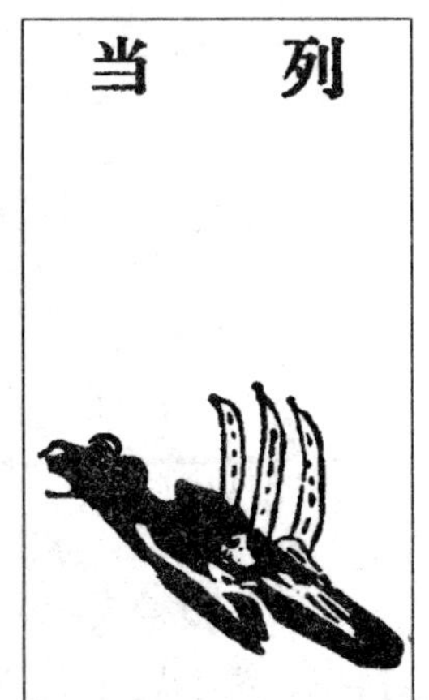

韩保昇说：原州、秦州、渭州、灵州都有列当。春季末长苗，四月四旬采取，长五六寸至一尺多，茎圆呈紫色，采来后压扁晒干。

苏颂说：草苁蓉根和肉苁蓉特别相似，刮去花压扁代替肉苁蓉，功力特别差。就是列当。

附　列当根

［气味］　甘、温、无毒。

［主治］　《开宝本草》说：男患者五劳七伤，补肾强腰，治疗不孕症，祛血中之风煮酒，浸酒服用。

［附方］　旧有附方一条。

阳痿。昝殷《食医心镜》：用列当好的二斤，即列当根，捣碎过筛后，用好酒一斗浸泡，在性交之日饮用。

锁　阳
（见《本草补遗》）

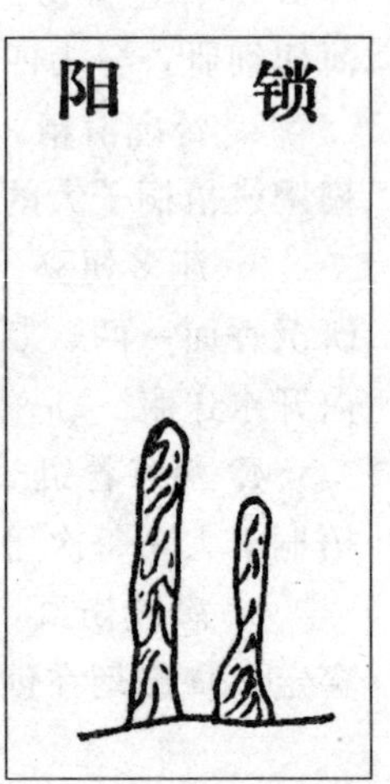

［集解］　李时珍说：锁阳产自肃州。据陶九成《辍耕录》说：锁阳生长在鞑靼居住的一带田地，野马或蛟龙遗精洒在地上，日久便从地上长起一棵像笋，上粗下细，鳞次栉比，筋脉连络，特别类似男性的阴茎，即肉苁蓉之类的。有人说是乡村的淫荡妇女，与之交合后得了气，勃然怒长。土人掘取后洗涤干净，去掉皮，切成薄片晒干，用来充当药物，功力比苁蓉强百倍。李时珍怀疑此药有种类的分别，如肉苁蓉、列当，也未必都是遗落的精子所生的。

［气味］　甘、温、无毒。

［主治］　朱震亨说：大补阴气，益精血，通利大便。体虚之人并且患有大便干燥的吃列当可以代替吃苁蓉，煮成粥服食效果好。大便没有燥结的，不要用。

李时珍说：润燥养筋，治疗痿弱。

赤　箭
（见《神农本草经》）

天　麻
（见《开宝本草》、天麻系宋本重出，现合而为一）

［释名］　赤箭芝（见《药性本草》）、独摇芝（见《抱朴子》）　定风草（见《药性本草》）、离母（见《神农本草经》）　合离草（见抱朴子）　神草（见《吴氏本草》）　鬼都督邮（见《神农本草经》）

陶弘景说：赤箭也是属于灵芝类的一种药物。它的茎像箭杆，红色，它的顶端长有叶子。根像人脚，又说像芋，有十二子是它的卫士。有风它不摆动，没有风却自己摇摆。这种属性也是很特别的。但徐长卿也叫鬼督邮。另外，鬼箭，茎上有羽毛样的东西，主治也和赤箭相似，而好处却大不相同，并不是这种赤箭。

苏颂说：据抱朴子说：仙方中有合离草，一中名称是独摇芝，又一名字叫离母。所以称为合离、离母的原因是：这种草根像芋魁有游子十二枚在它周围环绕，从而仿

照十二辰。离大魁数尺，都有像白色头发的细根，虽然都是它的须，但其实是不相连接的，只是以气相属。像菟丝草那样，下面有伏菟的根。无根则没有丝，也不相属。然而，赤箭的不同之处是，陶隐居已说过是非俗所见；菟丝下面有伏菟，也没听说过有见到的，只是这种草的种类有些特别而已。

麻天箭赤

李时珍说：赤箭以形状而命名，独摇、定风以性质特别而命名的，离母、合离是以根的不同而命名的，神草、鬼督邮是根据功能而命名的。天麻就是赤箭的根，《开宝本草》重出了一条，详见下述集解下。

［集解］ 《名医别录》说：赤箭生长在陈仓川谷，雍州以及太山少室（相当于现在的陕西宝鸡市东、西安市西北一带），三月、四月、八月份采根晒干。

陶弘景说：陈仓现在属雍州扶风郡。

马志说：天麻生长在郓州、利州、太山、劳山一带，五月份采根晒干。叶子像芍药但小，中间长着茎，直上像箭杆。茎的顶端结果，形状像续随子。到了叶子枯萎的时候，赤箭子成熟变黄。它的根连结着一、二十枚，就像天门冬之类的。形状像黄瓜，也像芦菔，大小不等。当地人都把它生吃，或者蒸，或者煮食用。现在郓州产的效果好。

苏恭说：赤箭属于灵芝类，茎像箭杆，红色。顶端开花，叶子呈红色，远看像箭有羽。四月份开花，结的果实像苦楝子，核有五、六面棱角，里面有肉像面，日晒后就会枯萎。它的根、皮、肉、汁特别像天门冬，只是没有心脉。离根五、六寸，有十多个子护卫它，像芋，可以生吃，没有干服的方法。

苏颂说：赤箭在现在的江湖上也有，然而不入药用。它的苗像苏恭所说的那样，但《神农本草经》说三月、四月、八月份采根，不说用苗入药。而现在的医生在三、四月份采苗，七月、八月、九月采根，与《神农本草经》不相吻合，难以合在一块写，所以，只依照现在的方法。又说：现在的汴京东西、湖南、淮南州郡都有天麻。春天长苗，刚长出来时像芍药独抽一茎直上，高三、四尺，像箭杆的形状，青紫色，所以叫赤箭芝。茎中空心，上半部，贴着茎希疏地长着尖的小叶子。梢头生成穗，开花结果，像豆粒大。它的子到了夏天也不落，却通过空隙进入茎中，潜生土里。它的根像黄瓜，连着生一、二十枚，最大的达到半斤重，或五、六两。它的皮是黄白色的，叫做老皮。肉叫天麻，二月份、三月份、五月份、八月份内采。刚采来时，在未干燥之前刮去皮，开水里稍微煮一下，晒干后收藏。嵩山、衡山人把生天麻用蜜饯后作为果子食用，特别珍贵。

寇宗奭说：赤箭，就是天麻的苗。但与天麻的疗效不同，所以后人把它们分成二条。

陈承说：现在医生常用的天麻，就是赤箭根。《开宝本草》又在中品中列出天麻一条，说是产自郓州。现在的赤箭根和苗，都产自于齐郓的为佳。苏颂《图经本草》记载的天麻形状，就是没有长大的赤箭苗。赤箭入药用苗，有从表入里的功能；天麻用根，有自里达外的机理。根长苗茎直而上，苗则结子成熟后落下，返回地面从杆中而下，至土而生，这些可以粗略地认识表里主治的机理。现在的翰林沈括知识源博，常说：古方用天麻不用赤箭，用赤箭不用天麻，这就说明天麻、赤箭本来就是同一种药物。

汪机说：赤箭、天麻是同一种药物，因它的根和苗主治不同，所以分成两种。产地不同的，主治也有所不同。

李时珍说：《神农本草经》只有赤箭，后世的人称为天麻。甄权《药性论》说：赤箭芝又叫天麻，本身就很明白。宋人马志重写本草，重出天麻，遂导致今天这样的辨别。沈括《梦溪笔谈》说：从《神农本草经》很明白地说地箭采根入药。后人说它的茎像箭，怀疑应当用茎入药，其实不然。例如鸢尾、牛膝，都因茎和叶相似，其入药的却是根，有什么可值得怀疑的，上品中五芝以外，补益方面药，赤箭是第一。医生们被天麻的各种说法所迷惑，遂只用来治疗“风”病，实在太可惜了。沈公的说法虽然对，但根和茎都可以入药。天麻子从茎中落下，俗称还筒子。它的根晒干，肉色坚白，像羊角色，叫羊角天麻；蒸过之后发黄发皱像干瓜的，俗称酱瓜天麻，都可以入药。一种形状发尖而且空，薄的像玄参，不堪入药。抱朴子说：独摇芝生长在高山深谷中，它生长的周围没有草。它的茎像手指般大，红的像丹素。叶子像小苋。根有大魁像斗，细的像十二枚鸡子缠绕它。人得到大的服用可以延年益寿。按，这是天麻中的一种神草，就像人参中的神参。

雷敩：凡是使用天麻入药的，不要用御风草，两种药物相似，只是叶子和茎不同。御风草根茎有斑点，叶背发白有青点。用御风草入药不要使用天麻。若一同合用，会使人患“肠结”。

[正误]　陈藏器说：天麻生长在平泽，像马鞭草，每节上都生有紫花。花中有子，像青霜子，子的性寒，熬汤喝祛除热气。茎和叶捣碎外敷治疗痈和肿。

陈承说：藏器所说的与赤箭不相干，乃是另外一种药物。

李时珍说：陈氏所说的是一种天麻草，属于益母草之类。《嘉祐本草》错误地记载在天麻条文里。现改正他的错误。

[修治]　雷敩说：加工后的天麻十两，锉碎放入瓶中。用蒺藜子二十两，用缓火熬焦，盖在天麻上，用三重纸封住，从晚上九时至凌晨一时取。蒺藜炒过，盖系方法同前，共七遍。用布擦掉上面的水蒸气，用刀劈开焙干，单独捣碎用。如果用御风草入药，方法也一样。

李时珍说：这是治风痹的药，所以这样加工。如果治疗肝经风虚，先洗净，用湿纸包，在糠火中煨热，取出切片，酒浸一夜，焙干用。

赤　箭　（见《神农本草经》）

［气味］ 辛、温、无毒。

马志说：天麻，辛、平，无毒。《大明诸家本草》记载：甘、缓。甄权说：赤箭芝又名天麻。味甘，平，无毒。王好古说：苦，乎，是阴中之阳药。

［主治］ 《神农本草经》：祛除邪气，杀蛊毒恶气。长期服可强身健体，滋阴，延年益寿。

《名医别录》：消痈肿，理气，治疗胸胁支满，寒疝便血。

《开宝本草》：天麻：主治各种风湿痹痛，四肢拘急，小儿风痫惊气，利腰膝，强筋骨。长期服益气健身，延年益寿。

甄权说：治疗冷气𤸷痹，半身不遂，精神恍惚，多言，易惊，以及神志不清。

《大明诸家本草》 助阳气，补益五劳七伤，鬼疰，通利血脉，开窍。服食没有忌。

张元素说：治疗风虚眩晕头痛。

［发明］ 李杲说：肝虚不足者，适宜于用天麻、穷芎来补益。赤箭有四种功效：治疗大人风热头痛，小儿风痫惊悸，各种风邪导致的麻木不仁，风热、语言不利。

李时珍说：天麻是肝经气分药。正如《素问》所说的：诸风掉眩，皆属于肝。所以，天麻入足厥阴肝经而治疗诸风掉眩一类疾病。据罗天益说：眼睛发黑，头晕旋转，是虚风内作所致，只有天麻能够治疗。天麻即定风草，所以，为治风的神药。现在有长期服天麻的，整个身体表面起红斑，是天麻祛风的效验。

寇宗奭说：天麻还需要其他药物来佐使，然后才能见效，入药时必须加佐使药。人们有的用蜜渍制成果，有的蒸煮后食用，应当深思熟虑后才能得出它的正确用法。

［附方］ 新近附方二条。

1. 天麻丸。《普济方》：祛风化痰，清利头目，宽胸利膈。治疗心胸烦闷，头晕欲倒颈项强急，肩背拘倦，神昏欲睡，肢节烦痛，皮肤瘙痒，偏正头痛，鼻腔阴寒，发音不清。面目浮肿，都应该服用天麻丸。天麻半两，芎窮二两，制成粉末，炼蜜制成像芡子大的丸剂。每次饭后嚼服一丸，茶酒均可送服。

2. 腰脚疼痛。《卫生易简方》：天麻、半夏、细辛各二两，绢袋二个，均匀地分装上药，蒸热交替地外熨痛处，汗出后就可愈。隔数天后再熨。

附 还筒子

［主治］ 李时珍说：定风补虚，功用和天麻相同。

［附方］ 新收附方一条。

1. 益气固精。邓才《杂兴方》：补血黑发益寿，有奇效。还筒子半两，芡实半两，金银花二两，破故纸酒浸，春三天、夏一天、秋二天，各五天，焙干研末二两，各研成粉末，蜜糊成梧子大的丸药。每次服五十丸，空腹盐汤温酒均可送服。本方是郑西泉所传授的。

术

（见于《神农本草经》）

［释名］　山蓟（见《神农本草经》）　杨枹（读音为杨孚）　枹蓟（见《尔雅》）　马蓟（见《本草纲目》）　山姜（见《名医别录》）　山连（见《名医别录》）　吃力伽（见《日华本草》）

李时珍说：根据《六书本义》中说：术字是篆文，像它的根干枝叶的形状。《吴氏本草》中又叫山芥，还有一名称叫天蓟。因为它的叶子像蓟，而味像姜，所以叫芥。西域的人管它叫吃力伽，所以《外台秘要》有吃力伽散。扬州一带多种植白术，它的形状像枹，所以有杨枹和枹蓟的名称，就是现在人们称为吴术的植物。枹是鼓槌的名称。古代的方书中二术通用，后人才有苍术、白术的分别，详见下文。

［集解］　《名医别录》中记载说：术生长在郑山山谷中（今陕西华县东）、汉中、南郑，二月、三月、八月份、九月份采根晒干。

陶弘景说：郑山，就是南郑。现在到处都有术，但以蒋山、白山、茅山产的为好。十一月、十二月份采的效果好，脂膏多而且甜，它的苗可以作饮料，特别香美。术有两种：白术叶子大有绒毛而且有分杈，根甜而且脂膏少，可以做成丸、散剂用；赤术叶细无分杈，根小有苦味而且多膏，可作煎剂用。东境术大而且没有浓郁的气味，不能用药。现在市场上卖的，都用米粉涂白，不是自然长出来的，入药的时候应该把这层白刮掉。

苏颂说：术，现在到处都有，但以茅山、嵩山产的为好。春天长苗，呈青色但没有分杈。茎呈蒿干状，青紫色，长三二尺多。夏天开紫碧色花，也像刺蓟花，也有黄白色的。入伏后结子，到了秋天，苗枯萎。根像干姜但旁边长有细根、皮黑，心是黄白色，里面有紫色膏液。它的根干湿都可以入药。陶隐居说术有两种，则《尔雅》中所谓的枹蓟，就是白术。现在的白术生长在杭、越、舒、宣州高山冈上，叶子相对而生，上面有绒毛，方形茎，茎的顶端开花，有淡、紫、碧红数种颜色。根有分杈。二月、三月、八月、九月采晒干用，以大块紫花为优。古代方书中所用的术，都是白术。

寇宗奭说：苍术有大拇指般大，比较肥实，褐色皮，它的气味辛烈，必须用米泔浸洗后去皮，才能入药。白术粗短，色微褐，它的气味也是微辛苦而且不烈。古代方书及《神农本草经》只仅仅说术，没有分苍、白两种，也应该仔细区别。

李时珍说：苍术，就是山蓟，各处山中都有。苗高二三尺，它的叶子包茎而生，顶端之间的叶子像棠梨叶，底部的叶子有三五叉，都有锯齿样的小刺。根像老姜的形状，苍黑色，肉白并且有脂膏。白术就是枹蓟，吴越那一带产。人们多取根移栽，一年之后就会变稠密。嫩苗可以吃，叶子稍大而且有绒毛。有手指大的根，形状像鼓槌，也有大如拳头的。那里的人剖开晒开后，叫做削术，也叫片术。陈自良说白而且肥的，

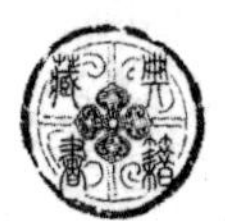

是浙术；瘦而且黄的，是幕阜山所产的，它的药效劣。古代的人用术不分赤白。自宋以来，才开始说苍术苦辛气烈，白术苦甘气和，分开入药，也很有道理。都以秋天采的为好，春季采的虚软容易坏。嵇含《南方草木状》说：药物有吃力伽，就是指的术。濒海所产，一根有重达数斤的，采食特别好。

陈嘉谟说：浙术通俗地叫云头术，种植在乎壤，特别肥大，这是粪起的作用。容易润油。歙术俗名狗头术，虽然瘦小，但得到了土气的充实，特别燥白，胜过浙术。宁国、昌化、池州产，和歙术相同，产地相邻，所以相同。

附　白术

［气味］　甘，温，无毒。

《名医别录》说：甘。

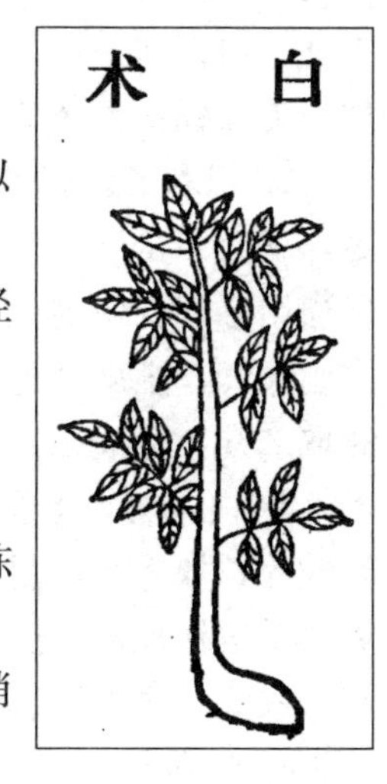

甄权说：苦、产。

李东垣说：味苦而且甘甜，性温，味厚气薄，阳中之阴，可以升也可以降。

王好古说：入手太阳、手少阴，足太阴、阳明、少阴、厥阴经六经。

徐之才说：防风、地榆为白术的使药。

甄权说：忌桃、李、菘菜、雀肉、青鱼。

陈嘉谟说：咀嚼后有人乳汁润白术，可以制它的性。脾病用陈壁土炒白术，可以窃土气以助脾。

［主治］　《神农本草经》：风寒湿痹，死肌痉疸，止汗除热消食，可以轻身延年不饥。

《名医别录》说：主治麻风侵入身体，风眩头痛，流泪，祛痰消涎，逐皮肤之间的风水疖肿，除心下急满，霍乱吐下不止，通利腰、脐之间的血脉，补益津液，暖胃消除谷健脾胃。

甄权说：治疗胸腹胀满，腹中冷痛。胃虚下痢，多年白痢，除寒热，止呕逆。

《大明诸家本草》说：止反胃，利小便，主治五劳七伤，补腰膝，长肌肉，治疗冷气，瘤瘕积聚，妇女受寒后出现的癥瘕。

张元素说：除湿益气，和中补阳，消痰逐水，生津止渴，止泻除痢，利水消除是胫肿，泻胃火，祛肌表热。和枳实配用，消痞除满，佐黄芩，安胎清热。

王好古说：调理、补益脾胃，补肝熄风，主治舌本强，食则呕吐，胃脘痛，身体重，心下急痛，以下水痞。冲脉为病，逆气里急，脐腹疼痛。

［发明］　王好古说：《神农本草经》中没有苍白术的名称。近代多用白术，治疗皮间风，止汗消痞，补胃和中，通利腰间血脉，通调水道。上达皮毛，中旁心胃，下至腰脐，在气主气，在血主血，无汗则发汗，有汗就止汗，与黄芪的功有相同。

张元素说：白术除湿燥脾，和中补气。功用有九种：第一温中；第二，祛脾胃中的温邪；第三，除胃中热；第四，健脾胃，助消化。第五，和胃生津；第六，祛肌肤热邪；第七，四肢困倦，嗜睡，目不能开，不思饮食；第八，止渴生津；第九，安胎。凡是中焦不受湿，不能下利，必须用白术逐水益脾。非白术不能去湿，非枳实不能消痞，所以枳术丸用白术作为君药。

张仲景说：脾恶湿，湿胜则气不得化，津液从何而生？所以说膀胱是津液之府，气化则能出。用白术除脾湿，则会使气得周流而津液生。

［附方］　旧有附方七条，新收附方二十四条，合计三十一条。

1. 枳术丸。《洁古家珍》：消痞健胃，久服令人胃口大开。白术一两，黄壁土炒过，去土，积之间麸炒去麸一两，为末，用荷叶包烧熟，捣和丸如同梧桐子大。每次服五十丸，白开水送服。气滞，加橘皮一两。有火，加黄连一两。有痰加半夏一两。有寒，加干姜五钱，木香三钱。有食积，加神曲、麦芽各五钱。

2. 枳术汤。张仲景《金匮玉函经》：心下坚大像盘，边像旋杯，水饮所致。寒气不足，就会手足厥逆，腹满肠鸣相逐。阳气不通就会身冷，阴气不通就会骨头疼痛。阳气通则恶寒，阴前能通则痹不仁。阴阳相互得到，其气才行，大气一转，其气才散。实则失气，虚就会遗尿，名叫气分，宜用枳术汤主治。白术一两枳实七个，水五升，煮取二升，分成三次服用。腹中发软就会散开。

3. 白术膏。《千金良方》：服食后可起滋补作用，止久泻、久痢。上好白术十斤，切成片，加入瓦锅里，用水淹过二寸，文武火煎至一半，把汁倒入容器里，把渣再次煎熬，这样反复三次，再把所有的汁一同熬成膏，放入容器中放一夜，倒掉上面的清水，收藏。每次服二匙，用蜜汤调服。

4. 参术膏。《集简方》：治疗一切脾胃虚损，补益元气。白术一斤，人参四两，切片用流水十五碗浸泡一夜，桑柴文武火煎取浓汁熬成膏剂，加入炼蜜收藏，每次用白开水点服。

5. 胸膈烦闷。《千金方》：白术为末，用水送服。

6. 心下有水。《梅师方》：白术三两，泽泻五两，水三升，煎取一升半，分三次服用。

7. 倍术丸。《惠民和剂局方》：五饮酒癖一留饮，水停于心下，二癖饮，水在两胁下；三痰饮，水在胃中；四溢饮，水在五脏之间；五流饮，水在肠间。都是因饮冷贪凉，或饮茶过多导致的。用白术一斤，干姜泡、肉桂心各半斤，制成粉末，蜜和成丸如梧桐子大，每次用温水送服二十丸。

8. 四肢肿满。《本事方》：白术三两捣碎。每次服半两，水一盏半，大枣三枚，煎取九分，温服，每日服三次，时间不限。

9. 中风口噤。不省人事。《千金方》：白术四两，酒三升，煮取一升，顿服。

10. 产后中寒。周身发冷发僵，口噤不并，目不识人。《经效产宝》：白术四两，泽

泻一两，生姜五钱，水一升，煎服。

11. 忽然头眩头晕，长期不愈，四肢逐渐消瘦，饮食无味，嗜食黄土。《外台秘要》：用术三斤，曲三斤，捣碎过筛，酒和成丸如梧桐子大。每次饮服二十丸，每日三次。忌菘菜、桃、李、青鱼。

12. 湿气作痛。《集简方》：白术切成片煎汁熬成膏水点服。

13. 中湿骨痛。《三因食方》：术一两，酒二盏，煎取一盏，一次服完。如果不饮酒，则用水煎服。

14. 吃力伽散。王焘《外台秘要》：妇女肌肤热、白虚所致的。用白术、白茯苓，白芍药各一两，甘草半两，组成散剂，生姜、大枣煎服。

15. 小儿骨蒸发热、脾虚羸瘦，不能饮食。方法同上。

16. 风疹瘙痒隐疹。《千金方》：白术制成粉末，用酒送服一钱，每日两次。

17. 颜面部皯黯，呈雀卵色。《肘后方》：用苦酒渍白术，每天擦洗颜面，特效。

18. 自汗不止。《千金方》：白术末，饮服一钱，每日两次。

19. 脾虚盗汗。《丹溪方》：白术四两，切片，用一两和黄芪炒，一两和牡蛎炒，一两和石斛炒，一两和麦麸炒，从中拣出白术制成粉末状。每次服三钱，饭后粟米汤送服，每日三次。

20. 老人和幼童出虚汗。《全幼心鉴》：白术五钱，小麦一撮，用水煮干，去掉小麦制成粉末状，用黄耆汤送服一钱。

21. 产后呕逆，没有其他疾患的。《妇人良方》：白术一两二钱，生姜一两五钱，酒和水各二升，煎取一升，分三次服用。

22. 宽中纳气。《指迷方》：脾虚胀满，脾气不和，寒气侵袭中焦，壅遏不通，导致胀满。用白术二两，橘皮四两，制成粉末，酒糊调成丸剂如梧桐子大，每次饭前木香汤送服三十丸，效果很好。

23. 脾虚泄泻。《丹溪心法》：白术五钱，白芍药一两，冬季用肉豆蔻煨，制成粉末，米饭调和成丸剂像梧桐子大。每次水饮送服五十丸，每日两次。

24. 湿泻暑泻。《简便方》：白术、车前子等分，炒为末，白井水送服二钱。

25. 久泻滑肠。《简便方》：炒白术、茯苓各一两，炒糯米二两，制成粉末状，大枣肉拌着吃或制成丸剂服用。

26. 老人和幼童滑泻。《濒湖集简方》：白术半斤用黄土炒过，炒山药四两，制成粉末饭调和成丸剂。根据人的年龄和体质，用米汤送服。或者加入参三钱。

27. 老年人长期腹泻。《简便方》：白术二两，黄土拌蒸，焙干去土，苍术五钱，用淘米水浸渍后炒，茯苓一两，制成粉末，米糊调和成丸剂如梧桐子大，每次用米汤送服七十丸。

28. 温白丸。《全幼心鉴》：小儿久泻脾虚，米谷不消化，不进饮食。用炒白术二钱半，半夏曲二钱半，丁香半钱，制成粉末，姜汁面糊成丸像黍米大，根据身体状况，

用米汤送服若干力。

29. 便血萎黄、肠风痔漏，脱肛便血，面色萎黄，长年不愈的。《普济方》：白术一斤黄土炒过，研末，干地黄半斤，饭上面蒸熟，捣和搅拌，干了之后加少量酒，做成梧桐子大的丸药。每次服十五丸，米汤送服，每日三次。

30. 孕妇末胎。《保命集》：白术、枳壳麸炒等分，制成粉末状，烧饭后做成梧桐子大的丸剂。妇女孕期足月的第一天，每次饭前温水送服三十九，胎儿瘦小则容易产。

31. 牙齿逐日渐长，逐渐地导致难以咬饭，叫做髓溢病。张锐《鸣峰备急方》：白术煎汤，漱口即可见效，就会痊愈。

附 苍术

［释名］ 赤术（见《名医别录》）山精（见《抱朴子》）仙术（见《本草纲目》）山蓟

李时珍说：异术说术就是山的精，服后可以使人长生辟谷，成为神仙，所以有山精，仙术的称号。术有赤、白两种，主治虽然近似，而性味产地不同。《神农本草经》不分苍、白二术，也没有根据来证明。现就《神农本草经》及《名医别录》、《大明诸家本草》、甄权四家所，说的功用，分别参考，各自附方，希望使用的人有些凭据。

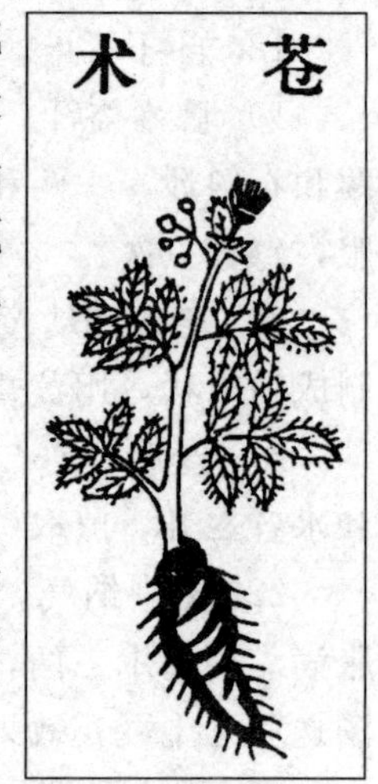

［修治］ 《大明诸家本草》说：使用白术，要用米泔水浸一夜，才能入药。

寇宗爽说：苍术辛烈，须用米泔水浸洗，再换米泔浸二天，去掉上面的粗皮入药。李时珍说：苍术性燥，所以用糯米泔浸去它的油，切成片焙干用。也有人用芝麻同炒，从而制它的燥性。

［气味］ 苦，温，无毒。

《名医别录》说：甘。

甄权说：甘，辛

李时珍说；白术甘而且稍有苦味，性温和。赤术甘而且辛烈，性温而且燥，属于阴中之阳，可以升也可以降，入足太阴、阳明，手太阴、阳明，太阳之经。禁忌同白术。

［主治］ ：《神农本草经》：风寒湿痹、死肌痉疸。长期熬汤服用，可以轻身。延年不饥，《名医别录》说：主治头痛，消除痰涎，驱逐皮间的风水疖肿，消胀除心下意满，以及霍乱吐泻不止，暖胃助消化。

陶弘景说：除恶气，消除气不和相害、相克而生的疾病。

甄权说：主治麻风顽痹，心腹胀满疼痛，水肿胀满，除寒热，止呕逆腹泻、冷痢。

《大明诸家本草》说：治疗筋骨软弱无力，痃癖气块，妇女冷气瘕瘕，山岚瘴气温

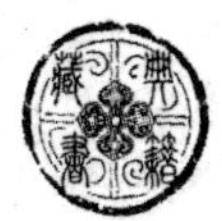

疟。刘完素说：明目，暖水脏。

李东垣说：除湿邪，发汗，健脾和胃，是治痿的要药。

朱震亨说：散风益气，解除各种郁证。

李时珍说：治疗湿痰留饮，以及挟夹淤血导致的窠囊，及脾虚湿邪犯滥，白浊淋沥带下，滑泻和肠风。

［发明］ ：寇宗爽说：苍术气味章烈，白术稍微辛苦而不烈。古代方书及《神农本草经》只说术，而没有苍术、白术之分。只因为陶隐居说术有两种，从此后，人们多倾向于用白术，往往把苍术放在一边而不用。如古方平胃散之类，苍术是一味要药，功效特别迅速。殊不知，《本草纲目》中原本就没有白术的名称。嵇康说：据道人遗言所述，吃术、黄精，会让人久寿。其中根本没有白术的白字，用药时，宜详审到底是白术还是苍术。

李东垣说：本草著作中只说术，没有苍、白术之分。而苍术只有雄壮上行之气，能够除湿邪，下安太阴脾经，使邪气不传入脾。因为它经过米泔水浸和火炒的加工，所以能出汗，与白术止汗根本不同，入药的时候，不可以混用。因它们有发汗，止汗的不同。其余的主治则相同。

张元素说：苍术与白术主治相同，但要比白术气味重而且体沉。如果除上焦湿、发汗，功能最大；如果补中焦，除脾胃之湿，为量小不如白术。腹中狭窄的，须用苍术。

朱震亨说：苍术燥湿，上中下焦都可以用。又能解各种郁。痰、火、湿、食、气、血六郁，都是因为传化失常，不能升降，病在中焦，所以必须用兼有升降功能的药物来治疗。若欲升之，必须先降之；将欲降之，必先升之。所以苍术为足阳明经药，气味辛烈，健胃强脾，升发水谷之气，能够径直入诸经，疏泄阳明经的湿邪，通行、收敛、干湿。香附是阴中快气的药物，下气最迅速。一升一降，所以郁结散而转为平和。

杨士瀛说：脾精失禁，小便漏浊淋漓不止，腰酸背痛，适宜用苍术以敛脾精，这是因为精生于水谷的原因。

陶弘景说：白术缺少脂膏，可以制成丸，散剂用药；赤术多脂膏，可熬成汤剂用。过去刘涓子取苍术的精华制成丸剂，叫守中金丸，服用后可以长生不老。

苏颂说：服食大部分单独吃术，也有和白茯苓配合的，也有配用石菖蒲的，都捣成粉末，每天早晨用开水送服，晚上再服一次，久久弥佳。用大锄采挖生术，去掉上面的土用水浸，多次煎熬至饴糖状，用酒调服，效果更好。现在茅山所造的木煎，就是采用了这种方法。陶隐居说取术之精做成丸药，而这里却是膏煎，恐怕不是真的。

唐慎微说：梁庚肩吾答陶隐居赍术煎说：绿叶长茎，是紫花颜色。抵御外邪，充实六腑。山精，华神均有记载。木荣火谢，只采撷之难；启只移申，穷排瀌之剂。又谢术蒸启说：味重似金浆，芳香超过玉液，足以使生命垂危的人延长寿命，铭记在心，难以忘掉。另外，葛洪《抱朴子内篇》说：南阳文氏，公元220年逃难至壶山中，又饥又累，生命垂危。有人教他吃术，照办后就不再饥饿了。数十年后，返回乡里，更显年青，精神也较以前好多了。所以术又叫山精，《神农本草经》所谓的：想要长生，常服山精，也是这个道理。

李时珍说：据《吐纳经》说：紫微夫人在术篇作序说：我观察草木之中含精微最多的服用后能够补益自己身体的，没有什么药能够比得上术的灵验。服后可以延年益寿，明目，使视力增加，久视眼不花。山林中隐居的逸士服术后，寿同五岳。又《神仙传》说：陈子皇得到了服术要方，他的妻子姜氏患疲病，服后自愈，面容及气力都像二十岁的样子。我本人根据以上的各种说法，都像苍术，不仅仅是白术。现在的服食家也说苍术为仙术，所以都列在苍术的后面。另外，张仲景辟除一切恶气，用猪蹄甲同赤术烧烟。陶隐居也说术能除恶气，弥补灾害。所以，现在在流行病流行时及年初，人家往往烧苍术以辟除邪气。《类编》中记载越民高氏的妻子，患神昏谵语，精神恍惚的疾病，是感受疫气所致。她家烧苍术，用苍术烟来避邪气，数天后愈。《夷坚志》中记载江西有一位技师，被女妖所染。其鬼临去时说：你被阴气浸淫，肯定要暴泄，但你若多服平胃散可以避免，因方中有苍术可以去邪。许叔微著《本事方》说：他本人患饮癖病已有三十年。开始，因为少年时代写书至半夜，伏向左侧书单，所以饮食大部分坠向左边。半夜必饮数杯酒，又向左侧侧身睡。壮年时没有不适感觉，三、五年后，觉得酒从左侧身体往下走，并且有声响，伴胁痛、食减、嘈杂，饮酒半杯后即止。十几天后，吐酸水数十升。夏季过后，自觉右侧身体有汗，左边一点汗也没有。到处走访名医及海上方，有时候，偶然对症，仅缓解月余，之后又犯。补药如天雄、附子、矾石之类的，利水药如牵牛、甘遂、大戟等药都尝遍了。自认为肯定有癖囊在身体内，就像落地的雨水，遇到凹坑就会充盈，未流满凹坑之前是不会流动的。但也只是清稀的部分流动，而稠厚的部分就会淤滞在坑里，没有路可以决堤，这样，淤积到五、七天必须呕吐，才能排除掉淤积部分。脾土恶湿，而水则喜欢流向湿润部分，不如燥脾以祛湿，推崇土来填补凹坑。于是查找具有燥脾利湿功能的药物。只用苍术一斤，去皮切片制成粉末状，生油麻半两，水二盏，研细滤汁，大枣五十枚，煮去皮核，捣和为丸如梧桐子大。每天空腹温服五十丸，逐渐增至一百丸。忌桃、李、雀肉。服用三个月后，疾病祛除。从此后经常服用，不呕也不痛，胸宽膈利，饮水吃饭恢复到未病之前的样子，夏季出汗也是全身出汗，再不是半身出汗，灯光下可以写细小的字，都是术的功能。初服的时候，有微燥的自觉症状，可以用山栀子末沸汤冲服来解除，长期服用，自然而然就会燥的感觉。

[附方] 旧有附方二条，新收附方三十二条，合计三十四条。

1. 服术法。乌发，养容，壮筋骨，聪耳明目，除风气，润肌肤，长期服用可以使人体健轻巧。《经验方》：苍术不限量，米泔水浸泡三天，每天换水，取出后刮去上面的黑皮，切片晒干，同慢火炒黄，捣细制成粉末状。一斤加工后的苍术配用蒸过的白茯苓面半斤，炼蜜调和成梧桐子大的丸药，空腹睡前热水送服十五丸。另外用苍术面

六两，甘草末一两，拌和作成汤剂点服，吞服丸剂效果更好。忌桃、李、雀、蛤，及三白、各种血。

2. 苍术膏。邓才《笔峰杂兴方》：除风湿，健脾胃，美容驻颜，补虚损，大有功效。新产苍术，刮去皮切成薄片，用米泔浸泡二天，一天一换水，取出后用井华水浸过二寸，春、秋五天，夏三天，冬七天，滤过后装入生绢袋，放在一半原水中，揉并搓洗津液出，拧干。将渣再捣碎，装入口袋中放入一半原水中，揉至汁尽为止。把汁倒入大砂锅中，慢火熬成膏。每一斤加白蜜四两，熬二炷香的时间，每一斤膏，加入水澄白茯苓面半斤，搅匀装入瓶中。每次服三匙，早晨、睡前各一服，用温酒送服。忌醋及酸的东西，桃、李、雀、蛤、菘菜、首鱼等物。吴球《活人心统》苍术膏：治疗脾经湿气，纳差，双下肢肿、乏力，伤食，酒色过度，劳逸损伤，骨蒸潮热。用鲜白苍术二十斤，浸泡后刮，去掉粗皮，晒干后均成片，用米泔水浸一夜，取出，放入一石溪水中，用大砂锅慢火煎至半干，去渣。再加入石南叶三斤，刷去红皮，楮实子一斤，以当归半斤，甘草四两，切片，同煎至黄色为止，滤去滓，再煎如稀粥，后放入白蜜三斤，熬成膏。每次服三钱，空腹好酒调服。

3. 苍术丸。萨谦斋《瑞竹堂方》说：清上实下，兼治内、外障，服用苍术丸。茅山苍术洗刮干净一斤，分成四份，用酒、醋、糯泔、童便各浸三天，一日一换，取出后用水洗捣碎，晒干后再焙，用黑芝麻炒香，共用制成粉末，酒煮后用面糊丸如梧桐子大，每次空腹白开水送服五十丸。李仲南《永类方》：八制苍术丸：疏风顺气养肾，治疗腰脚，湿气痹痛。苍术一斤，洗刮干净，分成四份，用酒、醋米泔，盐水各浸三天，晒干。再分成四份，用以椒红、茴香、补骨脂、黑牵冲各一两，一同炒香，拣去不用，只取出苍术研面，醋糊为丸梧桐子大。每次服五十丸，空腹盐酒送服。五十岁后，加沉香面一两。

4. 苍术散。治疗风湿，常服可壮筋骨明目。苍术一斤，粟米泔浸过，用竹刀刮去皮。半斤用无灰酒浸，另外半斤用童便浸，春五、夏三、秋七、冬十天，后取出。干净的地上挖一坑，炭火锻红，去炭，把浸过药的酒，小便倒入坑内，把苍术放入里面，用瓦器盖住，泥封口，一夜后取出，制成粉末。每次服一钱，空腹温酒或者盐汤送服。万表积善堂方：六制苍术散：治疗下元虚损，偏坠阴茎痛。茅山苍术净刮六斤，分成六分：一斤，仓米泔浸二天，炒；一斤，酒浸二天后炒；一斤，青盐半斤炒黄，去掉盐；一斤，小茴香四两炒黄，去掉茴香；一斤，大茴香四两炒黄后去掉大茴香；一斤，用桑椹子汁浸二天，炒。取苍术制成粉末，每次服三钱，空腹温酒送服。

5. 固真丹。《瑞竹堂方》：固真丹燥湿养脾，助胃固真。茅山苍术刮净一斤，分成四份：青盐一两炒，川椒一两炒，川楝子一两炒，小茴香、破故纸各一两炒。从四份中拣出苍术研面，用酒煮，面糊成丸刀梧桐子大，每次空腹米汤送服五十丸。

平补固真丹。《乾坤生姜》：治疗元脏久虚，遗精白浊，妇女赤白带下，崩漏。金州苍术刮净一斤，分成四份：一份川椒一两炒，一份破故纸一两炒，一份茴香、破故纸各一两炒，一份川楝肉一两炒。取净术研面，加入白茯苓面二两，酒洗当归面二两，酒煮，面糊为丸，梧桐子大，每次空腹盐酒送服五十丸。

6. 固元丹。治疗元脏久虚，遗精白浊，五淋，以及小肠、膀胱疝气，妇女赤白带下，血崩便道等病，以小便频数为有效。王谬百一选方：好苍术刮净一斤，分成四份：一份与小茴香、食盐各一两同炒；一份与川椒、补骨脂各一两同炒；一份与川乌头、川楝子肉各一两同炒；一份同醇醋、老酒各半斤同煮干焙，连同伴炒药物共同制成粉末，用酒煮成糊调成梧桐子大的丸药。每次服五十丸，男的用温酒送服，女的用醋汤送服，空腹服用。这是高司法的方子。

7. 少阳丹。刘松石保寿堂方：苍术米泔浸半天，刮皮晒干制成粉末一斤，把骨皮用温水洗净，去心晒干研面一斤，熟桑椹二十斤，装入瓷盆揉烂，用绢袋压出汁，和面成糊状，倒入盘内，日晒夜露，吸收日精同华，干燥后研面，炼蜜调和成赤小豆大的丸剂。每次服二十丸，无灰酒送服，每天三次。一年后，白发就会变黑，三年后颜面光泽有华，就像少年的面容。

8. 交感丹。补虚损，固精气，乌发，这是铁瓮城申先生的方子，长期服用可治疗不孕症。《圣济总录》：茅山苍术刮净一斤，分成四份，用酒、醋、米泔水、盐汤各浸七天，晒干研面，川椒红。小茴香各四两，炒研，陈米糊调和成丸剂像梧桐子大。每次服四十丸，空腹温酒送服。

9. 交加丸。升水降火，除百病。邓才《笔峰杂兴方》：苍术刮净一斤，分成四份：一份用米泔水浸后炒，一份用盐水浸炒；一份用川椒炒；一份用破故纸炒。黄柏皮刮净一斤，分成四份：一份酒炒，一份用童便浸炒，一份用小茴香炒；一份生用。拣去各味药，只留苍术、檗成粉末状，炼蜜调和成梧桐子大的丸剂。每次服六十丸，空腹盐汤送服。

10. 坎离丸。滋阴降火，开胃时食，强筋骨、祛湿热。《积善堂方》：白苍术刮净一斤，分成四份：一份叫椒一两炒，一份破故纸一两炒；一份五味子一两炒；一份叫芸藭一两炒，仅从中间取术研面。川柏皮四斤，分成四份：一斤酥炙，一斤人乳汁炙，一斤童便炙，一斤米泔炙，各十两次，研面。两者和匀，炼蜜调和成梧桐子大的丸剂。每次服三十丸，早用酒，午用茶，晚用白开水送服。

11. 不老丹。补脾益肾，服用后活到七十岁也不生白发。王海藏《医垒元戎》：茅山苍术刮净，用米泔水浸软，均成片四斤：一斤用酒浸后焙干，一斤用醋浸后焙干，一斤用盐四两炒，一斤用椒四两炒。赤、白何首乌各二斤，米泔水浸，用竹刀刮切，用黑豆、红枣各五升，一同蒸至豆烂，晒干。地骨皮去骨一斤。各取净面，用桑椹汁和成剂，铺在盆内，汁高三指，日晒夜露，吸取四周的精华，等待干后用石臼捣烂，炼蜜调和成梧桐子大的丸药。每次空腹用酒送服一百丸。这是皇甫敬的方子。

12. 灵芝丸。治疗脾肾气虚，添精补髓，聪耳明目。《奇效良方》：苍术一斤，米泔水浸，春、夏五日，秋、冬七日，每天换一次水，用竹刀刮去皮切开晒，石臼捣成面，

枣肉蒸，调和成梧桐子大的丸剂。每次服三十丸剂，空腹枣汤送服。

13. 补脾滋肾。生精强骨，是真仙方。《孙氏集效方》：苍术去皮五斤，为末，用米泔水漂，澄去底部的泥土渣质用。芝麻二升半，去掉壳研烂，用绢袋滤去渣，澄浆拌水晒干。每次服三钱，米汤或酒空腹调服。

14. 面黄食少。男女面无血色，食少嗜睡。《济生拔萃方》：苍术一斤，熟地黄半斤，干姜炮冬一两，春秋季节七钱，夏季五钱，制成粉末，调糊丸如梧桐子大，每次用温水送服五十丸。

15. 小儿癖疾。《生生编》：苍术四两研面。羊肝一具，用竹刀劈开，把苍术面撒在里面后用线束缚，放入砂锅里煮熟，捣成丸剂服用。

16. 嗜食生米。男子、妇女因为吃生、熟物而留滞在肠胃，遂导致生寄生虫，日久则嗜食生米，否则终日不乐，渐至憔悴，面色萎黄，不思饮食，以损耗生命。《杨氏家藏经验方》：用苍术米泔水浸一夜，锉焙成粉末状，蒸饼做成梧桐子大的丸药。每次服五十丸，饭前米汤送服，每日三次。益昌地区的伶人刘清啸，娼名叫花翠，十五岁以后患了这种病。惠民局监赵尹，用上述方法给她治疗，二十天后痊愈。这是因为生米留滞，肠胃感受湿邪，则谷石消化而成此疾，苍术能够祛湿暖胃助消化。

17. 腹中虚冷。不能饮食，食后不消化，虚弱生病。《肘后方》：苍术二斤，曲一斤，炒，制成粉末状，蜜和成丸像梧桐子大。每次服三十丸，米汤送服，每日三次。腹中冷加干姜三两，腹痛加当归三两，身体虚弱消瘦加甘草二两。

18. 脾湿水泻。大便下泄，乏为虚弱无力水谷不化，腹痛较剧。《保命集》：苍术二两，白芍药一两，黄芩半两，淡桂二两。每次用一两，水一盏半，煎一盏，温服。脉弦头微痛的，去芍药，加防风二两。

19. 曲术丸。《和剂局方》：夏季暑天腹泻，健脾温胃，兼可治疗饮食所伤。用神曲炒，苍术米泔浸一夜焙干，等分为末，醋调和成糊，做成梧桐子大的丸剂。每次服三十丸，米汤送服。

20. 腹泻，完谷不化，久痢。椒术丸。《保命集》：用苍术二两，川椒一两，制成粉末状，用醋调和成糊，做丸剂，每次服二十丸，饭前温水送服，久痢病情较重的，加肉桂。

21. 脾湿下血。《保命集》：苍术二两，榆一两，分成二份服用，水一盏，煎取一盏饭前温服。如果是久痢虚滑，用此送服桃花丸。

22. 肠风下血。《妇人良方》：苍术不限量，用皂角揉搓成浓汁浸泡一夜，煮干，焙研成粉末状，搅拌成面糊后做梧桐子大的丸剂。每次五十丸，空腹米汤送服，每日三次。

23. 湿气身痛。《简便方》：苍术米泔浸后均碎，水煎后取浓汁熬成膏，白开水冲服。

24. 补虚明目、健胃和血。《普济方》：苍术米泔水浸四两，熟地黄焙二两，制成粉末状，用酒搅拌成糊做成梧桐子大的丸药。每次温酒送服三十丸，每日三次。

25. 青盲雀肉。《圣惠方》：用苍术四两，米泔水浸一夜，切碎焙干研面。每次用三钱，猪肝三两，劈并猪肝把三钱苍术面掺在里面，后用线捆扎，放入粟米一合，水一碗，砂锅煮熟，熏眼，临睡时吃肝饮汁，不论大小、小孩都治。

又一方：不管病史多长。用苍术二两，米泔水浸，焙干捣碎制成粉末状。每次用一钱，用好羊羔肝脏一斤，用竹刀破开，把药掺入外用麻扎紧，用粟米泔煮熟，放凉后食用，治愈为止。

26. 眼目昏涩。《圣惠方》：苍术半斤，米泔水浸七天，去皮切碎焙干，木贼各二两，制成粉末状。每次服一钱，茶酒均可送服。

27. 婴儿眼涩，难以睁开，或有出血。《幼幼新书》：苍术二钱，放入猪胆中扎口煮熟。用药气熏眼后，再嚼碎口服，效果更炒。

28. 风牙肿痛。《普济方》：苍术用盐水浸过，烧存性，研面揩牙，祛风热。

29. 脐中怪病。脘腹坚硬就像铁石，肚脐眼中流水，身体表面像虫爬行似的，周身紧束感，瘙痒难忍。《夏子益奇疾方》。用苍术煎熬成浓度高的汤液，洗浴。再用苍术面，加入麝香少许，用水调服。

附 苍术苗

[主治] 陶弘景说：熬成汤饮用，味道很香，祛水利湿。也止自汗。

狗 脊

（见《神农本草经》）

[释名] ：强膂（见《名医别录》） 扶筋（见《名医别录》） 百枝（见《神农本草》）狗青（见《吴氏本草》）

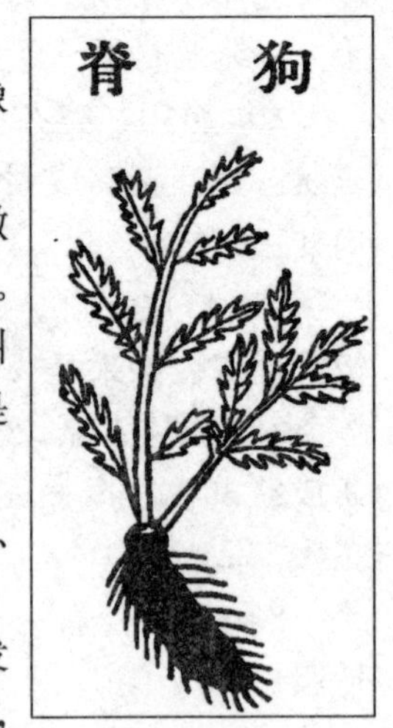

苏恭说：这味药物苏似贯众，根子很长并且有分杈，形状像狗的脊梁骨，而肉呈青绿色，所以叫狗脊。

李时珍说：能使膂部强壮，充实肌腱，根据它的功效而叫做强膂。《名医别录》又叫扶盖，这是把扶筋误写成扶盖而导致的。《神农本草经》中把狗脊又叫做百枝，《名医别录》中把萆薢又叫做赤节，而《吴普本草》说百枝就是萆薢，赤节是狗脊，都像是误写导致的。

[集解] ：《名医别录》说：狗脊生长在常山川谷中，二月、八月份采根晒干。

吴普说：狗脊像萆薢，茎节像竹子上面有刺，叶子圆而且发红，黄白色根，也像竹根，有毛刺。《岐伯经》中说：茎没有节，

叶子顶端圆、青红色，皮白有红色脉络分布。

陶弘景说：现在的山野中到处都有，与菝葜相似，只是小一点。它的茎叶稍微粗厚，茎上的节分布稀疏，茎干挺直而且粗大，上面附有刺，叶圆有红色脉络，根凹凸高耸像羊角细而且强硬有力。

苏颂说：现在的太行山、淄、温、眉州等地也产狗脊。它的苗尖呈碎青色，高一尺多，没有花。它的茎叶像贯众而且细。黑色根，长有三、四寸，有许多分杈，像狗的脊椎骨，大有两指多。它的肉呈青绿色。春秋季采根晒干。现在的方书中也有用金毛的。陶弘景所说的刺萆薢，不是狗脊，但现在江左那一带的医技低劣的人仍然用。

雷敩说：凡是使用狗脊入药，不要用透山藤的根，形状一般，只是入顶苦，不能服食。

李时珍说：狗脊有两种：一种根是黑色的，像狗的脊骨；一种有金黄色毛，像狗的形状都可以入药。它的茎细而且叶子两两相对而生，恰像大叶蕨，比起贯众叶来说有齿，面和背面都有光。它的根大如拇指，有硬而且发黑的须簇拥着。吴普、陶弘景所说的根苗，均为菝葜；苏恭、苏颂所说的是真狗脊。据张揖《广雅》说：菝葜就是狗脊。张华《博物志》说：菝葜与萆薢混乱不清，又叫狗脊。根据这些记载可以看出：古人把菝葜作为狗脊用药，相承的错误很久。但是菝葜、萆薢、狗脊三种药物，形状虽然不同，而功用也不太相同。

附　狗脊根

［修治］　雷敩说：凡是加工狗脊根，用火燎去颜毛，锉细，用酒浸一夜，蒸，以上午九时至下午三时，取出后晒干用。

李时珍说：现在的人只是把狗脊根锉细，炒去须毛用药。

［气味］　苦，平，无毒。

《名医别录》说：甘，微温。

吴普说：神农说味苦。桐君、黄帝、岐伯、雷公、扁鹊说：苦，无毒。李当之说：微温。

甄权说：苦、辛，微热。

徐之才说：萆薢为狗脊根的使药，恶败酱、莎草。

［主治］　：《神农本草经》说：对腰背强直，关节屈伸不利，风寒湿痹，膝关节疼痛有效，特别是老年人。

《名医别录》说：治疗小便失禁，男子腰痛，两足瘦弱无力，感受风、寒，湿邪，少气双目昏暗，强筋骨，能使身体轻便灵活，女性伤中关节沉重。

甄权说：男女毒风软脚、肾气亏虚，续筋骨，补益男性。

李时珍说：补肝肾，强筋骨，治疗风虚。

［附方］　：新收附方四条。

1. 男子诸风、四宝丹。《普济方》：用金毛狗脊，盐泥封固后煅红烧掉上面的须毛。苏木、萆薢、川乌头生用各等分，研面，米醋调和成梧桐子大的丸药。每次服二十丸，温酒、盐汤送服。

2. 处女白带。冲任虚寒。《济生方》：鹿茸丸用金毛狗脊燎去毛，白敛各一两，鹿茸酒蒸焙二两，制成粉末状，用艾煎醋汁打糯米调成糊，做成梧桐子大的丸剂。每次服五十丸，空腹温酒送服。

3. 固精强骨。《集简方》：金毛狗脊，远志肉、白茯神、当归身各等分，制成粉末状炼蜜调和成梧桐子大的丸剂。每次用酒送服五十丸。

4. 病后足肿。《吴绥蕴要》：通过调理饮食以养胃气，外用狗脊煎汤泡洗。

贯　众

（见《神农本草经》）

［释名］　：贯节（见《神农本草经》）　贯渠（见《神农本草经》）　百头（见《神农本草经　又叫虎卷、扁符》）　草鸱头（见《名医别录》）　黑狗脊（见《本草纲目》）　凤尾草（见《图经本草》）

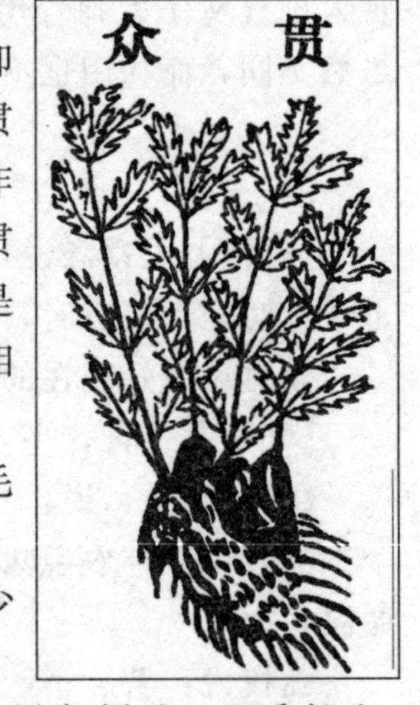

李时珍说：这种草的叶子和茎像凤尾，它的根只有一根但却有许多分枝，所以草的名字叫凤尾，根的名字叫贯众。贯节、贯渠等等。渠就是魁的意思。《吴普本草》写成贯中，通俗地写作贯仲、管仲，都是错误的叫法。《尔雅》说：濼（读音为灼），贯众，即这味药。《名医别录》又名伯萍，另一名称叫药藻，都是错字衍化而来。金星草又叫凤尾草，与这味药物同名，应该互相考证。

陶弘景说：附近一带都有贯众，叶子像大蕨。它的根形、毛色，须，全像老鸱头，所以叫做草鸱头。

［集解］　：《名医别录》说：贯众生长在玄山山谷及冤句少室山一带，二月、八月份采根阴干。

吴普说：叶子青黄色，两头相对而生。茎干上面有丛生的黑色须毛，四季长生。四月份花白，七月份果实发黑，聚相连卷旁生。三月、八月份采根，五月份采叶。

韩保昇说：苗像狗脊，形状像雉尾，根直并且有许多分枝，皮色发黑，肉呈红色，根弯曲的叫草鸱头，生长在山谷的背阴处。

苏颂说：现在的陕西，河东各州郡以及荆、襄之间大部分地区有，叶子大像藏。茎干呈三棱形。叶子呈绿色像鸡翎，又叫凤尾草。它的根是紫黑色，形状像大瓜，下面有黑色须毛，又像老鸱。郭璞注《尔雅》说：叶圆锐，茎毛呈黑色，铺在地上，冬天不枯萎，就是《尔雅》所说的贯节。

李时珍说：多生长在山的阴面接近水的地方。呈丛生状，一根有数茎，茎大像筷子，它的汁很滑润。它的叶子两两相对而生，像狗脊的叶子但没有锯齿，呈青黄色，颜色正面深，背面浅。它的根弯曲并且有尖嘴，有许多黑色须毛，也像狗脊根那样大，形状像伏鸱。

附 贯众根

［气味］ 苦，微寒，有毒。

徐之才说：雚菌、赤小豆是贯众根的使药，伏石钟乳。

［主治］ 《神农本草经》说：主治腹中感受邪热之气，各种毒。杀灭寄生虫。

《名医别录》说：祛虫，破除癥瘕，除头风，止创伤。

苏颂说：研面，水送服一钱，治疗鼻衄有效。

李时珍说：治疗便血崩中带下，产后血气胀痛，斑疹毒，漆毒，骨鲠。解猪病。

［发明］ ：李时珍说：贯众对妇女血气所致的疾病有特效，贯众根汁能制约三黄，化解五种金石的毒性，制伏钟乳之毒，结砂制汞，并且能解毒，较坚散结。王海藏治疗夏季水痘疹出不畅的快斑散中用了贯众根。说贯众有毒，而且能够解除腹中的邪热之毒。病因为内发于中，而要祛除于外，贯众根多有效，不是古代的分经法。另外，《黄山谷煮豆帖》中说灾荒之年用黑豆一升揉搓干净，加入贯众一斤，锉成骰子大，一同用水煮，文火煎熬至豆熟，取出后晒干，覆盖，令展尽余汁，把贯众簸去，每天空腹嚼服黑豆五粒，能吃各种草木的枝叶，有味的植物就可以饱。另外，王缪《百一选方》说滁州蒋教授，因吃鳢鱼玉蝉汤，肋肉哽阻在咽喉，各种药物无效。有人让他用贯众浓煎成汁一盏半，分三次服用，服用后半夜，咯出而解。也可以制成粉末状，用水送服一钱。能过这样的观察，可以知道贯众软坚散结的功效，而并不是仅有治血，治疮的功效。

［附方］ 新收附方十五条。

1. 鼻衄不止。《普济方》：贯众根面，用水送服一钱。

2. 各种便血、肠风、酒痢，痔瘘便血。《普济方》：黑狗脊，不用黄的，必须用里面的肉是赤色的，即《神农本草经》中的贯众。去皮毛，锉碎焙干制成粉末状。每次服二钱，空腹米汤送服。或用醋调糊后做成梧桐子大的丸药。每次米汤送服三十丸。或烧存性，出火。毒研面，加入麝香少量，米汤送服二钱。

3. 妇女血崩。《集简方》：贯众半两，水煎后用酒送服，止血神效。

4. 产后失血过多，胸腹常有疼痛的。《妇人良方》：用形状像刺猬的贯众一个，整体入药，不锉，仅揉去毛及花萼，用好醋蘸湿，慢火炙，直到香味飘出，冷却后研面，空腹米汤送服二钱，很有效。

5. 赤白带下。时间较久，诸药无效的，用上方治疗也有效，叫独圣汤。方同上。

6. 长期咳嗽，咯吐脓血。《圣惠方》：贯众、苏方木等分，每次服三钱，水一盏，生姜三片，水煎服，每日两次。久咳，逐渐成痨瘵的。凤尾草研面，用鱼鲊沾着服食。

7. 痘疮不快、快斑散。《王海藏方》：用贯众，赤芍药各一钱，升麻、甘草各五分，加入淡竹叶三片，水一盏半，煎七分，温服。

8. 头疮白秃。《圣惠方》：贯众、白芷制成粉状，用油调处涂。又方：贯众烧面，油调外涂。

9. 漆疮作痒。《千金方》：用油调贯众面外涂。

10. 鸡鱼骨鲠。《普济方》：贯众、缩砂、甘草等分，制成粗面，用绵包少量，含在嘴里咽汁，长间长了自然随着痰而排出。

11. 解轻粉毒、齿龈出血，发臭肿大。《陆氏积德堂方》：贯众、黄连各半两，水煎，加入少量冰片，经常漱口。

12. 血痢不止。《集简方》：凤尾草根，即贯众五钱，水煎后用酒送服。这是陈解元吉言所传。

13. 便毒肿痛。《多能鄙事》：贯众，用酒送服二钱好。

附　贯众花

［主治］　《名医别录》说：恶疮，通便。

巴　戟　天
（见《神农本草经》）

［释名］　不调草（见《日华本草》）　三蔓草

［集解］　李时珍说：名称的意义不同，难以明了。《名医别录》说：巴戟王生长在巴郡及下邳山谷，二月、八月份采根后阴干。

陶弘景说：现在也用建平、宜都的，根的形状像牡丹而且较细，外红内黑，用的时候打去心。

苏恭说：它的苗俗名叫做三蔓草。叶像茗，经过冬季也不枯萎。根像连珠，宿根呈青色，嫩根白紫色，入药时有相同的功效，但以连珠多并且肉厚的为优。

《大明诸家本草》说：颜色发紫像小念珠，有小孔子，质地坚硬，难以捣碎。

寇宗奭说：巴戟天本有心，干缩时偶然自落，或者把心抽去，所以中心是空的，并不是自然的小孔。现在的人想要中间呈紫色的巴戟天，就用大豆汁浇，从而仍装成紫色的巴戟天，要详细审察。

苏颂说：现在的江淮、河东州郡也有，但不如蜀州产的好，大部分生长在竹林里。

内地产的，叶子像麦门冬那样厚大，到了秋天结果。现在的医生大部分认为紫色的好。蜀地的人说：根本没有紫色的。想让它呈紫色，可以采来后与黑豆同煮，即可以成为紫色，但失去了原有的气味，特别应该详细辨别。还有一种山葎草，很像巴戟天，只是颜色发白。土人采来后，用醋水煮，伪称为杂色巴戟，很难辨别真伪。但是把它打碎后查看，中间紫色并且鲜嫩的，是假的；而它的中间虽然是紫色，又有微白色，掺有粉色，纹理细小并且发暗的，则是真巴戟天。真巴戟天嫩的时候也有白色，干的时候用黑豆煮可以伪装成紫色，效力低劣。

附　巴戟天根

［修治］　雷敩说：凡是入药的时候，必须用枸杞子汤浸泡一夜，泡软后滤出，再用酒浸泡一伏时，滤出，和菊花一同熬至焦黄色，去掉菊花用布擦干用。

李时珍说：现在所用的方法是只用酒浸泡一夜，锉碎焙干后入药。如果是急用，只用温水浸软去心即可。

［气味］　辛、甘，微温，无毒。

《大明本草》说：苦。

徐之才说：覆盆子为巴戟天的使药，恶雷丸、丹参、朝生。

［主治］　《神农本草经》说：主治麻风邪气，阳痿，强筋骨，安五脏，补中益气，增志。

《名医别录》说：治疗头面部游风，阴部疼痛，痛引小腹，补五劳，益精，利男子。

甄权说：治疗男性梦遗精泄，壮阳，并可以治疗麻风。

《日华子本草》说：治疗一切风邪导致的疾患，治疗水肿。

李时珍说：《仙经》治疗脚气，祛风邪，补肝。

［发明］　：王好古说：巴戟天是肾经血分药。

甄权说：病人虚损，可以加量用巴戟天。

寇宗奭说：有的患者嗜酒，每日饮五至七杯，后来患了脚气，这样的患者病情较危重。有人教他们巴戟半两，和糯米同炒，炒至糯米颜色微有改变，去掉米不用，大黄一两，锉碎炒，共同制成粉末状，熟蜜为风，温水送服五十丸，继续禁酒，遂愈。

附　巴棘

《名医别录》说：味苦，有毒。主治疥疮。生长在高地，叶子发白并且有刺，根连数十枚。又叫女木。

远　　志
（见《神农本草经》）

［释名］　苗叫做小草（见《神农本草经》）　细草（见《神农本草经》）棘菀（见《神农本草经》）　葽绕（见《神农本草经》）

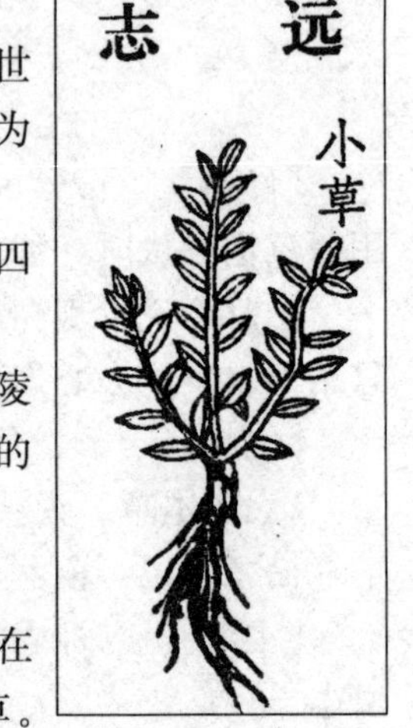

李时珍说：这种草服后能益智强志，所以有远志的名称。《世说》载郝隆讥谢安说：处则为远志，出则为小草。从记事殊珠之为醒心杖。

［集解］　《名医别录》说：远志生长在太山及冤句川谷中，四月份采根和叶子，阴干。

陶弘景说：冤句属于兖州济阴郡，现在这种药有从彭城北兰陵一带买来的。用的时候去掉心取皮用，一斤仅能得到三两入药用的皮。也在仙方中被运用。小草形状像麻黄而呈青色。

马志说：茎叶像大青那样小，与麻黄相比陶弘景不认识。

掌禹锡说：据《尔雅》说：葽绕，棘菀。郭璞注说：就是现在的远志。像麻黄，开红色花，叶子尖锐而发黄。地上部分叫做小草。

苏颂说：现在的河、陕、洛西州郡也有远志。根的形状像蒿的根，呈黄色。苗像麻黄那样青，又像毕豆。叶也有像大青那样小的。三月份开白花。根长达一尺。泗州产的开红色花根和叶子相比其他地方产的大。商州出产的根是黑色的。据传说夷门出产的质量最好。四月采根晒干。古方通用的是远志、小草。现在的医生只是用远志。用小草的很稀少。

李时珍说：远志有大叶，小叶两种：陶弘景所说的是小叶，马志所说的是大叶，大叶的开红花。

附　远志根

［修治］　雷敩说：凡使用必须去掉心，否则会令人烦闷。然后再用甘草汤浸一夜，风吹日晒干燥或烧干用。

［气味］　苦，温，无毒。

徐之才说：远志、小草，和茯苓、冬葵子、龙骨配用效果良好。畏珍珠、藜芦、蜚蠊、齐蛤。

陶弘景说：药物中没有齐蛤这一名称，可能指的是百合。

甄权说：指的是蛴螬。

苏恭说：药录下卷有齐蛤的记载，陶弘景的说法是错误的。

［主治］　《神农本草经》说：咳嗽气逆伤中，补虚弱，祛除邪气，通利九窍，益智慧，使耳聪目明，记忆力增强，强志增加力气。长期服用，能够使身体轻便灵活，延年益寿。

《名医别录》说：利丈夫，定心气，止惊悸，益精，祛心下隔气，退皮肤热，退黄。

徐之才说：杀天雄、附子、乌头的毒，水煎服。

甄权说：治疗健忘症，安魂定魄，能使人头脑清醒，补肾壮阳。

《日华子本草》说：长肌肉，助筋骨，妇女血噤失音，小儿客忤。

王好古说：肾积奔豚。

李时珍说：治疗一切痹疽。

附　远志叶

［主治］　《名医别录》说：滋阴益精，补虚损治疗梦遗。

［发明］　王好古说：远志是肾经气分药。

李时珍说：远志入足少阴肾经，而不是心经药物。它的功能专于安神定志益精，治疗健忘。这是因为精与志都是肾经所藏。肾精不足，则志气衰，不能上通于心，所以迷惑健忘。《灵枢经》说：肾藏精，精合志。肾盛怒而不止则伤志，志伤就会喜忘自己所说过的话，腰脊难以屈伸俯仰，毛憔悴，颜色大失。又说：人善忘是上气不足，下气有余导致的。肠胃实而心肺虚，虚则营卫留于下，时间久了不按时上行，所以健忘。陈言的《三因方》说：远志酒治疗痈疽，说有奇效，那也不过是补肾的效力。葛洪《抱朴子》说：陵阳子仲服远志二十年，生育三十七个孩子，读书有过目不忘的能力，坐着生存，死时却是站着的。

［附方］　旧有附方三条，新收附方四条，合计七条。

1. 心孔昏塞，健忘善误。《肘后方》：丁酉日自己悄悄地到市场上买远志，放在头巾角中，在没服药之前，别让他人知道。

2. 胸痹心痛，气逆，胸膈中饮停不下。范汪《东阳方》、小草丸：用小草、桂心、干姜、细辛、蜀椒出汗各三分，附子二分炮炙，六种药物捣碎过筛，蜜调和成梧桐子大的丸药。先用米汤送服三丸，每日三次，没有见效可以加量服用，直到见效为止。忌猪肉、冷水、生葱、生菜。

3. 喉痹疼痛。《直指方》：把远志肉研面，吹喉，直到涎出为止。

4. 脑风头痛，不可忍。《宣明方》：远志面嗜鼻。

5. 吹乳肿痛。《袖珍方》：远志焙后研面，用酒送服二钱，把远志渣外敷局部。

6. 一切痈疽。远志酒《三因方》：治疗一切痈疽发背、疖毒，病情较重并有向四周蔓延增大的趋势。有死血阴毒留在病灶里则不痛，外敷则痛。如兼有郁怒等气积证候在内，而遇怒则痛不可忍，外敷则不痛。或有蕴热在内，用手触之发烫的，外敷即清凉。或者是气虚血冷，溃而不敛口，外敷即敛。这本来是韩大夫家用的救人方，非常有效。如果是七情内郁，不管虚实寒热，用远志酒治疗即可全部痊愈。用远志不限量，米泔水浸洗，捶去心，研面。每次服三钱，温酒一盏调匀，沉淀一会儿饮清澈部分，把滓外敷患处。

7. 小便赤浊不清。《普济方》：远志，用甘草水煮半斤，茯神、益智仁各二两，研面，酒调成糊做成梧桐子大的丸剂，每次空腹用枣汤服五十丸。

百脉根

（见《唐本草》）

［集解］　苏恭说：产自肃州、巴西。叶子像苜蓿，花是黄色花，根像远志，二月、三月采根晒干。

李时珍说：据《唐书》中写成柏脉根，是肃州每年进贡的。《千金》，《外台》、《大方》书中也有时用它。但现在没再听说，也许是名称又改变了。

附　根

［气味］　甘，苦，微寒，无毒。

［主治］　《唐本草》说：理气，止渴，退烧，补虚劳不足。用酒浸或者水煎，丸散都可以用。

淫羊藿

（见《神农本草经》）

［释名］　仙灵脾（见《唐本草》）　放杖草（见《日华本草》）　弃杖草（见《日华本草》）　千两金（见《日华本草》）　干鸡筋（见《日华本草》）　黄连祖（见《日华本草》）三枝九叶草（见《图经本草》）　刚前（见《神农本草经》）

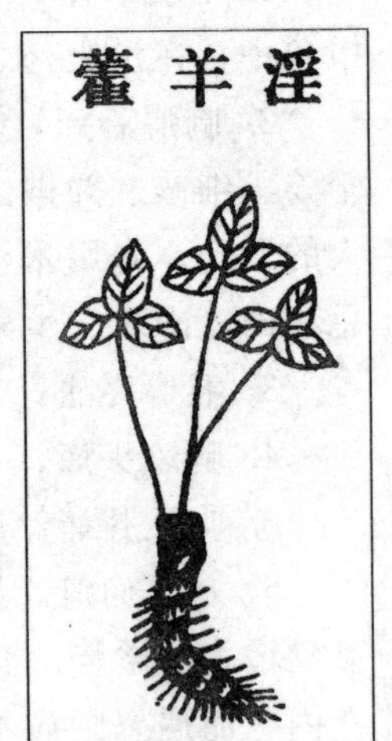

陶弘景说：服用后使人性欲旺盛，西川北部有淫羊这种动物，一天之内交合百遍，那是因为吃了这种藿所导致的，所以叫淫羊藿。

李时珍说：豆汁叫做藿，这种叶子很像豆叶，所以也叫做藿。至于仙灵脾，千两金，放杖、刚前，都是指它的功效而言。鸡筋、黄连祖，都是根据根的形状而命名的。《柳子厚文》中把它写成仙灵毗，入脐叫做毗，这种药物补下，在药理方面理解行得通。

［集解］　《名医别录》说：淫羊藿生长在上郡阳山山谷一带。

苏恭说：我所在的地方都产淫羊藿。叶的形状像小豆叶那样圆和薄，茎干细但很坚硬，通俗的把它叫做仙灵脾。

苏颂说：江东、陕西、泰山、汉中、湖湘那一带都有。茎像粟秆。叶子发青像杏，叶子上面有刺。根呈紫色有须毛。四月份开白花，也有开紫花的。结碎小独头的子。五月果叶晒干。湖湘产的，叶子像小豆，枝茎发紧较细，经过冬季也不稠谢，根形象黄连。关中一带的人把它叫做三枝九叶草，苗高一、二尺多，根和叶都能入药。《蜀本草》说生长在听不到水声的地方的淫羊藿效果最好。

李时珍说：生长在大小山中。一根上面有数条茎，茎粗像线，高有一、二尺。一条茎上有三个分杈，一桠上面有三片叶子。叶子长二、三寸，就像杏树叶子和豆叶，面上光而背面淡暗，较薄而且有细齿，有微小的毛刺。

附 淫羊藿的根和叶

［修治］ 雷敩说：凡使用时叫做仙灵脾，用夹刀夹去四面的花和枝，每一斤用羊脂四两拌炒，待脂尽为止。

［气味］ 辛，寒，无毒。

吴普说：神农，雷公说味辛。李当之说性微寒。

甄权说：味甘，性平。可以单独用药。

韩保昇说：性温。

李时珍说：味甘，香，稍微有点辛，性温。

徐之才说：薯蓣、紫芝为淫山藿的使药，和酒相配用效果好。

［主治］ 《神农本草经》说：主治阳痿、肾精亏损，阴茎中疼痛，利小便，补益气力，强者。

《名医别录》说：使筋骨坚硬，消除瘰疬痈肿，阴部溃烂，外洗驱虫。男子久服，会令人丧生生育能力。张机说：无子是上面误写导致的，应该当作有子（即可治疗不育症）

《大明本草这》说：男子亡阳不育，女子亡阴不孕，老年人昏乱，中年健忘，一切冷风劳气，筋骨挛急，四肢麻木不仁，补益腰膝，强心力。

［发明］ 李时珍说：淫羊藿味甜气香，性温不寒，能够补益精气，是手足阳明、三焦、命门的药物，真阳不足的患者很适宜用。

［附方］ 旧有附方三条，新收附方五条，合计八条。

1. 仙灵脾酒。补益男子有壮阳作用，治疗腰膝冷痛。《食医心镜》：用淫羊藿一斤，酒一斗，浸泡三天，每天饮用。

2. 半身不遂。皮肤麻木不仁，适宜服用。《圣惠方》：仙灵脾酒：仙灵脾一斤，锉细装入生绢袋中，在质地严密，液体难以外渗的容器中，用无灰酒二斗浸泡，严密封口，春、夏三天，秋、冬五天后，每天暖饮，使患者经常处在一种醉酒状态中，但不能大醉，容器中的酒喝完后，再依上述方法做，没有不见效的。封口时，切忌鸡犬看见。

3. 三焦咳嗽。腹满不欲饮食，气不顺。《圣济录》：仙灵脾、覆盆子、五味子炒各一两，研面，炼蜜调和成梧桐子大的丸药，每次用姜茶送服二十丸。

4. 目昏生翳。《圣济总录》：仙灵脾，生王瓜即小栝楼红色的，等分，研面。每次服一钱，用茶水送服，每天两次。

5. 病后毒盲。病史不长的可以治疗。《百一选方》：仙灵脾一两，淡豆豉一百粒，水一碗半，煎取一碗，一次服即愈。

6. 小儿雀目。《普济方》：仙灵脾根、晚蚕蛾各半两，炙干草、射干各二钱半，研面。用羊肝一副，切开掺药二钱，扎紧，用黑豆一合，米泔一盏，煮熟，分两次吃，用汤送服。

7. 痘疹入目。《痘疮便览》：仙灵脾、威灵仙等分，研面。每次服五分，米汤送服。

8. 牙齿虚痛。《奇效方》：仙灵脾制成粗粉末状，煎汤频频漱口，有特效。

仙　茅
（见《开宝本草》）

［释名］　独茅（见《开宝本草》）　茅瓜子（见《开宝本草》）　婆罗门参

仙茅

李珣说：它的叶子像茅，久服轻身，所以叫做仙草。梵音称为阿轮乾陀。

苏颂说：它的根是独生的，开始是因为西域婆罗门僧献给唐玄宗的方子，所以现在江南一带的人把它叫做婆罗门参，说的就是它的补益功能和人参相似。

［集解］　李珣说：仙茅生长在西域。叶子像茅。它的根粗细不等并且里面有筋，有的像笔管，有节和纹理。它的花呈黄色并且有涎渗出。从武城来的，蜀中各州也有。

苏颂说：现在的大庾岭、蜀州、江湖、两浙各州也有。叶子青色像茅那样软，并且稍微宽大一点，表皮上有纵向纹理分布。又像初生的棕榈秧，高一尺多。到了冬天完全枯萎，初春才生。三月份开花像栀子花，黄色，不结果。它的根独茎而且挺直，像小指那样大，下面有短小的肉根，表皮稍粗呈褐色，里面的肉是黄白色的。二月、八月份采根经风吹日晒后入药用。衡山产的开碧色花，五月份结黑色果实。

李时珍说：苏颂的说法很详细。但是，四、五月中长茎四、五寸，开深黄色的小花，不像栀子。各处的大山中都有，人们仅取梅岭产的用，而会典成都每年进贡仙茅二十一斤。

附 仙茅根

［修治］ 雷敩说：采来后用清水洗，刮去皮，在槐砧上用铜刀切成豆子那样大，用生稀布袋盛，在乌豆水中浸泡一夜，取出后用酒拌湿蒸，从早晨九时至晚上九时，取出后经风吹日晒干燥。不要和铁器、牛奶，头发花白的人的毛发胡子接触。

《大明本草》说：彭祖单服方法：用竹刀刮切、用糯米泔浸泡至流出红色液体，解除毒性，以后无妨损害。

［气味］ 味辛，性温，有毒。

李珣说：味甘，性微温，有小毒。又说：味辛，性平，宣发而且有补的功能，没有大毒，有小热，小毒。

［主治］ 《开宝本草》说：心腹之间有冷气不能进食，腰脚发冷，痉挛，麻痹不能行走，男子虚劳，老年人小便失禁，丧失生育能力，壮阳。长期服用增强记忆力，补益筋骨、肌肤，长精神，明目。

李珣说：治疗一切风气，补腰脚助阳，清利安和五脏。长期服用轻身美容。男子五劳七伤，聪耳明目，填肾补髓。

《大明本草》说：开胃消食下气，补益身体使房事不疲劳。

［发明］ 苏颂说：五代伪唐筑州刺史王颜著写《续质信方》，因为《国书》中编录了西域婆罗门僧服用“仙茅方”，当时很盛行。说治疗五劳七伤，可能明目补益筋力，宣发而且有补益的作用。说十斤乳石不如一斤仙茅，是表示仙茅功效的一种说法。这是西域道人所传授的。开元元年婆罗门僧进此药，明皇服后有效，当时列为禁方不外传。天宝之乱发生后，方书流散各地，上都僧不空三藏才得到了这个方子，传授给司徒李勉、尚书路嗣恭、给事齐杭、仆射张建封，他们服用后，都得到了好处。路公久服金石无效，得到了这味药物，其效益增加了百倍。给事齐杭守缙云日，乏力，继而发风疹，服用后遂愈。八、九月采来，用竹刀刮去黑皮，切成豆粒状，用米泔水浸泡二天，阴干后捣碎过筛，熟蜜调和成梧桐子大的丸药，每天早晨空腹用酒送服二十丸。忌铁器，禁吃牛奶及黑牛肉，因为这些东西减轻仙茅的药力。

汪机说：五台山产仙茅，患麻风的患者，服用后大部分痊愈。

李时珍说：据许真君书说：仙茅长期服用可以延年益寿。它的味甘能养肉，辛能养关节，苦能养气，咸能养骨，滑能养肌肤，酸能养筋，适宜于和苦酒同服，肯定见效。另处，范成大《虞衡志》说：广西英州有很多仙茅，羊吃了之后，整个身体都化成了筋，不再有血和肉，人吃了这种羊后，可以起到大补的作用，这种羊叫做乳羊。《沈括笔谈》说：夏文庄公的禀赋第一般人不同，睡着之后身体发冷如同死人，发现之后，必须用另外的人的体温来温暖，好长时间才能动弹。经常服用仙茅、钟乳，硫磺，不知道限度。这段记载说明仙茅性热，是温补三焦命的药物，只限于阳弱精寒、禀赋素怯的人服用。如果是身体壮，相火烦盛的人服用后，反而动火。据《张果医说》说：

一名患者中了仙茅毒，舌体肿大，胀出口外，逐渐地胀大到肩膀。因为用小刀划破后，随破随合，划至一百遍后，才流出一点血，说可以救治。煮大黄、朴硝给他服用，并用药物外掺，按时缩小。这都是火盛、相火妄动的人过度服用仙茅的危害。弘治间东海地区的张弼梅岭仙茅诗：昨天有仆人才把药拿走，今天来乞讨墓铭。都因不知道服用的道理，只是借仙茅的药力纵欲，以求其再度勃起，这对仙茅来说又有什么过错呢？

［附方］　新收附方二条。

1. 仙茅丸。壮筋骨，补益精神，明目乌发。《圣济总录》：仙茅二斤，糯米泔浸泡五天，去掉红水，夏季浸泡三天，铜刀刮锉阴干，取一斤；苍术二斤，米泔水浸泡五天，刮皮焙干，取一斤；枸杞子一斤；车前子十二两；白茯苓去皮，茴香炒，柏子仁去壳，各八两；焙生地黄，焙熟地黄各四两；研面，酒煮成糊做成梧桐子大的丸剂。每次服五十丸，饭前温酒送服，每天两次。

2. 定喘下气。补心肾。《三因方》神秘散：用白仙茅半两，米泔水浸泡三夜，晒干后炒；团参二钱半；阿胶一两半，炒；鸡膍胵一两，烧；研面。每次服二钱，空腹糯米饮送服，每天两次。

玄　参

（见《神农本草经》）

［释名］　黑参（见《本草纲目》）　玄台（见《吴氏本草》）　重台（见《神农本草经》）鹿肠（见《吴氏本草》）　正马（见《名医别录》）　逐马（见《药性》）馥草（见《开宝本草》）　野芝麻（见《本草纲目》）　鬼藏（见吴氏本草）

李时珍说：玄，就是黑的意思。《名医别录》中又叫端，也叫咸，大部分不太详细。

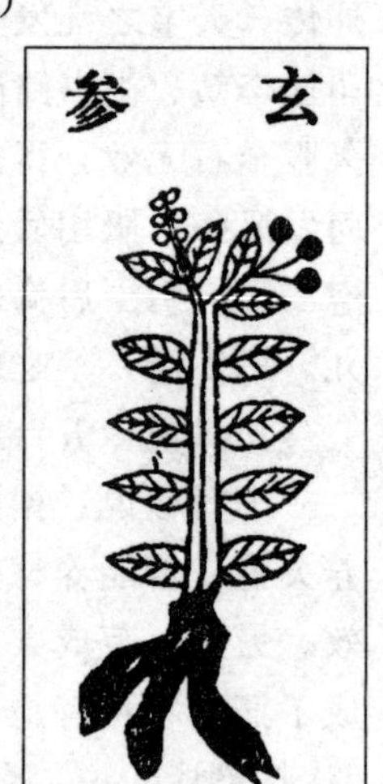

陶弘景说：它的茎干稍微像人参，所以有参的名称。

马志说：合香家用之，所以叫做馥草。

［集解］　《名医别录》说：玄参生长在河间川谷及冤句一带，三月，四月份采根，经风吹日晒干燥。

吴普说：生长在冤句山阳一带。三月份长苗。它的叶子上有毛，四四相值，像芍药。茎干呈方形，色黑，高四五尺。叶也生长在枝杈之间。四月份果实发黑色。

陶弘景说：现在产自于附近一带，到处都有。茎像人参那样长大。根特别黑，也有微微香味，道家有时也用，也可以代替香用。

苏恭说：玄参根和苗都很臭，茎干也不像人参，没见过代替香用的。

马志说：它的茎干方形而且大，高有四五尺，紫红色而且有细毛。叶子像手掌大

而且尖发长。根生长的时候呈青白色，干枯后变成紫黑色，新产的比较润腻。陶弘景说茎干像人参。苏恭说根和苗都发臭，好像是没有较深的认识。

苏颂说：二月份长苗。叶子像芝麻对生，又像槐柳那样尖长有锯齿。茎细呈青紫色。七月份开青碧色花。八月份结黑色子。还有开白花的，茎方形而且大，紫红色而且有细毛，有节像竹子的，高五、六尺。它的根一根有五、七枚，三月、八月份采经风吹日晒干燥。有的说是蒸过晒干。

李时珍说：现在用的玄参，正像苏颂所说的那样。它的根有腥气，所以苏恭认为是臭味。宿根多被地蚕吞食，所以它的根中空。花有紫、白色两种。

附 玄参根

［修治］ 雷敩说：凡是采来后，必须用蒲草重重相隔，放入甑蒸两伏时，晒干用。不要和铜器接触，否则服食后使人喉部发噎，瞎眼。

［气味］ 味苦，性微寒，无毒。

《名医别录》说：味咸。

吴普说：神农、黄帝、雷公说味苦无毒。岐伯说性寒。

张元素说：玄参是足少阴肾经的君药，治疗本经病必须用它。

徐之才说：恶黄芪、干姜、大枣、山茱萸，反藜芦。

［主治］ 《神农本草经》说：腹中的寒热积聚，妇女产乳方面的疾患，补肾气，明目。

《名医别录》说：主治突然中风伤寒，身热发满，昏迷不省人事，温疟，血瘕，治疗寒凝血瘀，宽胸理气，利水止渴、除烦，消瘦疬除痈肿，癥瘕，安和五脏。长时间服用可以补虚明目。养阳益精。

甄权说：治疗风热头痛，伤寒劳累后复发，清热解毒。消除瘰疬瘿瘤。

《大明本草》说：祛风，补益劳损，宁心安神除烦，骨蒸潮热肺痨所致的，治疗健忘，消肿散结解毒。

李时珍说：滋阴降火，消斑解毒，利咽喉，通利小便，止血淋。

［发明］ 张元素说：玄参是枢机之剂，调理气机，清肃而且不浊，治疗风邪中多用。所以，《活人书》治疗伤寒阳毒，发汗，通便后毒气不散，以及心下懊憹，心烦难以入睡，昏迷，都用玄参。以这种观点来说：治疗胸中浊气，虚火，应当把玄参作为圣药。

李时珍说：肾水受损，真阴失守，孤阳无根，导致虚火为病，治法应当用壮水以制火，所以，玄参和地黄的功用相同。它的消除瘰疬的功能也是散火的一个方面。刘守真说结核是火病。

［附方］ 旧有附方二条，新收附方七条，合计九条。

1. 各种毒气导致的颈部生疮，日久不愈，常流脓水的疾患。《开宝本草》：用酒浸泡玄参，每天饮用。

2. 瘰疬长期不消散。《广利方》：生玄参捣碎外敷，每天换药两次。

3. 赤脉贯瞳。《济急仙方》：玄参研面用米泔水煮猪肝，每天用猪肝沾玄参面服食。

4. 发斑咽痛。《南阳活人书》：玄参升麻汤。用玄参、升麻、甘草各半两，水三盏，煎取一盏半，浸服。

5. 急喉痹风。不管大人小孩。《圣惠方》：玄参，鼠粘子半生半炒各一两，研面，用新汲水送服一盏，很快就会痊愈。

6. 鼻中生疮。《卫生易简方》：玄参面外涂。或用水浸泡玄参，把玄参塞入患侧鼻孔。

7. 三焦积热。《丹溪方》：玄参、黄连、大黄各一两，研面，炼蜜调和成梧桐子大的丸剂。每次服三十丸，白开水送服。如果是小孩，则应做成粟米大的丸剂。

8. 小肠疝气。《孙天仁集效方》：黑参切碎炒，制成丸剂。每次服一钱半，空腹用酒送服，出汗即见效。

9. 烧香治痨。经验方：用玄参一斤，甘松六两，研面，炼蜜一斤调和匀，装入瓶中后封闭，埋在地下十天后取出。再用炭面六两，炼蜜六两，一同调匀装入瓶中，再埋入地下五天后取出。烧，有香味，让患者用鼻子闻香味，疾病会自然而然愈。

苏颂说：初次装入瓶中，封固，煮一伏时，打碎瓶子，从中取出玄参，捣碎，加入蜂蜜，用另外的瓶子装，埋入地下，暑过用。也可以用来熏衣。

地　榆
（见《神农本草经》）

［释名］　玉鼓　酸赭

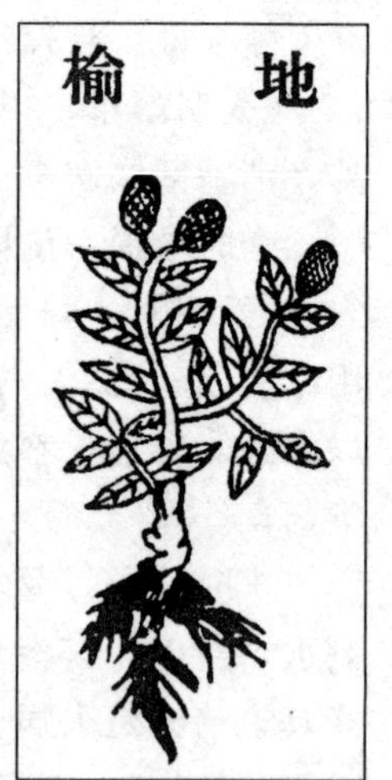

陶弘景说：它的叶子像榆那样长，初生时铺在地上，所以叫地榆。它的花和子呈紫黑色像豉，所以又叫玉豉。

李时珍说：据外丹方言说，地榆子叫酸赭，它的味酸，颜色像赭，所以叫酸赭。现在蕲州俚人把地榆叫做酸赭，又讹传把赭传成枣，很明显，地榆、酸赭就是同一种药物。主治和功能也相同，因此，并入《名医别录》中，“有名未用”类。

［集解］　《名医别录》说：地榆生长在桐柏及冤句的山谷中，二月、八月份采根，经风吹日晒干燥。又说：酸赭生长在昌阳山，采时没有季节限制。

苏颂说：现在各处的平原川泽都生长有地榆。宿根在三月份之内长苗，初生时铺在地面独茎直上，高三四尺，对分出叶，叶子像榆叶那样窄，细长，呈锯齿状，青色。七月份开花像椹子，呈紫黑色。根表面黑，里

面红，像柳根。

陶弘景说：它的根也可以酿酒。造家的方子中有把地榆烧成灰，可以烂掉石头，所以在煮石方中常用。山里人缺茶饮用时，把地榆叶采来代茶饮也很好，还可以炸着吃。

附 地榆根

［气味］ 味苦，性微寒，无毒。

《名医别录》说：味甜，酸。

甄权说：味苦性平。

张元素说：气微寒，味微苦，气和味俱薄，它的体沉而且降，阴中有阳，专主下焦血分为病。

李杲说：味苦、酸，性微寒，治降，属阴。

徐之才说：和头发配用效果好，恶麦门冬，伏丹砂，雄黄、硫磺。

［主治］ 《神农本草经》说：妇女乳产隐痛七伤，带下崩漏，止痛止汗，除恶肉，治疗刀伤。

《名医别录》说：解毒化脓止血，各种瘘恶疮及热疮，补绝伤，产后内塞，可以制成金疮膏，醒酒止渴，明目。

《开宝本草》说：止痢除寒热，以及疳痢特别有效。

《大明本草》说：止吐血，鼻衄，肠风便血，月经不止，血崩，产前产后各种血病，以及水泻。

李果说：治疗胆气不足。

李时珍说：把地榆根汁酿酒治疗风痹，并且有补脑的作用。捣碎取汁补涂破虎，犬，蛇虫咬伤的伤口。

《名医别录》说：酸赭，味酸，主治内漏，止血补不足。

［发明］ 苏颂说：古代治疗便血多用。

唐·萧炳说：配用樗皮治疗赤、白痢。

寇宗奭说：它的性沉寒，入下焦。如果是热邪导致的血痢则可以用。如果是虚寒之人以及水泻白痢，不能够轻易使用。

李时珍说：地榆除下焦热，治疗尿血、便血。如果是用于止血，则取地榆棍的上半截切片后炒用。地榆根的末梢能够行血，不可不察。杨士瀛说：各种疮，疼痛的加用地榆，有瘙痒的加用黄芩。

［附方］ 旧有附方八条，新收附方七条，共计十五条。

1. 男女吐血症。《圣惠方》：地榆三两，米醋一升，煮十多沸，去渣，饭前稍微加热，服

2. 妇女漏下，红白色液体不断，面黄肌瘦。方同上。

3. 白痢不止。《圣济总录》：地榆晒干后研面，每次服二钱，掺在羊血上面，炙熟服食，用捻头煎汤送服。

另一方为：把地榆煮出汁，当成饮料喝，每次服三合。

4. 赤白下痢，身体消瘦的。崔元亮《海上方》：地榆一斤，水三升，煮取一升半，去滓，然后再浓煎，加压滤过后，空腹服三合，每天服两次。

5. 久病肠风、疼痛伴瘙痒不止。《活法机要》：地榆五钱，苍术一两，水二钟，煎取一钟，空腹服用，每天一次。

6. 便血不止二十年的。《肘后方》：取地榆、鼠尾草各二两。水二升，顿服。如果不见效，用水渍屋内的尘土一小杯饮。

7. 结阴下血、腹痛不止。《宣明方》：地榆四两，炙甘草三两，每次服五钱，水三盏，加入缩砂仁七枚，煎取一盏半，分两次服用。

8. 小儿疳痢。《肘后方》：地榆煮汁，熬至像饴糖那样，服用后便会痊愈。

9. 毒蛇螫人。《肘后方》：新地榆根捣汁饮，同时外敷伤口。

10. 虎犬咬伤。《梅师方》：地榆煮汁饮，并研面外敷。也可以研面，用白开水送服，每日三次，忌酒。

11. 代指肿痛。《千金翼》：地榆煮汁外浸渍，半天即可痊愈。

12. 小儿湿疮。《千金方》：地榆煮浓汁，每天外洗两次。

13. 小儿面疮、红肿热痛。《卫生总微方》地榆八两，水一斗，煎服五升，湿热后洗。

14. 煮白石法。《臞仙神隐书》：七月七日取地榆根，数量不限，阴干，一百天的烧成灰。再取生地榆，与灰共同捣碎。灰三分，生面一分，合在一块儿。若石二三斗，用水浸过三寸，把药倒入水中搅和，煮至若石烧可以吃，食后即愈。

附　地榆叶

［主治］　苏恭说：代茶饮有解热作用。

丹　参
（见《神农本草经》）

［释名］　赤参（见名医别录）　山参（见《日华本草》）　郄蝉草（见《神农本草经》）　木羊乳（见《吴氏本草》）　逐马（见陶弘景）　奔马草

李时珍说：五参五色配五脏。所以人参入脾叫做黄参，沙参入肺叫做白参，玄参入肾叫做黑参，牡蒙入肝叫紫参，丹参入心叫赤参，另外的苦参则是右肾命门的药物。古人舍去紫参而叫苦参，是不明白上述的道理。

萧炳说：丹参治疗风软脚，用药后，患者痊愈可以疾步如飞，能追上奔跑中的马，

所以叫做奔马草，我也曾治疗过这样的病人，确实有效。

［集解］ 《名医别录》说：丹参生长在相柏山的川谷地带及太山，五月份采根，经风吹日晒后干燥。

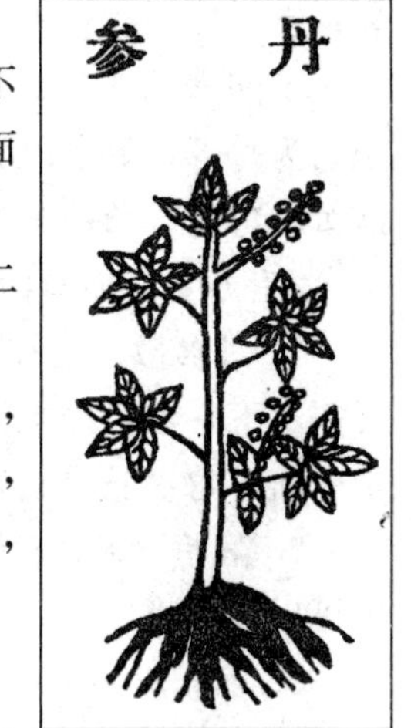

陶弘景说：这里指的桐柏山在义阳，是淮水的发源地，并不是江东靠近海边的桐柏。现在附近一带到处都有。方形茎，上面长有须毛，开紫花，当时，人们把它叫做逐马。

吴普说：茎叶小房如荏有毛，根是红色，四月份开紫花，二月、五月采根阴干。

苏颂说：现在的陕西、河东州郡以及随州都有。二月份长苗，高一尺多。茎方形有棱，青色。叶相对而生，如同薄荷那样有毛，三月至九月并花成穗，红紫色，像苏花。根红色，像手指那样大，长一尺多，一苗多根。

苏恭说：冬季采挖的药效好，夏季采的发虚，并且质量低劣。

李时珍说：到处的山中都有丹参。一枝上面长有五片叶子，叶子像野苏那样尖，青色有皱毛。小花成穗像蛾的形状，中间有细子。它的根皮发红而且肉呈紫色。

附　丹参根

［气味］ 苦，微寒，无毒。

吴普说：神农、桐君、黄帝、雷公说味苦，无毒。岐伯说味咸。

李当之说：大寒。

陶弘景说：长期服用多导致双眼发红，所以应该性热，现在说是性微寒，可能这是一种错误的说法。

甄权说：性平。

徐之才说：畏碱水，反藜芦。

［主治］ 《神农本草经》说：心腹之间的邪气，肠鸣辘辘如有水声，寒热积聚，破症除瘕，除烦满，益气。

《名医别录》说：养血，祛除心腹痼疾结气，腰脊强直，脚痹祛除风邪，清热。长期服用，对人体有利。

陶弘景说：泡酒喝，治疗风痹脚软。

甄权说：主治中恶及各种邪气导致的疾病脱腹胀痛，腹中雷鸣，能定精。

《大明本草》说：安神定志，通利关节，血脉。治疗冷热劳，骨节疼痛，四肢不遂，头痛目赤，神昏发狂，破除淤血，生血有功，并有安胎作用，也有堕死胎的功能。治疗血崩、带下，调理妇女经脉不匀，淤血心烦，恶疮疥癣，瘿瘤肿毒、丹毒。有排脓止痛，生肌长肉的功能。

李时珍说：活血，通心包络，治疗疝气疼痛。

［发明］ 李时珍说：丹参色红味苦，气平和而降，属于阴中之阳药。入手少阴肾经，和手厥阴心包经，是心与心包的血分药物。据《妇人明理论》说四物汤治疗妇科病，不问产前产后，月经是多少，都可以通用。唯有一味丹参散，主治和它相同。这是因为丹参能够破除淤血，补血，安胎，堕死胎，治疗崩中带下，它的功能很像当归、地黄、芎藭、芍药的原因。

［附方］ 旧有附方三条，新收附方四条，合计七条。

1. 丹参散。治疗妇女月经不调，先后不定期，经量或多或少，产前胎不安，产后恶露不下，兼治冷热劳，腰脊疼痛，骨节烦痛。《妇人明理方》：把丹参洗净，均碎晒干研面。每次服二钱，温酒送服。

2. 落胎下血。《千金方》：丹参十二两，酒五升，煮取三升，温服一升，每天三次，也可以用水煮。

3. 寒疝腹痛。小腹，阴部相互牵引而痛，大汗淋漓，痛不欲生的。《圣惠方》：用丹参一两研面。每次服二钱，热酒调服。

4. 小儿发热。汗出拘急，因中风而导致的。《圣济总录》：丹参半两，鼠屎纱三十枚，研面。每次服三钱，浆水送服。

5. 惊痫发热。丹参摩膏。《千金方》：用丹参、雷丸各半两，猪膏二两，同煎七上七下，滤去渣装入容器中。外用摩身体表面，每日三次。

6. 妇女乳痈。孟诜《必效方》：丹参、白芷、芍药各二两，捣碎，用醋淹一夜，猪油半斤，用微水熬成膏，去滓外敷。

7. 热油火灼、止痛生肌。《肘后方》：丹参八两锉细，用水稍微调，取羊油半斤，煎三上三下，外涂创面。

紫　参
（见《神农本草经》）

［释名］ 牡蒙（见《神农本草经》）童肠（见《名医别录》） 马行（见《名医别录》）众戎（见《名医别录》） 五鸟花（见《本草纲目》） 李时珍说：紫参、王孙，都有牡蒙的名称。古方中所用的牡蒙，大部是紫参。据《钱起诗集》说：紫参就是幽芳。五葩连萼，形状像飞禽展翅。所以通俗地叫做五鸟花。

［集解］ 《名医别录》说：紫参生长在河西及冤句山谷中，三月份采根，用火炙或紫色。

吴普说：紫参又叫牡蒙，生长在河西或商山。根呈圆形聚合状，红黄色并且有纹理，皮呈黑色，中间是紫色，五月份开紫红色花，果实发黑像豆那样大。

陶弘景说：现在的医生都管它叫牡蒙，用的也很少。

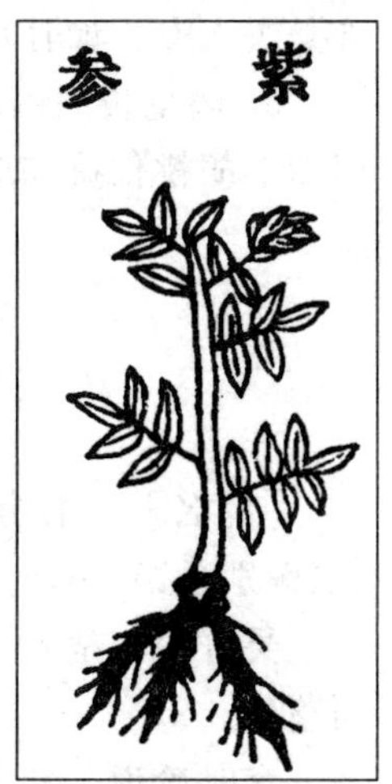

苏恭说：紫参叶子像羊蹄，紫色花，青色穗。它的根皮是黑色中夹有紫色，肉红白，皮深内浅，我所在的地方就有。长安所用的紫参是产自于蒲州。牡蒙就是王孙，叶像及已那样大，根长有一尺多。皮和肉也是紫色的。根和苗不相似。

苏颂说：现在的河中、晋、解、齐以及淮、蜀的州郡都产紫参。苗长一、二尺，茎青色而且细。它的叶子发青像槐叶，也有像羊蹄的。五月开白花，像菊花。也有红紫色像水荭的。根淡紫，根皮紫黑色，像地黄的样子，肉红白色，肉浅而且皮深。三月份采根，用火炙成紫色。又说：六月采，晒干用。

李时珍说：紫参的根和干都是紫黑色，肉带红白，形状像小紫草。范子计然说：紫参产自三辅，有三种颜色，其中青红色的最好。

附 紫参根

［气味］ 味苦，辛，性寒，无毒。

《名医别录》说：微寒。

吴普说：牡蒙，神花、黄帝说苦。

李当之说：小寒。

徐之才说：畏辛夷。

［主治］ 《神农本草经》说：心腹部的积聚，寒热邪气，通利九窍和大小便。

《名医别录》说：治疗肠胃火，唾血衄血，肠中死血，痈肿疮疡，止渴益津。

甄权说：治疗膀腹部的坚满胀痛，消散淤血，治疗妇女闭经。

王好古说：主治狂疟和瘟疟，鼻衄汗出。

王好古说：治疗血痢。

苏恭说：牡蒙，治疗刀伤，破血，有生肌止痛的作用。治疗赤白痢，补虚益气，除脚肿，发阴阳。

［发明］ 李时珍说：紫参颜色紫黑，气和味均厚，属于阴分药及沉降属性的药物。入足厥阴肝经，是肝脏的血分药。所以治疗各种血疡，以及寒热疟，痢疾，肿、积聚而属于厥阴经病变的。古方中治疗妇女肠覃病的乌啄丸中所用的牡蒙就是紫参。唐代苏恭注“王孙”，引自陈延之《小品方》牡蒙所主治的病症，正是紫参。如果“王孙”仅仅治疗风湿痹证，不治疗血分病。所以现在移附于此。

［附方］ 旧有附方一条，新收附方三条，共计四条。

1. 紫参汤。治疗下痢。张仲景《金匮玉函经》：紫参半斤，水五升，煎取二升，加入甘草二两，煎取半升，分三次服。

2. 吐血不止。《圣惠方》：紫参，人参、阿胶炒等分研面，乌梅汤送服一钱。另一方是去人参，加甘草，用糯米汤服。

3. 面上长酒刺。五参丸。《普济方》：用紫参、丹参、人参、苦参、沙参各一两，研面，胡桃仁捣和成梧桐子大的丸药。每次服三十丸，茶水送服。

王　孙
（见《神农本草经》）

［释名］　牡蒙（见弘景《本草经集注》）　黄孙（见《名医别录》）　黄昏（见《名医别录》）旱藕

吴普说：楚名王孙。齐名长孙，又叫海孙。吴名叫白功草，又叫蔓延。

李时珍说：紫参又叫牡蒙，木部合欢中又叫黄昏，都和王孙名同物异。

［集解］　《名医别录》说：王孙生长在海西川谷，以及汶南城郭墙下。

吴普说：蔓延生长，有红色纹理，茎和叶相当。

陶弘景说：现在的医生都把王孙叫做黄昏，或者牡蒙，市人很少有认识的。

苏恭说：据陈延之《小品方》，记述了《本草拾遗》中的牡蒙又叫王孙。徐之才的《药对》中有牡蒙而没有王孙。由此可见，牡蒙和王孙是同一种药物。牡蒙叶像及已那样大，根有一尺多长。皮和肉都是紫色的。

陈藏器说：旱藕生长在太行山中，形状像藕。

李时珍说：王孙叶生长在顶端，像紫河东叶。据《神农本草经》及《吴氏本草》中记述紫参又叫牡蒙。陶弘景又说：现在的医生把紫参叫做牡蒙。而王孙并没有牡蒙的名称。而陶弘景在王孙条文下说：又叫牡蒙，并且没有形状。唐代苏恭开始以为紫参，牡蒙为两种药物，说紫参叶像羊蹄，王孙叶像及己。但是，古方中所用牡蒙，都是紫参；后人所用的牡蒙，其实是王孙而并不是紫参。不能不辨。唐玄宗时隐民姜抚说：终南山有旱藕，服食后可以延年益寿。形状类似葛粉。黄帝把它取来制成汤饼，赐给大臣。右骁骑将军甘守诚说：旱藕就是牡蒙，医生好久不用，所以易名以神化它。据这种说法，牡蒙就是王孙。紫参只有治疗血证，积聚，疟疾，和痢疾的功效，而王孙有主治五脏邪气，痹痛，治疗百病的条文记载，自然可以推测。苏恭引自《小品方》牡蒙所主的病症是紫参，而并不是王孙，所以，现记载于紫参的条文下面。

附　王孙根

[气味]　味苦，性平，无毒。

吴普说：神农、雷公说味苦，无毒。黄帝说味甘。

陈藏器说：旱藕：味甜，性平，无毒。

[主治]　《神农本草经》说：五脏邪气，寒湿痹痛，四肢酸痛，腰膝冷痛。

《名医别录》说：治疗百病，益气。

陈藏器说：旱藕主长生不老，乌发，抗饥饿。

紫　草
（见《神农本草经》）

[释名]　紫丹（见《名医别录》）　紫芙（读袄音）　茈莀（见《广雅》读音为紫戾）　藐（见《尔雅》读音为邈）　地血（见《吴氏本草》）　鸦衔草

李时珍说：这种草花和根都是紫色的，可以把东西染成紫色，所以叫紫草。《尔雅》把它写成茈草。瑶人和侗人把它叫做鸦衔草。

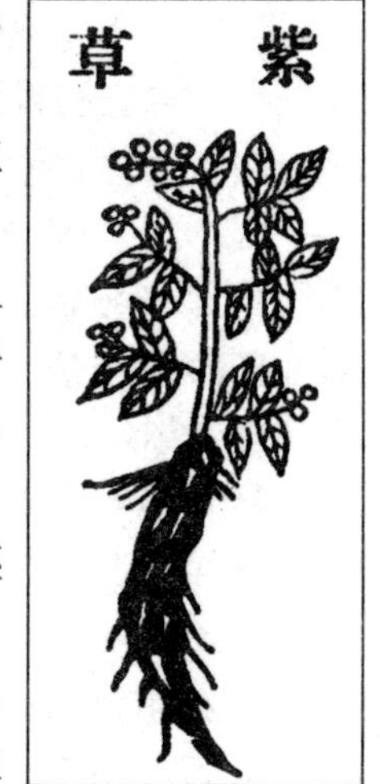

[集解]　《名医别录》说：紫草生长在砀山山谷以及楚地，三月份采根阴干。

陶弘景说：现在出现在襄阳，大部分来自南阳新野，那里的人种植紫草，即是现在深紫的，方药中都不再应用。《博物志》说：平氏阳山产的紫草特别好。魏国产的染色特别黑。每年东山也种植，颜色比起北方的稍微浅。

苏恭说：到处都产此草，百姓家中也有种植的。苗像兰香，茎干发红而节呈青色，二月开紫色的花，结白色果实，秋季成熟。

李时珍说：种植紫草，三月份逐垄下子，九月份子成熟后割草，立春后采根阴干，它的根的头部长有白毛像茸。没开花时采的则根色鲜明；花落后采，则根色黯恶。采时用石头压扁经风吹日晒干燥。收取的时候，忌人的小便及驴马粪和烟气，都让它们变成草黄色。

附　紫草根

[修治]　雷敩说：凡入药时，每一斤紫草根用蜡三两溶水搅拌后蒸，待水干后，取掉头和两侧的须毛，锉细用。

[气味]　味苦，性寒，无毒。

甄权说：味甘，性平。

张元素说：味苦，性温。

李时珍说：味甘，咸，性寒。入手、足服阴经。

[主治]　《神农本草经》说：心腹邪气，五疸，补中益气，通利九窍，水道。

《名医别录》说：治疗腔腹胀满疼痛，用它做成膏剂，治疗小儿疮疡，以及面部皱纹。

甄权说：治疗恶疮瘑癣。

李时珍说：治疗斑疹痘疮，有活血凉血，通利大肠的作用。

[发明]　苏颂说：紫草古方很少有用的。现在的医生大部分用来治疗伤寒，流行病，疹出不畅。用紫草根来解表透疮。《韦宙独行方》治疗豌豆疮，把紫草根煮汤饮用，后人继承用药，效果较好。

李时珍说：紫草味甘咸而且气寒，入心包络及肝经血分。它的功能长于凉血活血，通利大小肠。所以，痘疹欲出未出，血热毒盛，大便闭塞的，适宜用紫草。痘疹已出但疮面紫黑色，便秘的，也可以用。如果是已出而疮面红润，以及疹出复陷，大便通利的，宜忌用。所以，杨士瀛在《直指方》中说：紫草治疗痘疹，能通利大便，使疹出不伤正气。如配用木香，白术佐之，特别有益。另外，曾世荣在《活幼心书》中说：紫草性寒，小儿脾气充实者才可运用，脾气虚的反而有导泻的副作用。古方中只用紫草的茸，取它初得阳气的部分，以类触类，所以用来发痘疮。现在的人不知道这个机理，用紫草的整体入药，这是错误的。

[附方]　旧有附方三条，新收附方六条，共计九条。

1. 消解痘毒。《直指方》：紫草一钱，陈皮五分，葱白三寸，用新汲水煎服。

2. 婴童痘疹。三、四天，隐隐可见，将出未出，色红伴便秘的。《经验后方》：紫草二两锉细，用开水一盏泡，严密封口，不要让蒸汽跑掉，待温时服半合，这样疮虽出也轻微，大便通利的不用。水煎服也可以。

3. 痘毒黑疔。《集简方》：紫草三钱，雄黄一钱，研面，用胭脂汁调匀，银簪挑破，外涂点效果较好。

4. 痈疽便闭。《直指方》：紫草、栝楼实等分，新汲水煎服。

5. 小儿白秃。《圣惠方》：紫草煎汁外涂。

6. 小便卒淋。《圣惠方》：紫草一两，制成散剂，每次饭前用井华水送服二钱。

7. 产后淋沥。《经效产宝》：方同上。

8. 恶虫咬人。《圣惠方》：紫草煎油外涂。

9. 火黄身热、午后热退，身上起红点。《三十六黄方》：如果体表起黑点者，不可治。宜灸手脚心、背心、百会、下廉。内服紫草汤：紫草、吴蓝各一两，木香。黄连各半两，捣细过筛，每次服五钱，水煎服。

白 头 翁
（见《神农本草经》）

［释名］ 野丈人（见《神农本草经》） 胡王使者（见《神农本草经》） 奈何草（见《名医别录》）

陶弘景说：到处都产白头翁。接近根部有白色茸毛，形状像白头老翁，所以，以此命名。

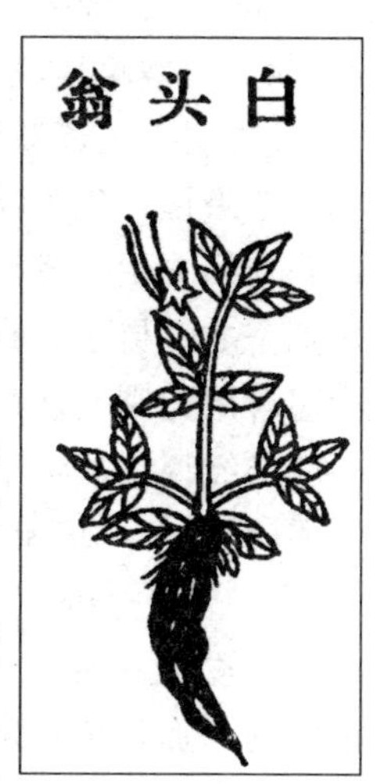

李时珍说：野丈人，胡王使者、奈何草这些名称都是形状像老翁的意思。

［集解］ 《名医别录》说：白头翁生长在高山山谷以及田野地带，四月份采。

苏恭说：它的叶子像芍药那样大，长一茎干。茎的顶端开一朵紫色花，像木槿花。果实大的像鸡蛋，附有白色须毛一寸多长，都向下披，像纛（读 dú 毒）头，恰好像白头老翁，所以叫白头翁。陶弘景说接近根部有白色茸毛，可能他并不认识白头翁。太常所贮存的呈蔓生的植物，其实是女萎。而白头翁的根，像续断那样扁。

韩保昇说：我所在的地方到处都有白头翁。长有细毛，并不光滑润泽，花蕊是黄色的。二月采花，四月采实，八月采根，都必须晒干。

苏颂说：到处都有。正月长苗，呈丛生状，形状像白薇那样柔细稍长。叶长在茎头上面像杏叶，上面有细毛而且不滑泽。接近根部有白色茸毛。紫色根，根深像蔓菁。它的苗有风则静，无风反而摇动，和赤箭，独活是同一类。陶注没有叙述茎和叶，苏注说叶子像芍药，果实像鸡蛋，白毛一寸多，都是错误的。

寇宗奭说：白头翁生长在河南洛阳界，在那里的新安山野中经常见到，正像苏恭所说的那样。直至现在，本处山中有人卖白头翁丸，说服用后可以高寿，这里又失去了古人命名的意义。陶弘景所说，失误在没有审察，应抛弃其说法。

汪机说：寇宗奭认为苏恭的说法正确，而苏颂认为陶弘景的说法正确。大抵白头翁用根，命名取其形象，应以苏颂《图经本草》为准则，而苏恭所说的恐怕是另一种药物。

附 白头翁根

［气味］ 味苦，性温，无毒。

《名医别录》说：有毒。

吴绶说：味苦，辛，性寒。

甄权说：味甘、苦，有小毒。豚实是它的使药。

《大明本草》说：和酒配伍效果好。花、子、茎、叶、药效均相同。

[主治] 《神农本草经》说：主治温疟、狂惕寒热，癥瘕，积聚，瘿瘤。活血止痛，治疗刀伤。

《名医别录》说：鼻衄。

陶弘景说：止痢疾。

甄权说：赤痢腹痛，齿痛，骨节疼痛，瘿瘤瘰疬。

《大明本草》说：治疗一切风邪导致的疾病，温暖腰膝，明目消赘。

[发明] 苏颂说：俗医用白头翁合补下药效果较好，也能使人返老还童。

李果说：气厚味薄，可以升也可以降，厚于阴中阳药。张仲景治疗热痢下重，用白头翁汤主治。肾欲坚，应急用苦味药来坚之。患痢疾的病人则下焦虚，所以用纯苦之剂坚之。男子阴疝偏坠，小儿头部秃疮发腥味，鼻衄，如果不用白头翁则无效，毒痢患者用此则会获得明显疗效。

吴绶说：热毒下痢，大便中来带紫血，鲜血的，适宜用白头翁治疗。

[附方] 旧有附方二条，新近附方三条，共计五条。

1. 治疗热痢下重。白头翁汤。张仲景《金匮玉函方》：用白头翁二两。黄连、黄柏、秦皮各三两，水七升，煮取二升，每次服一升，不愈再服一次。妇女产后体虚患痢疾的，加甘草，阿胶各二两。

2. 下痢咽痛。《圣惠方》：春夏季患此病。适宜用白头翁、黄连各一两，木香二两，水五升，煎取一升半，分三次服用。

3. 阴癞偏肿。《外台秘要》：白头翁根生用，数量不限，捣碎补敷患处。一夜后破口脓出，二十天愈。

4. 外痔肿痛。《卫生易简方》：白头翁草，又称野丈人，把根捣碎外涂，有活血止痛的作用。

5. 小儿秃疮。《肘后方》：白头翁根捣碎外敷，一夜后成为疮疡，半月后愈合。

附 白头翁花

[主治] 李时珍说：寒热疟疾，白秃头疮。

白 及

（见《神农本草经》）

[释名] 连及草（见《神农本草经》） 甘根（见《神农本草经》） 白给

李时珍说：它的根呈白色，连及而生，所以叫白及。味苦却叫甘根，是一种反面说法。吴普写成白根，因它的根是白色的，也说的通。《金光明》称之为罔达罗喝悉

多。另外，《名医别录》中有名没用白给，就是指的白及，性味功用都相同，系写重导致的，现在合并为一。

［集解］《名医别录》说：白及生长在北山川谷及冤句和越山。又说：白给生长在山谷，叶像藜芦，根白相连，九月采。

吴普说：茎和叶都像生姜、藜芦，十月开花，直上，呈紫红色，根白相连，二月、八月、九月采。

陶弘景说：附近一带到处都有。叶像杜若，根的形状像菱米，节间长有须毛。方药中用的也稀少，可以制成糊。

韩保昇说：现在产自申州。叶子像初生的棕苗叶及藜芦。三四月长出一苔，开紫花。七月果实熟，呈黄黑色。冬季凋谢。根像菱草，有三个角，呈白色，角的顶端发芽。八月份采根用。

苏颂说：现在的江源、河、陕、汉、黔各州都有，生长在石山上。春天长苗，长一尺多。叶子像栟榈，两指大，呈青色。夏季开紫花。二月、七月采根。

李时珍说：韩保昇所说的形状正是白及，但一科只长一茎。所开的花长一寸多，红紫色，中心像舌头。它的根像菱米，有脐，像凫此的脐，又像扁扁的螺旋纹。性难于。

附　白及根

［气味］　味苦，性平，无毒。

《名医别录》说：味辛，性微寒。白给：味辛，性平，无毒。

吴普说：神农说味苦。黄帝说辛。李当之说大寒。雷公说味辛，无毒。

《大明本草》说：甘，辛。

李果说：味苦、甘，性微寒，性沼，阳中的阴药。

徐之才说：紫石英为白及的使药，恶理石，畏李核、杏仁，反乌头。

［主治］《神农本草经》说：痈肿，恶疮，败疽，伤阴肌肉瘦缩，胃中邪气，补邪侵袭，痱缓不收。

《名医别录》说：治疗白癣，灭疥虫。

甄权说：淤热不消退，阴部瘦缩，面部起茵疮，有美容作用。

《大明本草》：止惊悸，血热妄行，血痢，痫证风痹，赤眼癥结，温热疟疾，发背瘰疬，痔疮便血，跌打损伤，刀剑创伤，烫伤火疮。有生肌止痛的作用。

李果说：治疗咯血。

《名医别录》说：主治伏虫，白癣肿痛。

［发明］　苏恭说：山野人患了手足皲裂的，把白及嚼后外涂患处有效。因为它的性较黏。

苏颂说：现在的医生治疗刀器创伤难以愈合及痈疽方中多用白及。

朱震亨说：凡是吐血不止，适宜于加白及。

李时珍说：白及性温有收敛作用，得到了秋金的节令，所以能入肺止血，生肌疗疮。据洪迈《夷坚志》说：台州一狱吏怜悯一囚犯。囚犯很感激他，于是对狱吏说："我七次患死罪，遭到了逼供拷打，肺都受到了损伤，经常呕血。别人传给我一方，只用白及研面，每天用米汤送服，特别有效"。后来这个囚犯被零刀碎割，刽子手剖开他的胸，见肺组织间有十多个窍穴，都被白及面填补，颜色仍然没有变。洪贯之听到这个传说，赴任洋州，一卒忽然患咯血，性命垂危，用上述方法救治，一日之内血便止。《摘玄》说："试血法：吐在水碗内，飘浮在上面的，为肺出血，沾底的是肝血，半浮半沉的是心血。各随所见，用羊肺、羊肝、羊心煮熟，沾白及面，每天食用。"

[附方] 旧有附方一条，新收附方八条，共计九条。

1. 鼻衄不止。《经验方》：津调白及面，涂在创伤部位，再用水送服一钱白及面，很快就止。

2. 心气疼痛。《生生编》：白及、石榴皮各二钱，研面，炼蜜为丸像黄豆大。每次服三丸，艾醋汤送服。

3. 重舌鹅口疮。《圣惠方》：白及面、用乳汁调和涂在脚心。

4. 妇女阴挺。《广济方》：白及、川乌头等分，研面，用绢裹一钱纳入阴道中三寸，每天用一次。

5. 疔疮肿毒。《袖珍方》：白及面半钱，用水澄之，云掉水，摊在厚纸上外贴。

6. 跌打骨折。《永类方》：酒调白及面二钱服，它的功效不次于自然铜、古铢钱。

7. 刀斧创伤。《济急方》：白及、石膏煅等分，研面。外掺入伤口，也可收口。

8. 手足皲裂。《济急方》：白及面用水调塞入裂口。不要接触水。

9. 汤火灼伤。《赵真人方》：白及面用油调后外敷。

三　七
（见《本草纲目》）

[释名] 山漆（见《本草纲目》） 金不换

李时珍说：那一带的人说三七叶左三右四，所以叫三七，恐怕不是这样的。有人说本名叫山漆，认为它能够愈合刀伤，就像漆粘附物体那样，这种说法还比较合理。金不换，是说它比较贵重。

[集解] 李时珍说：三七生长在广西南丹各州峒深山中，采根经风吹日晒干燥，呈黄黑色。团结的形状略像白及；长得像老干地黄，有节。味微甜而苦，很像人参的味。有人说：试法，用面掺在猪血中，血化成水的是真三七。近来传说一种草，春天长苗，夏天苗高三四尺。叶子像菊艾那样厚，苍劲有力，有尖锐的突出部分。茎干上

有红色棱。夏秋季开黄花，蕊像金丝，弯曲可爱，但气味不香，花干则吐絮像苦荬絮。根和叶子味甜，治疗金创折，扭伤出血，以及吐衄，便血有特效。说是三七，但根大像牛蒡子的根，与南中来的不是一类，可能是刘寄奴之属，特别容易繁衍。

附　三七根

［气味］　味甘、微苦，性温，无毒。

［主治］　李时珍说：止血散血定痛，刀刃箭伤跌打损伤，血流不止的，嚼烂外涂，或者研面外掺，出血立止。亦主治吐血、衄血，便血、血痢，崩漏，经行不止，产后恶露不下，出血性疾病，眼睛红肿热痛，虎蛇咬伤等病。

［发明］　李时珍说：三七这种药近期才发现，南人的军队中用它作为金疮要药，说是有奇功。又说：凡是跌打损伤，淤血淋漓的，立即把三七嚼烂，外敷即止，淤血肿胀也会消散。如果挨打的时候，先服一钱，则血不冲心，挨打后更应该服用，产后服用效果也很好。大概这味药物气温，味甜微苦，是阳明。厥阴经的血分药，所以能治一切血病，和骐𬴊竭、紫矿相同。

三七

［附方］　新收附方八条。

1. 吐血衄血。《濒湖集简方》：山楂一钱，自己嚼米汤送服。或者用山漆五分，加入八核汤。

2. 赤痢血痢。三七三钱，研面，米泔水调服，即愈。同上。

3. 大肠下血。《濒湖集简方》：三七研面同淡白酒调一钱服，三服就可以愈合。加五分入四物汤，也可以。

4. 妇女崩中。方同上。

5. 产后恶露较多。《濒湖集简方》：山漆研面，米汤送服一钱。同上。

6. 红眼病，很严重的。用山漆根磨汁外涂眼眶周围，效果很好。同上。

7. 无名痈肿，疼痛不止。把山漆磨成面，用醋调涂即散。如果已破口，研面干涂。

8. 虎蛇咬伤。山漆研面，米汤送服三钱，仍然嚼碎外涂。并同上。

附　三七叶

［主治］　李时珍说：跌打损伤出血，外敷即止，淤血肿痛经一夜即散，其他功能和三七根相同。

第十三卷 《本草纲目》草部

草之二

（山草类下三十九种）

黄连 《神农本草经》
胡黄连 《开宝本草》
黄芩 《神农本草经》
秦艽 《神农本草经》
茈胡（即柴胡）《神农本草经》
前胡 《名医别录》
防风 《神农本草经》
羌活、独活 《神农本草经》
土当归 《本草纲目》
都管草 《本草图经》
升麻 《名医别录》
苦参 《神农本草经》
白鲜 《神农本草经》
延胡索 《开宝本草》
贝母 《神农本草经》
山慈姑 《嘉祐本草》
石蒜 《本草图经》
水仙 《本草会编》
白茅 《神农本草经》
地筋（即菅茅）《名医别录》
芒《本草拾遗》
龙胆 《神农本草经》
细辛 《神农本草经》
杜衡 《名医别录》 附木细辛

及己 《名医别录》
鬼督邮 《唐本草》
徐长卿 《神农本草经》
白微 《神农本草经》
白前 《名医别录》
草犀 《本草拾遗》
钗子股 《海药本草》
吉利草 《本草纲目》
朱砂根 《本草纲目》
辟虺雷 《唐本草》
锦地罗 《本草纲目》
紫金牛 《本草图经》
拳参 《本草图经》
铁线草 《本草图经》
金丝草 《本草纲目》
上附方旧七十三种新二百二十七种。

黄　连
（见《神农本草经》）

[释名]　王连（见《神农本草经》）　支连（见《药性》）

李时珍说：它的根像串珠相连，而且颜色发黄，所以有黄连这一名称。

[集解]　《名医别录》中记载说：黄连生长在巫阳川谷地带以及蜀郡太山的向阳处，农历二月、八月份采根。

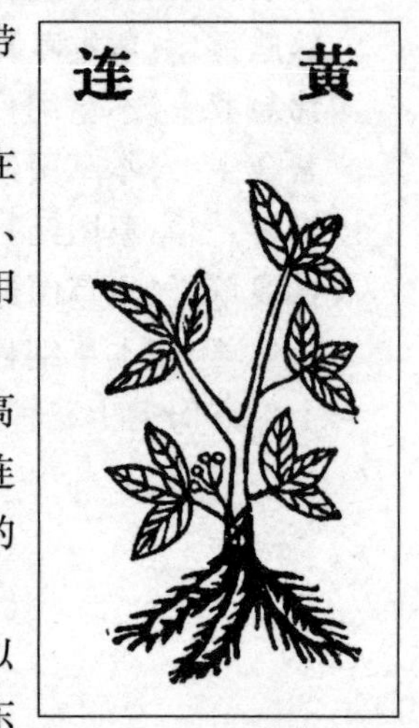

陶弘景说：巫阳（今湖北与四川相邻地带，在建平），现在西部产的颜色浅而且质地虚，不如东阳、新安各县产的，新发、东阳等县产的质量最好。临海诸县产的质量不好。入药时应当用布裹挪去毛，使它像连珠那样。

韩保昇说：苗像茶，呈丛生状，一根茎上长有三片叶子，高有一尺多，在冬季也不凋谢，开黄色花。江左产的，节高像连珠。蜀都产的，节的下面不连珠。现在，秦地及杭州、柳州产的质量较好。

苏颂说：现在的江、湖、荆、夔（kuí）州郡亦产黄连，但以宣城九节坚重、相击有声的为好，施、黔产的，质量较次，东阳、歙州、处州产的更次。苗高一尺多，叶像甘菊，四月份开黄色花，六月份结果实像芹子，颜色也是黄色。江左产的，根像连珠，它的苗经历冬季也不凋谢，叶子像小的雉尾草，正月开花长成细穗，淡白微黄色。六七月根紧致密，才可以采。

苏恭说：蜀道产的，比较粗大，味特别浓而且发苦，治疗口渴效果最好。江东产的节像连珠，治疗痢疾特效。澧（lǐ）州（今湖南澧水流域）产的效果更好。

李时珍说：黄连，汉末《李当之本草》，仅取蜀郡黄而肥大。坚实者为好。唐代以澧州产的为好。现在虽说吴、蜀都产黄连，仅只以雅州、眉州产的效果为好。药物的优劣不同如上所述。大抵有两种：一种根粗大无毛但有珠，就像鹰、鸡爪形状那样坚实，颜色深黄；另一种无珠多毛而且中虚，颜色也是黄色，但稍淡一点。各有所宜。

附　黄连根

[修治]　雷敩说：凡是入药使用时，用布拭去肉毛，用浆水浸泡二昼夜，漉出，在柳木火上焙干用。

李时珍说：五脏六腑都有火，和末则治，妄动就会生病，所以有君火、相火的说

法，其实就是一气而已。黄连入手少阴心经，为治火的主药：治疗本脏之火，则生用黄连；治疗肝胆的实火，则用猪胆汁浸炒；治疗肝胆的虚火，则用醋浸炒；治疗上焦的火，则用酒炒；治疗中焦的火，则用姜汁炒；治疗下焦的火，则用盐水或朴硝研细调水和炒；治疗气氛湿热的火，则用吴茱萸汤浸炒；治疗血分块中伏火，则用于漆末调水炒；治疗食积之火，则用黄土研细调水和炒。各种方法不仅仅是作为引经药，辛热能制黄连的苦寒，咸寒能制黄连的燥牲，使用黄连入药的医生，详细考虑。

[气味] 味苦，性寒，无毒。

《名医别录》说：微寒。

吴普说：神农、岐伯、黄帝、雷公认为：黄连味苦无毒。李当之认为：性小寒。

徐之才说：黄芩、龙骨、理石是黄连的使药，恶菊花、玄参、白鲜皮、芫花、白僵蚕，畏款冬花、牛膝，胜乌头，解除巴豆的毒性。

甄权说：忌猪肉，恶冷水。

雷敩说：服黄连根至十两，不可以吃猪食肉；如果服至三年，一生不能吃猪肉。

李时珍说：道书说：服黄连犯猪肉，令人泄泻，但方家有猪肚黄连丸、猪脏黄连丸，难道是只忌猪肉却不忌脏腑吗？

[主治] 《神农本草经》说：热气，眼睛疼痛，眼眦损伤，流泪，明目，肠澼腹痛下痢，妇女阴道疼痛。长期服用可使人的记忆力增强。

《名医别录》说：主治五脏寒热，久泻及脓血便，止消渴、镇惊，除水湿，壮骨，调理胃肠，益胆，治疗口疮。

《大明本草》说：治疗五劳七伤，益气，止胸腹疼痛，惊悸烦躁，滋润心肺，长肉止血，流行热病，止盗汗疗疥疤。用猪肚蒸，做成丸剂，治疗小儿疳积，并杀虫。

陈藏器说：治疗羸瘦气急。

张元素说：治疗胸中郁热，烦躁恶心，欲吐，心下痞满。

王好古说：主治胸中气逆较甚，胸闷不舒发胀。

李时珍说：祛除心中淤血，解除服药过量烦闷，以及巴豆、轻粉的毒性。

[发明] 张元素说：黄连性寒味苦，气味均厚，可以开也可以降，属于阴中的阳药，入手少阴心经。它的功用有六：一泻心脏火，二去中焦湿热，三疗各种疮，四去风湿，五疗赤眼暴发，六止血。张仲景治疗九种心下痞，五种泻心汤中都用了黄连。

成无已说：苦入心经，寒胜热，黄连、大黄都是苦寒之药，用来通导心下的虚热。蛔虫得到甜味的东西就动，遇苦味的物质则安宁，黄连、黄柏之苦，常用来安蛔。

王好古说：黄连苦燥，苦入心，火就燥。泻心者其实是泻脾，即“实则泻其子”的意思。

朱震亨说：黄连去除中焦实热而泻心火，如果脾胃气虚，不能转动的，则用茯苓、黄芩代替。用猪胆汁拌炒，佐以龙胆草，就会大泻肝胆之火。下痢胃口热属于噤口痢的，用黄连、人参煎汤，每天饮服。如果有呕吐而药没能进入肚中的，再坚持服用，只要能喝下一口的便会痊愈。

刘完素说：古代方书中，认为黄连是治疗痢疾最有效的药。治痢只适宜用辛苦寒药，辛能发散，开通郁结，苦能燥湿，寒能胜热，使气平和而已。各种苦寒药都有导泻的作用，只有黄连、黄柏性冷而燥，能降火去湿而止泻痢，所以治疗痢疾以黄连为君药。寇宗奭说：现在的人多用黄连治痢，认为黄连苦燥胜湿。知识浅薄之人仅见肠虚渗泄，有轻微的一点白色，便用黄连来治疗，也不顾寒热的多少，只想多服大量黄连就可以治好，于是导致了危重疡症。如果是形体壮实，初病，热多血痢，服用黄连加入便止，不必要大量饮用。体虚而且有寒像的，千万慎用。

李东垣说：各种疼痛、疮疡之疾及瘙痒之症，都属心火。凡是各种疮疽宜用黄连、当归作为君药，甘草、黄芬作为佐药。凡是红眼病，疼痛难以忍受的，宜用黄连、当归，酒浸煎。积食不消，心下痞满的，必须用黄连、枳实。

苏颂说：黄连在治疗目疾的方药中多被用之，其中羊肝丸较奇异。现在的医生洗眼，用黄连、当归、芍药等分，用雪水或甜水煎汤热洗，冷却后再温，对眼睛特别有好处。但是风毒赤眼花翳，洗后特别有效。眼目之病，都是血脉凝滞导致的，所在用行血药合黄连治疗。“血得热则行”，所以乘热洗。

韩悉说：火分的病，黄连为主，不但泻心火，而且与黄芩、黄柏等苦味药合用的方剂较多。患目疾的人，用人乳浸蒸，或者点眼或者口服。生用作为君药，佐以少量官桂，煎沸，加入蜂蜜空腹服用，能很快地使心肾相交。加入五苓散，滑石，治梦遗特效。用黄土、姜汁、酒，蜜四种炒为君药，用使君子作为臣药，把白芍药用酒煮后作为佐药，广木香作为使药，治疗小儿五疳。用吴茱萸炒大黄，加木香各等分，生大黄加倍用，做成水丸，治疗五痢。这些都是配方的方法。

李时珍说：黄连治疗目疾及痢疾是一味要药。古方治痢：香莲丸，用黄连、木香；姜连散，用干姜、黄连；变通丸，用黄连、吴萸；姜黄散，用黄连、生姜。治疗消渴，用酒蒸黄连。治疗伏暑，用酒煮黄连。治疗下血，用黄连、大蒜。治疗肝火，用黄连、吴茱萸。治疗口疮，用黄连、细辛。都是一冷一热，一阴一阳，热性药治疗寒证，寒性药治疗热证。君臣相佐，阴阳既济，这是制方之妙处所在，所以有效而无偏胜之害。

陶弘景说：通俗方中多用黄连治疗痢疾及口渴，道家方中说服食黄连可以长生不老。

唐慎微说：刘宋时王微所作《黄连赞》说：“黄连味苦，左右相因。清凉消暑，阐命轻身。缙云昔御，飞跸上旻。不行而至，吾闻期人。”还有梁代江淹《黄连颂》说：“黄连是上等草，仅次于丹砂。御孽辟妖，长灵久视，骖龙行天，驯马匝地。鸿飞以仪，顺道则利。”

李时珍说：《神农本草经》、《名医别录》中并没有黄连久服可以长生不老的记载，唯有陶弘景说道术方久服黄连长生。《神仙传》记载封君达、黑穴公，两人坚持服黄连五十年而成仙。我认为黄连是大苦大寒之药，用之可以降火燥湿，中病即应当停服。

怎么可以长期服用呢？它致使肃杀之命常行，而砍伐他们的生发冲和之气呢？《素问》记载岐伯说：五味入胃，各归所喜攻。久而增气，这是物质的常理。气增而久，夭折的原因。王冰注说：酸入肝为温，苦味药入心为热，辛味药入肺为清，咸味药入肾为寒，甘味药入脾为至阴，而四气兼之，都增其味而益其气，所以各从本脏之气为用。所以久服黄连。苦参，反而为热，从火而化。其他味都是这样的。长期服用就会导致脏气偏胜，即有偏绝，则有夭折的始因。所以，绝对没有服食的人不暴死的，不要使五味偏助。另外，《秦观和乔希圣论黄连书》说："听说公因眼病而服黄连，服至十数两还不停止，危险！不能够这样，医经中有久服黄连、苦参反热的说法。黄连、苦参虽然性大寒，味道特别苦，进入胃之后则先归于心，长期服用不停止，心火偏胜则热，这是久服黄连，苦参及热的道理。况且，眼疾由肝热而导致，肝与心是子母关系。心有火肝亦会有火，肾是孤脏，人因一水不能胜二二火而患病。怎么可以长期服用苦味药，导致心有所偏胜，这是以火救火，怎么可以呢？"秦公这本书，由王公服黄连说起，详细论述了久服黄连的危害性。我们明朝的荆端王素有火病，医生让他服金花丸，这是由黄芩、黄连、栀子、黄柏四味药组成，服用达数年之久，他的火病更加严重了，遂导致内障而失明。通过此例说明：苦寒之药，不但使人不能长生，长期服用则气增偏胜，导致夭折。应当以《素问》的说法为准则，陶氏道书的说法，都是谬论。杨士瀛说：黄连能去除心窍的恶血。

［附方］　原有附方二十二条，新收附方五十三条，合计七十五条。

1. 心经实热。泻心汤。《和剂局方》用黄连七钱，水一盏半，煎一盏，饭前温服。儿童减量。

2. 突然心痛。《外台秘要》：黄连八钱，捣碎，水煎热服。

3. 肝火导致的疼痛。《丹溪方》：黄连，姜汁炒为末，粥糊调和成梧桐子大的丸药。每次服三十丸，白汤送服。

左金丸：用黄连六两，吴茱萸一两，同炒为末，神曲糊调成梧桐子大的丸剂。每次服三十丸，白开水送服。

4. 伏暑发热。口渴呕恶及赤白痢疾，消渴，肠风酒毒，泄泻等病。《和剂局方》：并宜酒煮黄龙丸主之：川黄连一斤切，用好酒二升半，煮干焙研，调糊为丸像梧桐子大。每次服五十丸，温水送服，每日三次。

5. 阳毒发狂。奔走不定。《易简方》：宜用黄连、寒水石等分，制成粉末状。每次服三钱，浓煎甘草汤送服。

6. 骨节积热。逐渐消瘦。《广利方》：黄连四分切，用童便五大合浸一夜，微火煎沸，去渣，分成二服。

7. 小儿疳热。流注，遍身疮蚀，或发潮热，腹胀口渴。《直指方》：猪肚黄连丸：用猪肚一个洗净，宣黄连五两，切碎用水调和，纳入肚中后缝合，放在五升粳米上蒸烂，用石臼捣碎，或者加入少量的饭同捣，做成绿豆大的丸药。每次服二十丸，米汤送服。再服调血清心药物佐之。小儿之病，不外乎疳和热，经常认识到这点。

8. 三消骨蒸。《易简方》：黄连末，用冬瓜自然汁浸泡一夜，晒干再浸，如此反复七次，制成粉末状，用冬瓜汁调和成梧桐子大的丸药。每次服三十丸，大麦汤送服。平常的口渴，只用一服就能见效。

9. 消渴尿多。《肘后方》：用黄连末，蜜调和成梧桐子大的丸药。每次服三十丸，白开水送服。《卫生宝鉴》：用黄连半斤，酒一升浸泡，重汤内煮一伏时，取出晒干研末，水调为丸如梧桐子大。每次服五十丸，温水送服。《崔氏本草》：治疗消渴，小便滑数如油。黄连五两，栝楼根五两，制成粉末状，生地黄汁调丸像梧桐子大。每次服牛乳送服五十丸，每日两次。忌冷水、猪肉。《圣济总录》：用黄连末，放入猪肚内蒸烂，捣和成梧桐子大的丸药，饭饮汤送服。

10. 湿热水病。《范汪方》：黄连末，蜜调和成梧酮子大的丸药。每次服二丸至四丸，饭饮送服，每天三次。

11. 破伤风病。高文虎《蓼花洲闲录》：黄连五钱，酒二盏，煎七分，加入黄腊三钱，溶化后热服。

12. 小便白淫。因心肾之气不足，思想无穷所导致。《普济方》：黄连、白茯苓等分，制成粉末状，酒糊为丸像梧桐子大。每次服三十丸，煎补骨脂汤送服，每日三次。

13. 热毒白痢。《千金方》：宣黄连一两，水二升，煮取半升，露一夜，空腹热服，休息调养，一二日即止。

14. 久下赤痢。累治不愈。《胜金方》：黄连一两，鸡蛋清调和成饼，炙成紫色研面，用浆水三升，慢火煎成膏。每次服半合，温米汤送服。

一方：只用鸡蛋清和丸日一丸。

15. 热毒赤痢。《本事方》：黄连二两切，瓦焙使之变焦，当归一两焙干研末，加入少量麝香。每次服二钱，陈米汤送服。佛智和尚在闽期间，用此方普济众生。

16. 赤白久痢。并无寒热，只是日久不止。《杨子建护命方》：用黄连四十九个，盐梅七个，放入新瓶里，点火烧尽，乘热研面。每次二钱，盐米汤送服。

17. 赤白暴痢。像鹅鸭肝脏那样的颜色，疼痛难以忍受。《经验方》：用黄连、黄芩各一两，水二升，前取一升，分三次热服。

18. 冷热诸痢。胡洽九盏酒。《图经本草》：治疗下痢，不管冷热赤白，谷滞休息痢，都可以治疗。黄连长三寸三十枚，重一两半，像棋子大的龙骨四枚，重一两，大附子一枚，干姜一两半，胶一两半，切细。用水五合倒入铜器里，离火三寸煎沸，便取下放在土上，沸停止后又加入水五合，如此反复九次。把诸药放入，再度煎开，瓯取下，沸止又上，九上九下，量度后可以得到一升，一次服即止。

19. 下痢腹痛、赤白痢，下部疼痛，所以叫做重下。每日大便数十次，脐腹绞痛。《肘后方》：用黄连一升，酒五升，煮取一升半，分成二服，可治疗绞痛。

20. 治痢香连丸。李绛《兵部手集》：治疗赤白痢疾，里急后重，腹痛。用宣黄连、

青木香等分，捣碎过筛，白蜜调和成梧桐子大的丸药。每次服二十丸，空腹服用，每日服两次，效果较明显。有长期发冷者，用煨蒜捣和做成丸剂。不分大人、小孩子均有效。《易简方》：黄连用吴莱萸炒过四两，木香面煨一两，粟米饭调和成丸剂。钱仲阳香连丸：治疗小儿冷热痢，加煨熟河子肉。又治疗小儿泻痢，加煨熟肉豆冠。又治疗小儿气虚泻痢腹痛，加白附子尖。刘河间治疗久痢，加龙骨。朱丹溪治疗噤口痢，加石莲肉。王氏治疗痢疾口渴，加乌梅肉，用阿胶化和制成丸剂。

21. 五痔八痢，四治黄连丸。《韩氏医通》：用连珠黄连一斤，分成四份：一份用酒浸炒，一份用自然姜汁炒，一份用吴茱萸汤浸炒，一份用益智仁同炒，去益智仁，研面。白芍药酒席煮后切；焙干四两，使君子仁焙干四两，广木香二两，研面，蒸饼后调和成绿豆大的丸剂。每次服三十丸，饭前米汤送服，每日三次，忌猪肉冷水。

22. 伤寒下痢。不能进食的。《肘后方》：黄连一升，乌梅二十枚去核，炙燥后研面，蜡一棋子大，蜂蜜一升、合在一块儿煎熬，和为丸像梧桐子大。一次服二十丸，每日三次。另一方为：黄连二两，熟艾像鸭子大一团，水三升，煮取一升，顿服，见效较快。

23. 气痢后重。里急或泄泻。杜壬方：姜连散：用宣黄连一两，干姜半两，分别研面，收藏好。每次用黄连一钱，姜半钱，和匀，空腹温酒下，或米汤送服，特效。《济生方》：秘传香连丸：用黄连四两，木香二两，生姜四两，用姜铺在砂锅底，其次铺黄连，上面铺木香，新鲜水三碗，煮后焙干研面，醋调仓米湖做成丸剂，平常每日服五次。

24. 小儿下痢。长时间大便赤白粘冻，体质虚弱。《子母秘录》：把宣黄连用水浓煎，加入蜂蜜，每日服五次。

25. 诸痢脾泄。脏毒便血。《直指方》：雅州黄连半斤，去毛后切细，装入肥猪大肠内，扎紧，放入砂锅中，用水酒煮烂，取出黄连后焙干研面，把肠子捣碎做成梧桐子大的丸药。每次服一百丸，米汤送服，有特效。

26. 湿痢肠风。《百一选方》：变通丸：治疗赤白痢疾，下痢日夜无度，以及肠风下血。用川黄连去毛，吴茱萸汤泡过萸各二两，一同炒香，拣出后分别研面，用粟米饭调和成梧桐子大的丸药，分别收藏好。每次服三十丸，赤痢则用甘草汤送服黄丸，白痢则用姜汤送服吴莱萸丸，赤白痢各用十五丸，米汤送服。这是浙西河山纯的老方，救人特有效。局方成已丸：治疗脾胃受湿，下痢腹痛，完谷不化。用黄连、吴萸加白芍药，同炒研面蒸饼和丸服。

27. 积热便血。《杨氏家藏方》聚金丸：治疗肠胃积热，或者是因酒毒而导致的便血，腹痛口渴，脉弦数。黄连四两，分成四份：一份生用，一份切碎炒，一份炮炙后切，一份水浸晒干后研面。条黄芩一两，防风一两，研面，面糊调成梧桐子大的丸药。每次服五十丸，米泔浸枳壳水，饭前送服。冬季便血加酒蒸大黄一两。

28. 脏毒下血。《济生方》：黄连研面，独头蒜煨研，调和成梧桐子大的丸药，每次

空腹陈米汤送服四十丸。

29. 酒痔便血。《医学集成》：黄连酒浸，煮熟研面，酒糊做成梧桐子大的丸剂。每次服三十丸，白开水送服。另一方：用自然姜汁浸泡焙炒。

30. 鸡冠痔疾。《斗门方》：黄连面外敷。加赤小豆面尤良。

31. 痔病秘结。《医方大成》用此通便理气：黄连、枳壳等分，研面，调糊后做成梧桐子大的丸药。每次服五十丸，空腹米汤送服。

32. 痢疾合并痔疮及脱肛。《经验良方》：用冷水调黄连面外涂，效果良好。

33. 伤食泄泻。《活人心统》：川黄连二两，研面，大蒜捣和成梧桐子大的丸丸药。每次服五十丸，白开水送服。

34. 水泻脾泄。神圣香黄散。《博济方》：宣黄连一两，生姜四两，一同用文火炒至姜脆，分别拣出研面。水泻用干姜面，脾泄用黄连面，每次服二钱，空腹白开水送服。体质好的仅用两服即可治愈。也治疗痢疾。

35. 吐血不止。《济要济众方》：黄连一两捣成散剂，每次服一钱，水七分，加入豆豉二十粒，煎至五分，去渣温服。大人、小孩均治。

36. 眼目诸病。胜金黄连丸：用宣黄连不限量，捶碎，用新鲜水一大碗，浸泡六十天，用棉滤过后取汁，放入原碗内，在重汤上熬，不停地搅动，直到熬干。然后挖一尺深的坑，用瓦铺底，把熟艾四两放在瓦上面，用火烧。把药碗放在上面，四周用泥封，开一孔道让烟走尽，取出后，做成小豆大的丸药。每服用竹叶汤送服十丸。

刘禹锡《传信方》羊肝丸：治疗男女肝经不足，风热上攻，头目昏暗羞明，以及障翳青盲。用黄连面一两，羊羔肝一具，去掉膜，捣烂调和成梧桐子大的丸药。每次饭后用暖浆水吞服十四丸；连作五剂即愈。古代崔承元治活一死囚，囚犯以后才病死的。一日早晨，崔患白内障，数年不愈，某日半夜独坐，听到下面台阶下有声响，问谁。回答说：是过去承蒙您治活的囚犯，现在是来报恩的。遂告诉给他上述方药后消失踪影。崔服用后，没有几个月，眼疾除而复明。所以流传于世。

37. 暴赤眼痛。宣黄连锉细，用鸡蛋清浸泡，放在地下一夜，第二天早晨滤过，用鸡毛蘸滴眼。另一方：苦竹两头留节，一头开小孔，把黄连片放在里面，用油纸封口，浸入井中一夜。第二天早晨服用竹节内的水，加少量片脑，外洗。《海上方》：用黄连、冬青叶煎汤洗眼。选奇方：用黄连、干姜、杏仁等分，研面，用绵包后浸入汤内，乘热闭目淋洗。

38. 小儿红眼。《全幼心鉴》：用水调黄连面，贴在脚心处，特别妙。

39. 烂弦风眼。《仁存方》：黄连十支，槐花、轻粉少许，研面，生男孩后的乳汁调和，在饭上蒸过，用帛包裹，熨眼上，三四次即可以见效，经数次验证有效。

40. 眼睛突然痒痛。《外台秘要》：用乳汁浸泡黄连，频频点眼。抱朴子说：治疗眼中百病。

41. 流泪不止。《肘后方》：用黄连浸泡浓汁外擦。

42. 牙痛恶热。《李楼奇方》用黄连面外掺，立刻见效。

43. 口舌生疱。《肘后方》：用黄连煎酒，经常含服。赴筵散：用黄连干姜等分，为末外掺。

44. 小儿口疳。《简便方》：黄连、卢会等分，研面，每次蜜汤服五分。走马疳：加入蟾灰等分，青黛减半，麟香少许。

45. 小儿鼻匿鼻下面有两道红色，有疳。张杰《子母秘录》用米泔洗净，用黄连面外洗，每日三次。

46. 小儿月食。生长在耳后。张杰《子母秘录》黄连面外敖。

47. 小儿食土。《姚和众童子秘诀》取好黄土煎黄连汁，晒干服食。

48. 预解胎毒。王海藏《汤液本草》：小儿刚出生，用黄连煎汤洗浴，不生疮及丹毒。另一方：未出声音时，用黄连煎汤灌一匙，可使终身不出斑；已出声音的灌之，斑即使发也很轻微。这是祖方。

49. 腹中儿哭。《熊氏补遗》：黄连煎浓汤，孕妇常常口服。

50. 因惊胎动，出血。《子母秘录》：取黄连面酒服十粒梧桐子大小的勺子一勺。每日服三次。

51. 妊娠子烦。《妇人良方》：口干难以入睡。

52. 痈疽肿毒。《王氏简易方》：已溃未溃皆可用。黄连槟榔等分，研面，用鸡蛋调匀外搽。

53. 中巴豆毒，腹泻不止。《肘后方》：黄连、干姜等分，研面，水送服十粒梧桐子大的匙一匙。

胡　黄　连

（见宋《开宝本草》）

［释名］　割孤露泽。

李时珍说：它的性味和功用都像黄连，所以起名叫胡黄连。割孤露泽是胡语。

［集解］　苏恭说：胡黄连生长在波斯国，生长在海边陆地上面。苗像夏枯草，根头像鸟嘴，掰开后里面像八哥鸟眼的质量好。八月上旬采。

苏颂说：现在的南海以及秦陇之间也产胡黄连。初出苗时像芦，干了之后像杨柳的枯枝，中间黑外表黄，不分季节，随时可以收采。

陈承说：折断后荡出的尘像烟的，才是真正胡黄连。

附　胡黄连根

［气味］　味苦，性平，无毒。

苏恭说：性大寒。恶菊花、玄参、白鲜皮，解巴豆毒。忌食猪肉，有遗精的副

作用。

[主治] 苏恭说：补益肝胆，明目，治疗骨蒸劳热三消，五心烦热，妇女胎蒸虚惊，寒热泄泻及痢疾，各种痔疮，补益肠胃，美容。浸在人乳汁中，外用点眼效果较好。

《开宝本草》：治疗久痢导致的疳疾，小儿惊痫发烧，食欲下降，霍乱下痢，伤寒咳嗽温疟、补肾强腰，去阴汗。

朱震亨说：去除果子导致的积证。

胡黄连

[附方] 旧有附方二条，新收附方一十二条。合计一十四条。

1. 伤寒劳累后复发，发热，大小便颜色红如血色。《图经本草》：用胡黄一两，山栀子二两，去壳，加入蜂蜜半两，搅拌，炒至微焦研面，用猪胆汁调和成梧桐子大的丸药。每次服十丸，用生姜二片，乌梅一个，童子小便三合，浸泡半日去渣，饭后暖小便温服上药，睡的时候再服，特别有效。

2. 小儿潮热、时有盗汗。孙兆《秘宝方》：用南番胡黄连柴胡等分，研面，炼蜜为丸如芡子大。每次服一丸至五丸，放在容器中，用少量酒化开，再入水五分，重汤煮沸，和渣一块服用。

3. 小儿疳热、腹胀、潮热发焦，不能用大黄、黄芩等伤胃药物，恐怕产生别的疾病。《全幼心鉴》：用胡黄连五钱，灵脂一两，研面，雄猪胆汁调成绿豆大的丸药。米汤送服，每次服十丸。

4. 肥热疳疾。《钱乙小儿直诀》：胡黄连丸：用胡黄连、黄连各半两，朱砂二钱半，研面，放入猪胆内扎紧，用小木棍悬吊在砂锅里，用浆水煮一顿饭的时间，取出后研烂，加入卢会、麝香各一分，用饭调和成麻子大的丸剂。每次服五丸至十丸，米汤送服。

5. 五心烦热。《易简方》：胡黄面，米汤送服一钱。

6. 小儿疳积泄泻，冷热不调。《卫生总微论》：胡黄连半两，用绵姜一两炮炙，研面。每次服半钱，甘草节汤送服。

7. 小儿自汗、盗汗、往来潮热。《保幼大全》：胡黄连、柴胡等分，研面，蜜调和成芡子大的丸剂。每次用一二丸，用水化开，加入少量酒，用气味浓的汤煮一二十沸，温服。

8. 小儿黄疸。《总微论》：胡黄连，川黄连各一两，研成面，用黄瓜一个，去掉瓤留盖，把上药放在里面后扎紧，用面裹后煨热熟，去掉面，捣成绿豆大的丸剂，根据大小温水送服。

9. 吐血衄血。《普济方》：胡黄连、生地黄等分，研面，用猪汁调和和成梧桐子大的丸剂，临睡时用茅化汤送服五十丸。

10. 血痢不止。《普济方》：胡黄连、乌梅肉，灶心黄土等分，研成面，用腊茶送服。

11. 热痢腹痛。《鲜于枢钩玄》：胡黄连面，用饭调和成梧桐子大的丸剂，每次用米汤送服三十丸。

12. 婴儿眼眼睛发红。《济急仙方》：用茶调胡黄连面，涂在手脚心，即可痊愈。

13. 痈疽疮肿。已经溃破或没溃破的都可以用。《简易方》：胡黄连、穿山甲烧炭存性，等分研面，用茶或鸡蛋清调外涂。

14. 痔疮肿疼、难以忍受者。《孙氏集效方》：胡黄连面，用鹅胆汁调外搽患处。

15. 血余怪病。方见木部茯苓下。

黄　　芩
（见《神农本草经》）

［释名］　腐肠（见《神农本草经》）　空肠（见《名医别录》）内虚（见《名医别录》）妒妇（见《吴普本草》）　经芩（见《名医别录》）黄文　（见《名医别录》）印头（见《吴普本草》）　苦督邮（见《记事》）

陶弘景说：质地坚实的叫子芩。

条芩（见《本草纲目》）　犯尾芩（见《唐本草》）　鼠尾芩

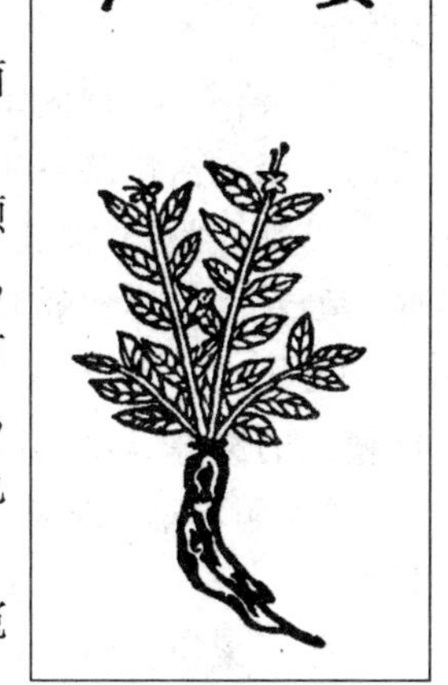

陶弘景说：形状呈圆形的叫做子芩；破损的叫做宿芩；里面都已经腐烂的，叫做腐肠。

李时珍说：芩在《说文解字》里面写作“莶”，说是它的颜色岁黄。也有人说芩就是黔，但黔是黄黑这色。宿芩乃是旧根，大部分已经中空，表面黄里面黑，即现在所说的片芩，所以又有腐肠、妒妇等名称。妒妇心黑，所以有这种比喻。子芩是新根，质地坚实，即现在所说的条芩。也有人说：西芩大部分中空而色黔北芩大部分质地坚实而颜色深黄。

［集解］　《名医别录》说：黄芩生长在秭归的平川山谷及冤句一带，三月三日采根阴干。

陶弘景说：秭归属于建采郡。现在第一产自彭城，郁州也有产的。但只有深色质地坚实的好。但只是在俗方中运用，道家不需用。

苏恭说：现在大部分产自宜州、鄜州、泾州，这些地方出产的质量好。兖州大实的也好，叫做纯尾芩。

苏颂说：现在的川蜀、河东、陕西临近的郡郁有。苗高一尺多，茎干像筷子那样粗，叶子呈四周丛生状，像紫草，高一尺多，也有独茎的，叶子细长呈青色，两两相对而生，六月份开紫色花，根的粗细程度像知母那样，长四五寸，二月、八月份采根经风吹日晒干燥。《吴普本草》说：二月份长颜色呈红黄色的叶子二对或四对丛生。它的茎中空，或方园，高三四尺。四月份开紫红色花。五月份果实发黑，根发黄。二月至九月采。和现在所说的稍有不同。

附　黄芩根

［气味］　味苦，性平，无毒。

《名医别录》说：性大寒。

吴普说：神农、桐君、雷公认为黄芩根味苦，无毒。李当之认为小温。

李东垣说：可以升发，也可以潜降，属于阴分药。

王好古说：气寒，味微苦而甜，阴中微阳，入手及阴血分。

张元素说：气凉，味苦，甜，气厚味薄，有升浮的性能，属于阳中的阴药，入手少阳和手阳明经。用酒炒后则有上行的性能。

徐之才说：山茱萸、龙骨是黄芩根的使药，恶芡实，畏丹砂、牡丹、藜芦。与厚朴、黄连配用，止腹痛。与五味子、牡蒙、牡蛎配用治疗不孕症。配用黄芪、白敛，赤小豆治疗瘰疬。

李时珍说：黄芩根得到酒的配用，有上行的性能。配用猪胆汁，清利肝胆之火。配柴胡有退烧的作用。配用芍药，治疗痢疾。配用桑白皮，可泻肺火。配用白术，可以安胎。

［主治］　《神农本草经》记载：各种发烧，黄疸，腹泻痢疾，有利小便，化血化瘀的功用，治疗恶疮痈疽，治疗火毒导致的肿疡。

《名医别录》记载有：治疗痰热之疾以及胃中有热，小腹绞痛，消谷善饥，利小肠，妇女淤血导致的崩漏，小儿腹痛。

甄权说：治疗热毒导致的骨蒸潮热，寒热往来，胃肠不利，破气聚，治疗五淋，能使人的经脉气血运行畅通，去除关节烦闷，解热止渴。

《大明本草》记载：清热解毒，主治时行热病，疔疮肿毒，有排脓之功，治疗乳痈发背。

张元素说：清心火，治疗肺中湿热，清肺降火，治疗上热，回赤肿痛，淤血壅盛，人体上部瘀备，补肾温阳利水，又有安胎之功，能养阴退热。

李时珍说：治疗风热及湿热头痛，奔豚热痛，肺火导致的咳嗽，咯吐腥臭痰以及肺痨。各种失血症。

［发明］　李果说：黄芩中间空，枯而且能漂浮在水面上的，泻肺火，理气消痰，除风热之疾，清解肌表之热；细而且坚实的，泻大肠火，养阴退热，温阳利水，滋补化源。高下的区别和枳实、枳壳相同。

张元素说；黄芩的功用有九种：一泻肺火；二祛除上焦皮肤风热风湿；三退烧；四理胸中气；五消痰膈；六祛除脾经湿邪，七夏季必须用；八疗妇女产后病，有养阴

退热之功；九安胎。用酒炒后有上行之性，主治上焦瘀备，如果没有黄芩则不能除。下痢脓血，腹痛里急后重，发烧长期不退的，配用芍药、甘草。凡是各种疮痈疼痛难以忍受的，宜用黄芩、黄连苦寒药物，辨别清病变部位，并加引经药物治疗。

朱震亨说：黄芩降痰，是因为它有降火的作用。凡是想去除上焦积热，湿热，必须把黄芩用酒洗过用药，才可见效。片芩泻肺火，必须佐以桑白皮。如果是肺虚的，多用则会伤肺，必须先用天门冬保肺气，然后再用黄芩。黄芩，白术都是安胎的圣药，医技抵劣的人认为黄芩性寒而不敢用，殊不知怀孕后宜清热凉血，血不妄行，才能养胎。黄芩是上、中焦药物能降火下行，白术能补脾。

罗天益说：肺主气，热伤气，所以身体麻木。另外，五臭入肺产生腥味，所以苦寒的黄芩，能泻火补气而利肺，治疗喉中腥臭。

苏颂说：张仲景治疗伤寒心下痞满的泻心汤，四首方剂中均用了黄芩，因为它主治各种热病，且有利小肠的功能。另外，太阳病下之利不止，喘而汗出的，有葛根黄芩黄连汤以及主妊娠安胎散，也大部分用黄芩。

李时珍说：张洁古说黄芩泻肺火，治疗脾湿，李东垣说片芩泻肺火，条芩治大肠火；朱丹溪说黄芩治疗上中二焦火；而张仲景治疗少阳症的小柴胡汤，太阳少阳合病下利的黄芩汤，少阳症下后心下满而不痛的泻心汤，都用黄芩；成无已说黄芩苦而且入心经，除痞泄热。这就说明：黄芩能入手少阴经、手阳明经，手太阴、手少阳，足太阴、足少阳六条经。黄芩气寒味苦，颜色是黄中带绿，苦入心，寒胜热，泻心火，治疗脾经湿热，其一是肺全不受损伤，再者能使胃火不侵犯肺，所以救肺。肺虚不宜用黄芩的原因是因为苦寒伤脾胃，肺的母脏受到了损伤。少阳症，寒热往来，胸胁痞满，默默不欲饮食，心烦呕吐，或者有口渴，或者无口渴，或有小便不利。虽说病在半表半里，但胸胁痞满，是兼夹有心肺上焦的邪气。心烦喜呕，默默不欲饮食，则是兼有脾胃中焦之证。所以用黄芩治疗手、足少阳经的相火，黄芩也是本经药物。成无已注《伤寒论》，只说柴胡、黄芩味苦，用来发传邪的热邪，芍芩、黄芩之苦，用来收敛肠胃之气，没有阐述它们治火的妙理。杨士瀛在《直指方》中说：柴胡退热，效果不如黄芩。大概也不知道柴胡退烧的原理，是用苦味来发散，治疗火邪导致的标症；黄芩退烧的原理，是黄芩性寒，寒能胜热，拆除火邪之本。张仲景又说：少阳证腹中痛的，去黄芩，加芍药。有心悸，小便不利的，去黄芩，加茯苓。好像与《名医别录》中治疗少腹绞痛、利小肠的记载不符。成无已说黄芩寒中，苦能坚肾，所以去掉；其实也不完全是这样的。至此应当详审药理，不要泥古而不化，辨则脉证用药。如果是因饮寒而受的寒邪，腹中痛以及饮水心下悸，小便不利但脉不数的，这是里面没有热证，这样的病症就不应该用黄芩。如果是热厥腹痛，肺热而且小便不利的，黄芩可以用吗？所以善于看书的人，先探求它的机理，不要盲目拘泥其文章中的记载。古代有一人嗜好饮酒，患少腹疼痛，痛的难以忍受，小便淋漓不尽，各种药都不见效。偶然地用黄芩、木通、甘草三味药物煎服，病症遂止。王海藏说有人因体虚而服食附子过量，患小便不通，服用黄芩、黄连后使得小便通畅。这些都是热厥导致的疼痛，学习医理的人难道可以拘泥于此吗？我在二十岁时，因感冒咳嗽长期不愈，并且触犯了禁忌，于是导致骨蒸发热，皮肤像火燎，每天吐痰一碗多，夏季烦渴，失眠，不欲食，脉象浮洪。服遍了柴胡、麦门冬、荆芥等药，一个月后，病情更加严重，都认为必死无疑。父亲偶然想起李东垣治疗肺热像火燎，烦躁引饮，白天较甚的，属于气分热。应该用一味黄芩汤，以泻肺气分火。遂按照上述方法，用片芩一两，水二盅，煎取一盅，一次服。第二天身热全部消退，咳嗽、咯痰等症也痊愈。药中病机，如鼓应桴，医学中的奥妙，就像这样。

[附方] 旧有附方三条，新收附方十四条，合计一十七条。

1. 三黄丸。《图经本草》引用孙思邈《千金方》说：巴郡的一位太守上奏加减三黄丸：治疗男子五劳七伤，消渴，消瘦，妇女带下，手足发烧，可以泻五脏火。春季三个月，黄芩四两，大黄三两，黄连四两。夏季三月，黄芩六两，大黄一两，黄连七两。秋三月，黄芩六两，大黄二两，黄连三两。冬三月，黄芩三两，大黄五两，黄连二两，三味药物随时合在一块儿捣碎，过筛，蜜调和成乌豆大的丸剂。每次用米汤送服五丸，每日三次。病情不减，可以增至七丸。服用一个月病愈，长期有用，可疾走如飞，用于病人有效。禁吃猪肉。

2. 三补丸。治疗上焦积热，清泻五脏火。《丹溪纂要》：黄芩、黄连、黄檗等分，研面蒸饼为丸像梧桐子大，每次用白开水送服二十丸。

3. 肺中有火。清金丸。《丹溪纂要》：用片芩炒、研面，用水调和成梧桐子大的丸剂，每次服二十丸，白开水送服。

4. 肤热如火燎。方见发明下。

5. 小儿惊啼。《普济方》：黄芩、人参等分，研面。每次服一分，用水送服。

6. 肝热生翳。不分大人小孩。《卫生家宝方》：黄芩一两，淡豉三两，研面。每次服三钱，用熟猪肝沾着吃，温开水送服，每日两次。忌酒面。

7. 少阳头痛，也治太阳头痛，偏正头痛均适用。东垣《兰室秘藏》：小清空膏：用片黄芩酒浸透，晒干研面。每次服一钱，茶和酒均可送服。

8. 眉眶疼痛、有风热痰。《洁古家珍》：黄芩酒浸，白芷等分，研面。每次服二钱，茶水送服。

9. 吐血衄血、或作或止，内热所导致。《圣惠方》：黄芩一两，中心黑朽的去掉不用，研面。每次服三钱，水一盏，煎取六分，和滓一块儿温服。

10. 吐衄便秘。《庞安时总病论》：黄芩三两，水三升，煎取一升半，每次温服一盏。也治妇女崩漏下血。

11. 血淋发热疼痛。《千金方》：黄芩一两，水煎温服。

12. 经水不断。芩心丸。《瑞竹堂方》：治疗妇女四十九岁以后，天癸竭，却仍然经行不止，或量多不止。用条芩心二两，米醋浸泡七日，炙干后再浸，如此反复七次，

研面，醋调糊做成梧桐子大的丸药，每次服七十丸，空腹温酒送服，每日两次。

13. 崩中漏下。《本事方》：黄芩研细面每次服一钱，用霹雳酒送服，用秤锤烧红，淬入酒中。

许学士说：崩中大多用止血及补血药。此方治疗阳乘于阴，即所谓的天暑地热，导致月经沸溢。

14. 安胎清热。《丹溪纂要》：条芩、白术等分，炒成面，米汤和丸像梧桐子大。每次服五十丸，白开水送服。也可以加神曲。凡是妊娠期间调理，用四物汤去地黄，加白术、黄芩为面，经常服用效果较好。

15. 产后血渴。饮水不止。《杨氏家藏方》：黄芩、麦门冬等分，水煎温服，没有时间限制。

16. 灸疮出血。《李楼怪证奇方》：有一人灸火达到五壮，流血不止，像尿一样，手冷欲绝。用酒炒黄芩二钱研面，用酒送服即止。

17. 老小火丹。《梅师方》：黄芩面，水调后外涂。

附　黄芩子

［主治］　《名医别录》记载：泻痢、脓血便。

秦　艽
（见《神农本草经》）

［释名］　秦糺（见《唐本草》）、秦爪（见《四声本草》一种）

苏恭说：秦艽通俗地称作秦胶，本名叫做秦糺，与纠相同。

李时珍说：秦艽产自秦中，其中根形状呈螺纹交纠的效果好，所以叫做秦艽，秦糺。

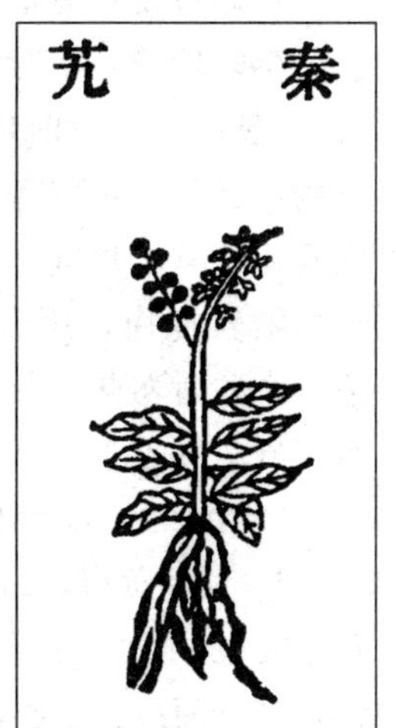

［集解］　《名医别录》记载说；秦艽生长在飞鸟山谷中，二月、八月份采根，经风吹日晒干燥。

陶弘景说：现在产自甘松、龙洞、蚕陵一带，其中，以根呈螺纹相交长大的，颜色黄白的效果好。中间大部分含有土，使用的时候应该破开，去掉里面的土。

苏恭说：现在产自泾州、鄜州、岐州的质量好。

苏颂说；现在的河陕州郡大部分产秦艽。它的根呈土黄色并且相互交纠，长一尺多，粗细不等。枝干高五六寸。叶子婆娑，连同茎梗均呈青色，像莴苣的叶子。六月中开紫色花，就像葛花，当月结子。在每年的春秋采根阴干。

附　秦艽根

[修治]　雷敩说：秦艽必须从根部的纹理上认取：左方有纹理的归类为秦，治疗疾病；右面有纹理的列为艽，即发脚气。凡是用秦入药的，用布拭去黄白色绒毛，再用还元汤浸泡一夜，晒干后用。

李时珍说：秦艽只分左纹理的质量好，而区分为秦与艽二名，则是错误的。

[气味]　味苦，性平，无毒。

《名医别录》记载说：味辛，微温。

《大明本草》记载说：味苦，性冷。

张元素说：气微温，味苦、辛，属于阴中的微阳，可以升也可以降，入手阳明大肠经。

徐之才说：菖蒲为秦艽根的使用药，畏牛乳。

[主治]　《神农本草经》记载说：治疗邪气导致的发热，风寒湿痹，肢体疼痛，逐水利小便。

《名医别录》记载说：治疗风邪入侵，病史长短均可治，周身拘挛发急。

《大明本草》记载说：治疗肺痨骨蒸潮热，治疗疳证以及流行病。

甄权说：用牛奶冲服，通利大小便，治疗酒黄、黄疸，解除酒毒，去头风。

张元素说：祛除阳明经风湿，以及手脚不遂，牙关紧闭，牙痛口疱，肠风便血，有养血荣筋的功能。

王好古说：有泄热，补益胆气的作用。

李时珍说：治疗胃热，虚劳发烧。

[发明]　李时珍说：秦艽属于手足阳明经的药物，兼入肝胆之经，所以手脚活动不利，黄疸、烦渴等病，必须用秦艽来治疗，取它的去阳明湿热之功。阳明经有湿，则身体酸软、疼痛、烦热；有热，就会日晡潮热骨蒸。所以《圣惠方》治疗急劳烦热，身体酸软疼痛，用秦艽、柴胡各一两，甘草五钱，研面，每次服三钱，白开水调服。治疗小儿骨蒸热，饮食减少，身体消瘦，虚弱，用秦艽、炙甘草各一两，每次用一钱，水煎服。钱乙加薄荷叶五钱。

[附方]　旧有附方六条，新收附方七条，合计十三条。

1. 五种黄疸。《崔元亮海上方》记载说：凡是发黄有数种：饮酒过量而导致发黄；误食鼠粪也导致发黄；劳累过度也导致发黄，痰和涕较多，眼睛有红色脉络分布，日益憔悴，或有面红、恶心的是劳累过度发黄。用秦艽一大两，锉成两帖。每帖用酒半升，浸泡后绞取汁，空腹服用，收效便止。就饮酒而导致的发黄容易治疗，屡用有效。《贞元广利方》：治疗发黄的疾病，表里均黄，小便赤，心烦口干的，用秦艽三两，牛奶一大升，煮取七合，分温两次服用。此方出自于许仁则。另外，孙真人方：加芒硝六钱。

2. 暴泻口渴。《圣惠方》：秦艽二两，炙甘草半两。每次服三钱，水煎服。

3. 伤寒烦渴、心神燥热。《太平圣惠方》：用秦艽一两，牛奶一大盏，煎六分，两次服用。

4. 急劳烦热、方见发明条文里。

5. 小儿骨蒸。同上。

6. 小便艰难。或转胞，脘腹满闷，不抓紧治疗，就会有生命危险。《圣惠方》：用秦艽一两，水一盏，煎取七分，分成二服。另外的一首方剂为：加冬葵子等分，研面，用酒送服一匙。

7. 胎动不安。《圣惠方》：秦艽、炙甘草、鹿角胶炒，各半两，研面。每次服三钱，水一大盏，糯米五十粒，水煎服。另一方为：秦艽、阿胶炒、艾叶等分，煎服民法同上。

8. 发背初起，疑似以证。崔元亮《海上集验方》、以秦艽、牛奶煎服，泻利三五次即愈。

9. 疮口不合，一切均治。《直指方》：秦艽研面外掺。

茈胡（柴胡）
（见《神农本草经》）

［释名］ 地熏（见《神农本草经》） 芸蒿（见《名医别录》） 山菜（见《吴普本草》） 茹草（见《吴普本草》）

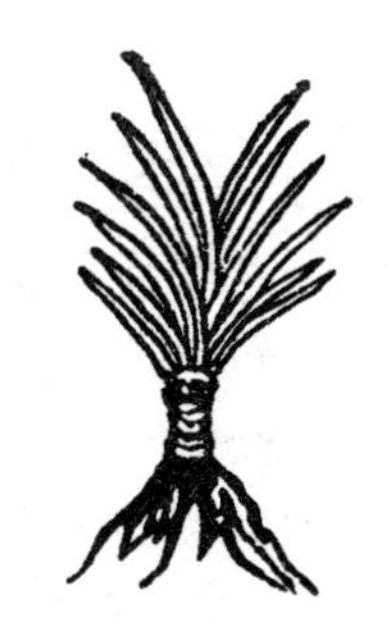
胡柴叶韭

苏恭说：茈（chái）是古代的柴字。《上林赋》说：茈姜，以及《尔雅》记载为茈草，都写成茈字。这种草的根呈紫色，即现在太常用的茈胡。又因属于木系，相互承袭叫做柴胡。但查阅各种本草，均没有柴胡这一名称。

李时珍说：茈字有柴和紫两种读音：茈姜、茈草的茈均读作紫音，茈胡的茈读柴音。茈胡生长在山中，苗嫩的时候可以吃，老了之后则采来作为柴胡入药，所以苗有芸蒿，山菜、茹草的名称，而根则叫作柴胡。苏恭的说法有点特殊，不太明了。古本《张仲景·伤寒论》尚且写成茈字。

［集解］ 《名医别录》说：茈胡的叶子叫做芸蒿，味辛香可以食用，生长在弘农山谷及冤句一带，二月、八月份采根，经风吹日晒干燥。

陶弘景说：现在出产在附近一带，形状像前胡那样强壮。《博物志》记载说：芸蒿的叶子像邪蒿，春秋季节有白蒻有四五寸长，味香美可以食用，长安及河内地区都有。

苏恭说：《伤寒论》：中的大小柴胡汤，为治痰病的要药。如果用芸蒿根代替，则

大错。

苏颂说：现在的关陕，江湖之间附近一带都有，以银川产的质量为好。二月份长苗，特别香。茎干青紫色，坚硬，有少量的绒毛。叶子像竹叶那样紧密细小，也有像斜蒿的，也有像麦门冬叶那样短的。七月分开黄花。根淡红色，像前胡那样粗。生长在丹川的结青色果子，与其他的地方产的不同。它的根像芦头，有红毛像鼠尾，独苗生长的为好。

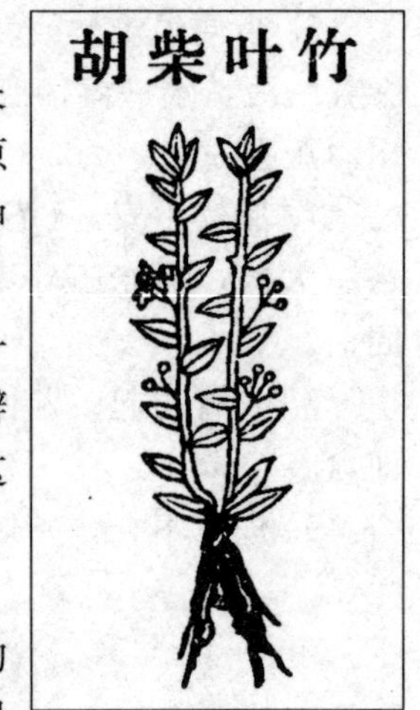

胡柴叶竹

雷敩说：茈胡生长在平州平县，即现在的银州银县。它生长的四周，常有白鹤、绿鹤飞翔，这是茈胡的香味向四周飘散的原因，如果有行人经过有茈胡的地方，闻到香味也会感到精神气爽。

陈承说：柴胡以银、夏二州产的效果最好，根像鼠尾，有一二尺长，香味较多。现在《图经本草》上记载的，俗气，难以辨别真伪，药商以相似的伪品代替。然而也比其他地方产的好，这是因为银、夏二州一带沙漠较多；同、华也是产自于沙苑。

汪机说；解表发散用北柴胡，虚热用海阳软柴胡效果较好。

李时珍说：银州就是现在的延安府神木县，五原城就是它的遗址。这里产的柴胡有一尺多长而且有微白色，发软，不容易得到。北方所产的，也像前胡那样软，就是现在人们所说的北柴胡，入药效果也好。南方所产的，不像前胡，正像蒿根，质地强硬不堪使用。有的苗像韭菜叶子，也有像竹叶的，质量以后者为好。其他的如邪蒿之类的质量最次。据《夏小正·月令》说：仲春时节，芸开始生长。《仓颉解诂》说：芸，就是蒿。像邪蒿，可以食用。也属于柴胡一类，入药效果不太好，所以苏恭认为不是柴胡，现在有一种，根像桔梗、沙参那样大而且呈白色，药商用伪药来充当银柴胡，只是没有气味，不能不辨。

附　茈胡根

[修治]　雷敩说：凡是能够采到银州柴胡，去掉须毛及头，用银刀削去少量红色薄皮，用精布拭净，锉碎用。不要让它接触火，会很快失效的。

[气味]　味苦，性平，无毒。

《名医别录》说：性微寒。

吴普说：神农、岐伯、雷公认为味苦无毒。

《大明本草》说：味甜。

张元素说：气和味均轻，属阳，有升的功能，属少阳经药物，能够引导胃气上升。味苦性寒能发表散热。

李杲说：升，属阴中之阳，手足少阳、厥阴四经的引经药。在脏主血，在经主气。想要上升，则用根入药，用酒浸；想要让药物行走到中焦及下降，则用稍入药。

徐之才说：半夏为此胡根的使药，恶皂荚，畏女菀、藜芦。

李时珍说：行手足少阳经，用黄芩为佐药；行手足厥阴经，用黄连为佐药。

［主治］ 《神农本草经》说：主治心腹之疾，疏理肠胃结气，饮食积聚，邪气导致的发热恶寒，有推陈出新的功能。长期服用有轻身明目、益精的功能。

《名医别录》说：治疗伤寒心下烦热，各种痰热结实，胸中气逆，五脏间的气聚，便秘水胀，以及湿痹拘挛，也可以做成浴汤。

甄权说：治疗热痨骨节烦痛，热邪导致的肩背疼痛，乏力，羸弱、消瘦。有理气消食，宣畅气血的功能。主治流行病导致内外热不退，单独煮后服用效果好。

《大明本草》说：补益五劳七伤，除烦止惊，补益气力，除淡止咳，润心肺，补益精髓，治疗健忘。

张元素说：除虚劳之疾，发散肌表热，除早晨潮热，往来寒热，胆瘅（热），妇女产前产后发热，心下痞满，胸胁疼痛。

李时珍说：治疗阳气下陷，平降肝胆，三焦，心包络的相火，以及头痛眩晕，眼睛红肿疼痛，生翳、视物不清，耳聋耳鸣，各种疟疾，及肥气寒热，妇女热入血室，月经不调，小儿痘疹发热，五疳羸热。

［发明］ 徐之才说：此胡配用茯苓，桔梗、大黄、石膏、麻子仁、甘草、肉桂，用水一升，煮取四升，加入硝石三十个梧桐子大，治疗伤寒发热头痛，心下烦满。

苏颂说；张仲景治疗伤寒，有大、小柴胡汤，及柴胡加龙骨牡蛎汤，柴胡加芒硝汤等，所以后世的人治疗发热恶寒的疾病，把此作为要药。

李杲说：柴胡能引导清气行走阳道，除伤寒之外，各种发热的疾病，则加用；不发热则不必加。还能引导胃气上行，凡是想让药效上升而行春令的，应该加用。另外，治疗各种疟疾，把柴胡作为君药，根据脏腑经脉病变，佐以引经药。十二经脉所患疮疽中，必须用柴胡来发散各经的气滞血瘀，功能与连翘相同。

王好古说：柴胡能去除脏腑内外的各种不足，既能引导清气上行而顺阳道，又入足少阳经。入经络则主治气分疡，入脏腑则主治血分病。疾病进展则恶热，病势减退则恶寒。只有气微寒，味薄的药物，才能通行经络。如果佐用三棱、广茂、巴豆之类的药物，就能消除坚块积结，这是主治血分病的表现。妇女月经先后不定期，伤寒杂病，早衰均用小柴胡汤，合用四物汤之类的药物，再加秦艽。牡丹皮之类的药物，组成调剂。还说柴胡是妇女产后血热的必用药物。

寇宗奭说：在《神农本草经》中记载的柴胡并没有一字治劳的说法，现在的医生治痨方中很少有不用的。呜呼！凡是这类的错误很多。探讨劳病，有一种是脏腑虚损复感热邪，因虚而致劳，所以说劳就是牢，应当斟酌用药。例如《经验方》中的治劳热青蒿煎，就用了柴胡，非常正确，服用后没有不见效的，热退后即停服。如果不发烧，服用后效果更好，虽然到死，人也不相怨，目击的人有很多。《日华诸家本草》又说柴胡补五劳七伤，《药性论》也说治疗劳弱羸瘦。像这类病，如果没有实热，医生执意用柴胡，是很危险的。注释本草，一个字也不能忽视。几个世纪之后，所误用的会很多，不能不谨慎啊。例如张仲景治疗寒热往来如同疟疾，用柴胡汤，是适应症。

李时珍说：劳有五种，病在五脏。如果劳在肝、胆、心，以及心包络有热，或少阳经发热恶寒的，则柴胡是手足厥阴、手少阳经必用的药物。如果劳在脾胃，发烧，或阳气下陷，则柴胡是引导清气，退烧的必用药物。只有劳在肺、肾的，不用也可以。然而李东垣说各种发烧的疾病，应该当用柴胡，不发烧则不加。又说各经络的疟疾，都把柴胡作为君药运用。十二经络的疮疽，必须用柴胡来散结聚。这样，肺疟、肾疟，十二经的疮，凡是发烧的都可用柴胡。但用药时，要辨证施治，适当进行加减。寇氏不分脏腑经络有热没有热，就说柴胡不治劳乏，一概否定，这不符合逻辑。例如《和剂局方》治疗各种血症，尤脑鸡苏丸用银柴胡浸汁熬膏的方法，则理解他的意思的人很少。据《庞元英谈薮》说：张知阁长期患疟疾，发热时像火烧一样，一年后骨瘦如柴。医生用茸、附等药，热势更甚。于是召医官孙琳诊病。孙琳给小柴胡汤一付，热势减退了十分之九，三服药后痊愈。孙琳说：这种病叫劳疟，势从骨髓里发出，用刚烈之剂的药物，会使气血更加玄虚，怎么会不消瘦呢，凡是热在肌表，在脏腑、在骨髓，非用柴胡不可。如果服银柴胡，只须一付就愈；南方产的柴胡药效稍差，所以三付药后才见效。通过这例，就会知道用药的奥妙所在。寇氏的说法，可以完全相信吗？

[附方] 旧有附方一条，新收附方五条，合计六条。

1. 伤寒余热。伤寒病后，邪气入经络，身体消瘦，肌肤发热，为推陈致新，解利伤寒时气伏暑，紧急施治，不分老幼。《许学士本事方》：柴胡四两。甘草一两，每次用三钱，水一盏煎服。

2. 小儿骨蒸潮热，十五岁以下，周身如火，四渐消瘦，盗汗、咳嗽、烦渴。《圣济总录》：柴胡四两、丹砂三两，研面，猜猪胆汁搅拌调和，在饭上蒸熟，做成绿豆大的丸剂。每次服一丸，桃仁、乌梅汤送服，每日三次。

3. 虚劳发热。《澹寮方》：柴胡、人参等分，每次服三钱，加姜枣水煎服。

4. 湿热黄疸。《孙尚药秘室方》：柴胡一两，甘草二钱半，作一剂，用水一碗，白茅根一握，煎至七分，随时服用，一日服尽。

5. 眼目昏暗。《千金方》：柴胡六铢，决明子十八铢，捣碎过筛，用人乳汁调和，敷眼，长期用药后，能在夜里看清楚颜色。

6. 积热下痢。《济急方》：柴胡、黄芩等分，一半酒一半水煎七分，浸冷后空腹服用。

附 柴胡苗

[主治] 《千金方》：暴聋，把柴胡捣汁，频频滴耳。

前　胡
（见《名医别录》）

［释名］　李时珍说：据孙愐《唐韵》写成湔胡，名称的意义不明了。

［集解］　《名医别录》说：前胡二月、八月份采根经风吹日晒干燥。

陶弘景说：附过一带都有，生长在潮湿地带，吴兴产的质量较好。根像柴胡那样柔软。治疗范围也同，但《神农本草经·上品》有柴胡的记载而没有前胡，后世医生才用前胡。

《大明本草》说：产自于越、衢、婺、睦等地的质量都好，七八月采，外表黑，里面白。

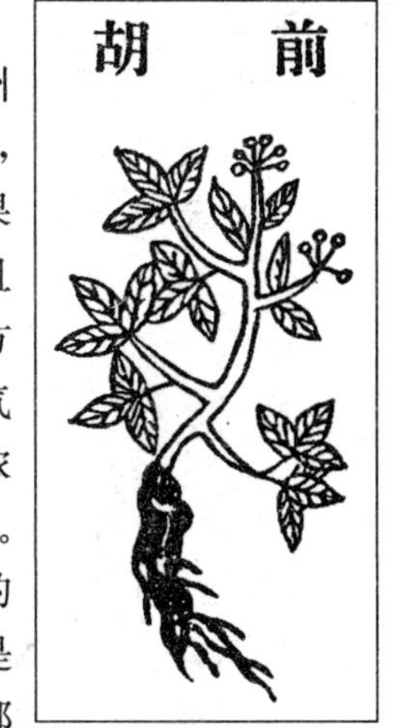

苏颂说：现在的陕西，梁汉，江淮、荆襄州郡以及相州、孟州都有。春天长苗，呈青白色，像斜蒿。初生时有白毛，长三四寸，味道很香美，也像芸蒿。七月份开白花，和葱花相类似。八月结果实。青紫色根。今鄜延产的，大小与柴胡相似。但柴胡色红而且脆，前胡黄而且柔软，这是它们的区别点。一种说法是现在许多方中用的前胡都不同。汴京以北的，颜色黄白，枯干发脆根本没有气味。江东有三四种：一种类似当归，皮斑黑，发黄而且润泽，有浓烈的气味。一种颜色纹量黄白，像人参那样细而且短，香味淡薄。一种像草乌头，肤色红而且坚，有两三枝分杈，食用时也刺激人的咽喉，把中间破开用姜汁渍捣服用，利膈除痰实特效。然而都不是真前胡。现在质量最好的产自吴中。另外，产自于寿春的，大小都是都像柴胡，气味共烈，味也浓发苦，疗痰下气效果较其他地方产的好。

雷敩说：凡入药时不要用野蒿根，因它真像前胡，只是粗涩发酸。如果误用，会伤胃，不欲食。如果是前胡，则味甜微苦。

李时珍说：前胡有数种，只以苗膏一二尺，颜色像斜蒿，叶像野菊那样小，嫩的时候可以食用，秋季开黑白花，类似蛇床子花，它的根皮黑肉白，有香气的为真。大体上讲，北方的质量量好，所以方书中称北前胡。

附　前胡根

［修治］　雷敩说：加工时先用刀刮去苍黑皮及上面的髭土，锉细，用甜竹沥浸润，阳光下晒干用。

［气味］　味苦，性微寒，无毒。

甄权说：味甘，辛，性平。

徐之才说：半夏为前胡根的使药，恶皂荚，畏藜芦。

［主治］　《名医别录》说：痰湿中满，胸胁痞满，脘腹气滞，风邪头痛，去除痰实，理气，治疗伤寒发热，有推陈致新，明目益精的作用。

甄权说：有退烧的功能，外邪导致的发烧单猪煮食用。

《大明本草》说：治疗一切气滞，有破癥结，开胃消食，通利五脏的功能，主治霍乱转筋，骨节烦闷，反胃呕逆，气喘咳嗽，安胎，治疗小儿一切疳积。

李时珍说：清肺化痰，发散风邪。

［发明］　李时珍说：前胡味甜，辛，气微平和，属于阳中之阴药，有降的功能。是手足太阴阳明经的药物，和柴胡纯阳上升入少阳厥阴经不同。它的功能长于下气，所以能治痰热喘嗽，痞满逆等病，气下则火降，痰也随之而降。所以有推陈致新的功能，为痰病要药。陶弘景说它和柴胡功用相同，不对。治症虽然相同，而所入所主则不相同。

［附方］　旧有附方一条。

小儿夜啼。《普济方》：前胡捣碎过筛，用蜜调和成小豆大的丸剂。每天服一丸，温水送服，服够五六丸后，以治愈为止。

防　风

（见《神农本草经》）

［释名］　铜芸（见《神农本草经》）　茴芸（见《吴普本草》）　茴草（见《名医别录》）　屏风（见《名医别录》）　蕳根　（见《名医别录》）　百权（见《名医别录》）　百蜚（见《吴普本草》）

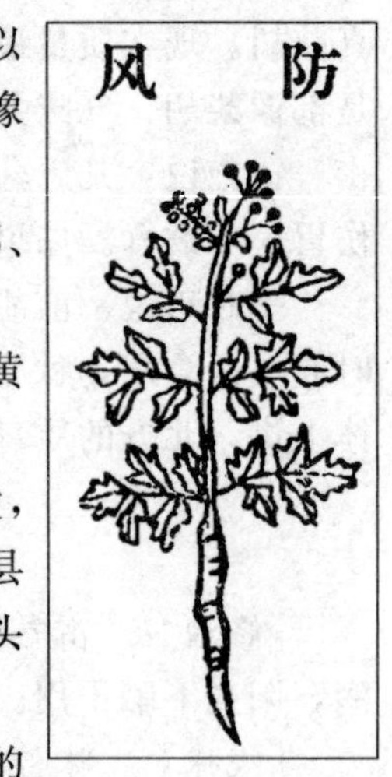

李时珍说：防就是御的意思。它的功能治疗风邪最重要，所以叫防风。屏风则是防风的隐语。叫芸、茴、蕳的，则是指它的花像茴香，气味像芸蒿、蕳兰。

［集解］　《名医别录》说：防风生长在纱苑川泽地带以及邯郸、琅琊、上蔡地区，二月、十月采根，经风吹日晒干燥。

吴普说：正月生长细而园的叶子，颜色呈青黑黄白。五月开黄花。六月结黑色果实。

陶弘景说：郡县没有叫沙苑的药物。现在大部分产自彭城兰陵，即接近于琅琊的。郁州的市场上也有卖的。其次产自襄阳、义阳县交界地带，也可以入药用。但以实而且脂润，头和节坚硬像蚯蚓头的为好。

苏恭说：现在产自齐州龙山的质量最好，淄州、兖州、青州的也好。叶像牡蒿、附子苗等。沙苑在同州的南面，也产防风，但质地轻虚不如东部地

区产的好，陶说没有沙苑是错误的。

苏颂说：现今的汴东、淮浙州郡都有防风。茎叶都呈青绿色，茎干颜色深，叶的颜色淡，像青蒿那样短小。初春时节嫩，呈紫红色，江东宋亳人用来当菜吃，特别爽口。五月开细白花，中心攒聚成大房，像莳萝花。果实像胡荽子那样大。根呈土黄色，和蜀葵根类似，二月、十月份采。关中生长的，三月、六月份采，但质地轻虚不如齐州的好。还有石防风，产自河中府，根像蒿根那样黄，叶青花白，五月开花，六月份采根。经风吹日晒干燥，也治疗头痛、头晕。

李时珍说：江淮所产的大部分是石防风，生长东山石之间。二月份采嫩苗当菜吃，甜而且香，叫做珊瑚菜。它的根粗壮而且丑，它的子也可以当作种子。吴绶说：凡是入药时，以黄色圆润泽的为好，颜色白的大部分是沙条，不堪用。

[气味] 味甜，性温，无毒。

《名医别录》说：味辛，无毒。头部分杈的会命人发狂，尾部分杈的能引发人的痼疾。

吴普说：神农、黄帝、岐伯、桐君、雷公扁鹊认为味甜，无毒。

李当之说：有小寒之性。

张元素说：味辛而甜，气温，气味均薄，浮而且有上升的作用，属于阳。是手足太经阳的本药。

王好古说：又行足阳明，足太阳二经，是肝经的气氛药。

李杲说：防风能制约黄芪，防风配用黄芪则功能更大，即虽有相畏的一面，也有相使的一面。

徐之才说：配用葱白，则能行使周身；配用泽泻，蒿本则可以治疗风邪；配用当归，芍药、阳起石，禹余粮治疗妇女子脏风。畏萆薢，解附子毒，恶藜芦、白敛、干姜、芫花。

[主治] 《神农本草经》说：主治麻风，头痛、眩晕、恶风；风邪导致的视物不清，风痹、骨节疼痛，烦闷。长期服用可以轻身。

《名医别录》说：治疗胁痛，肝风内动，头面之风，四肢拘挛发急，破伤风。

《大明本草》说：治疗三十六种风邪，身子虚弱，补中益气，安神，四赤肿疼，遇冷流洄及瘫痪，通利五脏关脉，治疗五劳七伤，羸弱盗汗，心烦，身体发沉，能安神安志，调理气脉。

张元素说：治疗上焦风邪，泻肺中实热，清头目，理气，湿滞经络，主治头面部的血症。

王好古说：疏肝理气。

附 防风叶

[主治] 《名医别录》说：中风发热汗出。

苏颂说：江东产的一种防风，吃了它的嫩茵，说是引动风疾，和本文恰好相反，难道是另外一种药物。

附　防风花

［主治］　甄权说：四肢拘急，行走不便经脉虚弱，骨节间疼痛，胸胸疼痛。

附　防风子

［主治］　苏恭说：治疗风邪效果更优，可以调配食用。

［发明］　张元素说：防风，治疗一切风邪，上半身风邪用防风身，下半身风邪用防风梢，是治风除湿的圣药，因为风能胜湿。能够泻肺实，误服泻人上焦元气。

李杲说：防风治疗周身疼痛，虽说药效欠佳，但配用引经药，则是风药中的润剂。如果要补脾胃，没有防风的引用则不能行。凡是项背强痛，不能回顾，腰痛如折，颈项像往上拔似的，乃是手足太阳证，正是防风的主治症。凡是疮疡在胸膈以上的，虽然没有手足太阳症，也应该用防风，因为防风能散结，祛除上部风邪。患者身体拘紧的，是风邪所致，各种疮疡见到这种症的，也必须用防风。钱仲阳在泻黄散中倍用防风，用意思在土中泻木。

［附方］　旧有附方二条，新收附方十一条，合计二十三条。

1. 自汗不止。防风去芦头研面，每次服二钱，浮小麦煎汤服。《朱氏集验方》：防风用麸炒，猪皮煎汤送服。

2. 盗汗。《易简方》：防风二两，芎䓖一两，人参半两，研面。每次服三钱，睡前用水送服。

3. 消风顺气。老年性便秘。《简便方》：防风、枳壳麸炒一两，甘草半两、研面，每次饭前白开水送服二钱。

4. 偏正头痛。《普济方》：防风、白芷等分，研面，炼蜜为丸像弹子大。每服一丸，用清茶送下。

5. 破伤风、牙关紧急。《经验后方》：天南星、防风等分，研面。每次服二匙，童便五升，煎熬至四分，分两次服用，即止。

6. 小儿解颅。《养生主论》：防风、白芨、柏子仁等分，研面，用乳汁调外涂，每天一换。

7. 妇女崩中，独圣散。《经验后方》：用防风去芦头，炙红为末。每服一钱，用面糊酒调下，再用面糊酒投药，经过多例验证有效。另一方：加炒黑的蒲黄等分。

8. 解乌头毒。附子和天雄毒。《千金方》：都用防风煎汁饮用。

9. 解芫花毒。同上。

10. 解野茵毒。同上。

11. 解各种药毒。生命垂危，只要是心间温暖的，这是热物侵犯。《万氏积善堂》：

仅用防风一味，用冷水灌服。

羌活 独活
（见《神农本草经》）

［释名］ 羌活（见《神农本草经》） 羌青（见《神农本草经》） 独摇草（见《名医则录》） 护羌使者（见《神农本草经》） 胡王使者（见《吴普本草》） 长生草

陶弘景说：独茎直上，不随风摇动，所以叫独活。

《名医别录》说：这种草见风不摇动，没有风却自己摇摆，所以叫独摇草。

《大明本草》说：独活是羌活之母。

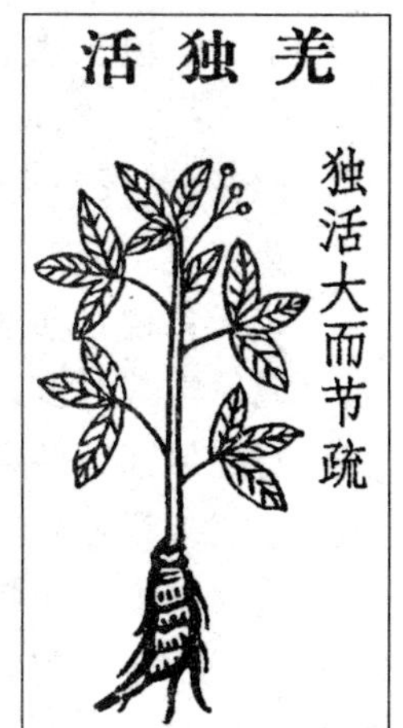

李时珍说：独活产自羌中的质量好，所以有羌活、胡王使者等名称，属于同一物质二个种类。和川芎、抚芎、白术、苍术一个意思，入药时稍有不同，后世之人分成两种药物，这是错误的。

［集解］ 《名医别录》说：独活生长在雍州川谷地带，或者是陇西南安，二月、八月份采根，经风吹日晒干燥。

陶弘景说：这些州郡都是生长羌活的地方。羌活形状细而且多节，比较软润，气味较温烈。产自益州北部西川的是独活，颜色微白，形状虚大，功用大体相似。易让虫蛀，应当用秘封的容器收藏。

苏颂说：独活、羌活产自蜀汉的质量好。春天生苗叶像青麻。六月开花旲丛集状，有黄色，也有紫色的。结果实时叫黄的。是夹石上所生的；叶青的，是生长在土脉中的。《神农本草经》说两种药物是同一类。现在的人以紫色节密的为羌活，黄色成块状的为独活。但陶隐居说独活色微白，形体虚大，功用和羌活相似。现在蜀中有大独活，类似于桔梗那样大，气味也不和羌活相似，用之微寒效果差。还有一种独活，也产自蜀中，类似于羌活，微黄而且特别大，采收时切成一寸长的节段，干燥，气味芳香浓烈，稍微类似羌活，还有愧叶气味，现在京下很多人用，特别有效，我认为这是真的。而商人挑选大羌活，充当独活，这很不恰当。大体上来讲，这种药物有两种：西蜀产的，色黄，和蜜一样香；陇西产的，紫色，秦陇人把它叫做山前独活。古方中只用独活，现在的方中既用独活，硬用羌活，这是错误的。

张机说：《神农本草经》中，独活又叫羌活，本来不是同一物。后世之人见它们的形色气味不同，所以认为它们不是一种药物。但是物质并不是完全一样的，一种药物中自然有不同的地方。张仲景治疗少阴证所用的独活，肯定是质地紧密的，东垣治疗太阳证所用的羌活，肯定是质地轻虚的。正像黄芩取枯干，发飘的叫片芩治疗太阴证，条实的叫子芩治疗阳明证的意义是一样的。况且古方只用独活而没有羌活，现在的方中，两种药物都用，不知道两种药物的各自适应症是什么。也没有考虑吗？

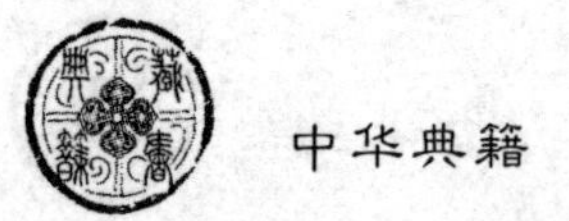

李时珍说：独活，羌活是一类中的两种药物，产自其他地方的独活，产自西羌的为羌活，苏颂的说法很明确。据王贶《全生指迷方》说：羌活须用紫色有蚕头鞭节的。独活是特别大的羌活有臼像鬼眼的，平常都以老、宿根生的前胡为独活，这是错误的。现在江淮山中产一种土当归，长有一尺多，白肉黑皮，气味也芳香，像白芷的气味，人也把它叫做水白芷，用来充当独活，解表发散也有用的，不能不辩。

附 独活根

[修治] 雷敩说：采来后锉细，用淫羊藿拌，二天后，晒干去藿，用，这样用，不使人心烦。

李时珍说：这是服食家的加工方法，平常去掉皮或焙用。

[气味] 味苦、甘，性平无毒。

《名医别录》说：微温。

甄权说：味苦、辛。

张元素说：独活微温，味甘，苦，辛，气味均淡薄，有浮而生的作用，属阳，是足小阴行经气分药。羌活性温，味辛苦，气味物淡薄，有升浮的作用，属阳，是手足太阳行经风药，并入足厥阴，少阴经气分。

徐之才说：豚实是独活的使药。

陶弘景说：药物中没有豚实，可能指的蠡实。

[主治] 《神农本草经》：风寒外侵，创伤击痛，奔豚、癫痫，妇女疝瘕。长期服用可以轻身不老。

《名医别录》说：治疗各种外邪导致的疾病，肢节疼痛，不分病史长短。

甄权说：独活能治疗各种中风湿冷，奔豚气逆，皮肤瘙痒，手脚挛急、疼痛，劳损，风火牙疼。羌活：治疗中风、失音，不语，瘙痒手脚不遂，口眼㖞斜，痹证，血癞。

《大明本草》说：羌活，独活治疗一切风邪，筋骨挛缩，骨节酸痛，头眩目赤，疼痛，五劳七伤，通利五脏及伏梁间的水湿。

李杲说：治疗风寒湿痹，酸痛，麻木不仁，诸风掉眩，颈项强急。

王好古说：祛除肾间的风邪，熄肝风，理肝气，治疗项强，腰背疼。

张元素说：解毒，散痈疽排脓。

[发明] 苏恭说：治疗风邪宜用独活，兼有水湿有且用羌活。

刘元素说：独活不随风摇摆而治疗风邪，浮萍在水中不沉而能利水，因为它们的所胜，而有制约所不胜的功能。

张元素说：风能胜湿，所以羌活能治水湿。独活与细辛相配，能治少阴头痛。头晕目眩，非独活不能除。羌活伍用川芎，治疗太阳、少阴头痛，透利关节，治疗肾脉导致的疾病，项背强、脊强而厥。

王好古说：羌活是足太阳、足厥阴、足少阴经药，与独活没有区别。后世的人因羌活气味浓，独活气味淡。所以味浓者治疗足太阳经风湿相搏，头痛、肢节痛、一身尽痛，不用这味药是不能祛除的，是一位拨乱反正的君主药。味淡的治疗足少阴经伏风，头痛，双足湿痹、行动不便的，不用此药是不能治喻的，但不治太阳经证。

李时珍说：羌活、独活都核能风胜湿，通利关节，只是气味有浓淡的不同。《素问》说：从下上行的，可引而去之。两味药苦辛而温，味淡薄的，属阴中之阳，所以能引气上升，通达全身，而有祛风胜湿的功能。据《文系》说：唐朝刘师贞的哥哥患"风"病。梦见神人说：仅用胡王使者浸泡在酒中服，便会痊愈。师贞到处询问胡王使者是什么药，都不明白。复梦见他的母亲说：胡王使者就是羌活。找来羌活后服用，他哥哥的病遂愈。

陈嘉谟说：羌活是手足太阳表里的引经药，又入足少阴、足厥阴经。名列在君部之中，不比柔懦之主。小无不入，大无不通。所以能散肌表的风邪，通利周身的百节疼痛。

［附方］　旧有附方八条，新收附方七条，合计十五条。

1. 中风口噤，周身发冷，神志不清。《千金方》：独活四两，好酒一升，煎取半升服用。

2. 中风不语。陈延之《小品方》：独活一两，酒二升，煎取一升，大豆五合，炒至有声，用药酒乘热投入，温盖一段时间，温服三合，不愈再服。

3. 热风瘫痪，经常复发。《广济方》羌活二斤，枸杞子一升，研末。每次用酒送服十个梧桐子大，每日三次。

4. 产后中风，语言艰涩，四肢拘急。《小品方》羌活三两，研末。每服五钱，酒水各一盏，煎取一半服用。

5. 产后风虚。《小品方》：独活、白鲜皮各三两，水三升，煮二升，分三次服。酒量好的，加入酒中同煮。

6. 产后腹痛。《必效方》：羌活二两，酒煎送服。

7. 阴道脱垂。《子母秘录》：方同上。

8. 妊娠浮肿。许学士《本事方》：羌活、萝卜子一同炒香，只取羌活研面。每服二钱温酒调服，第一日一服，第二日二服，第三日三服。这是嘉兴主簿张昌明传授。

9. 风水浮肿，方同上。

10. 历节风痛。《外台秘要》：独活、羌活、松节等分，用酒煮过，每次空腹喝一杯。

11. 风牙肿痛。《肘后方》：把独活用酒煮过，乘热漱口。文潞公《药准》：用独活，地黄各三两，研末。每服三钱，水一盏煎，和渣温服，睡前再服一次。

12. 喉闭口噤。《圣济总录》：羌活三两牛蒡子二两，水煎一钟，加入白矾少许，灌服即能收效。

13. 眼睛脱垂。《夏子益奇疾方》：人的眼睛突然下垂至鼻，如黑角色，疼痛难忍，或时有大便出血，叫做肝胀。用羌活煎汁，服数盏自然愈合。

14. 太阳头痛。《玉机微义》：羌活、防风、红豆等分，研面嗃鼻。

土当归
（见《本草纲目》）

［集解］　（原缺）

附　土当归根

［气味］　味辛，性温，无毒。

［主治］　李时珍说：祛风，调和血脉，酒煎后服。手脚扭挫伤，伍用荆芥、葱白、煎汤淋洗。出自《卫生易简方》。

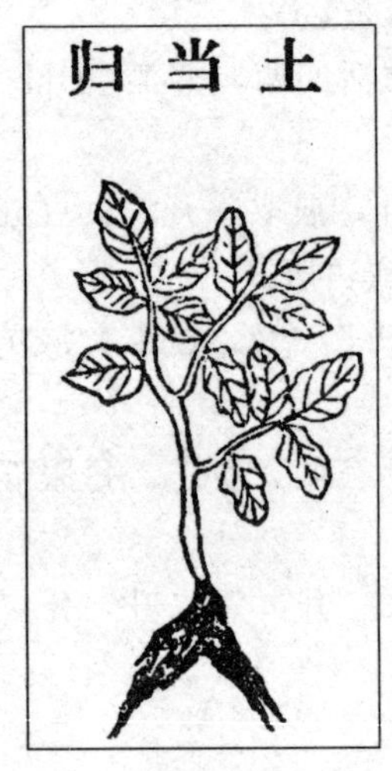

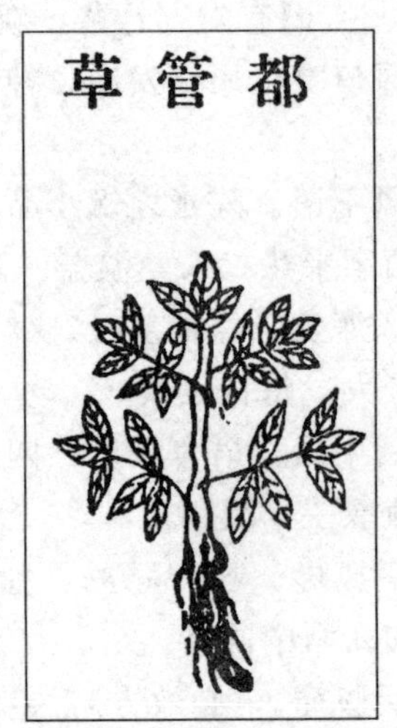

都管草
（见《图经本草》）

［集解］　苏颂说：都管草生长在宜州一带的田野上，根像羌活头，一年长一节，苗有一尺的高，叶像土当归，有复瓣的花，二月、八月采根阴干。施州产的吴蔓生状，又叫香毬，蔓有一丈多长，红色，秋天结红色果实，四季都有，采它的根和枝，可淋洗风毒疱肿。

李时珍说：据范成大《桂海志》说：广西产的，一茎上有六叶。

附　都管草根

［气味］　味苦、辛，性寒无毒。

［主治］　苏颂说：风肿、痈毒、赤疣用醋涂摩。也治咽喉肿痛，切成片含服，立愈。

李时珍说：解蜈蚣、蛇毒。

升　麻
（见《名医别录》）

［释名］　周麻　李时珍说：它的叶子像麻，性能上升，所以叫升麻。据张揖《广雅》及《吴普本草》说：升麻又叫周升麻。其中的周可能是指的周地，就像现在的人叫川升麻的意思。现在《名医别录》写成周麻，不是省略就是脱、误。

［集解］　《名医别录》说：升麻生长在益州山谷，二月、八月采根晒干。

陶弘景说：过去产自宁州的是最好的，形状细而目黑，质地特别坚实。现在仅有益州产升麻，质量好的削细，皮呈青绿色，叫做鸡骨生麻。北部也有，但体形虚大，呈黄色。建平也产，但体形大味薄，不堪入药。人们说是落新妇根，其产不是这样。它们的形状相似，气色却不同。落新妇也解毒，把它的叶挼成小儿浴汤，主治惊痫。

陈藏器说：落新妇，现在人多把它叫做小升麻，功用同开麻，只是大小有则。

马志说：升麻，现在产自嵩高山的颜色发青，功用不如产自蜀地的。

苏颂说；现在蜀汉、陕西、淮南州郡都有升麻，质量以蜀川产的质量好。春天长苗，高三尺多。叶像麻叶，都吴青色。四月、五月开花，像粟穗，白色。六月以后结实，呈黑色，根像蒿根，紫黑色，多须。

附　升麻根

［修治］　雷敩说：采来后刮去粗皮，用黄精自然汁浸泡一夜，风吹日晒干燥，锉碎蒸后再晒，才能入药。　李时珍说：现在的人只取里白外黑而质地致蜜的，叫做鬼脸升麻，去掉须及头芦，锉碎用。

［气味］　张元素说：性温，味辛微苦，气味均淡薄，有升浮之性，属阳，是足阳明胃经，足太阴脾经的引经药。配葱白、白芷，也入手阳明大肠经，手太阴脾经。

李杲说：用葱白做引子，散手阳明经的风邪。用石膏做引经药，止阳明胃火牙疼。人参黄芪，没有升麻做引经药，则不能上行。

李时珍说：升麻伍用柴胡，能引升发之气上行；伍用葛根，能发阳明之汗。

［主治］《名医别录》说：解除各种物质中毒，祛除邪气，解除瘟疫瘴毒之气，蛊毒入口全部能吐出，中焦恶阻、腹痛，流行病，头痛发烧，风肿诸毒，咽喉肿痛，口疮。长期服用不致夭折，轻身延年益寿。

《大明本草》说：安魂定魄，癔病，疳积，风邪肿毒。

甄权说：小儿惊痫，热壅不通，治疗痈肿豌豆疱，水煎后用棉蘸取外涂疮面。

张元素说：治疗阳明头痛，补益脾胃，祛除肌表风邪，解除肌肉间的风热，治疗肺痨咳唾脓血，能发肌表之汗。

王好古说：牙龈肿烂，恶臭，太阳经鼻衄是治疗疮家的圣药。

李时珍说：消斑发疹，活血化瘀，治疗阳陷眩晕，胸胁虚痛，久泻下简，里急后重，遗精，带下崩中，血淋，阴痿足寒。

［发明］张元素说：补脾胃药，不用升麻引用则不能奏效。脾积非升麻不能除。它的功用有四：手足阳明经的引经药，是其一；其二升阳气于至阴之下；其三祛除巅顶及皮肤的风邪；其四治阳明经头疼。

李果说：升麻发散阳明风邪，升提胃中清气，还能引导甘温之药上升，以补益失散的卫气而充实肌表。所以元气不足的患者，用此药在阴中升阳，又能缓解带脉的挛急。有胃虚饮冷，郁遏阳气于脾土的，宜用升麻、葛根，以升散它的火郁。

王好古说：升麻葛根汤，是阳明经的发散药。如果初患太阳证便服，发汗，必传阳明，反而造成疾患。《朱肱活人书》说：淤血入里，吐血，衄血的，犀角地黄汤是阳明经的圣药。如果没有犀角，用升麻代替。两种药物性味不同，为什么能代替呢？这是因为升麻能引导地黄及其他药物同入阳明经。

李时珍说；升麻引导阳明清气上行，柴胡引少阳清气上行。这是票赋素弱，元气虚馁，以及劳役饥饱生冷导致内伤，脾胃引经药最为重要。升麻葛根汤，是发散阳明风寒药。李时珍用治阳气郁遏，及元气下陷等病，红眼病，每用有特效，神而明之，难道可以拘泥于方子吗？有一个人嗜酒，因寒冷季节哭母亲而受寒遂患寒中，食物中如没有姜蒜，则不能进食。到了夏天酷暑伏天，又多饮水，都导到拂郁。因患右侧腰部胀痛，牵引右胁，上至胸口，这样肯定思卧。疾病发作，则大便里急后重，频频临厕，小便清长，或有吞酸、吐水、泄泻，阳痿、厥逆，有的饮少量酒则止，或得热稍止。但受寒饮冷，或劳役，性交过度、恼怒、饥饿，一齐发作。一止则诸疟皆愈，如果是没有病的人，甚至会日发数次。服用温脾胜湿，滋补消导等药，都能缓解症状。李时珍对此加以考虑，这是饥饱劳逸，内伤元气，清阳下陷，不能上升而导致的。遂用升麻葛根汤合四君子汤加柴胡、黄芪、苍术煎服，服后饮酒一杯以助药力。药物入腹后，则自觉清气上升，胸膈爽快，手足温暖，头目清利，神采飞扬，诸证悉除。每

次发作，一服即上，神验无比。如果减升麻、葛根，或不饮酒，则效果便迟。大体来讲，人过五十以后，精气消的人多，而长的人少；降的多，升的少；秋冬节令多而春夏节令少。如果素体虚弱而有上述诸证的，都应该用上药治疗。《素问》说："阴精所奉其人寿，阳精所降其人夭。"纵观历代，能探讨其奥妙而阐述其机理的人，仅有张洁古，李东垣二人，除此之外，大部分著述都参考他们二人的，能领会其真实含意的人，旨义也同他们的相同。另外，升麻能解痘毒，只有初发热时，可用它来解毒；痘已出者，气虚或泄泻的，也可以少用；升麻葛根汤，发斑后不可用，因为它有解表发散的功能。本草以升麻为解毒，吐蛊毒的要药，这是因为升麻是阳明本经药，而又有上升的性能。据《范石胡文集》说：李焘是雷州的推官，从监狱中得到了治蛊方：毒在上，用升麻吐之，在腹中用郁金泻下，或把二味药物同时服下，不吐则下。用这种方法救活许多人。

［附方］　旧有五条，新收八条，合计十三条。

1. 服用丹砂。苏颂《图经本草》：石泉公王方庆岭南方说：南方养生治病，没有比丹砂更好的药物。其方用升麻末三两，演炼过，光明砂一两，用蜜调和成梧桐子大的丸药，每天饭后服三丸。

2. 豌豆斑疮。葛洪《肘后方》一年中有流行性斑疮，头面及全身，一会儿就会满布斑、疮，形状像火烧疮，头部均有白色浆液，随破随生，不治疗的话，几天后就会死去，愈后遗留瘢痕，颜色发黯，一年过后，病势方减。这是恶毒之气导致的。据说晋元帝时，这种病从亚北流行起来，叫做虏疮。用蜜煎升麻，经常食用。并用水煮升麻，用绵蘸取外洗。

3. 清瘴明目。《王方庆岭南方》七物升麻丸：升麻、犀角、黄芩、朴硝、栀子、大黄各二两，豆豉二升，微熬捣面，蜜丸像梧桐子大。如自觉四肢发烧，大便难，即服三十丸，取微利为度。如果四肢有小热，只饭后服二十丸。不仅能清瘴，更能明目。

4. 突发肿毒。《肘后方》：用升麻磨醋频频外涂。

5. 喉痹疼痛。《直指方》：升麻片含服或用半两煎服取吐。

6. 胃火与痛。《直指方》：升麻煎汤。乘热漱口并咽下，能解毒。或加生地黄。

7. 口舌生疮。《本事方》：升麻一两，黄连三分，研面，绵裹含服。

8. 热痱瘙痒。《千金方》：升麻煎汤饮，并外洗。

9. 小儿尿血。《姚和众至宝方》：蜀升麻五分，水五合，煎取一合，服。一岁小儿，一日一服。

10. 产后恶血。不尽，或延长至半年。《千金翼方》：用升麻三两，清酒五升，煮取二升，分成二份服两次，服后排出恶物，效果极好。

11. 解莨菪毒。《外台秘要》：升麻煮汁多服。

12. 蛊毒为患。《直指方》：野葛毒。均多煎升麻，频频服之。

13. 射工溪毒。《肘后方》：升麻、乌翣煎水服，用渣外涂。

苦 参

（见《神农本草经》）

［释名］ 苦葴（见《神农本草经》） 苦骨（见《本草纲目》） 地槐（见《名医别录》） 水槐（见《神农本草经》） 菟槐（见《名医别录》） 骄槐（见《名医别录》） 野槐（见《本草纲目》） 白茎 （见《名医别录》）又叫芩茎 橡白 陵郎 虎麻

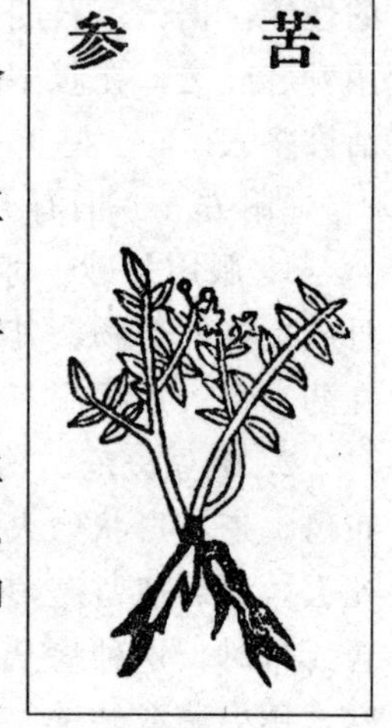

李时珍说：苦是以它的味道来命名的，参是根据它的功用来命名的，槐是根据叶的形状命名的。苦葴和菜部苦葴是同名异物。

［集解］ 《名医别录》说：苦参生长在汝南山谷及田野上，三月、八月、十月采根经风吹日晒干燥。

陶弘景说：附近一带到处都有。叶很像槐树叶，开黄色花，子呈荚状，根味特别苦恶。

苏颂说：它的根是黄色，有五寸多长，粗细有两指粗。呈从生状，苗高三四尺多。叶子碎青色，特别像槐叶，春季生、冬季凋。它的花是黄白色，七月份结实像小豆子。生长在河北的没有花和子。五月、六月、八月、十月采根经风吹日晒干燥。

李时珍说：七八月份结角像萝卜子，角内有子二三粒，像小豆那样坚实。

附 苦参根

［修治］ 雷敩说：采根，用糯米浓泔汁浸泡一夜，它的腐秽气都浮在水面上，必须重新淘过，即蒸，从早晨三时至四时，取出晒干切碎用。

［气味］ 味苦、性寒，无毒。

徐之才说：玄参是苦参的使药，恶贝母，菟丝、漏卢，反藜芦。

李时珍说：伏汞，制约雌黄，焰消。

［主治］ 《神农本草经》说：心腹结气癥瘕积聚，黄疸，小便淋漓不尽，逐水，消痈肿，补中，明目止泪。

《名医别录》说：补益肝胆，调和五脏，降胃气，开胃健身，安神益志，通利九窍，清热利湿，止渴醒酒，小便黄赤，治疗恶疮，下部瘙痒。

陶弘景说：浸泡在酒中，治疗疥疮，杀虫。

苏恭说：治疗恶虫，腿胫发酸。

甄权说：治疗热毒风邪，皮肌生疮，烦躁，红色癞疮，眉毛胎落，清除大热，嗜

睡，治疗腹中冷痛，恶心腹痛。

《大明诸家本草》说：杀疳虫，炒存性，用米汤送服，治疗肠风便血和热痢。

［发明］　张元素说：苦参味苦气沉降，属纯阴之品，是足少阴肾经的君药。治疗本经病须用，能祛湿。

苏颂说：古方，今方用苦参治疗风热疮疹最多。

寇宗奭说：《沈存中笔谈》记载服用苦参可导致腰重，久坐不能行。有一将佐说：这是患牙病数年，用苦参揩牙，苦参的气味入牙伤肾所导致的。以后又有太常少卿舒昭亮，也用苦参揩牙齿，年久也患腰病，停用苦参后，腰疾才愈。这些都是方书没有记载的。

朱震亨说；苦参能峻补阴气，有人用后导致腰重的，是因为它的气降而不升，并不像某些人说的伤肾。它治疗麻风有功，何况风热导致的细疹。

李时珍说：子午是少阴君火对化，所以苦参，黄柏的苦寒，均能补肾，这是取苦参之苦燥湿，苦参之寒除热。热生风，湿生虫，所以又能治风杀虫。只有肾水弱而相火胜的，用苦参才适宜。如果是火衰精冷，真元不足，以及年岁较大的人，不可以用。《素问》说：五味入胃，各归其所喜攻，时间长了有益气的功能，这是事物变化的常理。气增的时间太长，就会导致夭折。王冰注说：入肝为温，入心为热，入肺为清，入肾为寒，入脾为至阴而兼四气，均为补其味而益其气，分别从本脏之气。所以，久服黄连，苦参而反热的，就是这种情况。气增不止，导致脏气有所偏胜，偏胜则脏有偏绝，所以有暴夭。所以，药不具五味，不备四气，长期服用，虽暂时获效，时间久了必定夭折。但是人们往往疏忽，不能酌情用之。张从正也说：凡是药物都是毒物。虽然甘草、苦参也不能认为它们无毒。长期服用，则五味各归其脏腑，肯定有偏胜、气增的疾患。各种药物都是这样的。学习的人应该触类旁通。至于饮食方面也是这样的。又据《史记》说太仓公淳于意治疗齐大夫的龋齿病，灸左手的阳明脉，用苦参汤每日漱口三升，这样用药五六天后，齿病愈。这也是取它的祛风胜湿，清热，杀虫的功能。

［附方］　旧有附方十条，新收附方一十八条，合计二十八条。

1. 热病、神昏发狂，不避水火，打人毁物。《千金方》：苦参面，蜜丸成梧桐子大的丸剂。每次服十丸，薄荷汤送服。也可研面，二钱，水煎服。

2. 伤寒结胸、流行病四五天、胸满痛疼壮热。《外台秘要》：苦参一两，用醋三升，都取一升二合，服用崔吐即愈。流行病，不用苦参、醋药就不能解除，以及加盖厚衣被发汗效果好。

3. 谷疸食劳、饭后头晕、心烦不安，黏膜发黄。《肘后方》：是由于饥饱不调，胃气熏蒸所导致。苦参三两，龙胆一合，研面，牛胆丸成梧桐子大的丸药。用生大麦苗汁服五丸，每天三服。

4. 小儿身热。《外台秘要》：用苦参煎汤效果好。

5. 热毒脚肿、疼痛欲脱的。《姚僧坦集验方》：把苦参用酒煮后浸泡。

6. 梦遗食减。刘松石《保寿堂方》：白色苦参三两，白术五两，牡蛎粉四两，研面。用公猪胃一具，洗净后在砂罐内煮烂，石臼捣和药，干的话则加水，做成小豆大的丸药。每次服四十丸，用米汤送服，每天三服。长期服用，食欲旺盛，身体健壮，梦遗也会痊愈。

7. 小腹热痛，颜色变成青黑或红色，深呼吸加重的。张杰《子母秘录》：苦参一两，醋一升半，煎八合，分两次服用。

8. 胸痛恶心。《肘后方》：苦参三两，苦酒一升半，煮取八合，分两次服用。

9. 饮食中毒、鱼肉菜等食物中毒。《梅师方》：上方水煎服，取吐即愈。

10. 血痢不止。《孙氏仁存堂方》：苦参炒焦为末，做成梧桐子大的水丸。每次服十五丸，米汤送服。

11. 脱肛。《医方摘要》：苦参、五倍子、陈壁土等分，煎汤外洗，用木贼末外敷。

12. 妊娠小便闭，方见贝母条下。

13. 产后受风，四肢烦热。头痛的给予小柴胡汤；头不痛的，用苦参二两，黄芩一两，生地黄四两，水八升，煎二升，八成数次服用。

14. 牙龈出血。《普济方》：苦参一两，枯矾一钱、研面，每日三次擦牙，很有效。

15. 龋齿牙痛，方见发明条下。

16. 鼻疮脓臭。有虫导致的。《普济方》苦参、枯矾一两，生地黄汁三合，水二盏，煎取三合，滴鼻。

17. 肺热生疮。满布全身的。《御药院方》用苦参面，粟米汤，做成梧桐子大的丸剂。每次服五十丸。空腹米汤送服。

18. 全身风疹。痛痒难忍的，胸、颈、脐腹及阴部都起风疹，伴咳吐痰涎，失眠的。寇宗奭《本草衍义》：用苦参末一两，皂角二两，水一升，揉碎滤过取汁，用银石器熬成膏，和末做成梧桐子大的丸剂。每次服三十丸，饭后温水送服，次日便愈。

19. 麻风病。苏颂说：用苦参五两切，用好酒三斗浸泡三十天。每次服一合，每日三服，经常服用不中断。如果感觉麻木就会愈合。张子和《儒门事亲》：用苦参面三两，装入猪胃里，缝合后煮熟，取出后去药。先禁食一天第二天早晨先喝新水一盏，然后吃猪胃，如果呕吐，吐后再吃。过二小时后，用肉汤调无忧散五钱服，从皮肤上取出大小虫一二万为有效。后用蛀皂角一斤，去皮煮汁，加入苦参面调糊。再加何首乌末二两，防风末一两半，当归末一两，芍药末五钱，人参末三钱，做成梧桐子大的丸药。每次服三十丸，温酒或茶送服。每日三服。再外用麻黄、苦参、荆芥煎水外洗。《圣济总录》：苦参丸，治麻风病及热毒风疱、疥癣。苦参九月末掘取，去皮经风吹日晒干燥，取粉一斤，枳壳麸炒六两，研面，做成蜜丸。每次用温酒送服三十丸，白天服两次，夜晚服一次。另一方，去积壳。

20. 肾脏风毒。及以肺积热，皮肤生疥疮瘙痒，流黄水，以及麻风病手脚腐烂，一

切风疾。《和剂局方》苦参三十二两，荆芥穗一十六两，研面，用水糊调成梧桐子大的丸药。每次服三十丸，茶水送服。

21. 上下各种瘘道、或在颈项，或在下部。《肘后方》：用苦参五升，苦酒一升，浸泡三四日后服用，以愈为止。

22. 下部漏疮。《直指方》：苦参煎汤，每天外洗。

23. 瘰疬结核。《张文仲备急方》：苦参四两捣面，用牛膝汁调成绿豆大的丸剂。每次用暖水送服二十丸。

24. 汤火烫伤。《卫生宝鉴》：苦参面，油调外敷。

25. 赤白带下。《陆氏积德堂方》：苦参二两，牡蛎粉一两五钱，研面。用雄猪肚一个水三碗煮烂，捣泥调和成梧桐子大的丸剂。每次服一百丸，温酒送服。

附　苦参实

十月采收。

［气味］　同根。

［主治］　苏恭说：长期服用健身，延年益寿，明目。用法和槐子方法相同，很有效。

白　鲜
（见《神农本草经》）

［释名］　白膻　（陶弘景）　白羊鲜　（陶弘景）　地羊鲜（见《图经本草》）金雀儿椒（见《日华本草》）

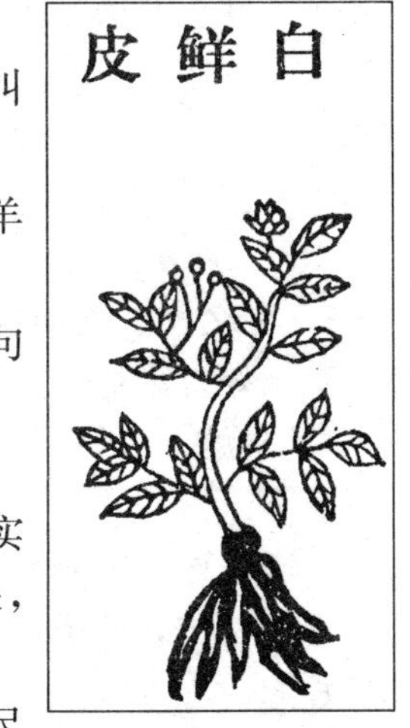

陶弘景说：通俗地叫做白羊解。气味像羊膻味，所以又叫白膻。

李时珍说：鲜指的是羊的气味。这种草的根呈白色，散发羊膻气，它的果实累累像椒，所以有上述名称。

［集解］　《名医别录》说：白鲜皮生长在上谷、川谷及冤句一带，四月、五月采根阴干。

陶弘景说：附近到处都产，但以蜀中产的质量好。

苏恭说：它的叶子像吴茱萸，苗有一尺多高，根皮发白，实心，花呈紫白色。根适宜于二月份采，如果四月、五月份才采，根就会发虚。

苏颂说：现在的河中、江宁府、滁州、润州都有。苗高一尺多，茎青，叶稍白，像槐也像吴茱萸。四月开淡紫色花，像小的蜀葵花。根像小蔓菁，皮黄白而里心实。山里采嫩苗当菜吃。

附 白鲜根皮

[气味] 味苦，性寒，无毒。

《名医别录》说：味咸。

徐之才说：恶螵蛸，桔梗、茯苓、萆薢。

[主治] 《神农本草经》说：头痛、黄疸，咳嗽、淋证，妇女阴部疼痛，湿痹死肌，难以屈伸，行动不便。

《名医别录》说：治疗四肢不安，流行病脘腹灼热，口渴欲饮，奔走呼号，小儿惊痫，妇女产后疼痛。

甄权说：治疗一切热毒风邪，风疮、疥癣，结肿溃烂。眉毛头发脱落发脆，皮肌发紧，壮热恶寒，解热黄，酒黄，急黄，谷黄，劳黄。

《大明本草》说：通利关节，九窍及血脉，利小肠水湿，流行病头疼眼痛。白鲜花也有同样的功效。

苏颂说：治疗肺热咳嗽。

[发明] 白鲜皮气寒，善于行走，味苦性燥，是足太阴经，足阳明经的去湿热药，兼入手太阴、手阳明经，是各种黄疸，风痹的要药。世上的医生只知道白鲜皮用于疮疡科，太浮浅。

[附方] 旧有附方一条，新收附方一条，合计二条。

1. 鼠瘘已破，流出脓血的。《肘后方》：白鲜皮煮，取汁，服一升，药后呕吐。

2. 产后中风、体虚不能服用其他药物的。《陈延之小品方》：一物白鲜皮汤，用新鲜水三升，煮取一升，温服。

延 胡 索
（见宋《开宝本草》）

[释名] 玄胡索

王好古说：本名叫做玄胡索，避宋真宗讳，改名叫延胡索。

[集解] 陈藏器说：延胡索生长在奚地，从安东那边运来，根像半夏，颜色发黄。

李时珍说：奚地指的是东北。现在的二茅山西上龙洞有种植的。每年的寒露后栽，立春后长苗，叶子像竹叶样，三月份已长到三寸膏，根是丛生的像芋卵的样子，立夏后控起。

附 延胡索根

[气味] 味辛，性温，无毒。

李珣说：味苦，甘。

李杲说：味甘，辛，性温，可以升也可以降，属于阴中之阳。

王好古说：味苦辛，性温，纯阳之品，有上浮的作用，入手太阴肺经及足太阴肾经。

［主治］ 《开宝本草》说：有破血的作用，治疗妇女月经不调，癥瘕积聚，崩漏，产后各种血病，出白疾患，衄血、吐血、便血。用酒煮后或酒磨后服用。

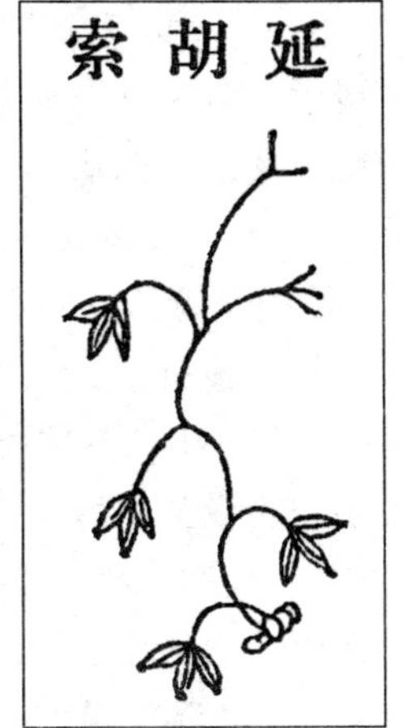

《大明本草》说：疏风理气，暖腰膝，止腰痛，破除癥癖，跌打损伤淤血，胎动不安。

王好古说：治疗气滞小腹疼痛，有神效。

李珣说：有散气的作用，治疗肾病，有通经络的作用。

李时珍说：活血理气，止痛，通利小便。

［发明］ 李珣说：主肾气，破除产后恶露或胎衣不下。伍用三棱、鳖甲、大黄做成散剂效果更好。经虫蛀成面的更好。

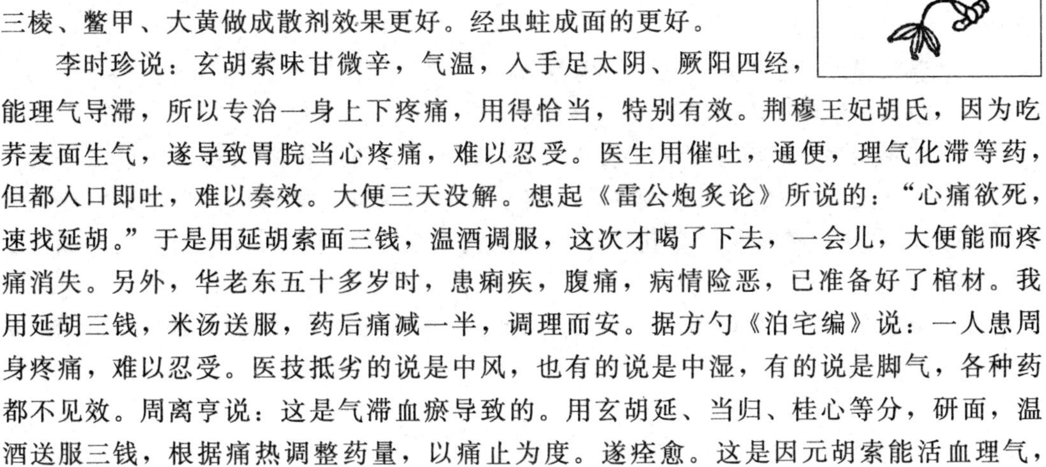

李时珍说：玄胡索味甘微辛，气温，入手足太阴、厥阴四经，能理气导滞，所以专治一身上下疼痛，用得恰当，特别有效。荆穆王妃胡氏，因为吃荞麦面生气，遂导致胃脘当心疼痛，难以忍受。医生用催吐，通便，理气化滞等药，但都入口即吐，难以奏效。大便三天没解。想起《雷公炮炙论》所说的："心痛欲死，速找延胡。"于是用延胡索面三钱，温酒调服，这次才喝了下去，一会儿，大便能而疼痛消失。另外，华老东五十多岁时，患痢疾，腹痛，病情险恶，已准备好了棺材。我用延胡三钱，米汤送服，药后痛减一半，调理而安。据方勺《泊宅编》说：一人患周身疼痛，难以忍受。医技抵劣的说是中风，也有的说是中湿，有的说是脚气，各种药都不见效。周离亨说：这是气滞血瘀导致的。用玄胡延、当归、桂心等分，研面，温酒送服三钱，根据痛热调整药量，以痛止为度。遂痊愈。这是因元胡索能活血理气，在这方面，延胡索是最好的药。以后，待制赵霆因导失去节制，肢体物挛疼痛，也用此方，数付药后痊愈。

［附方］ 旧有附方三条，新收附方一十二条，合计一十五条。

1. 老少咳嗽。《仁存堂方》：玄胡索一两，枯矾二钱半，研面。每次服二钱，软饧一块，调和在一块儿，含服。

2. 鼻衄。《普济方》：玄胡索末，用绵裹后寒在耳内，左鼻衄血塞右耳，右侧鼻衄寒左耳。

3. 尿血。《活人书》：玄胡索一两，朴消七钱半，研面。每次服四钱，水煎服。

4. 小便不通。钱仲阳《小儿药证直诀》：捻头散治疗小儿小便不通。用玄胡索，川楝子等分，研面。每次服半钱或一钱，白开水中滴油数点调服。

5. 膜外气疼及气块。《胜金方》：玄胡索不限量，研面，猪胰腺一付，切成块状，炙熟沾面，频频食用。

6. 热厥心痛。时发时止，长期不愈，身热足寒的。《圣惠方》用玄胡索去皮，金铃子肉等分，研面，每次用温酒或白开水送服二钱。

7. 痢疾腹痛。方见发明条下。

8. 妇女气滞血瘀、腹中刺疼，月经不调。《济生方》：用延胡索去皮醋炒，当归酒浸炒，各一两。桔红二两，研面，酒煮米糊做成梧桐子大的丸药。每次服一百丸，空腹，艾醋汤送服。

9. 产后诸病，凡是产后，秽污停留体内，腹满，以及产后血妄行，心头发硬，头热恶寒，胸闷，手脚烦热，气力欲绝等病。《圣惠方》：均可用玄胡索炒研，用酒送服一钱，很有效。

10. 小儿脘腹疼痛。《卫生易简方》：玄胡索、茴香等分，炒后研面，根据小儿的大小空腹米汤送服。

11. 疝气危症。《直指方》：玄胡索盐炒、全蝎去毒生用，等分研面。每次用半钱，空腹盐酒送服。

12. 受寒腰疼。玄胡索、当归、桂心三味，方见发明条下。

13. 肢体拘挛疼痛，方同上。

14. 偏正头痛，难以忍受。《永类方》：玄胡索七枚，青黛三钱，牙皂二个去皮子，研面，用水和成杏仁大小的丸剂。每次用水氏一丸，灌入病人鼻中，左侧头痛灌左鼻孔，右侧头痛灌右侧鼻孔。口中咬铜钱一个，应当有口水流出，当流满一盆时病愈。

15. 坠落在马、筋骨疼痛不止。《圣惠方》：玄胡索面，用豆淋酒送服二钱，每天服两次。

贝　母
（见《神农本草经》）

［释名］　莔（音萌）　（见《尔雅》）　勤母（见《名医别录》）　苦菜（见《名医别录》）　苦花（见《名医别录》）　空草（见《神农本草经》）　药实

陶弘景说：形状像聚贝子，所以叫贝母。

李时珍说：《诗云》说“采其莔”，就是指的贝母。又写成莔，是说它的根形象莔。苦菜　药实，和野苦荬，黄药子同名。

［集解］　《名医别录》说：贝母生长在晋地，十月份采根，经风吹日晒干燥。

苏恭说：它的叶子像大蒜。四月蒜熟时候，采贝母效果好。如果是在十月采，苗不但枯萎根也不好。产自润州、荆州、襄州的最好，江南的各个州也有。

苏颂说：现在的河中，江陵府，郢、寿、随、郑、蔡、润、滁州都有。二月份长

苗，茎干细，呈青色。叶也吴青色，像荞苗叶，随着苗长出。七月开碧绿色花，形状像鼓子花。八月采根，根有瓣，黄白色，就像贝子。有好几种。《陆玑诗疏》说：莔就是贝母。叶像栝楼那样细小。子在根的下面，像芋子，白色，子相互联着，可以分解。现在附近一带产的正和此相似。郭璞注《尔雅》说：花白色，叶子像韭菜，这种药很罕见。

雷敩说：贝母中有独头不分片的，也没急折的，叫做丹龙精，不能入药。误服肝令人筋脉弛缓，永不收缩。只有用黄精、小蓝汁服用，才能解除它的毒性。

附　贝母根

［修治］　雷敩说：凡是使用的时候，先在柳木灰中炮黄，掰碎，去掉里面米粒大的心一颗，然后拌糯米在鏊上同炒，待米黄后，去掉米用。

贝母

［气味］　味辛，性平，无毒。

《名医别录》说：味苦，性微寒。

苏恭说：味甜，苦，不辛。

徐之才说：厚朴、白微为贝母的使药。恶桃花，畏秦艽，莽草，礜石，反乌头。

［主治］　《神农本草经》说：治疗伤寒烦热，淋症、疝气、瘕瘕、喉痹，乳少，破伤风。

《名医别录》说：治疗腹中瘕瘕，心下满，恶风寒，头晕目眩，项强，喘咳，清热除烦止渴，发汗，调和五脏，益骨生髓。

陶弘景说：服后有补益气血，充饥的作用。

《大明本草》说：除痰，润心肺。用面调和砂糖做成丸剂含服，有止咳作用。烧成灰，用油拌，外敷人和动物的疮疡上面，有收敛疮口的功效。

甄权说：主治胸胁气逆，流行病黄疸。研面点眼，去翳障。用七枚研面用酒送服，治疗难产及胎衣不下。和连翘同服，主治项下瘿瘤。

［发明］　陈承说：贝母能消散心胸郁结之气，所以《诗经》言立采其莔，就是指的这个意思。做诗者，本来指的是不得志。现在用来治疗胸中气滞，忧愁郁结的，很有功效，值得信赖。

王好古说：贝母是肺经气分药。仲景治疗寒实结胸，没有表证的，用三物小陷胸汤主治，泻白散也可以，因为它们中都有贝母。成无己说：辛散，苦泄，桔梗，贝母都有苦辛之味，用来下气。

汪机说；民间一般认为半夏有毒，可用贝母来代替。贝母是手太阴肺经的药，半夏是足太阴脾经药，也是足阳明胃经药，怎么可以代用呢？如果是虚劳咳嗽，吐血咯血，肺痨肺痈，妇女乳痈，痈疽及各种郁证，半夏是禁忌，都用贝母作为向导，还可以代替，至于脾胃湿热，涎经成痰，久则化火，痰火上攻，导致昏迷，肢体不遂，语

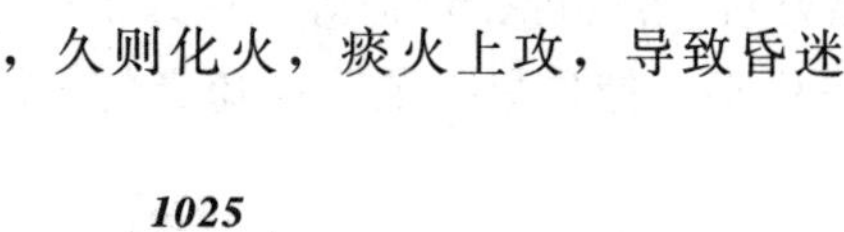

言蹇涩，等证，生命垂危，也难道可以用贝母代替吗？

苏颂说：贝母治疗恶疮。唐人记其事说：江东常有一商人，左胳膊上有一像人面样的疮，也没有其他疾苦。商人开玩笑似的把酒滴入上面疮的口中，疮面也变红。给食物给它吃，也能吃，多次做样做，膊内的肉胀了起来，如果不吃，就会一臂痿痹。有的名医教他试用许多种药物，金石草木之类，均乏效。试用到贝母，人面疮才聚眉闭口。商人大喜，于是用小苇筒毁掉疮口灌药，数十后，疮面结痂痊愈，但不知道是什么病。《神农本草经》说贝母主治刀伤，这难道能成刀伤之类的疾病吗？

［附方］　新收附方二十一条。

1. 忧郁不解。胸膈不畅。《集效方》：贝母去心，以姜汁炒，研面，用姜汁面糊做成丸剂。每次服七十丸，用征土锁甲煎汤送服。

2. 化痰理气、止咳解郁、消食除胀，有奇效。《笔峰方》：用贝母去心一两，姜制厚朴半两，用蜜调和成梧桐子大的丸剂，每次用白开水送服五十丸。

3. 小儿唾嗽，百日之内咳嗽痰壅。《全幼心鉴》：贝母五钱，甘草半生半炙二钱，研面，加砂糖做成芡子大的丸剂，每次用米汤化有一丸。

4. 孕妇咳嗽。《救急易方》：贝母去心用麸炒黄研面，砂糖搅拌成芡子大的丸剂。每次含服一丸，有神效。

5. 妊娠小便难，照常饮食。《金匮要略》：用贝母、苦参、当归各四两，研面加蜜做成小豆大的丸剂，每次服三丸至十丸。

6. 乳汁不下。二母散：王海藏《汤液本草》：贝母、知母、牡蛎粉等分，研成细面，每份猪蹄汤调服二钱，这是祖传方。

7. 眼花流泪。《儒门事亲》方：贝母一枚，胡椒七粒，研面点服。

8. 眼生弩肉。《肘后方》：用贝母、真丹等分研面，每天点眼。摘玄方：用贝母、丁香等分研面，用乳汁调，点眼。

9. 吐血不止。《圣惠方》：贝母炮炙后研面，用温浆水送服二钱。

10. 衄血不止。《普济方》：贝母炮炙后研成面，用浆水送服二钱，然后再服一次。

11. 小儿鹅口疮、满口都发白腐烂。《圣惠方》：贝母去掉心研成面，半钱，加水五升，蜂蜜少量，煎沸，涂疮面，每天四次。

12. 吹乳疼痛。《危氏得效方》：用贝母面吹鼻中，特效。

13. 乳痈初肿。《仁斋直指方》：贝母面，用酒送服二钱，再让人吮吸，即可以通。

14. 肛周脓肿。《永类钤方》：贝母、白芷等分研面，用酒调服或酒煎服，用渣外敷。

15. 紫白色癜斑、贝母、南星等分研成面，用生姜和生姜汁外擦。《德生堂方》：用贝母、干姜等分研成面，用面在密室中擦浴。出汗为妙。谈野翁方：用生姜擦，醋磨贝母外涂。《圣惠方》：用贝母、百部等分研成面，自然姜汁调匀外擦。

16. 蜘蛛咬后中毒，把伤口扎紧，以免毒气打散。《仁斋直指方》：用酒送服贝母面

半两，直至喝醉。然后，酒会公成水，从伤口流出，水流尽后，再塞伤口，特别妙。

17. 蛇蝎咬伤，方同上。

山　慈　姑
（见宋《嘉祐本草》）

［释名］　金灯（见《本草拾遗》）　鬼灯檠（见《本草纲目》）　朱姑（见《本草纲目》）　鹿蹄草（见《本草纲目》）　无义草

李时珍说：根的形状像水慈姑，花的形状像红色灯笼，所以有许多名称。段成式《酉阳杂俎》说：金灯花和叶不是同期生长，人们不愿意种植，叫做无义草。还有试剑草，也叫鹿蹄草，和这些同名，详见后面草之五。

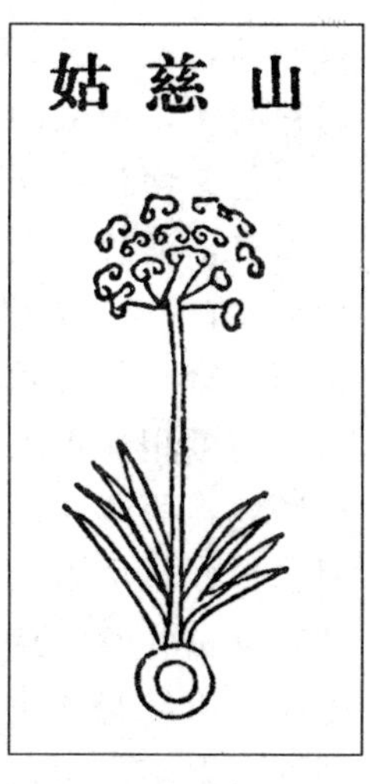

［集解］　陈藏器说：山慈姑生长在山里面的潮湿地段，叶子像车前草，根像慈菇。

《大明本草》说：零陵之间产一种团慈姑，根像小蒜，它所主治的疾病，和山慈姑差不多。

李时珍说：山慈姑到处都有，冬季长叶子像水仙花的叶子那亲狭窄。二月中旬长一茎干如同箭杆，高一尺多。茎的顶端开白色花，也有开红色、黄色的，上面有黑点，它的花是许多花族成一朵，像丝纽成的那样可爱。三月份结果实，果有三个棱。四月初苗枯萎，随即挖掘取它的根，形状像慈姑及小蒜，迟迟不挖取则苗腐烂，难以寻觅。根和苗和老鸦蒜特别相似，但老鸦的根没有毛，兹姑有毛壳包裹，这是它们的不同之处。用的时候，去掉毛壳。

附　山慈姑根

［气味］　味甘微辛，有小毒。

［主治］　陈藏器说：痈肿疮疡，瘘道，瘰疬结核等，用醋磨外敷。也腐蚀人的表皮，除面部黑痣。

李时珍说：主治疔疱肿毒，有攻毒溃脓疡的功用，解各种毒及蛊毒，治蛇、虫、狂犬咬伤。

［附方］　新收附方五条。

1. 面部粉刺。《普济方》：用山慈姑根，晚上涂抹，早晨洗脸。

2. 牙龈肿痛。《孙天仁集效方》：红灯笼枝根，熬汤漱口，漱口后吐掉。

3. 痈疽疔肿。恶疮以及黄疸。《乾坤生意》：慈姑带根，苍耳子各等分，捣烂，用好酒一钟，滤过取汁，温服。或干燥后研成面，每次用酒送服三钱。

4. 风痰病症。《奇效良方》：金灯花根像蒜的一个，用茶清研成像泥的样子，中午时用茶调服，然后躺在阳光下，时间不长，就会吐出鸡蛋大的物质，永除后患。如不吐，再喝热茶。

5. 万病解毒丸。又叫太乙紫金丹，又叫玉枢丹。解除各种毒，治疗各种疮疡，通利关节，治疗百病，有起死回生的功能。难以详述。凡是外出旅行，出兵动众，不能不备用这药。王璆《百一选方》：山慈姑去皮洗干净，焙干取二两；川五倍子洗刮干净，焙干，取二两；白仁千金子，研成面，用纸压掉油，取一两；红芽大戟去芦洗干净，焙干，取一两半；麝香三钱，在端午节，七夕，重阳节或天德、月德黄道吉四，预先进行斋戒，穿戴干净，精心制药，研成面，摆设好香案进行祈祷，敲匀称的锣，用浓的糯米汤搅拌，用木臼捣碎，制成一钱一锭的剂型。病重的连续服用，使大便日行两次，再用温暖的粥补养。凡是一种食物，药物中毒，及蛊毒、山岚瘴气，河豚、土菌、死牛死马等毒，都用凉水磨服一锭，服后吐或腹泻即可痊愈。痈疽发背，疔疮肿毒，杨梅疮等一切瘊疡，红色风疹，痔疮，均可用凉水或酒泡软化开外涂，每天数次，很快就会痊愈。阴阳二毒导致的伤寒，癫狂、瘟疫，喉痹喉风，均可用冷水加入薄荷汁数匙化服。气滞疼痛，用淡酒化服。泄泻、痢疾，霍乱绞肠沙，用薄荷汤送服。中风口眼歪斜，癫痫，外邪入侵，筋骨疼痛，均用暖酒送服。自尽，溺水、神昏胸口温暖的，用冷水研磨灌服。肺结核，用凉水化服，便出秽物及虫为妙。疟疾，不管病史长短，将要发病时，用东流水煎桃花汤化服。妇女闭经，用红花酒化服。小儿惊风，五疳五痢，用薄荷汤送服。头痛头晕，用酒研化，外贴两太阳穴上。各种腹胀，用麦芽汤送服。风、虫牙疼痛，用酒磨外涂，也可以少量吞服。跌打损伤，用松节煎酒送服。汤火灼伤，毒蛇、恶犬咬伤，所有虫伤，都可以用冷水研磨外涂，同时服药。

附　山慈姑叶

[主治]　唐慎微说：疮疡肿痛，加入蜂蜜捣碎外涂伤口，如流出新鲜血，则为见效。

李时珍说；外涂乳痈，痔疮效果更好。

[附方]　新收附方一条。

中溪毒生疮。《外台秘要》：朱姑叶捣烂外涂。朱姑生长在东间一带，叶子像蒜叶。

附　山慈姑花

[主治]　小便频、急、涩、痛，《圣惠方》山慈姑花和地柏花阴干，每次用三钱，水煎服。

石　　蒜
（见《图经本草》）

［释名］　乌蒜　（见《本草纲目》）　老鸦蒜（见《救荒本草》）　蒜头草（见《本草纲目》）　婆婆酸（见《本草纲目》）　一枝箭（见《本草纲目》）　水麻（见《图经本草》）

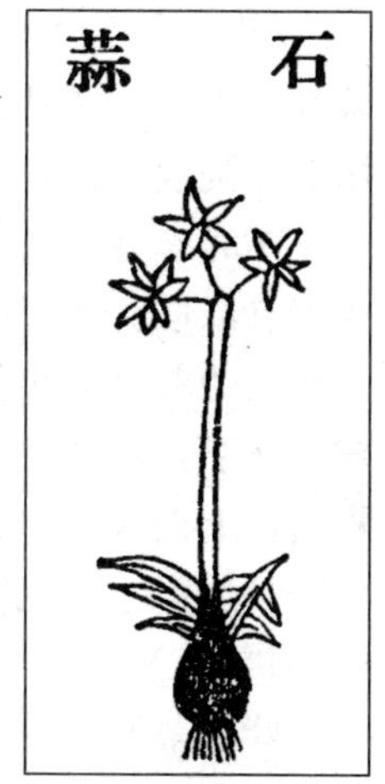

李时珍说：蒜是根据形状而命名的，箭是根据茎干的形状而命名的。

［集解］　苏颂说：水麻生长在鼎州，黔州，它的根叫做石蒜，九月份采收。有人说金灯花根，也叫石蒜，其实它们是同一类药物。

李时珍说；石蒜各处的潮湿地带都生长石蒜，古代称之为乌蒜，通俗的叫做老鸦蒜，一枝箭。初春生叶，像蒜秧及山慈姑叶，背部长有脊梁，四处散开，分布在地上，七月份苗枝萎，于是在地面上长出像箭杆样的一根茎，长有一尺多。茎的顶端开四、五朵花，呈红色，有山丹花那样的长瓣，黄色蕊，须毛很长。它的形状像蒜，皮色呈紫红色，肉呈白色。这种草有小毒，但《救荒本草》说：炸熟水浸泡后可以食用，那是指的蒸救饥荒。有一种叶子像大韭，四五月长茎，开黄白色小萱花，叫做铁色箭，功用和石蒜相同。两种药物都是先抽茎开花，后才长叶，叶和花不能相互见面，和金灯相同。

附　石蒜根

［气味］　味辛甘，性温，有小毒。

［主治］　苏颂说：敷贴肿毒。

李时珍说：治疗疔疮肿毒，可用水煎服发汗，以及捣碎外敷。另外，中溪毒的，用酒煎半升服用，服后呕吐者效果好。

［附方］　新收附方三条。

1. 肛门肿痛、疮疡。王永辅《济世方》：一枝箭，捣碎外敷即消。如果毒气太重的，洗净，用生白酒煎服，取微汗即愈。

2. 子宫脱垂。《危氏得效方》：老鸦蒜即蒜头草一把，用水三碗，煎取一碗半，去滓熏洗，有特效。

3. 小儿惊风，大叫一声就死的，叫做老鸦惊。用散乱的麻缠住胁下及下及手足心，用灯火烧。用老鸦蒜晒干，车前子等分，研面，用水调后贴在手足心。再用灯芯焠手脚心，以及肩膊、眉心、鼻心，即苏醒。《王日新小儿方》

水　　仙
（见《本草会编》）

［释名］　金盏银台

李时珍说：这种草适宜于潮湿的地方，不能缺水，所以叫做水仙。金盏银台是指水仙花的形状。

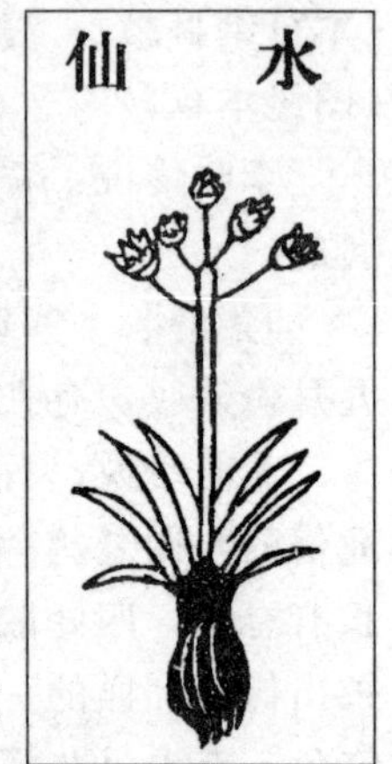

［集解］　汪机说：水仙花叶子像蒜，它的花特别清香。九月初栽在肥土里，花就会长的茂盛，如土壤贫瘠则不开花。五月初收根，用童便浸泡一夜，晒干，悬挂在火的旁边，如果不移宿根则更旺。

李时珍说：水仙丛生在潮湿地带。它的根像蒜及葬白那样长。外表裹有红皮。冬天生长叶，像葬和蒜。初春长茎，像葱头。茎头上面开四五朵花，大小像簪头，形状像酒杯，花的尖向上，黄色心，很像盏的样子，花特别莹韵清香。有一种长有很多叶子，花很皱折，下面轻黄，上面淡白，很像杯的样子，人们很看重它，认为是真水仙，其实不是这样。这是同一种物质的两个种类。也有开红花的。据段成式《酉阳杂俎》说："捺祇在拂林国生长，根的大小像鸡蛋，苗有三四尺长，叶像蒜叶，中心长茎，茎的顶端开花，呈红白色，花心红黄色，不结果，冬天生长，夏天死亡。采花压出油，涂在身上可以祛除风邪。"根据这种花的形状，和水仙很相似，难道是外国名称就不可能是同一种物种吗？

附　水仙根

［气味］　味苦，微辛，性滑寒，无毒。

土宿真君说：取水仙根汁，可制约汞，用它来煮雄黄，拒火。

［主治］　李时珍说：治疗痈肿以及鱼骨鲠。

附　水仙花

［气味］　原缺

［主治］　李时珍引自《卫生易简方》说：可以充当香水，涂在体表及头发上，有祛除风邪的功能。又可以治疗妇女五心烦热。配伍用于荷叶、赤芍药等分，研面，每次服二钱，白开水送服，有养阴退热的作用。

白　　茅
（见《神农本草经》）

［释名］　根叫菇根（见《神农本草经》）　兰根（见《神

农本草经》） 地筋（见《名医别录》）

李时珍说：茅的叶子像矛，所以叫做茅。它的根相互牵连所以叫做茹。《易》说；拔茅连茹。就是指的白茅。有好几种：夏天开花的是茅，秋天开花的是菅。两种药物的功效相同，只是名称不同。诗说：“白华菅兮，白茅束兮。”就是指本药而言。《名医别录》不分茅菅是两种药物，认为茅根又叫地菅，也叫地筋，但有名却没有用它来入药的，又派生出一味地筋的名称，又叫菅根。可能是两种药物的根形象筋可以通称为地筋，不可以都叫做菅，特此纠正。

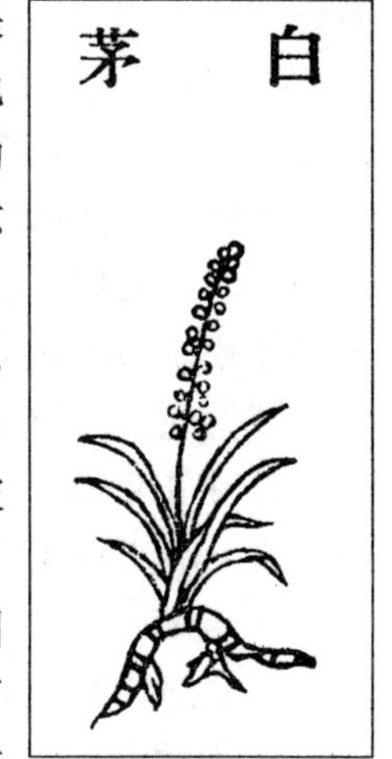

［集解］ 《名医别录》说：茅根生长在楚地的山谷、田野上，六月份采根。

陶弘景说：这种药就是现在的白茅菅。《诗经》所说的“露彼菅茅”就是指的这味药。它的根像渣芦那样甜美可口。

苏颂说：到处都有白茅。春天发芽，铺在地上像针，通俗的叫做茅根，也可以吃，对小儿特别有益。夏天生毛茸茸的白花，到了秋天枯萎。它的根特别洁白，六月份采。还有菅，也属地茅类。陆玑《草木疏》说：菅像茅那样光滑无毛，根的底部有白粉的，柔韧适宜做绳索，泡在水中沤更好。其中没沤的叫做野菅，入药和白茅的功用相同。

李时珍说；茅有白茅、菅茅、黄茅、香茅、芭茅好几种，叶子都相似。白茅短小，三四月开白花结成穗，结细小的果实。它的根比较长，又白又软像筋那样有节，味甜，俗称丝茅，可以用来苫盖东西，以及共祭祀苞苴用，《神农本草经》所用的茅根就是丝茅。把它的根晒干，黑夜里发光，所以腐烂后则变成萤火。营茅只生长在山上，像白茅那样长，入秋抽茎，开花成穗像荻花，结尖黑色果，长有一分多，粘在衣分上会刺人。它的根短、硬像细竹根，没有切而甜，也可以入药，功效不如白茅，《尔雅》所说的白花野营就是指的营茅。黄茅像菅茅，茎的上面长有叶子，茎干的下面有白粉，根头有黄毛，根也短而细硬没有节，深秋开花成穗像菅，也可以做绳索用，古代叫做黄菅，《名医别录》所用的菅根就是指的黄茅。香茅又叫菁茅，也叫琼茅，生长在湖南及江淮一带，叶上面有三根脊梁，气味芬芳，可用来放在衣柜里或缩酒，禹贡所说的荆州放在匣内供祭祀的菁茅就是指的香茅。芭茅丛生状，叶大的像蒲，有六、七尺长，有两种，即芒。详见后面芒条文下。

附 白茅根

［气味］ 味甘，性寒，无毒。

［主治］ 《神农本草经》说：主治劳伤虚羸，有补中益力气的功效。除淤血，治疗血闭淤血发热，通利小便。

《名医别录》说：治疗各种淋症，祛除肠胃邪热，止渴，强筋骨，治疗妇女崩中，

长期服用补益人体。

《大明本草》说：主治妇女月经不调，通利血脉，治疗淋症。

李时珍说：止吐血、衄血以及各种出血证，伤寒呕逆，肺热喘咳，水肿黄疸，解酒毒。

［发明］ 陶弘景说：茅根服食充饥效果较好。俗方中很少有用的，仅煎汁治疗淋证及崩漏。

李时珍说：白茅根甜，能清除伏热，通利小便，所以能止各种血证，呕逆，喘咳，消渴。治疗黄疸，水肿，是一味良药。世人因其作用微弱而忽略，只用大苦大寒之剂，最终导致损伤冲和水汽。知识浅薄之人怎么会知道呢？

［附方］ 旧有附方二条，新收附方一十三条。

1. 中山辟谷。《肘后方》：凡是避难，无人居住的地方，取白茅根洗净，咀嚼；或在石头上晒干捣成面，用水送服十个梧桐子大的面，可辟谷充饥。

2. 温病冷啘。庞安常《伤寒总病论》：因体内热甚饮水，导致暴冷啘的，把茅根切碎，用枇把叶擦掉毛，炙香，各半斤，加水四升，煎取二升，去滓温服。

3. 温病热哕，是胃有伏热，令人胸满气逆，逆则哕；或者大下后，胃中虚冷，也导致呕唤。茅根切，葛根切，各半斤，水三升，煎取一升半。每温服一盏，呕哕即停。同上。

4. 反胃呕吐。食入即吐。《圣济总录》：茅根、芦根二两，水四升，煮取二升，一次服，就会胃口大开。

5. 肺热喘咳。《圣惠方》：生茅根一握捣碎，水二盏，煎取一盏，饭后温服，严重的服三次即止，叫如神汤。

6. 体虚水肿。因饮水较多，小便不利。《肘后方》：用白茅根一大把，小豆三升，煮干，去茅吃豆，水就随小便而下。

7. 五种黄病，指黄疸、谷疸，酒疸、女疸、劳疸。所谓黄汗，是大汗后入水所导致，身体微肿，汗出像黄柏汁。《肘后方》：用生茅根一把，切细，用猪肉一斤，配成饭吃。

8. 解中酒毒，防止损害脏腑。《千金方》：茅根汁，饮一升。

9. 热淋。《肘后方》：白茅根四升，水一斗五升，煮取五升，温服，每日三次。

10. 尿血。《谈野翁方》：茅根煎汤，频频饮服。

11. 劳伤尿闭。茅根、干姜等分，加入蜂蜜一匙，水二钟，煎取一钟，每日一服。

12. 鼻衄不止。《圣惠方》：茅根研成面，米泔水关服二钱。

13. 吐血不止。《千金翼方》：用白茅根一握，水煎服。《妇人良方》：把白茅根洗净捣碎取汁，每天饮一合。

14. 竹刺。《肘后方》：白茅根烧成面，用猪油调和外涂。有感染的效果也好。

附 茅针（即初人生的苗）（见《本草拾遗》）

［气味］ 味甘，性平，无毒。

《大明本草》说性凉。

［主治］ 《名医别录》说：利水。

甄权说：治疗消瘦，有破血的功效。

陈藏器说：通利小肠，治疗鼻衄及便血，水煮后服用。凡是恶疮、痈肿，疖痈化脓未溃破的，用酒煮后服用。一针一孔，二针二孔。生揉在一块儿，外敷刀伤，有止血的功能。

附 茅针花

［气味］ 味甘，性温，无毒。

［主治］ 《大明本草》说：煎汤饮用，有止血功能，止吐血、衄血；还可以塞鼻止鼻衄。炙疮不收口外敷也有效。刀剑枪伤，外敷有止血，止痛的功能。

附 屋上败茅

［气味］ 味苦，性平，无毒。

［主治］ 陈藏器说：吐血，锉白茅三升，用酒浸泡煮一升服。加酱汤同研，外敷斑疮及蚕啮疮面上。

《大明本草》说：屋四角茅，主治鼻衄。

［发明］ 李时珍说：据《陈文中小儿方》：治疗痘疮溃烂，久不收口。取多年墙上的烂茅，洗净焙干，研面外掺。这是取性寒能解毒，又经常遭肥雨露、霜雪的袭击，兼能燥湿。

［附方］ 新收附方三条。

1. 妇女阴痒。《摘玄方》：墙头上的烂茅，荆芥，牙皂等分，煎水频频熏洗。

2. 便秘、服药不通的。《圣济总录》：沧盐三钱，屋檐烂草节七个，研面，每次用一钱，用竹筒吹入肛门内一寸即能。叫做提金散。

3. 卒中五尸。其形状是腹痛，腹胀，难以喘息，上冲心胸，旁攻两胁，有的魂涌起，或牵引腰脊，这是身中尸鬼接引导致的，《肘后方》取屋上四角茅，放入铜器中，用三赤布盖住腹部，把容器放在布上，把茅烧热，根据疼痛部位追逐热敷，脚下痒即愈。

地　筋
（见《名医别录》有名未用）

［释名］　菅根　（见《名医别录》）　土筋（见《名医别录》）

［集解］　《名医别录》说：地筋生长在汉中，根部有毛，三月生长，四月果实发白，三月三日采根。

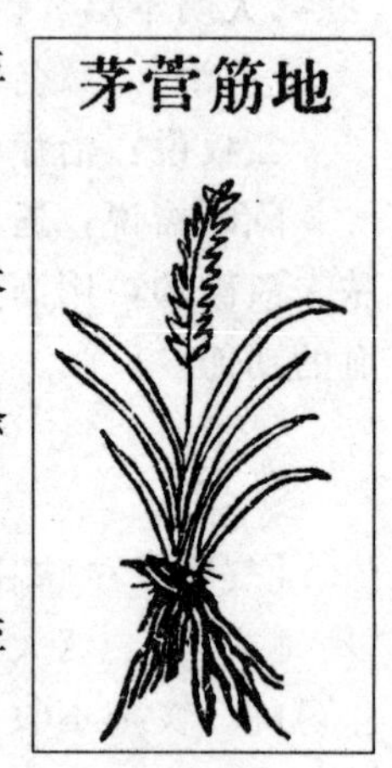

地筋菅茅

陶弘景说：我怀疑这味药是白茅，但稍有不同。

陈藏器说：地筋像地黄，根和叶都很相似，也是根细多毛，生长在平泽地带，功有也和地黄相同，李邕方中有用的。

李时珍说：这是黄菅茅的根，功效和白茅根相同，详见白茅条下。陈藏器所说的是另外一种药物，不是菅根。

［气味］　味甘，性平，无毒。

［主治］　《名医别录》说：益气升津止渴，除脐腹热邪，补益筋脉。

李时珍说：根、苗、花、功用和白茅相同。

芒
（见《本草拾遗》）

［释名］　杜荣（见《尔雅》）　芭芒（见《寰宇志》）　芭茅

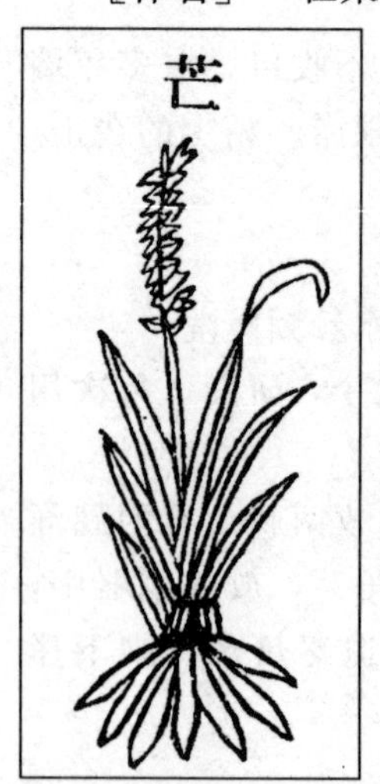

芒

李时珍说：芒，《尔雅》写成莣。现在通俗地叫做笆茅，可以用它来做篱笆的原因。

［集解］　陈藏器说：《尔雅》写成莣，杠荣。郭璞注说：草像茅，皮可以当作绳索用。现在的东人大部分以为箔。又说：石芒生长在高山，像芒那样节短，江西叫做折草，六七月生穗像荻。

李时珍说：芒有两种，都呈丛生状，叶都像茅那样大，长四五尺，特别锋利，伤人像锋刃。七月长长茎，开白花成穗，像芦苇花的是芒；五月抽短茎，开花像芒的，是石芒。两药都可以在花将开时，剥掉皮，当作绳牵用，它们的茎穗可以做扫帚。

附　芒茎

［气味］　味甘，性平，无毒。

［主治］　陈藏器说：人畜被动物咬伤为阻止毒邪入内，取茎，杂葛根，浓煮汁服，也可以生取汁服用。

李时珍说：煮汁服用，有散淤血的功用。

附　败芒箔

［主治］　陈藏器说：产后淤血腹胀疼痛，口渴，恶露不尽，月经不行，止好血，除恶血，去邪气癥瘕积聚，酒煮服用，也烧面，用酒送服，吸入烧面烟的效果好。

龙　胆
（见《神农本草经》上品）

［释名］　陵游（见《神农本草经》）

马志说：叶如龙葵，味苦得像胆，所以这样定名。

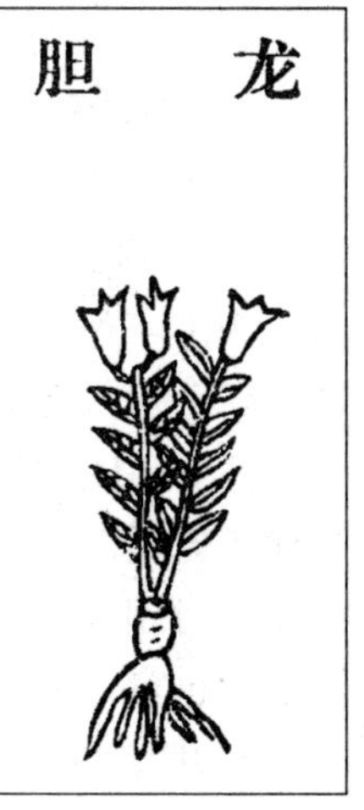

［集解］　《名医别录》说：龙胆生在齐朐的山谷及兔句，二月、八月、十一月、十二月采根阴干。

陶弘景说：今出于近道，以吴兴出产的为好。根的形状似牛膝，它的味很苦。

苏颂说：宿根为黄白色，下面抽出根有十余条，类似于牛膝而短。直上生苗，高有一尺左右。四月生出叶如嫩蒜，细茎如小竹枝。七月开花，如牵牛花，呈铃铎状，青碧色。冬后结子，苗即变植。俗称作草龙胆。又有一种山龙胆，味苦涩，其叶经霜雪也不凋谢。山里人用它来治四肢疼痛，与此属于同类，但是另外的一种。采摘无时。

附　龙胆根

［修治］　雷敩说：采来后阴干，用的时候用铜刀切去须、除土、根头了。锉细，用甘草汤浸泡一宿，漉出来，太阳晒干后用。

［气味］　苦，涩，大寒，无毒。

雷敩说：空腹服用它，可使人尿而不禁。

徐之才说：贯众、赤小豆为它的使药，恶地黄　防葵。

［主治］　《神农本草经》：骨间寒热，惊痫邪气，续接绝伤，发定五脏，杀蛊毒。

《名医别录》：除胃中伏热，时气温热，热泄下痢，去肠中小虫，益肝胆之气，止惊惕。久服益智而不忘，轻身抗衰老。

甄权：治小儿壮热骨热，惊病人心，时疾热黄，痈肿口疮。

《大明本草》：客忤疳气，热病狂语，明目止烦，治疮疥。

张元素：去目中黄疸及眼赤肿胀、瘀肉高起，痛不可忍。

李杲：退肝经的邪热，除下焦湿热发肿，泻膀胱火。

李时珍：疗咽喉痛，风热盗汗。

［发明］　张元素说：龙胆味苦而性寒，气味俱厚，性沉而降，属阴。足厥阴，少阳经气方用药。它的功用有四：第一，除下部风湿；第二，除去湿热；第三，脐下至足肿痛；第四，寒湿脚气。下行的功效与防已相同，用酒浸后则能上行。外行则以柴胡为主，以龙胆为使。属于治眼中诸疾必用的药。

王好古说：益肝胆之气而泻火。

李时珍说：相火寄在肝胆，有泻无补，故龙胆之所以能益肝胆之气，正是因为它能泻肝胆邪热的缘故。但其大苦大寒，过服的话恐伤胃中生发之气，反而滋助火邪，也就是久服黄连反而从火化的意思。《名医别录》久服轻身的说法，恐怕不足以相信。

［附方］　旧方四条，新方六条，共十条。

1. 伤寒发狂。《伤寒药要》：草龙胆为末，加入鸡子清、白蜜，化凉水服二钱。

2. 四肢疼痛。苏颂《图经本草》：山龙胆根细切，用生姜自然汁浸泡一宿，去其性，焙干捣成末，水煎一钱，温服。这种药与龙胆属同类而另为一种，经霜不凋谢。

3. 谷疸、劳疸。谷疸因食而得，劳疸因劳而得。《删繁方》：用龙胆一两，苦参三两，为末，牛胆汁和为丸如梧子大。食前用麦汤饮服五丸，日三服，没有反应则硝稍加量。劳疸加龙胆一两，栀子仁三七枚，用猪胆汁和为丸。

4. 一切盗汗　妇人、小儿一切盗汗，又治伤寒后盗汗不止。《杨氏家藏方》：龙胆草研末。每服一钱，猪胆汁三两滴，加入温酒少许调服。

5. 小儿盗汗身热。《婴童百问》：龙胆草、防风各等分，为末。每服一钱，米汤饮调下。也可以做成丸服，及水煎服。

6. 咽喉热痛。《集简方》：龙胆擂水服用。

7. 暑行目涩。《危氏得效方》：生龙胆捣汁一合。黄连二寸切烂，浸汁一匙，调和点上。

8. 眼中漏脓。《鸿飞集》：龙胆草、当归等分，为末。每服二钱，温水调下。

9. 蛔虫攻心刺痛，吐清水。《圣惠方》：龙胆一两，去头，锉。水二盏，煮一盏，隔宿不要食，平旦时顿服。

10. 卒然下血不止。《姚僧坦集验方》：龙胆一虎口，水五升，煮取二升半，分为五服。

细　辛

（见《神农本草经》上品）

［释名］　小辛（见《神农本草经》　少辛）

苏颂说：华州的真细辛，根细而味极辛，所以叫它做细辛。

李时珍说：小辛、少辛，都是这个意思。按《山海经》说：浮戏之山多有少辛。

管子说：五沃之土，群药生少辛，说的就是这个。

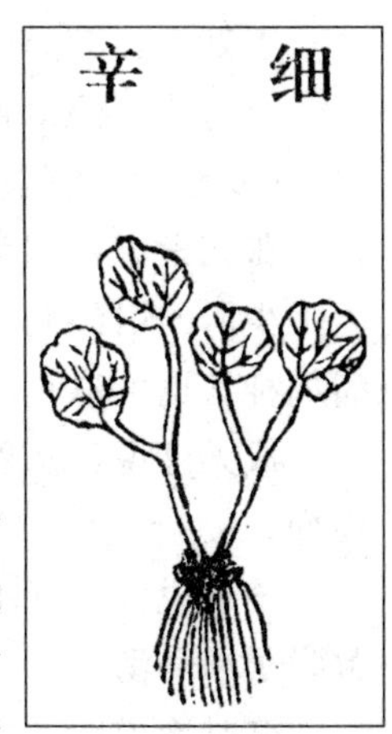

［集解］ 《名医别录》说：细辛生在华阴山谷，二月、八月采根阴干。

陶弘景说：今用东阳临海者，形段还好，但是辛烈比不上华阴、高丽者。用它时去掉头节。

李当之说：细辛如葵而赤黑，一根一叶相连。

苏颂说：今到处都有，都比不上华阴者为真，其根细而极辛，今人多以杜衡当细辛。杜衡根似饭帚案闹，细长四五寸，微黄白色，江淮间称这为马蹄香。大概是因其根似前，又似细辛。按沈括《梦溪笔谈》说：细辛出于华山，极细而直，柔韧，深紫色，味极辛，嚼起来习习如椒而更甚于椒。本草说：细辛水渍使它变直，所以杜衡错当成细辛。东南所用细辛，都是杜衡。杜衡呈黄白色，拳曲而脆，干则成团，又称之为马蹄。襄汉间又有一种细辛，极细而直，色黄，那是鬼督邮，也不是细辛。

李时珍说：《博物志》说杜衡混乱细辛，自古就是这样。沈氏所说的很详细。大抵能混乱细辛的，不只是杜衡，都应当根苗色味来详细辨别。叶似小葵，柔茎细根，直而色紫，味极辛的，是细辛。叶似马蹄，茎微粗，根曲而黄白色，味也辛的，是杜衡。一茎而直上，茎端生出叶如伞，根似细辛，微粗直而黄白色，味辛微苦的，是鬼督邮。似鬼督邮而色黑者，是及已。叶似小桑，根似细辛，微粗长而黄色，味辛而有臊气的，是徐长卿。叶像柳而根如细辛的，是白微。似白微而白直味甘的，是白前。

附 细辛根

［修治］ 雷敩说：凡用细辛，切去头，去除土之后，用瓜水浸一宿，晒干用。须拣去双叶者，双叶服了以后于人有害。

［气味］ 辛、温、无毒。

吴普说：神农、黄帝、雷公、桐君：辛，小温。岐伯：无毒。李当之：小寒。

甄权说：苦，辛。

徐之才说：曾青、枣根为它的使药。得当归、芍药、白芷、川芎、牡丹、藁本、甘草，共疗妇人之病。得决明、鲤鱼胆、青羊肝，共疗目痛。恶黄芪、狼毒、山茱萸。忌生菜、狸肉。畏硝石、滑石。反藜芦。

［主治］ 《神农本草经》：咳逆上气，头痛脑动，百切拘挛，风湿痹痛死肌。久服明日而通利九窍。驻身长寿。

《名医别录》：温中下气，破痰通利水道，开胸中滞结，除喉痹、齆鼻不闻香臭、风痫癫疾，下乳结，汗不出，血不行。安定五脏，补益肝胆，通精气。

甄权：添胆气，治嗽，去皮风湿痒，风眼泪下，除出痛，血闭，妇人血沥腰痛。

陶弘景：含于口中，可去口臭。

王好古：润泽肝燥，治督脉为病，脊强而厥。

李时珍：治口舌生疮，大便燥结，起目中倒睫。

［发明］　寇宗爽说：治疗头面风痛，不能缺少了它。

张元素说：细辛性温，味大辛，气比味厚，属阳，主升，入足厥阴、少阴血经，为手少阴的引经药。香味都细，故入少阴，与独活相类似。以独活为使，治疗少阴头痛如神。也可以止诸阳头痛，诸风通用它。味辛而烈，温少阴之经，散水气以去内寒。

成无已说：水停于心下不行，则肾气燥，应当辛以润之。细辛的辛，以行水气而润燥。

李果说：胆气不足，用细辛来补。又治邪气自里走表，所以张仲景少阴证，用麻黄附子细辛汤。

李时珍说：气之厚者能发热，属阴中之阳。辛温能散，故诸风寒风湿头痛、痰饮胸中滞气惊痫者，知宜用它。口疮喉痹、蜃齿诸病用以者，取它能散浮热，也就是火郁则发这的意思。辛能泄肺，所以风寒咳嗽上气者，宜用。辛能补肝，故胆气不足，惊痫眼目诸病，宜用。辛能润燥，故能少阴及耳窍，便涩滞而不利者宜用。

陈承说：细辛不是华阴者，就不能当成真的。如果单用末，不可以过一钱。多服则气闷塞不通的，就会死，虽然死了但无伤痕。近年，开平狱中曾经治疗这种病，不能不作记载。不是细辛根本身有毒，只是不知道其用量多少。

［附方］　旧方二首，新方六条。

1. 暗风卒倒，不省人事。《危氏得效方》：细辛末，吹入鼻中。

2. 虚寒呕哕，饮食不下。细辛去叶半两，丁香二钱半，为末。每服一钱，柿蒂汤下。

3. 小儿客忤，口不能言。《外台秘要》：细辛、桂心末等分，用少许放入口中。

4. 小儿口疮。《卫生家宝方》：细辛末，用醋调，贴在肚脐上。

5. 口舌生疮。《三因方》；细辛、贡连等分，为末，掺上，漱涎，甚效，名叫兼金散。一方用细辛，黄檗。

6. 口臭、蜃齿肿痛。《圣惠方》：细辛煮浓汁，热含而冷吐，取痊愈。

7. 鼻中瘜肉。《圣惠方》：细辛末，时时吹上。

8. 诸般耳聋。《龚氏经验方》：细辛末、溶黄腊，丸鼠屎大，绵裹一丸塞上，一两次即愈。

须要戒除怒气，名叫聪耳丸。

杜　衡

（见《名医别录》中品）

［释名］　杜葵（见《本草纲目》）　马蹄香（见《唐本草》）　土卤（见《尔雅》）

土细辛（见《本草纲目》）

苏恭说：杜衡的叶像葵，形似马蹄，所以俗名马蹄香。

苏颂说：《尔雅》杜又叫上卤，然而杜若也叫杜衡，有人怀疑是杜若，但郭璞注释说：似葵，应当是杜衡。

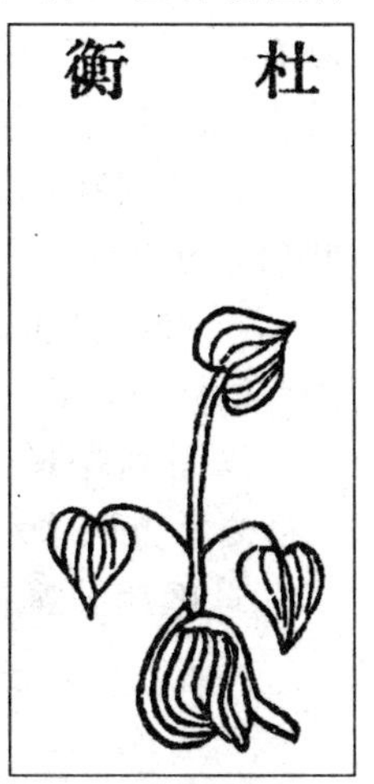

［集解］ 《名医别录》说：杜衡生在山谷中，三月三日采根，熟洗晒干。

陶弘景说：根、叶都像细辛，只有气稍有不同。到处都有。方药中用得很少，只有道家服用它，可使人身衣变香。

苏恭说：生在山之阴，水泽下湿之地。叶似葵，形如马蹄，根名胜细辛、白前等。今民间惯用及已代替它，错了。及已是独茎，茎端有四叶，叶间开白花，根本没有芒毛，有毒，服后使人呕吐，只疗疮疥，不能与杜衡搞混。

苏颂说：今江、淮间都有。春初时在家根上出生苗，叶似马蹄形状，高有二三寸，茎如麦茎般粗细，每窠上有五七叶，或八九叶，没有其他枝蔓。又在茎叶间罅内芦头上贴地生出紫花，其花似见而不见，暗结实如豆大，窠内有碎子，似天仙子。苗、叶都呈青色，往霜即变枯，它的根成空，有似饭帚密闹，细花四五寸，比细辛粗，微黄白色，味辛，江淮间俗称它为马蹄香。谨按《山海经》说：天地之山有一种草在那里，它的形状如葵，其臭如蘼芜，名叫杜衡。可以使马奔跑，吃了治疗瘿病。郭璞注释说：带着它可以使马奔跑。有人说：马得到它就能跑得快。

寇宗奭说：杜衡用根，像细辛，但根呈白色，叶如马蹄之下。买卖人常常用它来假做细辛，把两种草放在一起，就可显现出真假来。何况细辛只出于华州者为良。杜衡色黄，拳跼而脆，干了以后就成团，详见细辛条下。

李时珍说：按《土宿本草》说：杜细辛，叶圆如马蹄，紫背的为好，江南、荆、湖、川、陕、闽、广都有。取其自然汁，可以伏硫磺，砒，制汞。

附 杜衡根

［气味］ 辛，温，无毒。

［主治］ 《名医别录》：风寒咳逆。作成浴汤，可使人衣、体生香。

甄权：止气奔喘促，消痰饮，破留血，项间瘿瘤之疾。

李时珍：下气杀虫。

［发明］ 李时珍说：古方中催吐药常常使用的杜衡，不是杜衡，那是及已。及已似细辛而有毒，可使人呕吐。古人多把及已当成杜衡，把杜衡当成细辛，所以才出错。杜衡则无毒，不令人吐，功效虽比不上细辛，可是也能散风寒，下气消痰，行水破血。

［附方］ 新方六条。

1. 风寒头痛，伤风伤寒，头痛发热，初发病者。王英《杏林摘要》：马蹄香为末，每服一钱，热酒调下，少过一会儿，饮一碗热茶，促进出汗即愈，名叫香汗散。

2. 饮水停滞，大热行极，及食热饼后喝冷水过多而不消，停滞在胸不利，呼吸喘息者。《肘后方》：杜衡三分，瓜蒂二分，人参一分，为末。用汤服一钱，日二服。取吐为度。

3. 痰气哮喘。《普济方》：马蹄香焙研，每服二三钱，正发病时用淡醋调下，少顷吐出痰涎有验。

4. 噎食膈气。《孙氏集效方》：马蹄香四两，为末。好酒三升，熬成膏。每服二匙，用好酒调下，日三服。

5. 吐血瘀聚。凡吐血后，心中不闷者必止；若烦躁闷乱刺胀者，尚有淤血在胃，宜叶之。方同饮水停滞。

6. 喉闭肿痛。《救急方》：草药金锁匙，就是马蹄草，用根捣，井华水调下即效。

附 木细辛

陈藏器说：味苦，温，有毒。主腹内结聚癥瘕，大便不利，推陈去恶，破冷气。不可以轻易服用，能使人利下而至危困。生于终南山，冬月也不凋零，苗如大戟，很似细辛。

及已

（见《名医别录》下品）

［释名］ 獐耳细辛

李时珍说：及已的名义不详。二月生苗，先开白花，然后才长出三片叶，形状如獐的耳朵，根如细辛，所以叫獐耳细辛。

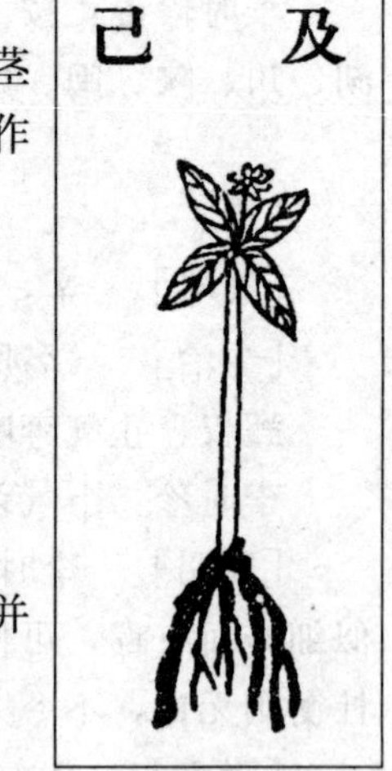

［集解］ 苏恭说：及已生于山谷的阴虚软地。这种草独茎，茎头有四叶，隙间有白花。根似细辛而黑一些，有毒。今人把它当作杜衡，不对了。二月采根，太阳晒干。

附 及已根

［气味］ 苦，平，有毒。

苏恭说：吃下可使人吐血。

［主治］ 《唐本草》：诸恶疮疥痂瘘蚀，及牛马诸疮。

《大明本草》：头疮白秃风瘙，皮肤虫痒。可以煎汁浸泡，并敷上。

李时珍：杀虫。

［发明］　陶弘景说；今人用来和合疮疥膏，很有效验。

李时珍说：今人不了解及已，常常把它当作杜衡，却把杜衡当作细辛，所以用杜衡的诸方，大多是及已。考辨见细辛、杜衡两条。

［附方］　新方一条。

1. 头疮白秃。《活动全书》：獐耳细辛，它的味香辣，为末，用獐木煎油调搽。

鬼　督　邮
（见《唐本草》）

［释名］　独摇草（见《唐本草》）

李时珍说：这种草独茎，而叶攒集在它的顶端。无风而自动，所以叫鬼独摇草，后人讹误为鬼督邮。因为它专主鬼病，就好像司鬼的督邮。古代的传舍，有督邮这个官职主持。徐长卿、赤箭都治鬼病，故都有鬼督邮的名称。名称相同而实际不同。

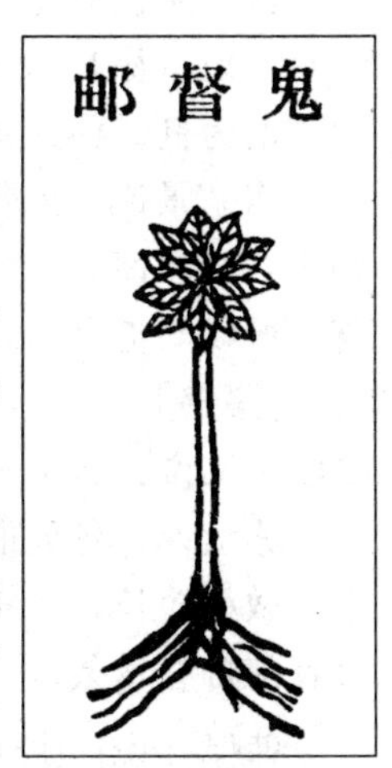

［集解］　苏恭说：鬼督出到处都有。只要有即丛生，苗只有一根茎，茎端生出叶如伞状，根如牛膝而细黑。今人以徐长卿代替它，不对了。

韩保昇说：茎似细箭杆，高在二尺之下，叶长在茎端，形状如伞。花开在叶心，呈黄白色。根横生而无须，二月、八月采根。徐长卿、赤箭都有鬼督邮的名称，但主治不同，应当详审而使用它。

李时珍说：鬼督邮与及已属同类，根苗都相似。但是以根如细辛而色黑的，为及已；根如细辛而色黄白的，为鬼督邮。

附　鬼督邮根

［修治］　雷敩说：大凡采来之后，要细锉，用生甘草水煮一伏时，太阳晒干用。

［气味］　辛、苦、平，无毒。

李时珍说：有小毒。

［主治］　《唐本草》：鬼疰卒忤中恶，心腹邪气，百精毒，温疟疫疾，强盛腰脚，补益膂力。

［发明］　李时珍说：按东晋《深师方》，治上气嗽、饮嗽、邪嗽、燥嗽、冷嗽、四满丸。用鬼督邮同蜈蚣、芫花、踯躅诸毒药为丸，那么它有毒是可想而知的了。不是毒药不能治鬼疰邪恶之类的病，《唐本草》说无毒，恐怕不是这样。

徐长卿

（见《神农本草经》上品）

［校正］　现据《吴普本草》并入石下长卿。

［释名］　鬼督邮（见《神农本草经》）　别仙踪（见苏颂）

李时珍说：徐长卿，是一个人名。经常用此药治邪病，于是人们用他来命名。《名医别录》有名未用又出一个石下长卿条，说一名徐长卿。陶弘景注释说：这是一个错误。医方家没有用心，也不认识它。今考二条的功效相似。按《吴普本草》说：徐长卿一名石下长卿，这属一种东西是很明显的，但石间生长的为良。前人缺乏审核，所以出现舛错。

卿长徐

陶弘景说：鬼督邮的名称很多，今习惯用的徐长卿，它的根正如细辛，小短而扁，气也相似。今狗脊散用的鬼督邮，取它强悍而宜腰脚，所以知道是徐长卿，而不是鬼箭、赤箭。

［集解］　《名医别录》说：徐长卿生于秦山的山谷及陇西，三月采收。又说：石下长卿生于陇西的山谷及池泽，三月采收。

苏恭说：各处的川泽也有。叶似柳，两叶相对，有光泽。根如细辛，微粗而长，呈黄色而有臊气。今习惯用经来代替鬼督邮，不对。鬼督邮自有本条。

韩保昇说：生于下湿川泽之间。苗似小桑，两叶相对。三月苗青，七月、八月长出子，像萝藦子而小。九月苗变黄，十月凋零。八月采根，太阳晒干。

苏颂说：今淄齐淮泗间都有，三月、四月采，称之为别仙踪。

李时珍说：鬼督邮，及己与杜衡交混，其功用不同，苗也不相同。徐长卿与鬼督邮交混，具苗不同，但其功用相同。杜衡与细辛搞混，则根、苗、功用都差不多，那么因太相近而十分混乱了。不能不详加审核。

附　徐长卿根

［修治］　雷敩说：大凡采得，粗杵，拌少些蜜令透，用瓷器盛。蒸三伏时，太阳晒干后用。

［气味］　辛，温，无毒。

《名医别录》说：石下长卿：咸、平，有毒。

吴普说：徐长卿一名石下长卿。神农、雷公：辛。

李时珍说：治鬼病的药物多有毒。当从《名医别录》。

［主治］　《神农本草经》：鬼物百精蛊毒，疫疾邪恶气，温疟。久服强悍轻身。

《名医别录》：益气延年。又说：石下长卿：主鬼疰精物邪恶气，杀百精蛊毒，老魅注易，亡走啼哭，悲伤恍惚。

［发明］　李时珍说：《抱朴子》说上古辟瘟疫有徐长卿散，效果很好。今人不知道用这个。

［附方］　新方二条。

1. 小便关格。《圣惠方》徐长卿汤：治气壅关格不通，小便淋结，脐下妨闷：徐长卿炙半两，茅根三分，木通、冬葵子一两，滑石二两，槟榔一分，瞿麦穗半两，每服五钱，水煎，加入朴硝一钱，温服，日二服。

2. 晕车晕船。凡人登车船烦闷，头痛欲吐者。《肘后方》：宜用徐长卿、石长生、车前子、车下李根皮等分，捣碎，用方囊系半合在衣带及头上，就能免除此患。

白　微
（见《神农本草经》中品）

［释名］　薇草（见《名医别录》）　春草（见《名医别录》）　葞（音尾）骨美

李时珍说：微就是细，它的根细而白。按《尔雅》：葞，是春草。微、葞的读音相近，那么白微又是葞音的转移。《名医别录》把薑当成莽草的名，错了。

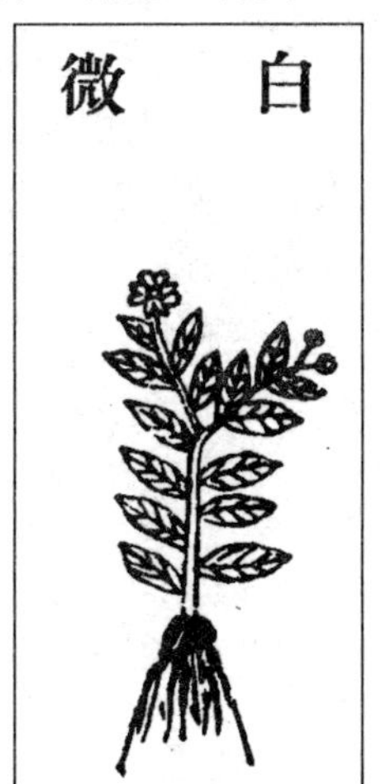

［集解］　《名医别录》说：白微生在平原川谷，三月三日采根阴干。

陶弘景说：近道到处都有。

苏颂说：今陕西诸郡及舒、滁、润、辽州也有。茎、叶都呈青色，很像柳叶。六七月开红花，八月结实。它的根呈黄白色，类似于牛膝而短小，今人在八月采收。

附　白微根

［修治］　雷敩说：大凡采得，用糯米泔汁浸泡一宿，取出支髭，在槐砧上细锉，从巳时到申时蒸过，晒干用。

李时珍说：后人只以酒洗者为用。

［气味］　苦，咸，平，无毒。

《名医别录》说：大寒。

徐之才说：恶黄芪、大黄、大戟、干姜、大枣、干漆、山茱萸。

［主治］　《神农本草经》：暴中风身热肢满，忽忽不知人，狂感邪气，寒热酸疼，温疟洗洗，发作有时。

《名医别录》：疗伤中淋露，下水气，利阴气，益精。久服利人。

陶弘景：治惊邪风狂痓病，百邪鬼魅。

李时珍说：风温灼热多眠，及热淋遗尿，金疮出血。

［发明］　王好古说：古方中多用它来治疗妇人疾病，是因为本草中有治疗伤中淋露的缘故。

李时珍说：白微古人多用，后世人很少能了解它。按张仲景治疗妇人产中虚烦呕逆，安中益气，竹皮丸方中，用白微同桂枝各一分，竹皮、石膏各三方，甘草七分，枣肉做成大丸，每以饮化服一丸。说是有热者倍用白微，那么白微性寒，是阳明经用药。徐之才《药对》说白微恶大枣，而此方中又以大枣做丸，大概是怕诸药寒凉伤了脾胃。朱肱《活人书》治风温发汗后，身仍然发热，自汗身重多眠，鼻息必打鼾，语言难出者，萎蕤汤中也用了它。孙真人《千金方》载有沼书发汗白微散。

［附方］　新方五条。

1. 肺实鼻塞，不知香臭。《普济方》：白微、贝母、款冬花各一两，百部二两，为末，每眼一钱，米汤饮下。

2. 妇人遗尿，不拘胎前产后。《千金方》：白微、芍药各一两，为末，用酒服一钱，日三服。

3. 血淋、热淋。方同上。

4. 妇人血厥。人平素没有疾苦，忽然像死人，身不动摇，眼闭口噤，或者稍能知人，眩晕，过一会儿才能醒寤，这叫做血厥，也叫郁冒。出汗过多，血少，阳气独亢，气塞不行，所以身如死人。气过而血还，阴阳复通，所以过一会儿才醒寤。妇人尤其多有这种病。应当服白微汤。《本事方》：用白微、当归各一两，人参半两，甘草二钱半。每服五钱，水二盏，煎一盏，温服。

5. 金疮出血。《儒门事亲》：白微为末，贴上。

白　前

（见《名医别录》中品）

［释名］　石蓝（见《唐本草》）　嗽药（同上）

李时珍说：名称及意义不详。

［集解］　陶弘景说：白前出于近道，根像细辛而大一些，色白不柔软而容易折断，气病咳嗽的与中多用它。

苏恭说：苗高一尺左右，它的叶像柳树，或似芫花，根比细辛长，白色。生在水中沙丘之上，不生于近道。俗名叫石蓝，又叫嗽药。今用蔓生者，味苦，不是真的。

马志说：根像白薇、牛膝一类，二月、八月采收，阴干后使用。

陈嘉谟说：像牛膝，粗长竖直而容易折断的，就是白前。像牛膝，短小柔软能弯曲的，是白薇。近道都有，形、色很一样，从这一点来区分它，不致出现差错。

附 白前根

［修治］ 雷敩说：大凡使用，以甘草水浸泡一伏时，漉出来，去掉头须，焙干收用。

［气味］ 甘，微温，无毒。

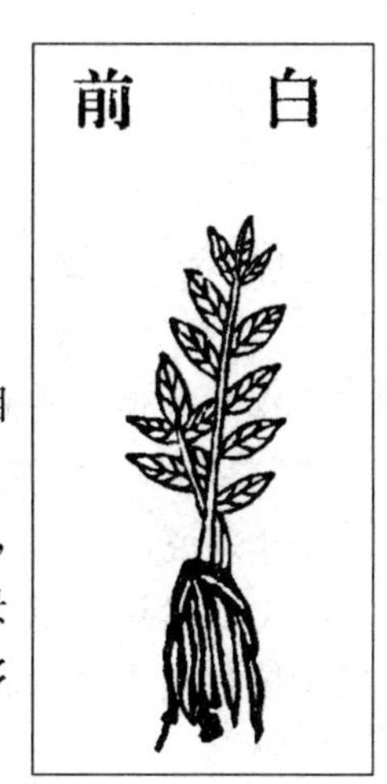

甄权说：辛。 苏恭说：微寒。

［主治］ 《名医别录》：胸胁逆气，咳嗽上气，呼吸欲绝。

《大明本草》：主一切气，肺气烦闷，贲豚肾气。

李时珍：降气下痰。

［发明］ 寇宗奭说：白前能保定肺气，治嗽多用，用温性药相佐使更好。

李时珍说；白前色白而味微辛甘，属于太阴肺经药。长于降气，适宜于肺气壅实而有痰者。如果属虚而长哽气者，不可用。张仲景治疗咳嗽而脉沉，泽漆汤中也用它。其方见《金匮要略》，药多不录。

［附方］ 旧方二条，新方一条，共三条。

1. 久嗽唾血。《外台秘要》；白前、桔梗、桑白皮三两，炒。甘草一两炙。水六升，煮一升，分三服。忌猪肉、菘菜。

2. 久咳止气，体肿，短气胀满，昼夜倚壁不得卧，常作水鸣声者，白前汤主之。《深师方》：白前二两，紫苑、半夏各三两，大戟七合。用水一斗，浸渍一宿，煮取三升，分作三服。禁食羊肉、饧糖，大佳。

3. 久患呷呷咳嗽，喉中作声，不得眠。《梅师方》：取白前焙，捣为末，每温酒服二钱。

草 犀

（见《拾遗本草》）

［释名］ 李时珍说：其解毒的功效如犀角，所以叫草犀。

［集解］ 陈藏器说：草犀生于衢、婺、洪、饶间。苗高二三尺，独茎，根如细辛。生在水中的叫水犀。

李珣说：《广州记》说，生于岭南及海中，独茎对叶而生，如灯台草，根如细辛，

附 草犀根

［气味］ 辛，平，无毒。

［主治］　李珣：解一切毒气。虎狼虫兽所伤。溪毒野蛊恶刺等毒。都应当烧研服用，临死的人也能活。

陈藏器说：天行疟瘴寒热，咳嗽痰壅，飞尸喉痹疮肿，小儿寒热丹毒。中恶注忤，痢血等病，煮汁服用。岭南及睦、婺间中毒的，用此药及千金藤都能解除。

钗子股
（见《海药本草》）

［校正］　并入《本草拾遗》金钗股

［释名］　金钗股。

李时珍说：石斛名叫金钗花，这种草很像金钗，所以得名。

［集解］　陈藏器说；金钗股生于岭南及南海山谷，根如细辛，每茎三四十根。

李珣说：忠州、万州生者也很好，草茎功力相似。因为岭南多有毒，故家家贮藏它。

李时珍说：按《岭表录》说：广中多有蛊毒，当地人用草药金钗股治疗它，十个之中能救八九个，它的形状如石斛。又有忍冬藤解毒，也叫金钗股，与此同名。

附　钗子股根

［气味］　苦，平，无毒。

［主治］　李珣：解毒痈疽神验，用水煎服。

陈藏器：解诸药毒，煮汁服用。也可生研更猛烈，必会大吐泻下。如果无毒，也会吐去热痰，疟瘴天行，蛊毒喉痹。

吉利草
（见《本草纲目》）

［集解］　李时珍说：按嵇含《南方草木状》说：这种草生在交广，茎如金钗股，形类似石斛，根近似芍药。三国吴黄武中（222—229 年），江夏李俣迁徙合浦时遇毒，他的奴仆吉利偶然得到这种草给他服用，于是得解，而吉利即逃遁而去。李误用这种草济人，不可胜数了。又高凉郡产一种良耀草，枝、叶如麻黄，花白似牛、李，秋天结子如小粟，煨食可解毒，功力次于吉利草。开始因为梁耀得到它，因此而为名，转梁为良。

附　吉利草根

［气味］　苦，平，无毒。

［主治］　李时珍：解蛊毒，极有效验。

朱砂根

（见《本草纲目》）

［集解］　李时珍说：朱砂根生在深山中，现只有太和山人采它。苗高有一尺左右，叶像冬青叶，背部很赤，夏月长得茂盛。根大如箸，赤色，此与百两黄金差不多。

附　朱砂根根

［气味］　苦，凉，无毒。

［主治］　李时珍：咽喉肿痹，磨水或醋咽下，很好。

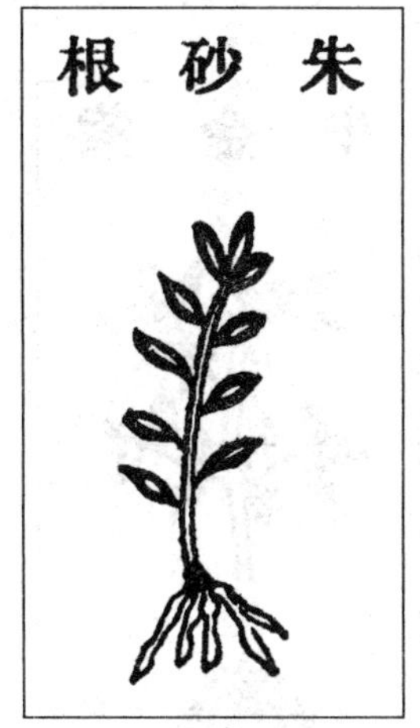

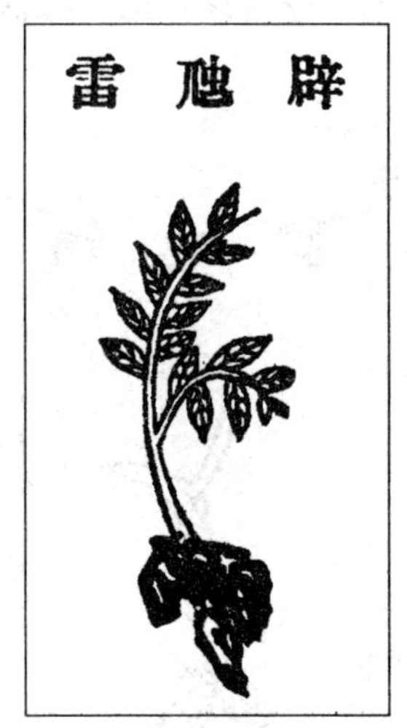

辟虺雷

（见《唐本草》）

［释名］　辟蛇雷（见《唐本草》）

李时珍说：这种东西辟蛇虺有威力，所以用雷来命名。

［集解］　苏恭说：辟蛇雷的形状如粗块的苍术，节中有眼。

李时珍说：今四川的峨眉、鹤鸣等山上都有。根的形状如苍术，大的像拳头，那里山人用来当作方术之物，苗的形状还有待访问考察。

附　辟蛇雷根

［气味］　苦，大寒，无毒。

[主治] 《唐本草》：解百毒，消痰，祛大热，疗头痛，辟瘟疫。

李时珍：治咽喉痛痹，解蛇虺毒。

锦地罗

（见《本草纲目》）

[集解] 李时珍说：锦地罗出产于广西庆远的山岩间。镇安、归顺、柳州都有。根像萆薢及栝蒌根的形状。当地人很看重它，用来当作方物。

附 锦地罗根

[气味] 微苦，平，无毒。

[主治] 李时珍：山岚瘴毒、疮毒，以及中诸毒。用根研生酒，服一钱，即解。

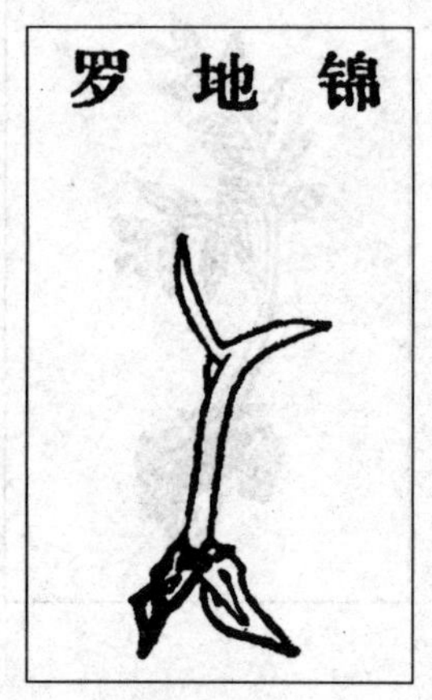

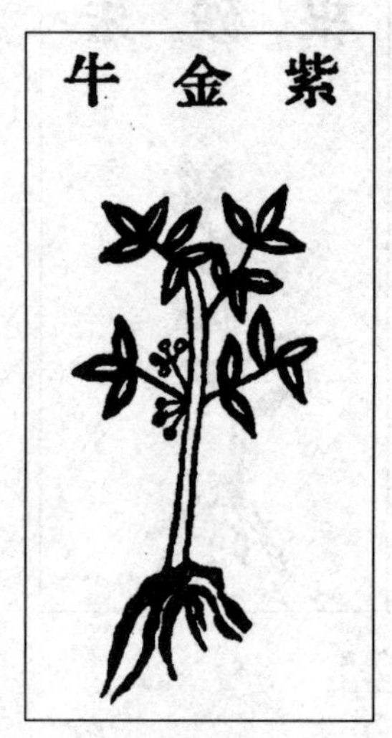

紫金牛

（见宋《图经本草》）

[集解] 苏颂说：产于福州。叫如茶叶，上面绿下面紫。结的实圆形，红色如丹朱。根微紫色，八月采根，去心晒干，很像巴戟。

[气味] 辛，平，无毒。

[主治] 苏颂：时疾膈气，去风痰。

李时珍：解毒破血。

拳　参
（见宋《图经本草》）

［集解］　苏颂说：生于淄州的田野里。叶如羊蹄，根像海虾，黑色，当地人五月采收它。

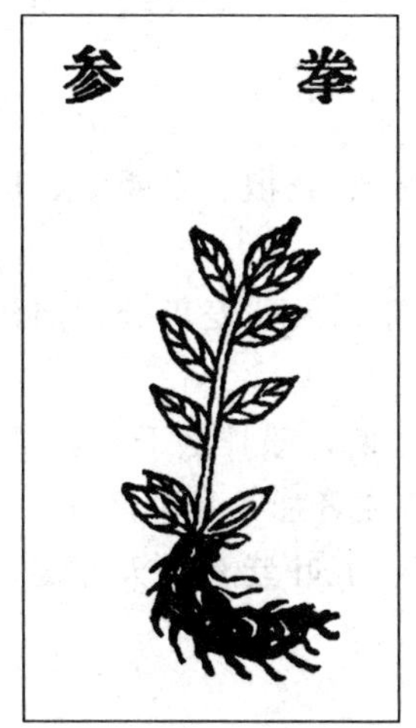

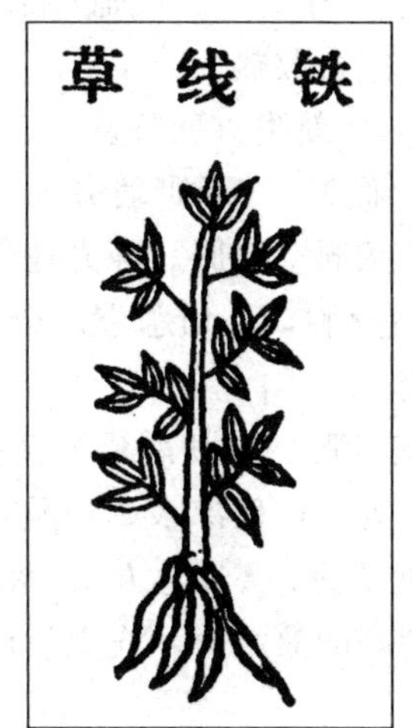

铁　线　草
（见宋《图经本草》）

［集解］　苏颂说：生在饶州，三月采根阴干。

李时珍说：今习惯上称篇为铁丝草。大概是名称相同。

［气味］　微苦，平，无毒。

［主治］　苏颂：疗风消肿毒。

［附方］　新方一条。

男女诸风，产后风尤妙。滑伯仁《樱宁心要》：铁线草根五钱，五加皮一两，防风二钱，为末。用一斤重的乌骨鸡，在水中淹死，去掉毛及肠，砍成肉，生入药剁匀，下少些麻油，炒成黄色，随人的量而放在酒中煮熟。先用排风藤煎浓汤，沐浴头身，再饮酒吃鸡，发出粘汗即愈。如果不沐浴，一定要发出丹风，才会痊愈。

金　丝　草

（见《本草纲目》）

［集解］　李时珍说：金丝草出产于庆阳的山谷，其草苗的形状还有待考察访问。

［气味］　苦，寒，无毒。

［主治］　李时珍：吐血咳血，衄血下血，血崩，瘴气，解各种药的毒，治疗痈疽疔肿恶疮，凉血散热。

［附方］　新附方四条。

1. 妇人血崩。《谈野翁方》：金丝草、海柏枝、砂仁、花椒、蚕蜕纸、旧锦灰，等分，为末，煮酒空腹服。陈光述传。

2. 痈疽疔肿，一切恶疮。金丝草、忍冬藤、五叶藤、天荞麦等分，前汤温洗。黑色者，加醋。

3. 痈疽疔肿，一切恶疮。又铁箍散。用金丝草灰二两，醋拌晒干。贝母五两去心，白芷二两。为末，用凉水调和贴在疮上，香油也可以，或者加龙骨少许。

4. 天蛇头毒。《救急方》：落苏即金丝草金银花藤、五叶紫葛、天荞麦，等分，切碎，用特别好的醋浓煎，先熏后洗。

第十四卷 《本草纲目》草部

草之三
（芳草类五十六种）

当归《神农本草经》
芎䓖《神农本草经》
蘼芜《神农本草经》
蛇床《神农本草经》
藁本《神农本草经》附徐黄
蜘蛛香《神农本草经》
白芷《神农本草经》
芍药《神农本草经》
牡丹《神农本草经》附鼠姑
木香《神农本草经》
甘松香《开宝本草》
山柰《本草纲目》
廉姜《本草拾遗》
杜若《神农本草经》
山姜《本草拾遗》
高良姜（即红豆蔻）《名医别录》
豆蔻（即草果）《名医别录》
白豆蔻《开宝本草》
缩砂蔤《开宝本草》
益智子《开宝本草》
荜茇《开宝本草》
蒟酱《唐本草》
肉豆蔻《开宝本草》
补骨脂（即破故纸）《开宝本草》

姜黄《唐本草》
郁金《唐本草》
蓬莪茂《开宝本草》
荆三棱《开宝本草》
莎草、香附子《名医别录》
瑞香《本草纲目》
茉莉《本草纲目》附素馨、指甲花
郁金香《开宝本草》
茅香《开宝本草》
白茅草《本草拾遗》
排草香《本草纲目》附瓶香、耕香
迷迭香《本草拾遗》
藒车香《本草拾遗》
艾纳香《开宝本草》
兜纳香《海药本草》
线香《本草纲目》
藿香《嘉祐本草》
薰草、零陵香《名医别录》及《开宝本草》
兰草《神农本草经》
泽兰《神农本草经》
马兰《日华本草》附麻伯、相乌、天雄草、益奶草
香薷《名医别录》
石香菜《开宝本草》
爵床《神农本草经》
赤车使者《唐本草》
假苏（即荆芥）《神农本草经》
薄荷《唐本草》
积雪草《神农本草经》
苏《名医别录》
荏（即白苏）《名医别录》
水苏（即鸡苏）《神农本草经》
荠苎《本草拾遗》附石荠苎上附方旧八十一种，新三百六十八种。

当 归

（见《神农本草经》）

［释名］ 乾归（见《神农本草经》）山蕲（见《尔雅》）白蕲（见《尔雅》）文无（见《本草纲目》）

苏颂说：按《尔雅》记载：薜，就是山蕲。又说：薜，也是白蕲。薜发音为百。蕲是古芹字。郭璞注释说：当归，像芹但比其粗大。许慎《说文解字》说：长于山中的名字叫薜，又叫山蕲。当归，属于芹类。长于平地的叫芹，长于山中粗大的叫当归。寇宗奭说：现四川一带均以畦栽种，以个儿肥大多脂的为好，不以长于山中和平地而分好坏。李时珍说：当归本不属于芹类，因其花叶像芹，所以得芹名。古人娶妻为生儿育女，当归调血是治疗女性病的要药，有想念丈夫之意，因此有当归之名，恰好与唐诗“胡麻好种无人种，正是归时又不归”的意思相同。崔豹《古今注本草》说：古人以芍药相赠，以文无相招。文无又叫当归，芍药又叫将离故。陈承说：当归治疗妊娠妇女产后恶血上冲，其疗效显著；若发生气血逆乱，服用之后即可降逆定乱，使气血各有所归，因而当归之名也由此而来。

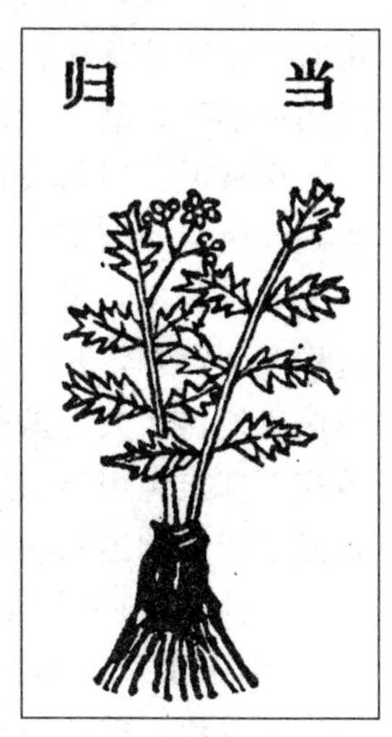

［集解］ 《名医别录》说：当归生长于甘肃西部之山川，以二月、八月采挖其根部，阴干。

陶弘景说：甘肃的黑水当归，大多是肉质少而枝的气味香浓，叫马尾当归。陕西、四川北部的当归，其根枝多且细。历阳所出当归，颜色白，气味淡，与甘肃所产不相似，称其为草当归，药材缺乏时，可用它代当归使用。

苏恭说：产于当州、宕州、翼州、松州的当归中，以宕州的质量为最好。共有二个品种：一种好似大叶芎䓖，名叫马尾当归，现多使用；另一种好似细叶芎䓖，叫做蚕头当归，也就是陶弘景所说的历阳产品，一般不入药，其茎、叶也不如芎䓖。

苏颂说：今四川、陕西各县及江宁府、滁州均产当归，以四川中部产品为佳。当归春季出苗，叶子色绿有三瓣。七、八月开花好似茴香，浅紫色，根部黑黄色，以肉质肥厚滋润的质地最好。

李时珍说：陕西、四川、秦州、汶川各地药农多栽种莳树作为货品。其中秦州的当归头部圆润，归尾多，颜色紫，气味香浓，肉质肥润，叫做马尾归，质地好于其他产地产品；如果当归头大尾粗，颜色白，肉质坚硬的，是镵头归，只适宜用作发散药。

韩悉说：四川产的当归药力强，适用于攻下，秦州产当归药力柔弱，适用于补益。

附 当归根

[修治] 雷敩说：药用部分去头，用酒浸泡一夜，即可入药。本品具有止血破血之功效。当归头、尾的功效即不相同。要想取其破血之功，就用头部硬实部分。要想用于止痛止血，就选用当归尾。如果头尾一同使用，则无效，不如不用，只有单用头或尾，其药效才显著。

张元素说：当归头止血，当归尾破血，当归身和血，全当归则有破血止血的作用。用时以水洗掉泥土。治疗上部疾患时，需要用酒浸泡；如治外部疾患，以酒洗即可，或用火烘干，晒干，以便药用。

李杲说：当归头止血，药性向上，当归身养血，其性守中，当归稍破血下行，全当归活血，守而不走。

李时珍说：雷敩、张元素所说的当归头和当归尾功效各不相同。任何事物都遵循这样一个道理，凡半身偏上的，则气血上行，遵循天理；半身偏下的，则气血下行，遵循于地道。人身就像天地一样，治疗上部疾患用当归头，治疗中部疾患用当归身，治疗下部疾患用当归尾，如果是一身通治，则用全当归，这就是其用药的道理。所以，张元素所说的当归功效较全面。当归晒干后乘热用纸收藏，密闭，不易被虫蛀。

[气味] 味甘，性温，无毒。

《名医别录》说：味辛，性大温。

吴普说：神农、黄帝、桐君、扁鹊说：味甘，无毒。岐伯、雷敩说：味辛，无毒。李当之说：性小温。

李杲说：味甘、辛，性温，无毒。气厚味薄，具有升降双重作用，为阳中微阴之品，入心、脾、肝经血分。

徐之才说：本品恶蔺茹、湿面，畏菖蒲、海藻、牡蒙、生姜、制雄黄。

[主治] 《神农本草经》：咳嗽气逆，温疟寒热交错，妇女流产不孕，各种疮疡枪伤，用时煮汁内服。

《名医别录》：本品温中止痛，祛淤血，治中风汗出不畅，湿痹，外邪内侵，补五脏，生肌肉。

甄权：止呕逆，虚劳寒热，下痢腹痛齿痛，妇女阴道出血淋漓，腰痛，甚则崩漏，补益各种不足。

人大明：治疗一切风证、血证，补一切虚劳，破淤血，养新血，疗痃瘕癖积，胃肠虚冷。

李时珍：治头痛、心腹诸痛，滋润肠胃、筋骨、皮肤，疗痈疽，排脓止痛，和血补血。

王好古：主治痿癖嗜卧，足热而痛。冲脉之病，气逆里急，带脉之病，腹痛，腰冷如坐水中。

［发明］　甄权说：病人感觉虚冷时，当归应加大用量。

陈承说：人们多说当归能够治血，而《金匮要略》、《外台秘要》、《千金方》等都认为当归是能够大补元气之不足，用后立即见效的药品。古方用于治疗妇女产后恶露不尽，气血上冲，急用效果显著，强于其他药。大凡气血逆乱者，服用后即可降逆定乱。本品可以补虚，是产后必备的要药。

寇宗奭说：从药性论补女子诸不足之药，当属当归。

成无已说：脉为血之府，诸血都属于心。大凡通脉的药，必先补心益血。因此，张仲景治疗寒厥之手足逆冷，脉细欲绝者，首用当归，取其甘温能和血，辛温能散内寒，苦温能助心散寒之功效，使气血各有所归。

王好古说：本品归手少阴心经，是因为心能生血。归足太阴脾经，是因为脾能统血。归足厥阴肝经，是因为肝能藏血。当归头能破血，归身养血，归尾行血。全当归，功用同人参、黄芪，则具有补气生血作用；功用同牵牛、大黄，则具有行气破血作用。性从肉桂、附子、茱萸，则为热，性从大黄、芒硝，则为寒。某药性按君臣佐使而定，医生用时要了解这一点。当归以酒蒸，可治头痛，因为诸痛均属木，所以用血药治之。

汪机说：治头痛，酒煮后服其上清部分，取它浮而上行功效。治心痛，研末以酒调服，取它浊而半沉半浮功效。治小便血尿，用酒煎服，取它沉降走下功效。因此病变部位不同，其炮制方法也要随其而变。王海藏说：当归为血药，是如何治疗胸中咳嗽气逆的呢？按当归性味辛散，为血中气药即可说明。况且咳嗽气逆，有阴虚阳无所以依附者，因此，用血药补阴，则血和气降。

韩忞说：当归主治血分病。四川产当归药力峻猛可用于攻下，山西产当归药力柔和，宜于补益。大凡使用当归时，遇血分病，适宜于酒制，若有炎症，适宜于姜制，姜可导血归源。治血虚，以人参、赤石脂为佐药；治血热，以生地黄、条芩为佐药，目的在于使气血生化有源。治淤血可配大黄。总之，血药不能没有当归。古方四物汤就是以当归为君药，芍药为臣，地黄为佐，芎劳为使。

［附方］　旧方八条，新收方一十九条。

1. 血虚发热。李东垣《兰室秘藏》：当归补血汤：治疗肌肤燥热，目赤面红，烦渴引饮，昼夜不息，脉洪大而虚，重按全无力者，这即是血虚证候。由于饥渴疲乏劳累而病，证像白虎汤证，只有脉不长实与其不同。如果误服白虎汤则死，而适用于当归补血汤。当归身酒洗二钱，绵黄芪蜜炙一两，为一服。水二盏，煎至一盏，空腹温服，每日两次。

2. 失血眩晕。《妇人良方》：大凡伤胎失血，产后失血，崩漏失血，外伤失血，拔牙失血，一切失血过多，心烦眩晕，不省人事。可取当归二两，芎劳一两。每次用五钱，水七分，酒三分，煎至七分，趁热服，一日两次。

3. 衄血不止。《圣济总录》：当归焙干研末，每次服用一钱，米汤调下。

4. 小便出血。《肘后方》：当归四两，粉碎，酒三升，煮至一升，一次服。

5. 头痛欲裂。《外台秘要》：当归二两，酒一升，煮取六合，服下，每日两次。

6. 内虚目暗。《圣济总录》：补气养血。用当归生晒六两，附子炙一两，上药共为末，炼蜜丸梧子大。每次服三十六丸，以温酒送下，取名六一丸。

7. 心下痛刺。《必效方》：当归为末，以酒送下，每次十梧桐子。

8. 手臂疼痛。《事林广记》：当归三两切断，以酒浸泡三日，温服。另用三两再以酒浸，服用，直到病愈为止。

9. 温疟不止。《圣济总录》：当归一两，水煎服，日一次。

10. 久痢不止。《普济方》：当归二两，吴茱萸一两，同炒出香，除去吴茱萸，研末，炼蜜丸为梧桐子大。每次服用三十丸，以米汤送下，药名为胜金丸。

11. 大便不通。《圣济总录》：当归、白芷等分，研末，每次服用二钱，以米汤送下。

12. 妇人百病。《太医支法存方》：治疗妇女各种虚损不足。当归四两，地黄二两，研末，炼蜜丸如梧桐子大。饭前以米汤送服十五丸。

13. 月经逆行。《简便方》：治疗月经逆行从口鼻出。先用京墨研汁服用，血止后，再用当归尾、红花各三钱，水一盏半，煎至八分，温服，则经脉得以通行。

14. 室女经闭。《普济方》：当归尾、没药各一钱，研末，红花以酒浸，脸朝向北方服药，一日一次。

15. 妇人血气。《永类方》：脐下气胀，月经不利，血气上攻欲呕，不得入睡。当归四钱，干漆烧存性二钱，共研末，炼蜜丸如梧桐子大。每次服十五丸，以温酒送下。

16. 堕胎下血不止。《圣济总录》：当归焙干一两，葱白一把，每次用五钱，酒一盏半，煎至八分，温服。

17. 妊娠胎动神妙。《张文仲备急方》：佛手散：治疗妇女妊娠伤胎，或子死腹中，下血疼痛，口噤欲死。服用本方可探查，如果胎元未损，则疼痛止，如果胎元已损则排下，这是徐之才的神验方。当归二两，芎䓖一两，共为粗末，每次三钱，水一盏，煎至水将干，放入酒一盏，再煮至沸，温服，或灌病人口内。服药后，人感觉飘飘然，再服。一般服药不超过三、五次即可见效。

18. 产难胎死横生倒生。《妇人大全良方》：当归三两，芎䓖一两，研末，先用大黑豆炒焦，加入流水一盏，童便一盏，分为两份服下。无效，如此再服。

19. 倒产子死不出。《子母秘录》：当归末，以酒调服，约十个梧桐子大。

20. 产后血胀腹痛引胁。《妇人大全良方》：当归二钱，干姜（炮）五分，研末。每次三钱，水一盏，煎至八分，放入盐，醋少许，热服。

21. 产后腹痛如绞。《妇人大全良方》：当归末五钱，白蜜一合，水一盏，煎至一盏，分两次服。无效再服。

22. 产后自汗、壮热、气短、腰脚痛不可转侧。《和剂局方》：当归三钱，黄芪合芍药酒炒各二钱，生姜五片，水一盏半，煎至七分，温服。

23. 产后中风不省人事，口吐涎沫，手足瘛疭。《圣惠方》：当归、荆芥穗等分，研末。每次二钱，水一盏，酒少许，童尿少许，煎至七分，灌患者口中，若下咽则有生的希望，疗效显著且神速。

24. 小儿胎寒好啼，昼夜不止而成痫。《肘后方》：当归末一小豆大，以乳汁灌喂，每日三、四次。

25. 小儿脐湿，治疗不及时，成为脐风。或脐部肿赤，或流水。《圣惠方》：用当归末敷患处。一方，可加麝香少许。另一方，用胡椒粉与当归等分，试用效果显著。如果痊愈后，又因排尿不当感染，可再敷而愈。

26. 烫火伤疮，焮赤溃烂，用此生肌祛腐，拔热止痛。《和剂局方》：当归、黄蜡各一两，麻油四两，用油煎当归至焦黄，去滓，放入蜡搅成膏状，摊于纸上，局部外贴。可拔火毒。

27. 白黄色枯舌缩，恍恍惚惚，语无伦次患者，若治不及时，为死证。《三十六黄方》：当归、白术二两，水煎，可加入生地黄汁、蜜，一同服下。

芎　䓖
（见《神农本草经》）

［释名］　胡䓖（见《名医别录》）川芎（见《本草纲目》）香果（见《名医别录》）山鞠穷（见《本草纲目》）

李时珍说：芎本来为营，名义不详。或说：人头穹窿部极高，这是天之像。本药上行，专治头痛等疾患，因而有芎䓖的名称。本品以胡戎产的为好，因而又叫胡䓖。古人根据芎䓖的根节形状像马衔，又称其为马衔芎䓖。后人据其形状像雀脑，又称其为雀脑芎。本品产于关中（今陕西南部），叫做京芎，又叫西芎；产于蜀中（今四川一带），叫川芎；产于天台，叫台芎；产于江南，叫抚芎，这些药名均以地名而命名。《左传》楚人对萧人说：有麦曲吗？有山鞠穷吗？河鱼腹疾怎么办？上二者物品均可祛湿，所以告之。朱丹溪治疗六郁的越鞠丸中，因用了越桃、鞠穷，所以命名越鞠丸。金《光明经》称为阇莫迦。

［集解］　《名医别录》说：芎䓖叶叫蘼芜，产于武功山谷和斜谷西岭，三月、四月采挖根部，暴晒至干。

吴普说：芎䓖生长于胡无桃山阴，或生长于泰山。其叶细且有香味，有青黑纹，色红像藁本，冬夏之季丛生，五月花红，七月果实黑，边上有两片叶子。三月采挖根部，根节像马衔。

陶弘景说：芎䓖生长于武功山，斜谷西岭，均在长安附近（今陕西西安一带）。产于历阳（今安徽和县）的芎䓖，到处都有，人们多栽种它。其叶像蛇床，且气味香，根节大茎细，形状像马衔，叫做马衔芎䓖。蜀中（四川）也有但根细。

苏恭说：现在入药多用产于秦州（今天水一带）之品，历阳产品不再使用。人为栽种的芎䓖，其形状粗大，重实肥脂多，山中采挖的，则形状瘦细。味苦、辛。以九月、十月采挖最好，若三月、四月采集，则不适时。

苏颂说：关陕（陕西）、川蜀（四川）、江东（今江苏南京、无锡一带）山中多生长芎䓖，其中以蜀川的产品最佳。四、五月长叶，像水芹、胡荽、蛇床之类药品，遍地丛生，茎较细。其叶气味香浓，江东、蜀人采摘叶子煮水饮用。七、八月间开碎白花，像蛇床子的花。本品根部坚硬枯瘦，黄黑色。关中产芎䓖形块重实，形状似雀脑的为雀脑芎，其药力最强。

李时珍说：蜀（四川）环境少寒冷，人们多栽种莳树，到了深秋其茎叶也不枯萎。清明后老根长出新苗，将其分枝后埋种，则可长出许多新根。八月其根处可长芎䓖，此时可挖取，蒸晒后储存备用。《救荒本草》说：（芎䓖）叶像芹，但比其稍微细窄，有丫枝分叉；它又像白芷，叶细；又像胡荽叶，比其略壮，还有一种像蛇床叶，较为粗壮。如果是芎䓖的嫩叶可食用。

寇宗奭说：大凡药用，选四川块大，里色白，不油，咀嚼味微辛甘产品为最好。其他品种多不入药，只用于研末，煎汤后沐浴时使用。

附　芎䓖根

［气味］　味辛，性辛，无毒。

吴普说：神农、黄帝、岐伯、雷敩认为，味辛，无毒。扁鹊认为，味酸，无毒。李当之认为，其性生者为温，熟者为寒。

张元素说：性温，味辛、苦。以气为主，味为辅，药物作用趋向浮而升，属阳。是少阳本经的引经药，归手、足厥阴心包经、肝经的气氛。

徐之才说：白芷与其相使，黄连与其相畏，伏雌黄。芎䓖得细辛，可治跌扑损伤，止痛。得牡蛎，可治疗头风吐逆。

［主治］　《神农本草经》中风入脑头痛，寒痹，痉挛缓急，跌仆损伤，妇人血闭无子。

《名医别录》：可消除脑中冷痛，面发热，眼泪出，多涕多唾，恍惚如醉，诸寒冷气，心腹痞满硬痛，外邪侵袭实发肿痛，胁肋窜痛，外热内寒。

甄权：腰腿软弱，半身不遂，胞衣不下。

人大明：主治风证、气证、劳损、血证。补五劳，壮筋骨，调脉，破癥瘕宿血，养新血；疗吐血、鼻出血、溺血、脑痈发背，瘰疬瘿瘤，痔瘘疮疥；生肌排脓，消淤血。

王好古：搜肝气，补肝血，润肝燥，补虚损。

李时珍：燥湿，止泻痢，行气开郁。

苏颂：炼蜜和大丸，夜服，治风疾证有特殊疗效。

陶弘景：齿龈出血，口含可愈。

［发明］　寇宗奭说：现在入药用芎䓖的医生最多，凡头面部感受风邪者，均用此药，但常须与其他药物相配使用。

张元素说：川芎上行头目，下行血海，所以清神和四物汤均有此药。本品能散肝经之风，治少阳、厥阴头痛，为血虚头痛圣药。本品作用有四条：其一，是少阳经引经药；其二，治各经头痛；其三，助清阳之气；其四，祛头部湿气。

李果说：头痛必用川芎。如果不愈，可加各经的引经药：太阳经羌活，阳明经白芷，少阳经柴胡太阴经苍术，厥阴经吴茱萸，少阴经细辛。

朱震亨说：郁在中焦，需用抚芎开提中焦之气，使其上升，气升则郁自降。所以，抚芎的作用是解除各种郁结，直达三焦，为疏通阴阳气血的上品。

李时珍说：芎䓖，为血中气药。肝若有疾病，用辛味补盐，所以，血虚用此药适宜。辛能散郁，药中加入芎䓖作为佐药，可使气行血调，则病可愈。这些均为医学宗旨，只有能够推穷其机理的人，才能如此说。

寇宗奭说：沈括《梦溪笔谈》说，有个同族兄弟之子长时间服用芎䓖，医生郑叔熊知道后说：芎䓖不能长时间服用，用久后会使人暴死。后来同族兄弟之子果然没有疾病而暴死。又有朝士张子通的妻子，患脑病，服芎䓖时间长久，某日突然死亡。这些都是我亲眼所见。这是因为单纯服用本药日久，则耗散真气所造成的。如果用药时与其他药物相配伍怎会有如此之害呢？就像芎䓖，为肝经药，若单独长久服用，且不长时间服用，达到治病目的即停药，那么怎么会出现上述情况呢？

虞抟说：骨蒸发热，多汗，气弱的人，不能长久服用本品。因其药性辛散，可使真气走散，从而导致阴更虚。

李时珍说：五味入胃，各归其本脏。如果某种药长久服用，会使本脏气偏胜，它脏气偏绝，因而脏气相离，有暴死的隐患。如果用药能够考虑到五味、四气，君臣佐使相配伍，怎会有如此之害呢？就像芎䓖为肝经药，若单独长久服用，则辛喜归肺经，肺气就偏胜，肺金克肝木，则肝必受邪，日久肝气偏绝，哪里有不夭亡的呢？因此，作为医生最宝贵之外，就在辨证用药要推究其原理。

［附方］　旧方七条，新方一十三条。

1. 生犀丸。《御药院方》：宋真宗赐高相国方，能祛痰清目，增进饮食，即生犀丸：川芎十两（选紧小者），粟米水浸泡二日更换，取出切片，晒干研末，分为两料。每料加麝香、樟脑各一分，生犀半两，汤煮，以蜜和丸如弹子大。以茶、酒嚼咽送下一丸。如痰多，加朱砂半两。如胸膈壅滞，加牛黄一分，水铁粉一分。如头目昏眩，加细辛一分。如口眼㖞斜，加炮天南星一分。

2. 气虚头痛。《集简方》：真川芎䓖研末，用腊茶调服二钱，效果明显。曾有一妇女产后头痛，服用一次即痊愈。

3. 气厥头痛、妇女气盛头痛和产后头痛。《御药院方》：川芎䓖，天台乌药等分，研末。每次用二钱，葱茶调下。或加白术，水煎服。

4. 风热头痛。《简便方》：川芎䓖一钱，茶叶二钱，水一盅，煎至五分，饭前热服。

5. 头风化痰。《经验后方》：川芎䓖洗净切碎，晒干研末，炼蜜丸如小弹子大。不限时间，嚼咽一丸，以茶、酒送下。

6. 偏头风痛。《斗门方》：京芎打碎，以酒浸泡，每日饮用。

7. 风热上冲，头目眩晕，或胸中不利。张洁古《保命集》：川芎、槐子各一两，研末。每用三钱，茶、酒调送服。若胸中不利，以水煎服。

8. 首风眩晕和偏正头疼，多汗恶风，胸膈痰饮。刘河间《宣明论方》：川芎䓖一斤，天麻四两，研末，炼蜜丸如弹子大。每次嚼一丸，以茶、酒送下。

9. 失血眩晕。方药见当归条下。

10. 一切心痛。孙氏《集效方》：大芎一个，研末，以烧酒送服。大芎一个能止心痛一年，两个能止心痛两年。

11. 经闭验胎。《灵苑方》：若闭经三月，验胎法：生川芎研末，空腹煎艾汤服一汤匙。若腹内微微有动像者，便是有胎，若不动，则没有怀孕。

12. 损动胎气。《续十全方》：如果因跌扑损伤，抬举重物，而有损胎元，胎动不安，或胚胎死于腹中者，芎䓖研末，以酒送服二十大豆，片刻后，再服一、两次，则死胎可出。

13. 崩中下血昼夜不止。《千金方》：芎䓖一两，清酒一大盏，煎至五分，慢慢饮下。《太平圣惠方》：加生地黄汁二合，一起煎。

14. 酒癖胁胀，反复呕吐，腹中有水声。《圣济总录》：川芎䓖、三棱（炮）各一两，研末。每次服二钱，以葱白汤送下。

15. 小儿脑热，喜闭目，或太阳头痛，或目肿赤。《全幼心鉴》：川芎䓖、薄荷、朴硝各二钱，研末，以少量吹入鼻中。

16. 齿败口臭。《广济方》：芎䓖水煎，口含。

17. 牙齿疼痛。《本事方》：大川芎䓖一个，放旧糟内一月，取出焙干，加细辛共同研末，抹在牙上。

18. 诸疮肿痛。《普济方》：抚芎（煅），研末，加轻粉，以麻油调，涂敷患处。

19. 产后乳悬。妇人产后，两乳房变长，细小如肠，下垂超过小腹，疼痛难以忍受，危及生命，叫做乳悬。《夏子益奇疾方》：芎䓖、当归各一斤；用半斤粉碎为散，放在瓦石器内，用水煎浓缩，频频送服；再用上药一斤半粉碎成块，放患者桌下烧烟，让其用口鼻吸烟。若药用完仍不愈，再作一料重复使用。还可用蓖麻子一粒，贴在顶心处。

蘼　　芜
（见《神农本草经》）

［释名］　薇芜（见《神农本草经》）蕲茝（见《尔雅》）江蓠（见《名医别录》）

苏颂说：蕲茝，古代芹芷字。

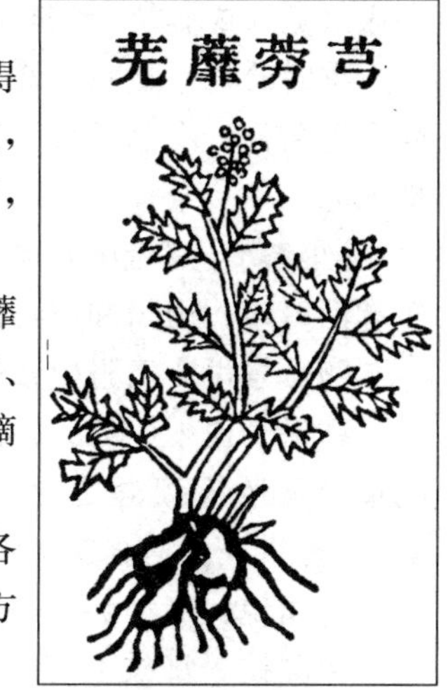

李时珍说：蘼芜又叫蘪芜，其茎叶柔弱而繁茂。因此得名。当归名叫薪，白芷名叫蓠。本品叶似当归，味香似白芷，因而又有蕲茝、江蓠的名称。王逸说，因蓠草生长于江中，因而叫做江蓠。其余详见如下。

［集解］　《名医别录》说：芎䓖的叶叫蘼芜。又说：蘼芜，有一名叫江蓠，是芎䓖的苗。长于雍州（今陕西、甘肃、青海区域）川泽和冤句（今山东菏泽一带），四月、五月采摘叶子并晒干。

陶弘景说：长于历阳（今安徽省和县）的蘼芜，各家各户大多都栽种。其叶似蛇床且味香，诗人常借此做比喻，方药很少用。

苏恭说：本品有两种：一种似芹叶，一种似蛇床。二者香气相似，用途也无差别。

李时珍说：《名医别录》记载，蘼芜一种名叫江蓠，是芎䓖的苗。司马相如子虚赋称芎䓖为菖蒲，江蓠为蘼芜。上林赋说：以江蓠覆盖，以蘼芜擦揉。此二者看上去不是同一物，什么原因呢？这是因为嫩苗没有结根时，称为蘼芜；已结根后，称为芎䓖。其大叶像芹的是江蓠，细叶像蛇床的是蘼芜。以此进行区分，自然就很明白了。淮南子说：容易使人混乱分不清的物品，像芎䓖与藁本，蛇床与蘼芜就是这样，同样指的是其细叶而言。广志说：蘼芜是一种香草，可以藏于衣中。管子说：肥沃土地生蘼芜。郭璞称赞说：蘼芜是一种香草，它可与蛇床以假乱真。不损坏其本身，则其芳香浓烈。又有生长于海中的苔发，也叫江蓠，与本品同名。

［气味］　味辛，性温，无毒。

［主治］　《神农本草经》：咳逆，定惊气，辟邪恶，除毒虫叮咬，驱虫。久服通神。

《名医别录》：主治中风、头痛、眩晕。

苏颂：除痰祛饮，止泄泻。

附　蘼芜花

［主治］　李时珍：本品可以作为面脂使用。

蛇　床

（见《神农本草经》）

［释名］　蛇粟（见《神农本草经》）蛇米（见《神农本草经》）虺床（见《尔雅》）马床（见《广雅》）墙蘼（见《名医别录》）又叫思益　绳毒　枣棘

李时珍说：蛇虺喜好停卧在植物下并吃其籽，因而有蛇床、蛇粟等名称。本品叶像蘼芜，所以又叫墙蘼。《尔雅》说：盱，即虺床。

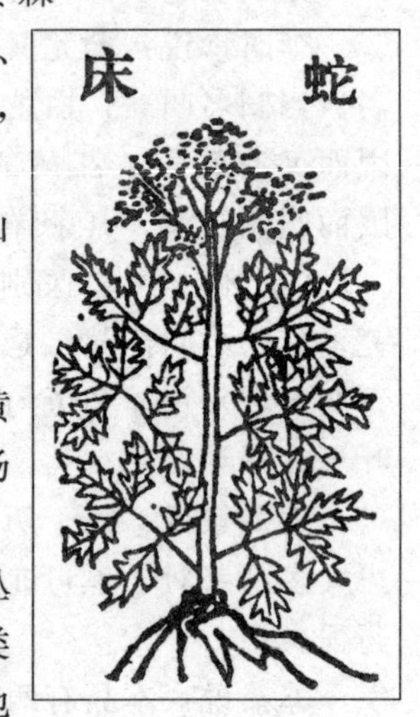

［集解］　《名医别录》说：蛇床生长于临淄（相当于今山东省淄博市）山川和田野之中，五月采摘果实，阴干备用。

陶弘景说：田野中荒落许多，其花叶恰似蘼芜。

韩保升说：（本品）叶像小叶芎䓖，花色白，籽像黍粒，黄白色。凡地沃潮湿之处，皆可生长，尤其以扬州（今江苏扬州）、襄州（今湖北省襄阳）的产品为好。

苏颂说：（本品）三月长苗，高二、三尺，叶子青翠，丛生，像蒿枝。每枝上有百余个花头，结于同一株，像马芹之类药品。四、五月开白花，形似伞状。籽黄褐色，像黍米，质地轻清。

李时珍说：（蛇床）花像碎米拥攒成的花簇。籽由两片组成，像小茴香籽那样细小，也有细棱。大凡花、果实与蛇床相似的有当归、芎䓖、水芹、藁本、胡萝卜。

附　蛇床子

［修治］　雷敩说：凡使用（本品），需用浓蓝汁合百部草根的自然汁，共同浸泡三伏之一伏，滤出后晒干。或用生地黄汁搅拌熏蒸，从巳时（早九时）蒸至亥时（晚九时），然后取出晒干，备用。

大明说：凡服用蛇床子，要剥去皮壳，用仁微炒以驱毒，则不辣。如果煎汤洗浴，使用生品即可。

［气味］　味苦，性平，无毒。

《名医别录》说：味辛、甘、无毒。

甄权说：有小毒。

徐之才说：本品恶牡丹、贝母、巴豆、伏硫磺。

［主治］　《神农本草经》：妇女阴中肿痛，男子阳痿湿痒，除痹气，利关节，癫痫、恶疮。长久服用可轻身。

《名医别录》：温中下气，可使妇女胞宫寒祛热生，男子阳壮精生。长久服用，滋润面色，治男女不育。

甄权：治疗男女患湿痹，邪风为主之麻痹疼痛，男子腰痛。若用本药洗男子阴器，可祛除风冷，助阳行事。

人大明：可增强男子阳气，女子阴气，治疗腰髋酸痛，四肢顽固痹痛，止溺，去阴囊湿疹，齿痛，妇女赤白带下，小儿惊痫，跌扑损伤，血瘀，煎汤洗浴周身风邪瘙痒。

［发明］　雷敩说：本药可使人体阳气充盛，所以被称作鬼考。

李时珍说：蛇床是右肾命门，少阳三焦气分的药，神农将其列为上等药品，不仅辅助男子，对妇女也有益处。人们常常会远寻补药，岂不是厚彼薄此吗?

［附方］　旧方四条，新方十二条。

1. 阳事不起。《千金方》：蛇床子、五味子、菟丝子等分，研末，炼蜜丸如梧子大。每次服三十丸，以温酒送下。每日三次。

2. 赤白带下，月经不来。《儒门事亲》方：蛇床子、枯矾、白矾等分，研末，醋调面糊为丸，如弹子大，以胭脂包裹，并以棉帛相包纳入阴道。如觉热胜，则更换一次，每日一次。

3. 子宫寒冷。《金匮玉函经》方：温阴中坐药，蛇床子散：取蛇床子仁研末，加粉少许，和匀，像枣大，以棉帛外裹纳入阴道，则温热自生。

4. 妇人阴痒。《集简方》：蛇床子一两，白矾二钱，煎汤，频繁外洗外阴。

5. 产后阴脱。《千金方》：丝绸盛装蛇床子，蒸热后熨敷局部，还有一法：蛇床子五两，乌梅十四个，水煎汤，每日洗五、六次。

6. 妇人阴痛。方同上。

7. 男子阴肿胀痛。《永类方》：蛇床子末，以鸡子黄调敷局部。

8. 大肠脱肛。经验方：蛇床子、甘草各一两，研末。每次服一钱，白水送下，每日三次。并用蛇床子末外敷局部。

9. 痔疮肿痛不可忍。《简便方》：以蛇床子煎洗汤熏洗患部。

10. 小儿癣疮。《千金方》：蛇床子以杵研末，与猪油相和涂敷患处。

11. 小儿甜疮，头面耳边牵连肿起，流水痒甚，久久不愈。《普济方》：蛇床子一两，轻粉三钱，研细末，以油调，涂搽患处。

12. 耳内湿疮。《全幼心鉴》：蛇床子、黄连各一钱，轻粉一钱，研末，吹入耳内。

13，风虫牙痛。《千金方》：蛇床子、蜡灰，共同研末，涂于局部。《集简方》：蛇床子煎汤，趁热漱口数次，牙痛立止。

14. 冬月喉痹肿痛，无法进药者。《圣惠方》：蛇床子在瓶中烧烟，口含瓶嘴吸入烟雾，则咳出痰块。

藁本
（见《神农本草经》）

［释名］　藁茇（见《本草纲目》）鬼卿（见《神农本草经》）地新（见《神农本草经》）微茎（见《名医别录》）

苏恭说：（本品）根上苗下像禾藁，因而叫藁本。本，就是根。

李时珍说：古人香料中多使用本品，称为藁本香。《山海经》称其为藁茇。

［集解］　《名医别录》说：藁本生长于崇山（今湖南大庸县西南部）山谷，正月、二月采挖根部，暴晒，三十日即可。

陶弘景说：民俗间均用芎䓖根须作为本品，因为二者形、气相类同。但《桐君药录》说芎䓖苗像藁木，但其花、果实均不同，所生长之地也不同。东山（今浙江上虞县西南部）另有一种藁木，形、气极其相似，只是稍大些。

苏恭说：藁本的茎、叶、根、味与芎䓖小有区别。以产于宕州（今甘肃宕昌县）之品为好。

苏颂说：西川（泛指四川）、河东（今山西黄河流域以东）各州郡和兖州（今山东省境内）、杭州均产本品。其根像芎䓖，但较其轻细，味麻，不能饮用。

附　藁本根

［气味］　味辛，性温，无毒。

《名医别录》说：微寒。

甄权说：微温。

张元素说：气温、味苦、大辛、无毒。气重味淡，药性升散，属阳。足太阳经本经药。

徐之才说：恶蔄茹，畏青葙子。

［主治］　《神农本草经》：妇人疝瘕，阴中寒冷肿痛，腹中急，祛风止头痛，生肌长肉，和悦面色。

《名医别录》：祛风寒湿邪，治痹证之行走不便，跌打损伤，还可作为洗浴药油脂。

甄权：治疗一百六十种邪风浸邪，腰冷痛、通淋、通血、祛除头部风邪黑色疮疱。

人大明：治疗皮肤色素沉着，酒渣鼻，痤疮，痫证。

张元素：治太阳头痛、巅顶痛，寒邪内侵，头痛连及齿、颊。

李果：头面部、身体皮肤的风湿病。

王好古：督脉为病，脊背强直而厥逆。

李时珍：治痈疽，托里排脓。

［发明］　张元素说：藁本为太阳经风药，其药力强壮，凡寒气郁结于本经，或头痛首选之药。若巅顶痛，非此不能除。与木香同用，治湿邪侵袭于上焦。与白芷可共同作为面油使用。本品又治风，又治湿，按其配伍药性之不同而不同。

李时珍说：《邵氏闻见录》说：夏英公得了泄泻，太医用治虚之法治疗，无效。霍公说：这是风邪客于胃。喝藁本汤后泄泻停止。这大概就是藁本能够祛风湿之理吧。

［附方］　新方三条。

1. 大实心痛。已用清利之药，用此药目的在于祛除其毒。《活法机要》：藁本半两，苍术一两，分作两付。水二盏，煎至一盏，温服。

2. 干洗头屑。《便民图纂》：藁本、白芷等分，研末，晚上涂搽于头部，白天梳理，则头屑自然脱去。

3. 小儿疥癣。《保幼大全》：以藁本煎取汤液，洗浴周身，并用此洗涤衣物。

附　藁本实

［主治］　《名医别录》：风邪侵及四肢。

附　徐黄

《名医别录》有名未用解释说：味辛，性平，无毒。主治心腹癥瘕积聚。藁本茎，主治恶疮。生长于河泽之中，其茎大叶细，香味有如藁本。

蜘　蛛　香
（见《本草纲目》）

［集解］　李时珍说：蜘蛛香，生长于四川西部茂州（今茂汶羌族自治县）松潘山中，是草根。黑色有粗须，形状像蜘蛛和藁本，芎䓖，气味芳香，那儿的人们常常用它。有人说猫喜欢食用本品。

香蛛蜘

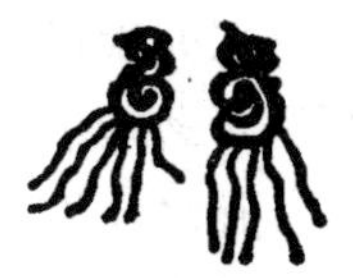

附　蜘蛛香根

［气味］　味辛，性温，无毒。

［主治］　李时珍：驱除瘟疫，以及邪恶之毒中伤身体。

白　芷
（见《神农本草经》）

［释名］　白茝（音止，又为昌海切）芳香（见《神农本草经》）泽芬（见《名医别录》）苻蓠（见《名医别录》）

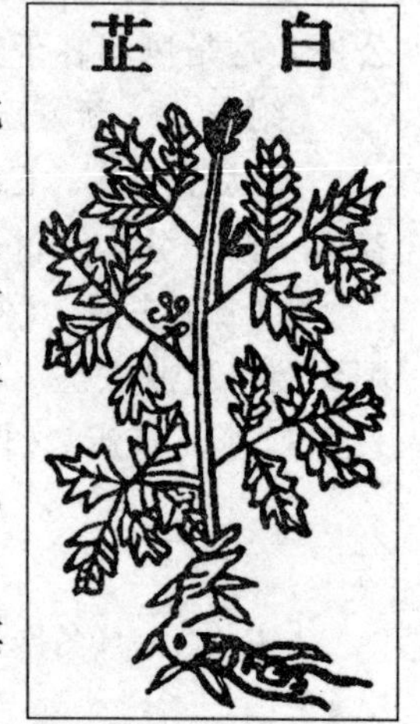

虈，许骄切。莞，音官。叶名蒚麻，音力。药，音药。

李时珍说：徐锴说，刚刚长出的根干为芷，白芷的意义由此而来。王安石《字说》解释：茝香可以保养鼻，又可以保养身体，所以“茝”字从臣。臣，音怡，养的意思。许慎《说文解字》说：晋称其虈，齐称其茝，楚称其蓠，又称叫药。本品生长于水之下流，气味芬芳与兰草相比，因此诗人常用兰茝进行咏叹，作为本草，又有芳香、泽芬的名称，古人称其为香白芷。

［集解］　《名医别录》说：生芷生长在河东（今指山西一带）山川水谷之下流，二月、八月采挖根部，晒干。

陶弘景说：本品到处可见，尤其河东极多。叶子可闭合，其气味香。

苏颂说：生长白芷之处，以吴地（今泛指江苏、福建、江西等领域）较多。本品根有一尺多长，粗细不等，为白色。其枝干离地五寸以上。春季长叶，叶子相对婆娑，紫色，约三指宽。其花白微黄。入伏后开始结籽，立秋后则幼苗枯萎。二月、八月采挖根部，晒干。以色黄光泽之品为好。

雷敩说：凡采挖时不取四条根生长于一处之品，这类产品名为丧公藤。也不用马蔺根。

附　白芷根

［修治］　雷敩说：采挖本品后刮去土皮，细细打碎，用黄精片等分，一起蒸一伏，晒干后去黄精，备用。

李时珍说：现在的人采挖根后，刮洗，约截成寸长小段，用石灰拌匀，晒干后收藏，因为本品易被虫蛀，所以要以色白为好。入药时微微焙干。

［气味］　味辛，性温，无毒。

张元素说：气温，味苦、大辛，气味均轻，属阳。是手阳明经引经药。与升麻同用，可通行手、足阳明经，也可入手太阴经。

徐之才说：当归是与本品相使，本品恶旋覆花，制雄黄、硫磺。

［主治］　《神农本草经》：妇女赤白带下，经闭阴肿，恶寒发热，头部风邪侵及眼

目，流泪，生肌长肉，润泽皮肤，可作为面油使用。

《名医别录》：治疗感受风邪之口渴、呕吐，两胁胀满，头眩目痒。可制成膏剂。

人大明：治疗目赤弩肉，去面部色素沉着、瘢痕、补流产、滑胎，破淤血，补新血，乳痈发背，瘰疬，肠风痔瘘，疮疡疥癣，止痛排脓。

甄权：能祛腐排脓，止心腹刺痛，妇女月经滴沥腰痛，崩漏。

张元素：清解手阳明大肠经头痛，中风恶寒发热，以及肺经风热，头面皮肤风痹瘙痒。

李时珍：治鼻渊鼻衄，齿痛，眉棱骨痛，大肠便秘，小便出血，妇女血虚眩晕，反胃吐食物，能解砒霜之毒，虫蛇咬伤，跌打损伤等外伤。

［发明］　李杲说：白芷可治疗一切风证，其气芳香，能通九窍，是治疗表汗不可缺之品。

刘完素说：治疗阳明头痛，热厥头痛，需要加倍使用。

王好古说：与辛夷、细辛共同使用治疗鼻病，可托脓长肌肉，所以归阳明经之理可以知道了。

李时珍说：白芷，色白味辛，行手阳明大肠之气；性温气厚，行足阳明胃土之气：其气芳香上行，入手太阴肺经。肺为大肠庚金之弟，胃戊土之子。所以所治之病不离这三经。如头、目、眉、齿各类疾病，属三经风热；如崩漏、带下、痈疽各种疾病，属三经湿热。风热可以辛散，湿热可以温除。因其为阳明主药，所以又能治血病和胎病，并且可排脓生肌止痛。按王璆《百一选方》说：王定国患风邪头痛，到都梁请求明医杨介为其治疗，（杨）令患者连服三丸，则疾病马上痊愈。后询问所处之方，用香白芷一味，洗晒后研末，炼蜜丸如弹子大。每次嚼服一丸，用茶、酒或荆芥汤送下。后因此命名为都梁丸。本药九治疗头风眩晕，妇女胎前产后，伤风头痛，血虚头痛，都有效。戴原礼《证治要诀》也说：头痛挟热，颈项长有痞块患者，服用（本品）有效。另有《臞仙神隐书》，书中说种栽白芷能避蛇，《夷坚志》中记载治疗腹蛇咬伤之方，也是用其所畏惧的事物而制服它，但本草中没有说到此道理。

寇宗奭说：《药性论》说白芷能排脓。现在的人用以治妇女带下，肠痈积脓，小便淋沥，恶露不止，气味腥秽，脐腹冷痛等证，这些均由脓毒恶血引致，常用本药排脓。白芷一两，单叶红蜀葵根二两，白芍药、白枯矾各半两，研末，用蜡化为丸如梧子大。每次空腹，或饭前，以米汤送下十丸或十五丸。等到脓已排尽，再用其他药物调补。

［附方］　旧方一条，新方三十四条。

1. 一切伤寒。《卫生家宝方》：神白散，又叫做圣僧散：治疗一切流行外感风寒，不问阴阳轻重、老少男女孕妇，都可以使用本方。白芷一两，生甘草半两，姜三片，葱白三寸，枣一枚，豆豉五十粒，水二碗，煎服，让患者发汗。如果无汗，可再服。若病已十几天仍没有汗出，也可服用本方。本方可预测患者疾病发展趋势。如果煎煮本方时出现黑色，或将药液失误打翻，那么病难以愈合；如果药液煎得黄色，则疾病没有不痊愈的。煎煮本方时，心要至善至诚，不能让孕妇、鸡犬看见本药。

2. 一切风邪。方同上。

3. 风寒流涕。《百一选方》：香白芷一两，荆芥穗一钱，研末，蜡茶点服二钱。

4. 小儿流涕，由风寒引起。《圣惠方》：白芷末，葱白，捣烂为丸如小豆大，以茶送下，每次二十丸。还可用白芷末，以姜汁调，涂敷太阳穴，并喝热葱粥发汗。

5. 小儿身热。《子母秘录》：白芷煮汤，洗浴患儿身体，让其发汗，需避风。

6. 头面诸风。《直指方》：香白芷切段，用萝卜汁浸透，晒干研末。每次二钱，白水送下。或搐鼻取嚏。

7. 偏正头风百药不治，本方一剂见效，称为天下第一方。《谈野翁试效方》：香白芷（炒）二两五钱，川芎（炒）、甘草（炒）、川乌头半生半熟各一两，研末。每次一钱，用细茶、薄荷汤调下。

8. 头风眩晕。都梁丸，见发明条下。

9. 眉棱骨痛，属风热与痰。《丹溪纂要》：白芷、片芩（酒炒）等分，研末。每次二钱，用茶，酒调送服下。

10. 风热牙痛。《医林集要》：香白芷一钱，朱砂五分，研末，炼蜜丸如芡子大，频繁使用本药擦牙。这是濠州（今安徽凤阳县）的为别人看病的一名村妇，和庐州（今安徽合肥）的医生所说的强于其他药品的方法。有的用白芷、吴茱萸等分，浸泡于水，漱口。

11. 一切眼疾。《普济方》：白芷、雄黄研末，炼蜜丸如龙眼大，用朱砂为其外衣。每次服一丸，饭后以茶送下，每日两次。名叫还睛丸。

12. 口齿气臭。《百一选方》：香白芷七钱，研末，饭后用井水送服一钱。《济生方》：白芷、川芎等分，研末，炼蜜丸如芡子大，每日含于口中。

13. 盗汗不止。《朱氏集验方》：太平白芷一两，辰砂半两，研末。每次二钱，温酒送下，屡用屡验。

14. 血风反胃。《妇人良方》：香白芷一两，切片，用瓦炒黄研末。用猪血七片，沸汤泡七次，蘸药末食用，每日一次。

15. 脚气肿痛。《医方摘要》：白芷、芥子等分，研末，用姜汁调和，涂患处，有效。

16. 妇人白带。《医学集成》：白芷四两，用石灰半斤淹三夜，除去石灰，将药切片，炒研末。用酒送服二钱，每日两次。

17. 妇人难产。《唐瑶经验》：白芷五钱，水煎服。

18. 胎前产后。《普济方》：乌金散：治胎前产后虚损，月经不调，崩漏和胎位不正逆产。白芷、百草霜等分，研末，用开水放入童便，与醋同调，服用二钱。朱丹溪加滑石，用芎归汤调服。

19. 大便风秘。《十便良方》：香白芷（炒），研末。每次二钱，米汤加少量蜂蜜，

连续服用二剂。

20. 小便气淋，结涩不通。《普济方》：白芷醋浸，焙干，用二两研末。煎木通、甘草，以酒调服下一钱，连续服用二剂。

21. 鼻衄不止。《简便方》：用所出之血调白芷末，涂于鼻根部，可马上止血。

22. 小便出血。《经验方》：白芷、当归等分，研末，米汤送服，每次二钱。

23. 肠风下血。《余居士选奇方》：香白芷研末，每次二钱，米汤送服，见效神速。

24. 痔瘘出血。《直指方》：方同上，同时煎汤熏洗患部。

25. 痔疮肿痛。《医方摘要》：先用皂角烧烟熏患部，再用鹅胆汁调白芷末，涂敷于局部，则肿痛消。

26. 肿毒热痛。《卫生易简方》：用醋调白芷末，敷贴局部。

27. 乳痈初起。《秘传外科方》白芷、贝母各二钱，研末，温酒送服。

28. 疔疮初起。《袖珍方》：白芷一钱，生姜一两，擂酒一盏，温服发汗，则疔疮之毒可消散。这是陈指挥方。

29. 痈疽赤肿。《经验方》：白芷、大黄等分，研末，米汤送服二钱。

30. 小儿丹瘤，游走入腹，则预后不良。初发之时，要赶紧用截风散。《全幼心鉴》：白芷、寒水石研末，用生葱汁调敷局部。

31. 刀剑伤疮。《集简方》：香白芷嚼烂后，涂敷患处。

32. 解砒霜之毒。《事林方记》：白芷末，用井水送服二钱。

33. 诸骨鲠咽。《普济方》：白芷、半夏等分，研末。用水送服一钱，即可吐出。

34. 毒蛇伤螫。《洪迈夷坚志》：临川有人被蝮蛇咬伤后昏死，一只胳膊肿如大腿，不一会儿遍及全身，皮肤肿胀，黄黑色。一位道家之士用干净水调香白芷末一斤，灌喂其口中。患者觉腹中不适，即吐出黄水，味腥秽，令人作呕，过了一段时间，肿消胀减如初。如果用麦门冬汤调送，则效果更佳，还可用白芷末涂搽肿胀之处。另有经山寺和尚被蛇咬伤，一只脚溃烂，许多药用后无效。一位云游和尚用干净水清洗患部多次，直到看见白筋，拔干后，用白芷末，加胆矾、麝香少量掺于其中，涂在患处，则坏水涌出。每日如此治疗，一月后伤口痊愈。

附　白芷叶

［主治］　《名医别录》：煎汤洗浴，可除细菌、病毒。

李时珍：洗浴丹毒、隐疹、风邪瘙痒。

［附方］　新方一条。

小儿身热。《卫生总微论》：白芷苗、苦参等分，煎煮成浆水，加入少量盐，洗浴周身。

芍　药（芍，音杓，又音勺。）
（见《神农本草经》）

［释名］　将离（见《本草纲目》）犁食（见《名医别录》）白术（见《名医别录》）余容（见《名医别录》）铤（见《名医别录》）白者叫金芍药（见《图经本草》）赤者叫木芍药。

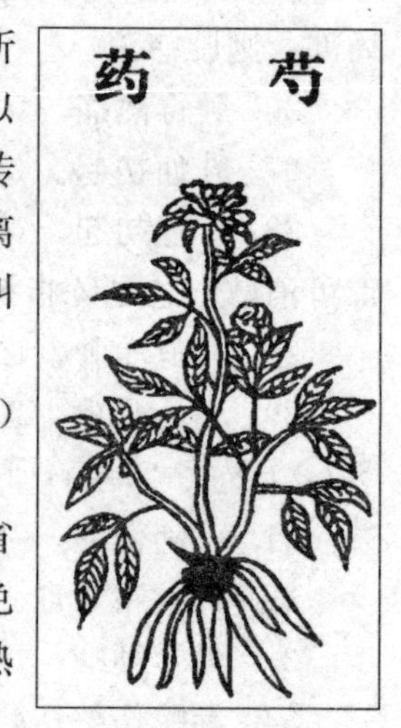

李时珍说：芍药，就像婥约，美好之貌。本品花容婥约，所以用此来命名。罗愿《尔雅翼言》，（芍药）可解食物之毒，所以有此药品名。郑风诗中说："伊其相谑，赠之以芍药"。韩诗外传说：芍药，是相离草。董子也说：芍药又有一名叫将离，所以离别时用此相赠。一般称本品有千叶的小花为小牡丹，颜色红的叫木芍药，与牡丹同名。

［集解］　《名医别录》说：芍药生长在中岳（今河南一带）川谷和丘陵，二月、八月采挖草根，晒干备用。

陶弘景说：产于白山（今江苏省南京市东）、蒋山（今江苏省南京市东北）、茅山（今浙江绍兴县东南）的草药质地最好，色白，长约一尺左右。其余各地也有，但以赤芍为多，赤芍清热凉血。

马志说：本品有赤白两种，它的花也是赤白两种颜色。

苏颂说：现在多处生长本品，以淮南产品取胜。春季长红芽丛生，茎上有三个枝杈五片叶子，像牡丹那样细长，高约一、二尺。夏初开花，颜色有红、白、紫多种，结籽像牡丹籽但比其小些。秋季挖根。崔豹《古今注》说：芍药有两种：草芍药和木芍药。木芍药花大，色深，一般称叫牡丹，这是错误的。安期生服炼法记载：芍药有金芍药，色白，肉质油脂丰富；木芍药，紫色，肉质少，多脉络。

陈承说：《神农本草经》中芍药生长于丘陵。目前多使用人工栽种之品，因为人们希望它的花叶肥大，因此一定会多施肥。每年八、九月挖根，除去根头、泥土，刮去外皮，以此作为药用。当今淮南（今江苏、安徽一带）真阳（今江苏省内）所产芍药很多，其根虽肥大，但香味不浓，入药后效果不好。

李时珍说：过去的人们常说洛阳牡丹、扬州芍药名扬天下。现在药品中使用的，也大多是扬州的芍药。十月开始生芽，到了春季才生长，三月开花。它的品种有三十多种，有千叶、单叶、楼子之不同。入药以单叶品种之根为好，因为它气味全厚。根的赤白之色，随花的赤白不同而不同。

附 芍药根

［修治］ 雷敩说：采挖根部之后，需用竹刀除去根头、泥土，粉碎后，用蜜水搅拌，蒸煮，从上午九时至下午三时，晒干备用。

李时珍说：现在的人多用生品，为避免其寒性多用酒炒，当作妇女血药时用醋炒。

［气味］ 味苦，性平，无毒。

《名医别录》说：味酸，性微寒，有小毒。

吴普说：神农：味苦。桐君：味甘，无毒。岐伯：味咸。雷敩：味酸。李当之：性小寒。

张元素说：性寒，味酸，气厚味淡，其性升散，略有降，阳中之阴药。

李杲说：白芍药味酸，性平，有小毒，可升可降，属阴。

王好古说：味酸而苦，气薄味厚，属阴，性降，是手、足阴经的引径药，入脾肝血分。

徐之才说：须丸是其使药，恶石斛、芒硝，畏硝石、鳖甲、小蓟，反藜芦。

掌禹锡说：其他版本将“须丸”当作“雷丸”。

李时珍说：与白术同补脾，与芎䓖同用泻肝，与人参同用补气，与当归同用补血，用酒炒补阴，与甘草同用止腹痛，与黄连同用止泻痢，与防风同用散发痘疹，与姜、枣同用温经散湿。

［主治］ 《神农本草经》：邪气腹痛，除血痹，破坚积，寒热疝瘕，止痛，利小便，益气。

《名医别录》：通行血脉，缓中，散淤血，除坏血，祛湿利水，利膀胱、大小肠，消臃肿，感受寒热时行之邪，腹痛、腰痛。

甄权：治脏腑壅滞，增强五脏功能，补肾气，治流行性疾患，骨蒸潮热，妇女血闭不通，祛腐排脓。

人大明：妇女一切疾患，如胎前产后各类病，祛风补劳损，退热除烦益气，惊悸癫狂头痛，目赤肿痛，肠风泻血痔瘘，发背疮疥。

张元素：泻肝，安脾肺，收肺气，止泻痢，固腠理，和血脉，收阴气，敛逆气。

王好古：理中气，治脾虚中满，心下痞，胁下痛，喜噫气，肺急胀逆咳喘，太阳鼻衄目涩，肝血不足，阳维经病，恶寒发热，带脉之病，腹满疼痛，腰冷如坐水中。

李时珍：止下痢腹痛，里急后重。

［发明］ 马志说：赤芍药利小便下气，白芍药止痛散血。

人大明说：赤芍补气，白芍补血。

陶弘景说：赤芍清利，通俗方药认为它止痛效果不比当归差。白芍道家当作食物服用，还以它煮药石用。

成无已说：白芍补益，赤芍泻利，白芍收涩，赤芍发散。酸收，甘缓，所以酸甘相合，用作补阴血。降逆气，润肺燥。又说：芍药味酸，敛津液，益营血，收敛阴气，宣泄邪热。

张元素说：白芍补赤芍散，泻肝补脾胃。用酒浸泡后行经，止腹痛。与姜同用，温经散湿通塞，通腹止痛，行胃气，治胃气不通。白芍入脾经补中焦，是下利必用的药。因泻痢都属太阴为病，所以治病不能缺本药。以炙甘草为佐药，可治腹中痛；若病在夏季，可少加黄芩；若恶寒，可加桂枝，这是张仲景的妙方。它的作用有六条：一、安脾经；二、治腹痛；三、收胃气；四、止泻痢；五、和血脉；六、固腠理。

寇宗奭说：芍药以单叶红花之品为佳，血虚和虚寒之体的患者禁用。古人说：芍药减量使用是为了避免伤寒，这实在是不可忽略。

朱震亨说：芍药泻脾火，味酸性寒，冬季用药要用酒炒。大凡腹痛多因血脉凝涩，所以也必须用酒炒。本品只适用于治疗血虚腹痛，其他腹痛并不治。本药酸寒收敛，没有温散的作用。若是下痢腹痛，用是要炒，而里急后重者，不必炒。产后之妇女不可用此药，因为它具有酸寒讨伐生地之气的作用。如必须使用，也要以酒炒之后再用。

李时珍说：白芍药益脾，同时能泻肝木。赤芍药散邪，能行血液郁滞。日华子说赤芍补气，白芍治血，大概有待考证。产后病人肝血已虚，不可再泻，所以禁用。酸寒的药品很多，为什么单独要避用芍药呢？因此，苏颂说张仲景治伤寒多用芍药，取其散寒热，利小便的作用。李杲说：有人说古人认为酸涩为收，而《神农本草经》为什么说能够利小便呢？李果说：芍药能益阴润湿、停津液，所以小便自行，不是通利的作用。又问：说它能够缓中这是什么原因呢？答说：损其肝者缓其中，即调血，所以四物汤用芍药。大抵酸涩药物均是收敛停湿的作用，所以收敛手足太阴之经气，又能治厥阴经血海之病。白色在西方，所以补益；红色在南方，所以泻。

[附方] 旧方六条，新方一十条。

1. 服食法。《图经本草》：苏颂说：安期生服炼芍药法说：芍药有两种：治病用金芍药，色白，肉质、油脂丰富；木芍药色紫，肉质少，多脉络。如果用时要仔细查看，不要混淆出差错。采得后，洗去泥土，刮去外皮，用东流水煮沸百次，阴干。三日后，放在蒸笼内蒸，上面覆盖干净黄土，一天一夜即可熟，取出后阴干，捣烂成末。用麦汤或酒送服三十梧子大，每日三次。服够三百日后，蹬岭踏谷不觉饥饿。

2. 腹中虚痛。洁古《用药法像》：白芍药三钱，炙甘草一钱，夏季加黄芩五分，恶寒加肉桂一钱，冬季大寒再加肉桂一钱。水二盏，煎至一半，温服。

3. 风毒骨痛在髓中。《经验后方》：芍药二分，虎骨一两，炙，研末，用绢袋盛，以酒三升，浸渍五日。每次服三合，每日三次。

4. 脚气肿痛。《事林广记》：白芍药六两，甘草一两，研末，白水送，频服。

5. 消渴引饮。《陈日华经验方》：白芍药、甘草等分，研末。每次一钱，水煎服，每日三次。鄂渚（今湖北武昌县境内）性辛佐助得消渴病九年，服药后好些，但反复

发作。苏朴传授给他本方，服用七日后痊愈。（因此说）古人的处方不可不知道，不可因其简单而忽视。

6. 小便五淋。《博济方》：赤芍药一两，槟榔一个，用面裹后，火煨，研末。每次一钱，水一盏，煎至七分，空腹服。

7. 衄血不止。《事林广记》：赤芍药研末，水送服二十梧子大。

8. 衄血咯血。《古今录验》：白芍药一两，犀角末二钱半，研末，干净水送服十梧子大，以血止为限。

9. 崩中下血小腹痛甚者。《圣惠方》：芍药一两（炒色黄），柏叶六两（微炒）。每次二两，水一升，煎至六合，加酒五合，再煎至七合，空腹分两次服。也可研末，酒送服二钱。

10. 经水不止。《熊氏补遗方》：白芍药、香附子、熟艾叶各一钱半，水煎服。

11. 血崩带下。《妇人良方》：赤芍药、香附子等分，研末。每次二钱，盐一撮，水一盏，煎至七分，温服。每日两次，十次见效。方名如神散。

12. 赤白带下，日久不愈者。《贞元广利方》：白芍药三两，干姜半两，粉碎后熬至黄色，捣烂为末。空腹水送服二十梧子大，每日两次。《广济方》：只用芍药炒黑，研末，以酒送服。

13. 跌仆损伤、外伤出血。《广利方》：白芍药一两，熬黄研末，用酒或米汤送服二钱，逐渐加大剂量，同时用药末敷于疮上，效果良好。

14. 痘疮胀痛。《痘疹方》：白芍药研末，以酒送服五梧子大。

15. 口唇发木，舌体肿胀，塞满于口中，令人窒息。《圣济总录》：红芍药、甘草、水煎，趁热瀨口。

16. 鱼骨鲠咽。《事林广记》：白芍药嚼碎，下咽其汁。

牡　丹
（见《神农本草经》）

［释名］　鼠姑（见《神农本草经》）鹿韭（见《神农本草经》）百两金（见《唐本草》）木芍药（见《本草纲目》）花王

李时珍说：牡丹以色红者为上品，虽已结籽，但其根上长苗，所以称为牡丹。唐人称它为木芍药，是因为它的花像芍药，老干像木头。百花群中，以牡丹属第一，芍药属第二，所以世俗将牡丹称为花王，芍药称为花相。欧阳修花谱中记载，约有三十多种。牡丹的命名，有的以地命名，有的以人命名，有的以颜色命名，有的因其作用不同而命名，详细内容可参见本书。

［集解］　《名医别录》说：牡丹生长于巴郡（今指重庆及南充达县、奉节、彭水、涪陵等地）山谷和汉中（今陕西南郑县），二月、八月挖根，阴干。

陶弘景说：目前山西也有本品，以颜色红的为好。

苏恭说：生长于汉中、剑南（包括今四川、甘肃、云南等境地）。（本品）苗像羊桃，夏季长白花，秋季结果实圆润色绿，冬季果实红色，寒冬凛冽而不凋谢。根像芍药，其肉质白外皮红。当地人叫百两金，长安（今陕西西安）叫吴牡丹的产品，是真品。现在民间使用之品与此不同，另有一种气味。

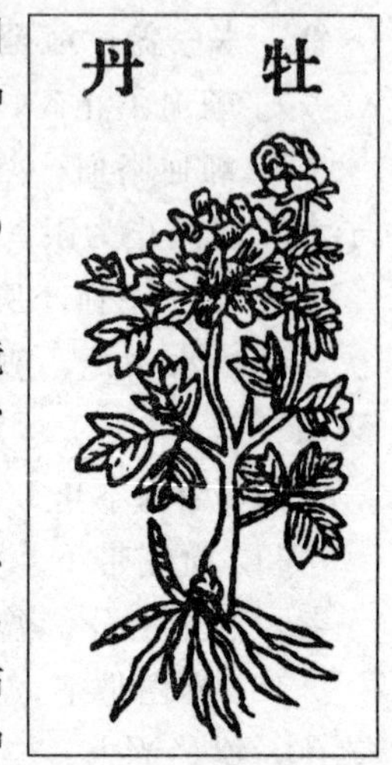

萧炳说：产于合州的牡丹最佳，和州、宜州（今安徽宣城县）的产品也算优良品。色白的补益，色红的通利。

人大明说：这就是牡丹的花、根。巴（同上）、蜀（今四川境内）、渝（四川重庆别称）、合州的产品为上品，海盐（今浙江省境内）产品稍逊色。

苏颂说：现在丹、延（今陕西省延安）、青（今山东益都县）、越（今广东省合蒲县）、滁（今安徽境内）、和州山中均有本品，但花色有黄、紫、红、白多种。这应该是山牡丹，它的茎、梗枯燥，为黑白色。二月在梗上长苗叶，三月开花。花叶与自家栽种的相似，但花瓣只有五、六叶。五月结籽，色黑，像鸡头子大小。根为黄白色，可长五、七寸长，大的像笔管。现在的人多以此为贵重之品，为让其花结成多种颜色，均在秋冬季移接，并培肥沃土壤，到春季盛开之时，千姿百态。所以这种本草的根已经失去了原来的药性，多不入药，其药力已全部消失。

寇宗奭说：牡丹花也有红色，深绿色。只有山中单叶花红之品，它的根皮入药最佳。街市人们常以枝梗皮冒根皮，这是荒谬的。

李时珍说：牡丹只有红白单瓣的入药。那种千叶异品，都是人们巧妙修治而成，气味不纯，不可入药。花谱中记载丹州、延州（同上）以西和褒斜（今陕西省西南）沿途路中最多，与荆棘没有区别，当地人拿它作柴，它的根也可入药。凡栽种本品的人，都在根下放白敛末避虫，土坑内点硫磺杀虫，如果用乌贼骨刺其干，则树必枯，这是有一定道理的，不可不知。

附　牡丹根皮

[修治]　雷敩说：采挖根后晒干，用铜刀劈开去内骨，剥皮，将其粉碎成大豆大小，用清酒搅拌，从上午九时蒸至下午三时，晒干备用。

[气味]　味辛，性寒，无毒。

《名医别录》说：味苦，微寒。

吴谱说：神农、岐伯：味辛。雷敩、桐君：味苦，无毒。黄帝：味苦，有毒。

王好古说：气寒，味苦、辛，为阴中微阳之品，入手厥阴、足少阴经。

徐之才说：畏贝母、大黄、菟丝子。

人大明说：忌蒜、胡荽，伏砒霜。

［主治］　《神农本草经》：恶寒、发热，中风瘛疭，惊痫，除癥瘕积聚，淤血留于肠胃，安五脏，疗痈疮。

《名医别录》：除时气头痛，邪热五劳，头痛、腰痛，风邪癞疮。

吴普：久服可轻身益寿。

甄权：治阴冷之气，散各类疼痛。女子经脉不通，月经淋漓，腰痛。

人大明：通关腠、血脉，排脓，消散跌仆淤血，强筋骨，除风痹，落胎下胞衣，产后各类冷热血病、气病。

张元素：治神志不清，无汗之骨蒸发热，衄血、吐血。

李时珍：和血、生血、凉血，治血中伏火，除烦热。

［发明］　张元素说：牡丹是天地之精，群花之首。叶为阳，可发芽长苗。花为阴，可结果。丹，为红色，是火。所以能泻阴胞中之火。四物汤加本品，可治妇女骨蒸潮热。又说：牡丹皮入手厥阴、足少阴经，所以治无汗之骨蒸发热；地骨皮入足少阴、手少阳经，所以治有汗之骨蒸发热。神不足，属手少阴，志不足，属足少阴，所以张仲景肾气丸中用本品，是为了治疗神志不足。本品又治肠胃积血，吐血、衄血，所以犀角地黄汤用本药。

李杲说：心虚，肠胃积热，心火积盛，心气不足者，牡丹皮为君药。

李时珍说：牡丹皮治手、足少阴，厥阴四经血分伏火。伏火，即阴火，也就是相火。古方唯独用本品治相火，所以张仲景肾气丸中即用此。后人以黄檗治相火，而不知道牡丹的功用更强。这是千载奥秘，人们大多不知，今提出以供参考。牡丹红花通利，白花补益，这其中道理尚未悟出，但用时要注意分别。

［附方］　旧方三条，新方三条。

1. 疝气偏坠，气胀不能动者。《千金方》：牡丹皮、防风等分，研末，以酒送服二钱，效很好。

2. 妇人恶血，攻聚上面，多怒。《诸证辨疑》：牡丹皮半两，干漆烧烟灰烬半两，水二盅，煎至一盅，饮服。

3. 外伤淤血。《贞元广利方》：牡丹皮二两，虻虫二十一枚，熬后共同捣烂为末。每日温酒送服十梧子大，血应化为水而排出。

4. 枪伤内有点血不出。《千金方》：牡丹皮研末，以水送服一小撮，则马上排尿血出。

5. 下部生疮已溃烂者。《肘后方》：牡丹末，以汤送服十梧子大，每日三次。

6. 解中虫毒。《外台秘要》：牡丹根捣烂为末，服十梧子大，每日三次。

附　鼠姑

《名医别录》说：味苦，性平，无毒。主咳逆上气，寒热鼠疮，恶疮邪气。又叫

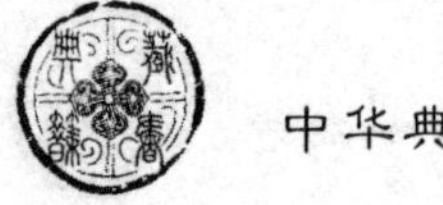

眇，为生丹水。

陶弘景说：现在的人多不知牡丹有一名叫鼠姑，鼠妇也叫鼠姑，不知道哪个名是对的？

木　　香

（见《神农本草经》）

［释名］　蜜香（见《名医别录》）青木香（见《陶弘景注》）五木香（见《图经本草》）南木香（见《本草纲目》）

李时珍说：木香，属于草类。原来名为蜜香，因为其香气如蜜。绿沉香中有蜜香，所以就将此错传为木香。过去人们称其为青木香，但后来因为将马兜铃根叫做青木香，所以就把本品叫为南木香，广木香，以便于区别。现在人们又将一种蔷薇叫做木香，所以就更混乱了。《三洞珠囊》说：五香，就是青木香。一株共五个根，一个茎共分五枝，一枝有五叶，叶间分五节，所以叫做五香，燃烧时，其香气飘香九天。古方治疗疽痈有五香连翘汤，方中即有青木香。古乐府记载，氍毹毾㲪（指毛或毛麻织成的地毯、毛布之类）五木香，指的就是本品。

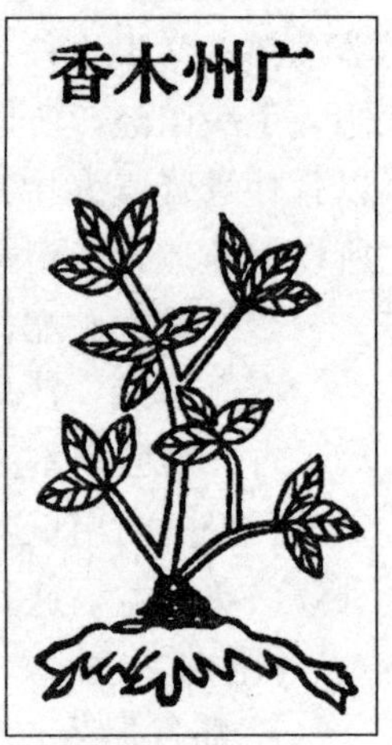

苏颂说：修养书记载有：正月一日用五木香汤洗浴，可以使人到老都须发色黑。徐锴注说：道家称青木香为五香，也说的是五木香，多用来洗浴用。金代《光明经》称它为短瑟佗香。

［集解］　《名医别录》说：木香生长于永昌（今云南保山县）山谷之中。

陶弘景说：这就是青木香。永昌没有再进献，目前大多从海外舶来，所以说出了中国。现在多是合香，不入药。

苏恭说：本品有两种，应该说昆仑（今甘肃安西县）之品是上等的，西胡之品不好。（本品）叶像羊蹄，但略大，花像菊花，所结果实黄黑色，功用很多。陶弘景说不入药是错的。

甄权说：南州异物志说：青木香产于天竺（今浙江省杭州市灵隐山飞来峰之南），是草根，形状像甘草。

苏颂说：现在多从广州海上而来，其他地不产。根颗大小像茄子，叶子像羊蹄，但比它大，比它长，也有人说叶像山药，根大，开紫花的是本品。采挖药品时不限时间，以根芽入药。形状像枯骨，味苦，嚼之粘牙之品为上等药材，江淮一带也有此种产品，叫做土青木香，不能入药。蜀本草说孟昶花苑之中曾种本品，苗高三、四尺，叶长八、九寸，皮皱质软有毛，开黄花，大概也是土木香的一种。

雷敩说：这种木香是芦蔓根条，向左盘旋。采摘二十九日后，其质地硬如朽骨。

上有芦头丁覆盖其子，为青色，这是木香神。

寇宗爽说：以往常以岷州（今甘肃）到塞外，采得青木香，拿回西洛。叶像牛蒡，但比其细长，茎高二、三尺，花黄像金钱，它的根就是木香。生嚼味特别辛香，尤善行气。

陈承说：木香现在多以外国而来，陶弘景说得对。苏颂《图经本草》所说广州产品，是属木类。又记载滁州（今安徽省）、海州（今江苏灌云县）产品，是马兜铃的根。治疗寒热之疾，二者是不相同的。

李时珍说：木香，南方各地都有。一统志说：叶像丝瓜，冬季采挖根，晒干备用。

附　木香根

［修治］　李时珍说：当作理气药，生用，不用火。若用作补大肠，应该包裹后煨熟。

［气味］　味辛，性温，无毒。

张元素说：气热，味辛，苦，气味都重，沉降之性，属阴。

李杲说：味苦、甘、辛，性微温，沉降，属阴。

王好古说：味辛，苦，性热，味重气轻，为阴中之阳。

［主治］　《神农本草经》：避邪毒、疫疠之气，强神志，主淋漓恶露。久服安神。

《名医别录》：消毒除疫气、温疟、虫毒，气虚不足，肌肤寒冷，可行药中精华。

人大明：治心腹气证，膀胱冷痛，呕逆反胃，霍乱泄泻痢疾，健脾消食，安胎。

甄权：可治多种心痛，常年冷气，癥瘕积聚胀痛，气壅上冲，烦闷、消瘦，妇女淤血内停，痛不可忍，研末，以酒送服。

张元素：散气、调气，和胃气，泄肺气。

朱震亨：行肝气。煨熟气，可实大肠。

王好古：治冲脉之病，里急气逆，主膀胱小便不利。

［发明］　陶弘景说：青木香，大秦国（今陕西）人用以治疗毒肿，祛腐生肌。现在只有制蛀虫丸使用。将其煮汁经常洗浴对身体很有好处。

寇宗奭说：木香专门宣泄胸腹间壅滞之气，其他药品不如木香。以橘皮、肉豆蔻、生姜相佐使，则药性最强，效果最神速。

张元素说：木香除肺中壅滞之气。如果治疗中、下二焦的气机郁结、气运不畅，需用槟榔相配。

朱震亨说：调气用木香，它的味辛，气能上升，像气郁不能上达，使用最相适宜。如果阴火冲上而使用了本品，反而更助火邪，应使用黄檗、知母，少佐以木香。

王好古说：本草记载，本品主气弱，气不足，为补益；通壅滞，导一切气，为破下。安胎，健脾胃，为补益；祛积聚癥瘕，为破下。它的作用有补、泻不同。张洁古只说了调气，而没有谈到补气的作用。

汪机说：本品作用以补药为佐则具有补气作用，以泄药为君则具有泄下作用。

李时珍说：木香为三焦气分之药，能升降机体气体。诸气愤郁，皆属于肺，所以上焦气滞用本品，是金郁则宣泄。中气不运，皆属于脾，所以中焦气滞用本品，是因为脾胃喜爱芳香之气。大肠气滞则有便秘，膀胱气化不利则小便癃闭、淋漓，肝气郁结则疼痛，所以下焦气滞用本品，是取“塞者通之”之法。

甄权说：隋书记载樊子盖做武威（今甘肃武威）太守，车马进入此域后则呕吐谷物，子盖认为那里瘴气太重，因而献上青木香用以防御水湿等邪气。

苏颂说：《续传信方》记载张仲景青木香丸，主治阳衰诸不足。药用昆仑青木香、六路诃子皮各二十两，捣烂过筛，用糖和丸如梧子大。每次空腹以酒送服三十丸，每日两次，效果神速。郑驸马以白蜜代砂糖，加羚羊角十二两。他用药不同于古方，却说从于张仲景，不知从哪儿得来此法？

［附方］　旧方二条，新方一十八条。

1. 中气不省，闭目不语，如中风伏。《济生方》：南木香为末，用冬瓜子煎汤灌下三钱。痰盛，加竹沥、姜汁。

2. 气胀懒食。《圣惠方》：即服青木香丸，见发明条下。热盛用牛乳送下，寒盛用酒送下。

3. 心气刺痛。《摄生方》：青木香一两，皂角（炙）一两，研末，搅为糊状，做丸如梧桐子大，每次服五十丸，效果极为显著。

4. 一切走注气痛不和。《简便方》：广木香，温水研磨为浓汁，加入热酒调服。

5. 内灼腹痛。《阮氏小儿方》：木香、乳香、没药各五分，水煎服。

6. 小肠疝气。《孙天仁集效方》：青木香四两，酒三斤，煮，每日服三次。

7. 气滞腰痛。《圣惠方》：青木香、乳香各二钱，酒浸泡，蒸熟，用酒调服。

8. 耳卒聋闭。《外台秘要》：昆仑真青木香一两切段，用苦酒浸泡一夜，加胡麻油一合，微火煎，三次加水，三次开沸，用棉纱过滤药渣，每日滴耳三、四次，直到痊愈。

9. 耳内作痛。《圣济录》：木香末，用葱黄涂鹅油，蘸末深放入耳中。

10. 霍乱转筋腹痛。《圣济总录》：木香末一钱，木瓜汁一盏，加热酒调服。

11. 一切下痢，无论男女小儿。《孙兆秘宝方》：木香一块，方圆约一寸，黄连半两，上二味用水同煎干，去黄连，木香切薄片，焙干，制成末。共分三次服：第一次用橘皮汤送下；第二次用陈米水送下；第三次用甘草汤送下。这是李景纯所传之服法。曾有一妇女久痢要死，梦见观音传授此方，服药后则痊愈。

12. 香连丸方。方见黄连下。

13. 肠风下血。刘松石《保寿堂方》：木香、黄连等分，研末，放入肥猪大肠内，两头扎紧，煮至极烂，取出药吃肠。或将药一同捣碎制成丸，一块食用。

14. 小便混浊如精状。《普济方》：木香、没药。当归等分，研末，用刺棘心天然汁

和丸如梧子大，每次饭前用盐汤送下三十丸。

15. 小儿阴肿。小儿阳明经风热湿气相搏，阴茎无名肿胀，或疼痛内缩，适用于本方则可痊愈。广木香、枳壳麸（炒）二钱半，炙甘草二钱，水煎服。

16. 小儿天行壮热头痛。《圣惠方》：木香六分，白檀香三分，研末，清水和服。还可用温水调末，涂敷于囟门上，痊愈。

17. 天行发斑，赤黑色。《外台秘要》：青木香二两，水二升，煮至一升，内服。

18. 一切痈疽疮疖，瘠瘘恶疮，下疰臁疮破溃之后，外感风寒，脓汁恶臭腐败不收。《和剂局方》：木香、黄连、槟榔等分，研末，以油调，频繁涂敷患处，可显效。

19. 毒蛇虫伤。《袖珍方》：青木香，不限多少，煎水内服，疗效神速。

20. 腋臭阴湿。凡腋下，阴部湿臭，或有疮疡。《外台秘要》：用好醋浸泡青木香，夹于腋下，或阴下。或用末敷于腋部、阴部。

21. 牙齿疼痛。《圣济总录》：青木香末，加少量麝香，抹涂牙齿，并以盐汤漱口。

甘　松　香
（见《开宝本草》）

［释名］　苦弥哆（音扯）

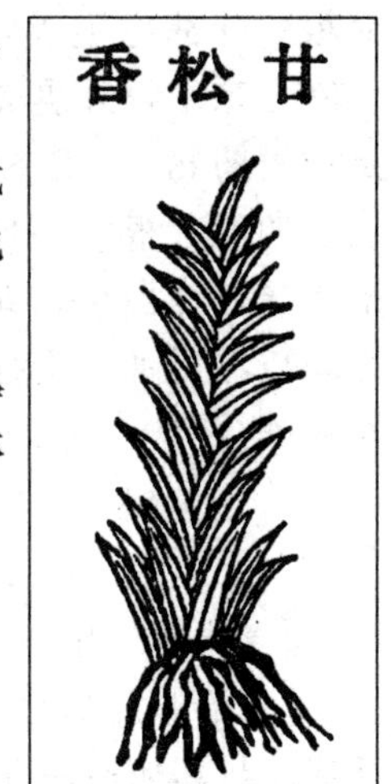

李时珍说：产于川西松州（今四川省松潘县）的产品，味甘，所以得此名。金代《光明经》称它为苦弥哆。

［集解］　马志说：《广志》记载，甘松生长于姑藏（今甘肃武威县）、凉州（今甘肃省内）诸山中，细叶，枝蔓丛生，可与其他各种香一同用来熏衣。

苏颂说：现在黔、蜀州郡和辽州也都有本品。此品在山野中丛生，叶细像茅草，根极其繁蜜，八月采摘，煮汤洗浴，可使人体发香。

附　甘松香根

［气味］　味甘，性温，无毒。

王好古说：性平。

［主治］　《开宝本草》：恶气，突然心腹痛满，下逆气。

陈藏器：皮肤色素沉着，风疳蛀牙，野鸡病。与白芷、附子共同使用则效果好。

王好古：理元气，去气郁。

李时珍：脚气浮肿，煎汤洗浴。

［发明］　李时珍说：甘松芳香能开脾气郁，在脾胃药中加入少量本品，可醒脾。《杜宝拾遗录》说：寿禅师医术高明，作五香饮，再加入其他药，止渴，补益效果最

好。其一为沉香饮，其二为丁香饮，其三为檀香饮，其四为泽兰饮，其五为甘松饮。

［附方］ 新方四条。

1. 痨瘵熏法。《奇效方》：甘松六两，玄参一斤，研末，每日焚烧。

2. 风疳虫牙，腐蚀牙龈。《圣济总录》：甘松、腻粉各二钱半，芦会半两，猪肾一对，切段，炙，研末，晚上漱口后贴敷患处，有唾液吐出。

3. 肾虚齿痛。《经效济世方》：甘松、硫磺等分，研末，泡汤漱口，效果显著。

4. 面部色素沉着、风疮。《妇人良方》：香附方、甘松各四两，黑牵牛半斤，研末，每天用它洗脸。

山柰

（见《本草纲目》）

［释名］ 山辣（见《本草纲目》）三柰

李时珍说：山柰通常被错传为三柰，又误为三赖，都是因为发音相类似。有人说：本名叫山辣，因为南人发音舌音将山说做三，将辣说作赖，所以会出现这种错误。这种说法比较合理。

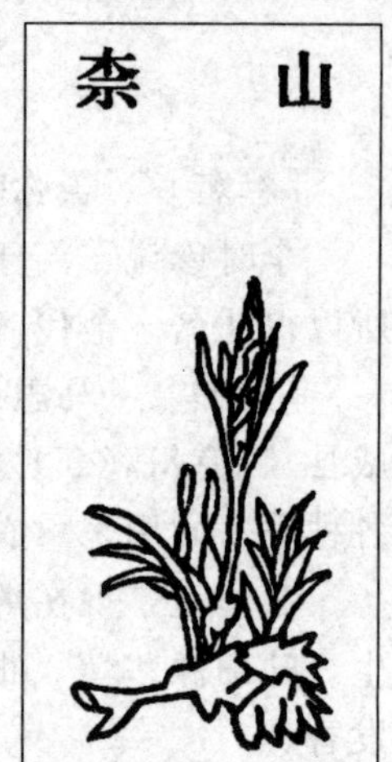

［集解］ 李时珍说：山柰生长于广中，人们家中多栽种。本品根、叶都像生姜，有樟木香气。当地人吃它的根与吃姜一样，切断后晾干，外皮赤黄色，肉为白色。古代所称的廉姜，大概就是这类药物。《段成式酉阳杂俎》说：柰只生长于拂林国，苗长三、四尺，根大小像鸭卵，叶像蒜，从中间抽条很长，茎端有花瓣六簇，红白色，花心赤黄色，不结子，本草冬生夏长。用本品之花压榨出油，涂抹周身去风气。按这种说法很像山柰，所以附在此处。

附 山柰根

［气味］ 味辛，性温，无毒。

［主治］ 李时珍：暖中，避瘴、疠等各种邪气，治心腹中冷痛，寒湿霍乱，风虫牙痛。与其他多种香药合用。

［附方］ 新方六条。

1. 一切牙痛。《普济方》：三柰子一钱，用面裹煨熟，加麝香二分，研末。将末左右放入鼻内各一分，口含温水将其漱去，显效神速。方名叫海上一字散。

2. 风虫牙痛。《仁存方》：用山柰研末，平铺在纸上，卷成筒状，用灯烧后吹灭，趁热将药吹进鼻内，疼痛马上止住。摄生方：用肥厚皂荚一个去瓤，放入山柰、甘松各三分，放入适量花椒、食盐，填满后，用面包裹，煅红，取出粉末，每天擦牙，并

将其漱去。

3. 面部雀斑。三柰子、鹰粪、密陀僧、蓖麻子等分，研匀，用乳汁调，每日晚上涂面部，早晨洗去。

4. 醒头去屑。《水云录》：三柰、甘松香、零陵香一钱，樟脑二分，滑石半两，研末，晚上涂擦在头上，白天梳理干净。

5. 心腹冷痛。《集简方》：三柰、丁香、当归、甘草等分，研末，用醋调丸如梧子大。每次服用三十丸，用酒送下。

廉　姜
（见《本草拾遗》）

［释名］　姜汇（见《本草纲目》）蔟葰（音族绥）

［集解］　陶弘景说：杜若草的苗像廉姜。

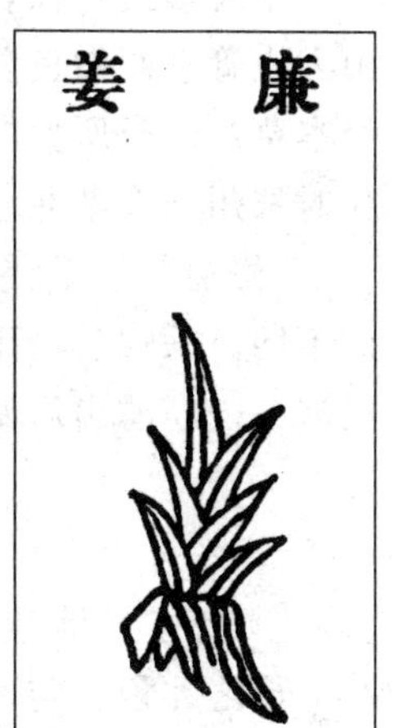

陈藏器说：廉姜像姜，生长在岭南、剑南（包括今四川、甘肃、云南等地）一带，人们多食用本品。

李时珍说：根据《异物志》所说的，廉姜生长在沙石之中，像姜，大的像螺，气味强烈近似于臭味。岭南人用它腌菜，方法是：先削皮，用黑梅和盐汁浸渍，即可。郑樵又说：廉姜像山羊，但根略大。

［气味］　味辛，性热，无毒。

［主治］　陈藏器：胃中冷，呕吐酸水，食不下。

李时珍：温中下气，消食益智。

杜若　（见《神农本草经》）

［校正］　并入《图经本草》外类山姜。

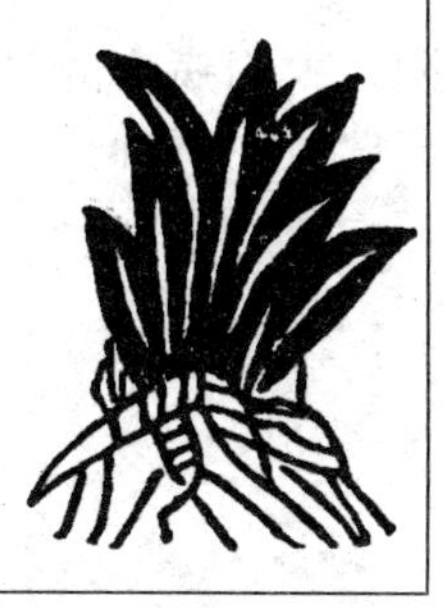

［释名］　杜衡（见《神农本草经》）杜莲（见《名医别录》）若芝（见《名医别录》）楚衡（见《广雅》）獛子姜（獛音爪。见《药性论》）山姜（见《名医别录》说：一个名叫白莲，一个名叫白芩。）

苏颂说：这种草一个名叫杜衡，但草部中品中原来就有杜衡条目，是指《尔雅》所称的土卤。杜若，是《广雅》所称的楚衡。它们种类各有区别，但古人大多混杂相同。所以《九歌》说：采芳洲兮杜若。《离骚》记载：杂杜衡与芳芷。王逸这类人不把此二者分别，只说是香草，所以这二者常混用。古方有人用，而现在的人多不用，所以很少有知道的了。

［集解］　《名医别录》说：杜若生长于武陵（今湖南常德市

附近）山川湖泽地带和冤句（今山东菏泽市西南），二月，八月挖根，曝晒晾干。

陶弘景说：现在杜若到处都有。叶子像姜并且有纹理，根像高良姜，但比其细，味辛香。将其折断后很像旋覆根，可以以假乱真，只是叶子稍有区别。《楚辞》说："山中人兮芳杜若"，即指本品。

苏恭说：现在江湖很多地方生长着杜若，喜好生长于阴暗潮湿之地，苗像廉姜，根像高良姜，全草稍有辛味。陶弘景说的那种像旋覆根的产品，是真杜若。

韩保升说：苗像山姜，花黄红色，子红色，大小像棘子，中部像豆蔻。目前以岭南、硖州的产品为最好。而范子计然却说：杜衡、杜若生长于南郡（今湖北江陵县北)、汉中（今陕西南郑县）的大个产品，是最好的。

苏颂说：卫州（今河南淇县）有一种山姜，茎叶像姜，开紫花，不结子，八月挖根入药。

李时珍说：杜若人们多不认识这种香草，现在楚地（今湖南一带）山中可能有。山人也管它叫做良姜，根像姜，味也辛。甄权注释豆蔻就是所称的獴子姜，苏颂《图经本草》外类所称的山姜，也是指本品。有的以个儿大的为高良姜，细的为杜若。唐代时峡州（今湖北境内）常进贡此

［修治］　雷敩说：使用时别用鸭喋草根，从外形看二者十分相似，只是性味、功效不同。采根后，用刀刮去黄赤皮，细细粉碎，用三层绢袋包裹后阴干。使用时用蜜浸泡一夜，滤出后使用。

附　杜若根

［气味］　味辛，性微温，无毒。

徐之才说：与辛夷、细辛同用效果好。恶柴胡、前胡。

苏颂说：山姜，味辛，性平，有小毒。

［主治］　《神农本草经》：胸胁下逆气，温中，外感风寒，头肿痛，多涕泪出。久服可提神明目轻身。加强记忆力。

《名医别录》：治头晕目眩，止痛，祛除口臭气味。

苏颂：山姜，去除腠理风热，可煎汤服用。又治突然发作之恶寒、身冷，胃中逆冷，霍乱腹痛。

［发明］　李时珍说：杜若是《神农本草经》的上品，治疗足少阴、太阳病症的要药，但人们不知道用，实在是可惜。

山　姜
（见《本草拾遗》）

［释名］　美草

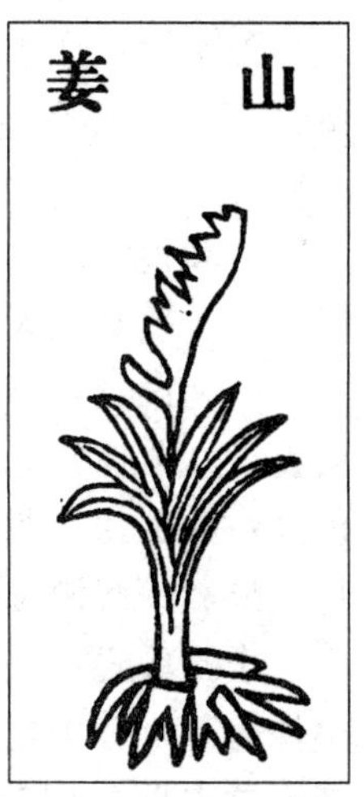

陶弘景说：东人（今指陕西以东地区的居民）称为山姜，南人（今指陕西以南地区的居民）称为美草。

李时珍说：本品与杜若同称作山姜，但名同物异。

［集解］　陈藏器说：山姜很和苗，都像姜，但比其大，当作樟木闻，南人（同上）多吃本品。还獛子姜，色黄，肉质紧，味辛辣，破血气的功用强于本品。

苏颂说：山姜生长于九真交趾（今广西境内）处，现在闽广一带也都有。刘恂《岭表录异》说：茎叶都像姜，但根不能吃。与豆蔻花也相似，只是稍微小些，花长在叶间，其穗像麦粒，嫩红色。南人将本品尚未大开时，称做含胎花，用盐水淹泡，放入甜槽中，过一冬像琥珀色，辛香可爱，可用于腌制鱼肉。还可用盐杀汁后曝晒晾干，煎汤服用，可大除冷气，效果十分好。

李时珍说：山姜生长于南方，叶像姜，花红味辛，子像草豆蔻，根像杜若和高良姜。现在的人用它的子冒充草豆蔻，可它的药性却非常猛烈。

附　山姜根

［气味］　味辛，性热，无毒。

［主治］　陶弘景说：腹中冷痛，煮后服用效果甚佳。做成丸散服用，可辟谷止饥。

陈藏器说：去恶气，温中。霍乱，心腹冷痛，功效作用像姜。

附　山姜花及子

［气味］　味辛，性温，无毒。

［主治］　人大明：调中、下焦之气，破冷气作痛，止霍乱，消食，解酒毒。

高　良　姜

（见《名医别录》）

［校正］　并入《开宝本草》红豆蔻

［释名］　蛮姜（见《本草纲目》）子名红豆蔻

李时珍说：陶隐居说这种姜最早产于高良郡，所以得此名。高良，即现在的高州（今广东阳江县西）。汉改为高凉县，吴国改为郡。此外山高而气温稍凉，所以得名，因此，高良也应该是高凉。

［集解］　陶弘景说：本品产于高良郡，二月、三月挖根。其形、气与杜若相似，但叶像山姜。

苏恭说：产于岭南的，形状大且柔软，产于江左（今江苏省一带）者细紧，味也不太辛，其实这二者是同一产品。现在的人管细的叫做杜若，大的叫做高良姜，也不对。

苏颂说：现在岭南各州郡及黔、蜀地带都生长有本品，但多不入药。春季长茎叶像姜苗，比其略大，高约一、二尺。花红紫色，像山姜花。

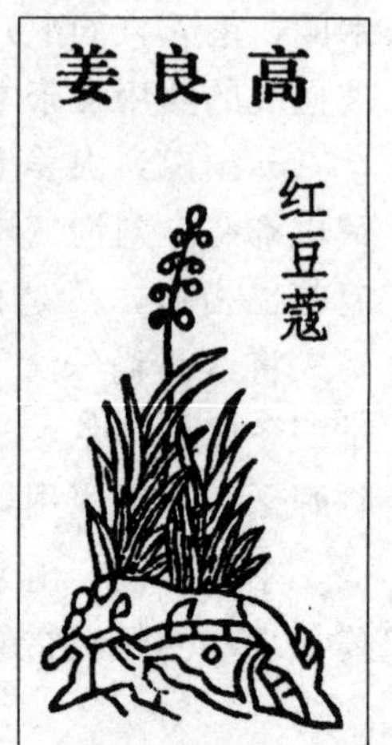

李珣说：红豆蔻生长在南海（今广东省境内）山谷之中，是高良姜子。苗像芦，叶像姜，花带穗，叶嫩向里卷曲生长，微带红色。嫩叶加盐，花朵则累累而不散落，要用朱槿花染色。其作用擅长于醒酒，解酒毒，没有其他更好的作用。

李时珍说：按范成大《桂海志》记载：红豆蔻花喜丛生，叶细小像碧芦，春季之末开始发芽。初开花时先有一杆，外有大竹皮包裹，竹皮拆后则花显露出来。一个花穗有十多个花蕊，淡红色鲜艳，像桃杏花色。由于花蕊重，所以像葡萄那样下垂，又像枚瑰珠石和鸾鸟剪彩那种形状。每个花蕊有两瓣花心，人们将此比作连理。它的子也像草豆蔻。

［修治］　李时珍说：高良姜、红豆蔻适宜于炒后作用。也有用姜和吴茱萸、东墙土一同炒后入药的。

附　高良姜根

［气味］　味辛，性大温，无毒。

马志说：味辛苦，性大热。无毒。

张元素说：味辛，性热属纯阴之品，主升浮。入足太阴，足阳明经。

［主治］　《名医别录》：治暴冷，胃中冷逆，霍乱腹痛。

陈藏器：可降气、益声、润肤。煮后服用，止泻痢。

甄权：治风破气，腹内久冷气窜疼痛。但去除风寒痹作用稍差。

人大明：主治转筋、泻痢，反胃呕吐，解酒毒，消食积。

苏颂：口含其品，吞咽津液，可治突然恶心，呕清水，一会儿功夫即愈。如果口臭，与草豆蔻共同研末，煎煮后服用。

李时珍：健脾胃、宽噎膈、破冷癖，除瘴疟。

［发明］　杨士瀛说：呃逆胃寒，高良姜是要药，人参、茯苓与其相佐，共奏温胃、解散胃中风邪之效。

李时珍说：《十全方》说，心脾冷痛者，用高良姜，细细打碎，微炒，研末，用米汤送服一钱，则可马上止痛。太祖高皇帝御制周颠仙碑文上，也有验方记载。《秽迹佛记》载有治疗心口痛方说：大凡男女心口痛患者，是因为胃脘积滞或有虫的缘故。大多由于盛怒之后，复又感受寒邪而发病。通常说作心气痛，其实不是。可用酒洗七次

高良姜后焙干，研末，香附子用醋洗七次焙干，研末，各自分别收藏备用。由于寒重而痛的，用姜末二钱，香附末一钱；由于愤怒而痛的，用香附二钱，姜末一钱；寒怒兼有的，各取香附末、姜末一钱半，用米汤加入生姜汁一汤匙，盐一把，送服后可立即止痛。韩飞霞《医通》书也称赞它的功效。

［附方］ 旧方三条，新方十条。

1. 霍乱吐利。《外台秘要》：火炙高良姜成焦香味。每次用五两，用酒一升，煮三、四开，顿服。也治腹痛气滞。

2. 霍乱腹痛。《圣惠方》：高良姜一两，粉碎，用水三大盏，煎至二盏半，去渣，加粳米一合，煮粥饮服，则痛止。

3. 霍乱呕吐不止。《普济方》：用高良姜二钱粉碎，大枣一枚，水煎后冷服，可立即止吐。方名叫冰壶汤。

4. 脚气欲吐。苏恭说：大凡有脚气的人，应该每日早晨吃饱，中午吃少，晚上不吃。如果感觉饥饿，可吃豆豉粥。如果感觉消化不良，想要吐泻时，可用高良姜一两，水三升，煮一升，顿服。如果没有高良姜，可用母姜一两代替，用清酒煎服。虽然效果不如高良姜，但也较好。

5. 心脾冷痛。高良姜丸：用高良姜四两，切片，分作四份：一两用旧禀米半合，炒黄后去掉禀米；一两用旧墙土半两，炒黄后去土；一两用巴豆三十四个，炒黄后去巴豆；一两用斑蝥三十四个，炒黄后去斑蝥。用吴茱萸一两，用酒浸泡一夜，再用姜炒，研末，再用浸泡吴茱萸的酒打糊，做成丸如梧子大，每次空腹姜汤送下五十丸。《永类钤方》：用高良姜三钱，五灵脂六钱，研末。每次用醋汤调送三钱。

6. 养脾温胃，去冷消痰，宽胸下气，可治心脾痛和一切寒冷之物所伤。《和剂局方》：用高良姜、干姜等分，炮制后研末，用面糊做丸如梧子大，饭后用橘皮汤送下十五丸。孕妇忌用。

7. 脾虚寒疟。寒多热少，不思饮食。《朱氏集验方》：麻油炒高良姜、炮干姜各一两，研末。每次用五钱，以猪胆汁调成膏状，发作时用热酒调服。用猪胆汁和丸，每次服四十丸，以酒送下效果好。吴幵（汉时少数民族羌族部族名）翰林。政和丁酉年居住在全椒县，每年疟疾流行，用这种方法救治了许多人。张大亨得本病后，病情危急，服用本方后也痊愈了。这大概是因为寒邪发于胆，用猪胆引导二姜入胆，可祛脾胃之寒之燥，本方一寒一热，阴阳相制，所以显效。另有一方：只用半生半炮的二姜各半两，炮穿山甲三钱，研末。每次用猪肾煮酒送下二钱。

8. 妊娠疟疾。由于伤寒变成。《永类钤方》：用高良姜（碎）三钱，用猪胆汁浸泡一夜，以东墙土炒至黑，去土，再以肥枣肉十五枚，共同焙干研末。每次用本品三钱，水一盏，煎热，疟疾将发时服用本药，效果神速。

9. 目赤眼痛。《谈野翁试验方》：用管吹良姜末入鼻内取嚏，或流出鼻血，则肿赤消散。

10. 风火牙肿痛。王璆《百一选方》：高良姜二寸，全蝎焙一枚，研末后与良姜掺在一起，吐涎，用盐汤漱口。这是乐清丐所传授。鲍季明得此病后，用本药果然有效。

11. 头痛嗜鼻。《普济方》：高良姜生研末，频频搐入鼻内。

红 豆 蔻
（见《开宝本草》）

［气味］　味辛，性温，无毒。

甄权说：味苦、辛，多吃会使人舌粗，不思饮食。

李时珍说：味辛性热，属阳，性升浮。入手、足太阴经。《生生编》说：本品最能动火伤目，导致出血，不宜用作食物配料。

［主治］　马志说：可治胃肠虚弱水泻，心腹绞痛，霍乱呕吐酸水，解酒毒。

甄权：主治寒气腹痛，消瘴祛毒气，除食积，温脘腹胃肠，止吐泻痢疾。

李时珍：治噎膈反胃，虚疟腹胀，燥湿散寒。

［发明］　李时珍说：红豆蔻是李东垣脾胃药中常用的药，主要是取其辛热芳香，醒脾温肺、散寒燥湿、消食导滞之功用。如果脾胃平素即有伏火，切忌使用。

［附方］　新方一条。

风寒牙痛。《卫生家宝方》：红豆蔻研末，放入左右鼻内取嚏，同时抹涂在牙上，让其流涎吐口水。

豆　蔻
（见《名医别录》）

［校正］　自果部移到此处

［释名］　草豆蔻（见《开宝本草》）漏蔻（见《异物志》）草果（郑樵《通志》）

寇宗奭说：豆蔻，就是草豆蔻。这是对肉豆蔻而言。如果当作果品，但味却不相合。前人将其编入果部，不知道有什么意义？豆蔻花性热，味微苦不好吃，干燥后颜色淡紫。因为能解酒毒，所以当作果品。

李时珍说：根据杨雄《方言》说：大凡物品丰盛繁多，都叫做蔻。豆蔻这名字，大概也是取此意吧。豆，取其象形之义。《南方异物志》叫做漏蔻，大概南人（今陕西以南地区的居民）文字没有正音的缘故。现在虽然不专作为果品，比如作为茶食饮料，但仍有草果之称。《金光明经》三十二品香药：称细豆蔻为苏乞迷罗。

［集解］　《名医别录》说：豆蔻生长于南海（今广东省境内）。

苏恭说：豆菌苗像山姜，花黄白色，苗根和子也像杜若。

苏颂说：草豆蔻，现在岭南一带都有。苗像芦，叶像山姜、杜若之类药品，根像高良姜。二月开花作为穗房，长在茎下，嫩叶卷曲生长，刚开始像芙蓉花，色微红，其穗头部深红色。叶逐渐变宽，花逐渐开放，色逐渐变淡，但也有黄白色的。南人多采摘其花当作果品，尤其以鲜嫩者为贵重。本花连同穗一同用盐淹，则花朵叠放不散。也有与木槿花一同浸泡的，是为了让其颜色更红。所结果实像龙眼子，但比它尖锐，外皮无鳞甲，皮中子像石榴瓣，等夏季熟时采摘，晒干。根苗可当作樟木香，根茎子味都辛香。

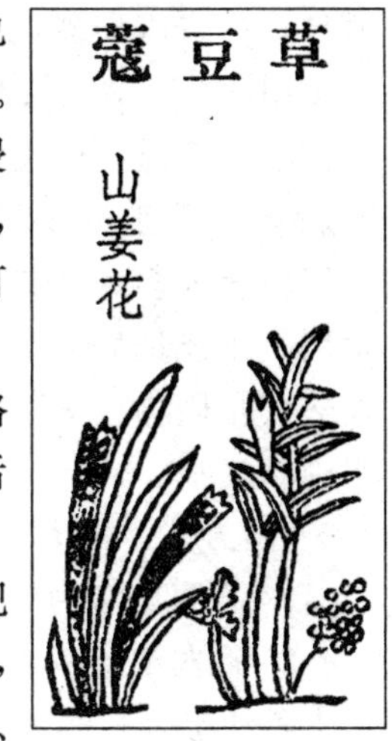

李珣说：豆蔻生长在交趾（今广西境内）。根像益智，皮壳略厚。核像石榴，味辛香，叶像芄兰略小。三月采摘其叶，切细后阴干使用，味近似于苦，但也有甜味。

李时珍说：草豆蔻、草果虽然是同一物品，但稍有不同。现在建宁（今云南曲靖县）所产豆蔻，大小像龙眼，但形状略长，皮黄白色且薄，棱尖峭，仁大小如缩砂仁，味辛香，气温和。滇、广所产草果，大小如河子，皮黑色且厚，棱密聚，子粗，味辛臭，正像斑蝥之药气。那里的人们常将其用作芼茶和食料，是长久可用之物。广人拿生草蔻放入梅汁，用盐浸渍使其变红，曝干后再浸酒，叫做红盐草果。初结果小的时候，叫鹦哥舌。元朝的膳食饮品，把草果当作上等贡品。南人又用一种火杨梅冒充草豆蔻，外形圆润，并且粗大，气味辛猛而性不和，人们也常使用，有的人说就是山姜的果实，此不可不辨。

［修治］ 雷敩说：使用本品均要去蒂，取用里子和皮，与吴茱萸同放在鏊上慢炒，至茱萸微黄黑时，就取出茱萸，将草豆蔻皮和子捣研使用。

李时珍说：现在的人只用面裹后火煨熟，去皮使用。

附 豆蔻仁

［气味］ 味辛，性温，涩，无毒。

王好古说：味大辛，性热，属阳，性浮。入足太阴、足阳明经。

［主治］ 《名医别录》：温中。主心腹痛、呕吐，去口臭气。

《开宝本草》：下逆气，止霍乱，感寒气，解酒毒。

李杲：调中补胃，健脾消食，去寒邪客于心胃，主心、胃痛。

李时珍：治瘴疠之气，主寒疟，伤暑吐下泻痢，噎膈反胃，痞满吐酸，痰饮积聚，妇女妊娠恶阻，带下。可除寒燥湿，开郁破气，祛除鱼肉毒。制丹砂。

［发明］ 陶弘景说：豆蔻味辛烈，香气浓郁，可经常食用。豆蔻、廉姜、枸橼、甘蕉、麂目是一类物品。

寇宗奭说：草豆蔻气味十分辛辣，微香，性温，功善调散寒气。身体虚弱不能进食者，可将本品与木瓜、乌梅、缩砂、益智、曲糵、甘草、生姜一同使用。

李杲说：风寒客邪于胃，心胃疼痛者，适宜于煨熟后服用。

朱震亨说：草豆蔻性温，能散滞气，祛痰。如果已掌握是感受寒邪，或食用生冷而导致胃脘疼痛者，才能取其用以温散。对于痰湿郁结者，也有效。如果是热郁者，不可用此药，只怕会助温成热。当使用栀子之类方剂。

李时珍说：豆蔻治疗疾病，是因为味辛性热，功浮散，能入太阴经和阳明经有除寒燥湿，开郁化食的作用。由于南地低下，山冈多烟雾、瘴气，饮食酸，咸食物，所以脾胃大多寒湿郁滞，因此食料中必用本品，是为了与脾胃相适宜。但如果过多食用，则能助脾热，伤肺气，损坏眼睛。有人说：本品与知母同用，可治瘴疟恶寒发热，是因为二者一阴一阳，没有偏胜偏衰。大概草果治太阴独胜之寒，知母治阳明独胜之火。

[附方] 旧方一条，新方九条。

1. 心腹胀满短气。《千金方》：用草豆蔻一两，去皮研末，以木瓜生姜汤调送半钱。

2. 胃弱呕逆不食。《普济方》：草豆蔻仁二枚，高良姜半两，水一盏，煮后滤出汁，加生姜汁半合，和面后切断，用羊肉搅拌汁煮熟，空腹服用。

2. 霍乱烦渴。《圣济总录》：草豆蔻、黄连各一钱半，乌豆五十粒，生姜三片，水煎内服。

3. 疟疾自汗不止。《经效济世方》：草果一枚，用面裹煨熟，将面一同研末，加入平胃散二钱，水煎服。

4. 气虚瘴疟，热少寒多，或只寒不热，或虚热不寒。《济生方》：用草果仁、熟附子等分，水一盏，姜七片，枣一枚，煎至半盏服用。方名为果附汤。

5. 脾寒疟疾。寒多热少，或只寒不热，或大便泄，小便多，不能进食。《医方大成》：草果仁、熟附子各二钱半，生姜七片，枣肉二枚，水三盏，煎至一盏，温服。

6. 脾肾不足。《百一选方》：草果仁一两，用舶茴香一两炒香味，取出茴香不用；用吴茱萸汤泡汤七次，再用破故纸一两炒香，去破故纸不用；葫芦巴一两，用山茱萸一两炒香，取出山茱萸不用。上三味药研制为散，用酒调糊做丸如梧子大。每次六十丸，用盐汤送下。

7. 赤白带下。《卫生易简方》：连皮草果一枚，乳香一小块，用面裹煨成焦黄色，连同面粉一起研细末。每次饭时服用二钱，一日两次。

8. 香口辟臭。《肘后方》：豆蔻、细辛研末，用嘴含。

9. 脾痛胀满。《直指方》：草果仁两个，用酒煎内服。

附 豆蔻花

[气味] 味辛，性热，无毒。

[主治] 人大明：降逆气，止呕吐，除霍乱，调中，补胃气，解酒毒。

白豆蔻
（见《开宝本草》）

［释名］ 多骨

［集解］ 马志说：白豆蔻出产于伽古罗国，所以叫做多骨。草形象芭蕉，叶像杜若，长八九尺，且光滑，冬、夏季均不凋谢，花为浅黄色，子成朵状，像葡萄，花初开时色微青，成熟后则变白色，七月采摘。

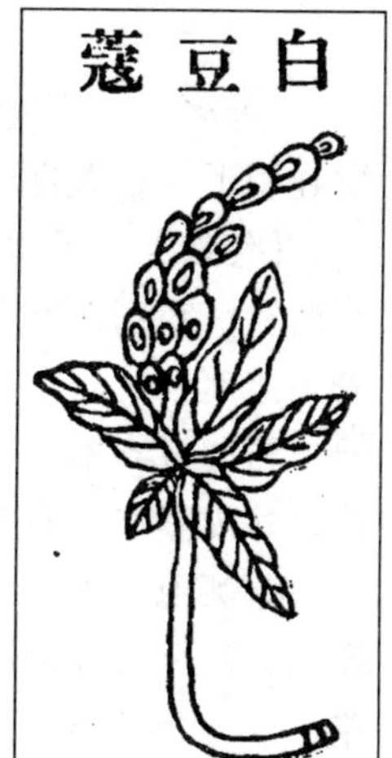

苏颂说：现在广州、宜州也有本品，但不如外国的产品好。

李时珍说：白豆蔻子圆，大小像牵牛子，外壳白厚，仁像缩砂仁，入药时要去皮，多炒后使用。

附 白豆蔻仁

［气味］ 味辛，性大温，无毒。

王好古说：大辛热，味薄气厚，其性轻清易升，属阳，为浮药。入手太阴经。

［主治］ 《开宝本草》：能治感受寒邪，止呕吐、呃逆、反胃，消谷下气。

李杲：散肺中滞气，宽胸膈，促进食欲，可去白内障。

王好古：补肺气，益脾胃，理元气，收脱气。

李时珍：治噎膈，除疟疾恶寒发热，解酒毒。

［发明］ 苏颂说：古方治疗胃冷，吃后即要吐，和呕吐的六物汤中，都用了白豆蔻，大概就是取其治胃冷的作用。

张元素说：白豆蔻气和味都轻薄，作用有五方面：一是肺经本药；二是散胸中滞气，三是祛寒邪腹痛；四是温暖脾胃；五是治暴发赤眼，去太阳经目内眦处充血，用少量即可。

李时珍说：根据杨士瀛所说：白豆蔻可治脾虚疟疾，发热恶寒，呕吐，可通行三焦，调营和卫，各种病症即自行消失。

［附方］ 旧方一条，新方四条。

1. 胃冷恶心，食即欲吐。《张文仲备急方》：白豆蔻籽三枚，捣细，好酒一盏，温服，多饮几盏效更佳。

2. 突然恶心。《肘后方》：多嚼白豆蔻子，效果好。

3. 小儿胃寒吐乳。《危氏得效方》：白豆蔻仁十四个，缩砂仁十四个，生甘草二钱，炙甘草二钱，研末，经常掺入小儿口中。

4. 脾虚反胃。《济生方》：白豆蔻、缩砂仁各二两，丁香一两，陈廪米一升，黄土(炒焦)，去土后将上药研细末，用姜汁调和成丸如梧子大。每次服一百丸，用姜汤送下，方名太仓丸。

5. 产后呃逆。《乾坤生意》：白豆蔻、丁香各半两，研细末，以桃仁汤送服一钱，片刻后再服。

缩　砂　密
(见《开宝本草》)

[释名]　李时珍说：此草名字的意义不详。藕下茎多有莲鞭，密藏于下。本品果实在根下，仁藏在壳内，也许是取这种含义吧。

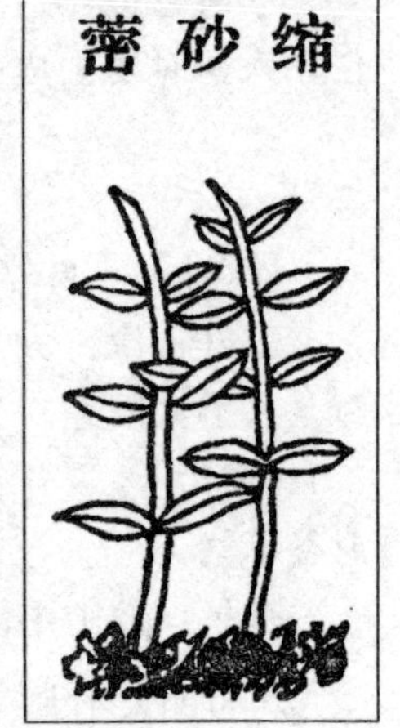

[集取]　李珣说：缩砂密生长在西海（今青海省青海一带）和西戎（我国西北部少数民族总称）等地，波斯各国也有。大多从安东道而来。

马志说：本品生长于南方各地。苗像廉姜，子的形状像白豆蔻，外皮紧厚，有皱，黄红色，八月份采摘。

苏颂说：现在岭南山谷河川一带多生长本品。苗茎像高良姜，高三、四尺。叶为青色，长八、九寸，宽半寸。三、四月在根下开花，五、六月果实成熟，五、七、十枚为一颗穗，形状像益智，比其圆，外皮紧厚，有皱，有粟纹，外面长有细刺，黄红色。皮间有一团细子，约四十余粒，大小如大黍米，外部色微黑，内里色白且香，像白豆蔻仁。七、八月采摘，辛香可作为调味品，或蜜道煎后裹糖备用。

附　缩砂密仁

[气味]　味辛，性温，涩，无毒。

甄权说：味辛苦。

陈藏器说：味酸。

李珣说：味咸，辛，性平。与诃子、豆蔻、白芜夷、鳖甲共同使用效果好。

王好古说：味辛，性温，属阳，为浮药。入手、足太阴经、手、足阳明经、手、足太阳经、足少阴等七经。与白檀香、豆蔻相使，入肺经；与人参、益智相使，入脾经；与黄柏、茯苓相使，入肾经；与赤、白石脂相使，入大、小肠经。

[主治]　《开宝本草》：虚劳寒泄，宿食不消，赤白泻痢，腹中虚痛下气。

甄权：主寒气腹痛，止休息痢、劳损，可消化水谷，温暖脾胃。

陈藏器：上气咳嗽，奔豚、惊痫，外邪内侵。

人大明：主治一切气证，霍乱转筋。能助酒香气味。

杨士瀛：和中行气，止痛安胎。

张元素：治脾胃之气结滞不散。

李时珍：补肺醒脾，养胃益肾，理元气，通滞气，散寒饮，消胀痞，止噎膈呕吐，止女子崩漏，除咽喉、口齿燥热，化铜、铁、骨所致哽咽。

［发明］　李时珍说：根据韩悉《医通》所说：肾恶燥，以辛润之。缩砂仁味辛，可润肾燥。又说：缩砂属土，主醒脾调胃，引各药归于丹田。本品辛香走窜，和合五脏冲和之气，就像天地间以土为冲和之气一样，所以当作补肾药使用时与地黄丸同蒸，取其药能下达之意。又有将其作为化骨食草木药和炼制三黄时使用，但不知道本药是如何起作用的？

［附方］　旧方三条，新方一十三条。

1. 冷滑下痢不禁，虚羸。《药性论》：缩砂仁熬为末，将羊肝切薄片掺入，在瓦上焙后，研末，加入等分干姜末，作为桐子大丸。每次用白汤送下四十丸，每日两次。另有一方：缩砂仁、炮附子、干姜、厚朴、陈橘皮等分，研末，炼丸如梧子大。每次以米汤送下四十丸，每日两次。

2. 大便泻血，连续三代相传。《十便良方》：缩砂仁研为末，同米汤热服二钱，痊愈为止。

3. 小儿脱肛。《保幼大全》：缩砂去皮研末，用一片猪腰子劈开后将药末擦末在内，煮熟，给小儿服食，再服白矾丸。如果见有气逆肿喘者，治疗棘手。

4. 周身肿满，阴部肿痛。《直指方》：缩砂仁，土狗一个，等分，研末，和老陈酒服用。

5. 痰郁膈胀。《简便方》：砂仁捣碎，用萝卜汁浸透，焙干研末。每次饭后用沸汤送服一、二钱。

6. 上气咳逆。《简便方》：砂仁洗净炒后研末，生姜连皮等分，捣烂，饭后用热酒泡服。

7. 子痫昏冒。《温隐居方》：缩砂连皮炒黑，热酒调送下二钱。若不饮酒而食不入，用米汤送服。可方具有安胎止痛功效。

8. 妊娠胎动。因不慎触及，或跌坠损伤而致胎动不安，痛不可忍者。《孙尚药方》：缩砂熨斗内炒热，剥去皮用仁，捣碎。每次以热酒调下二钱。一会儿，即觉胎动停止，发热，此即胎已安。效果神速。

9. 妇人血崩。《妇人良方》：新鲜缩砂仁，新瓦焙干研末，米汤送服三钱。

10. 热壅咽痛。戴厚礼方：缩砂壳研末，水送服一钱。

11. 牙齿疼痛。《直指方》：缩砂放于口中，常嚼。

12. 口唇生疮。黎居士简易方：煅缩砂壳，研末，涂擦于疮面。此为蔡医《博秘方》。

13. 鱼骨入咽。王璆《百一选方》：缩砂、甘草等分，绵帛包裹口含咽汁，痰出

则愈。

14. 误食诸物，如金银铜钱等不化之物。《危氏得效方》：浓煎缩砂汤送服，则可下。

15. 一切食物中毒。《事林广记》：缩砂仁研末，水送服一、二钱。

益智子
（见《开宝本草》）

［释名］　李时珍说：脾主智，本品能益脾胃，所以得名。其意义与龙眼又叫益智相同。根据苏轼记说：海南（今广东海南行政区）盛产益智，其花，果实均长穗，分为三节。观看上、中、下三节的变化不同，可预测早、中、晚禾的丰收与灾害。大丰收则三节都饱实，大灾则三节都不实，很少有三节同熟的。作为药它只有利水作用，对智力无益，但本品所得之名，可能是与它能预测丰凶有关，这也是其中说法之一。

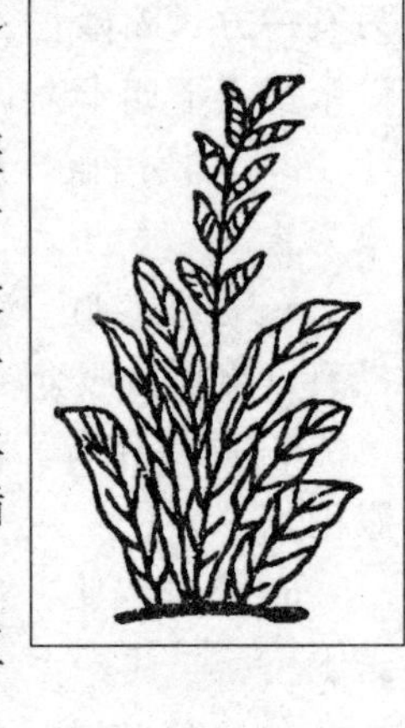

［集解］　陈藏器说：益智生长于昆仑（今甘肃、西藏、新疆域内）和交趾国（今广西境内），现在岭南各州郡也有。顾微《广州记》中说：叶像蘘荷，长一丈多。根上有小枝，高八、九寸，没有花及花朵外的薄片。茎像竹箭，子从心中结。一枝之上丛生有十子，大小像小枣。核黑，核皮皱，以核小为好，若含于口中，可止涎秽。还可将核捣碎，取皮蜜炙后当作酱菜食用，味辛。晋朝卢循赠送给刘裕益智酱菜，就是本品。

苏恭说：益智子像连翘子，未开花前，其苗、叶、花、根与豆蔻没有区别，只有子小。

李时珍说：根据嵇含《南方草木状》说：益智二月开花，色像莲，五、六月成熟。子像笔头，但两头尖，长约七、八分，五味均杂有，饮酒时食用香气芬芳，可用盐浸曝晒，作酱菜食用。由此则顾微所说不开花是错的。现在的益智子形状像枣核，但皮和仁都像草豆蔻。

附　益智仁

［气味］　味辛，性温，无毒。

［主治］　马志：遗精虚漏，小便淋沥，益气安神，补不足，安三焦，调诸气。夜尿多者，取二十四枚捣碎，加盐同煎内服，效显。

李杲：治寒邪犯胃，和中益气，唾液多。

王好古：益脾胃，理元气，补肾虚滑精、小便淋漓。

李时珍：寒邪腹痛，心气不足，梦遗滑泄，热伤心系，吐血、血崩等证。

[发明] 刘完素说：益智辛热，能开发郁结，宣通气机。

王好古说：益智本为脾经之药，主君相二火。在集香丸中则入肺，在四君子汤中则入脾，在大凤髓丹中入肾，固三脏互有子母相关之义。如果是在补药中兼用，不要多服。

李时珍说：益智大辛，为行阳退阴之药，三焦，命门气弱者，适宜使用。根据杨士瀛《直指方》说：心者脾之母，进食（本品）不止于和脾，火能生土，这大概就是使心药入脾胃药中，二者相得益彰。所以古人用药时，多用益智，即取土中益火的作用。又根据洪迈《夷坚志》说：秀川（今浙江嘉兴或江苏松江）进士陆迎，忽然吐血不止，气厥惊颤，狂躁、目直视，到深夜即想向外奔跑，如此发作二夜，用了许多方药都无效。夜中做梦观音传授一方，命令早晨服一剂，可永远除去病根。梦醒后将方记下，如方制药，病果然痊愈。方药：益智子仁一两，生朱砂二钱，青橘皮五钱，麝香一钱，碾为细末，每次空腹灯芯汤送下一钱。

[附方] 新方八条。

1. 小便频数，膀胱之气不足。《朱氏集验方》：雷州益智子盐炒，去盐，加天台乌药等分，研末，用酒煮山药粉，搅为糊，和丸如梧子大。每次空腹七十丸，用盐汤送服。方名为缩泉丸。

2. 心虚尿频，赤白带下。益智子仁、白茯苓，白术等分，研末，白汤调下三钱。

3. 男女白浊腹满。《永类钤方》：益智仁盐浸泡后炒，炒厚朴、姜汁等分，姜三片，枣一枚，水煎服。

4. 小便赤浊。益智子仁、茯神各二两，远志、甘草水煮各半斤，共为末，用酒调糊，和为梧子大丸，空腹姜汤送下五十丸。

5. 腹胀忽然腹泻，日夜不止，诸药均无效，属气脱者。《危氏得效方》：益智子仁二两，浓汤煎后服用，可立即见效。

6. 妇人崩中。《产宝》：益智子炒后碾细，米汤中加盐，送服一钱。

7. 香口避臭。《经验良方》：益智子仁一两，甘草二钱，碾为粉末，用舌舐食。

8. 胎漏下血。《胡氏济阴方》：益智仁半两，缩砂仁一两，研末。每次空腹白汤送服三钱，每日两次。

荜　茇

（见《开宝本草》）

[释名] 荜拨

李时珍说：荜拨应当为荜茇，出自《南方草木状》，是番语。陈藏器《本草拾遗》中为毕勃，扶南（为广东境内的古国名）传作逼拨，人大明会典中为毕茇。段成式《酉阳杂俎》说：摩伽陀国（印度古称）称此为荜拨梨，拂林国（古西域地名）则称为

阿梨诃陀。

［集解］　苏恭说：荜拨生长在波斯国。为丛生植物，茎叶像蒟酱，子紧细，味比蒟酱辛烈。胡人（汉以后泛指外国人）来访，用叫食物调味品。

陈藏器说：（本品）根叫毕勃没，像柴胡，但比其黑硬。

苏颂说：现在岭南有本品，多生长在竹林之中。正月出苗从生，高三、四尺，茎像筷。叶青圆像蕺菜，宽二、三寸像桑叶，表面光滑而厚。三月表面开白色花。七月结子像小指大，长二寸多，青黑色，像桑椹子，比其长。九月采摘，晒干，生用。南人（指今陕西以南地区的居民）喜爱它的辛香味，有的摘叶后生吃。还有外来之品，其味更为辛香。

李时珍说：段成式说青州（今山东益都县）防风子可与荜茇相混淆。其实也有所不同。荜茇气味如胡椒，外形长二、一寸，而防风子圆，像胡荽子，大不相同。

［修治］　雷敩说，凡使用时，要去果穗挺，留头，用醋浸泡一夜，焙干，用刀刮去外皮上颗粒状之物，干净后使用，以避免伤人肺，使人气逆。

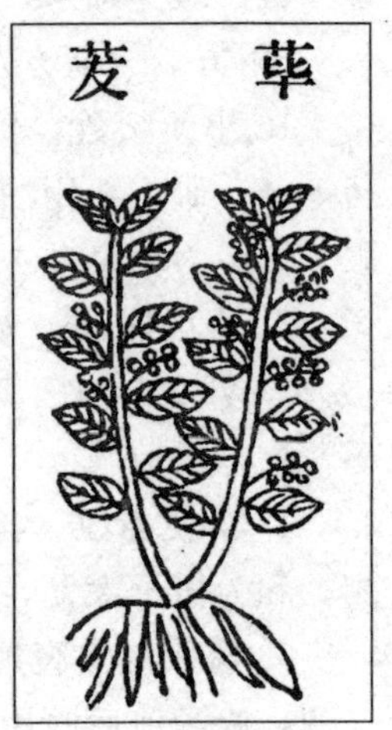

［气味］　味辛，性大温，无毒。

李时珍说：气热味辛，属阳，为浮药。入手、足阳明经。但是辛热能耗散阳气，能动脾肺之火，过多使用会使人头目昏眩，做饭时更不适宜为调味品。

［主治］　陈藏器：温中下气，补腰肾，祛腥气，消食，除胃寒，阴疝积聚。

人大明：霍乱冷气，心痛血气。

李珣：水泻虚痢，呕逆烧心，产后泻痢，与阿魏合用效果好。与诃子、人参、桂心、干姜同用，治脏腑虚冷，肠鸣泻痢，疗效神速。

李时珍：治头痛、鼻渊、牙痛。

［发明］　寇宗爽说：荜茇走肠胃，凡寒邪呕吐，心腹满痛均适宜。若过量服用，则走泄真气，使人胃肠空虚下重。

苏颂说：根据《唐太宗实录》说：贞观年间，皇上气痢日久而不愈，服名医药后亦无效，因此广为收集药方。有一卫士献上一方为：用黄牛乳煎荜茇，皇上服后则痊愈。刘禹锡也记载这事说，后来多次将本方用于虚冷病，均获效。

李时珍说：牛乳煎方详见兽部牛乳条下。荜茇是治疗头痛、鼻渊、牙痛的要药，主要是取它辛热，能人阳明经散浮热的功效。

［附方］　旧方二条，新方八条。

1. 冷痰恶心。《圣惠方》：荜茇一两，研末，饭前用米汤送服半钱。

2. 暴泄，身冷自汗，甚则欲呕，小便清，脉微弱，适宜用已寒丸。《和剂局方》荜茇、肉桂各二钱，高良姜、干姜各三钱半，研末，搅糊为丸，如梧子大。每次用姜汤

送下三十丸。

3. 胃中冷，口酸流清水，心下牵连脐痛。《余居士选奇方》：荜茇半两，姜汁浸炙厚朴一两，研末，加入热鲫鱼肉，研和为丸，如绿豆大。每次米汤送下二十丸，可立即见效。

4. 瘴气成块在腹不散。《永类钤方》：荜茇一两，大黄一两，共研末，加少许麝香，炼蜜丸如梧子大。每次用冷酒送服三十丸。

5. 妇人血气作痛，下血无定时，月经不调。《陈氏方》：盐炒荜茇，炒蒲黄，等分研末，炼蜜丸如梧子大。每次空腹温酒送服三十丸，两剂则痛止。方名二神丸。

6. 偏头风痛。《经验后方》：荜茇为末，嘱患者口含温水，按左右头痛，分别用左右鼻吸入一字，则可见效。

7. 鼻流清涕。《卫生易简方》：将荜茇末吹入鼻中，有效。

8. 风虫牙痛。荜茇末擦牙，煎苍耳汤漱涎。《本草权度》：用荜茇末、木鳖子肉，研膏化开，搐鼻。《圣济总录》：荜茇、胡椒等分，研末，化蜡丸如麻子大，每次用一丸塞于鼻孔中。

附　荜勃没

［气味］　味辛，性温，无毒。

［主治］　陈藏器：五劳七伤，冷气呕逆，心腹胀满，食不消化，阴部冷汗，寒疝核肿，妇女腹冷无子，治腰肾冷，除血气。

蒟酱（蒟，音矩）
（见《唐本草》）

［释名］　蒟子（见《广志》）土荜茇（见《食疗本草》）苗名为扶留藤　蒌叶

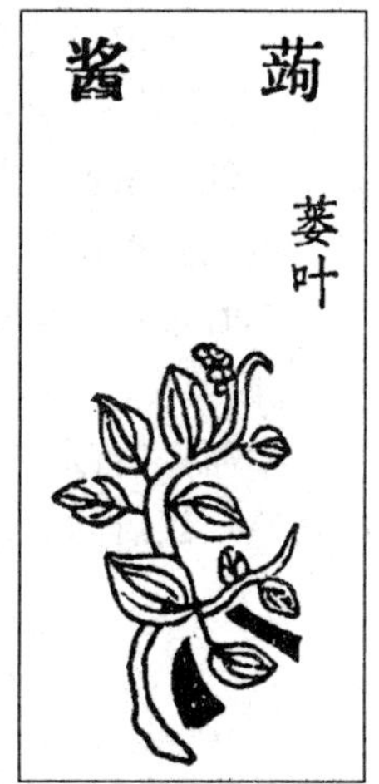

李时珍说：根据嵇含所说：蒟子可以调食，所以叫做酱。是荜茇一类的，所以孟诜的《食疗本草》称为土荜茇。它的蔓叶枝叶扶留藤，一种为扶擂，一种为浮留，不知其意义何在？蒌为留字的错传。

［集解］　苏恭说：蒟酱生长在巴蜀，蜀都赋所说的流下其味于番禺者，就是指此物。本品蔓生，叶像王瓜，比其厚大有光泽，味辛香，果实像桑椹，皮黑肉白。西戎（我国西北部少数民族总称）的产品，细且辛烈。交州（今广西苍梧县）、爱州人家有许多栽种者，子长大，苗叫浮留藤。用叶与槟榔一起食用，味辛而香。

苏颂说：现在夔州（今重庆奉节县）、岭南也都有本品。过去汉武帝派使唐蒙告知南越。越王用蒟酱招待唐蒙，说：西北牂牁江

（贵州省内）长数里，出番禹域下。汉武帝感慨，即开通牂牁、越隽（今四川西昌县）。刘渊淋注蜀都赋说：蒟酱生长于绿木丛中。子像桑椹，成熟时色青，长二、三寸。用蜜或盐浸后储藏起来，以备食用，味辛香。与苏恭所说的大同小异。大概刘渊林所说是蜀产蒟酱，而苏恭所说的是海南产品。现在以荜茇为贵，而不崇尚蒟酱，原因即是很少使用后者。

李珣说：《广州记》说：生产于波斯国的蒟酱，果实形状像桑椹，以紫褐色的为上品，而黑色为老根，不堪入药。可是现在所用多为黑色，很少有褐色之品。黔中也有本品，形状、滋味均一般。

李时珍说：现在两广、滇南及川南、渝（重庆别称）、泸（今四川泸州）、威州、茂州（四川省境内）、施州都有蒟酱。苗叫做蒌叶。依树蔓生，根大如竹筷。那里的人们吃槟榔时，常与此叶和蚌灰少量同嚼食，并说可去痒疠之气，去胸中恶气。所以俗话说：槟榔浮留，可以忘忧。花实即是蒟子。根据嵇含《草木状》中说：蒟酱就是荜茇。生长在番国大而紫者，称为荜茇。生长在番禺小而青者，称为蒟子。本草用蒟更换蒌子，是错的。篓子另有一名叫扶留，其草、形状与之全然不同。李时珍姑且称谓蒟子依树蔓生，荜茇草生，二者虽为同类，但不是同一物，二者花实、气味、功用却相同。嵇含将两种物品归为同一物品，称蒟子不是扶留，大概是不知扶留为另一种花草。刘歆期《交州记》说：扶留有三种：一种名叫获抚留，根香美；一种名叫扶留藤，味辛；一种名叫南扶留，叶青，味辛。现在蜀人只取蒌叶作为酒曲，味香美。

［修治］ 雷敩说：采得之后，用刀将粗皮刮去，捣细末。每次用五两，以生姜自然汁五两搅拌，蒸一日，晒干后使用。

附 蒟酱根、叶、子

［气味］ 味辛，性温，无毒。

李时珍说：气热味辛，属阳，为浮药。

［主治］ 《唐本草》：下气温中，破痰积。

李珣：咳逆上气，心腹虫痛，胃虚虚泻，霍乱吐逆，解酒食之毒。

孟诜：散结气，消谷，治心腹冷痛。

李时珍：解瘴疠，去胸中恶邪之气，温脾燥热。

［附方］ 新方一首。

牙痛。《御药院方》：蒟酱、细辛各半两，大皂荚五锭，去子，于每孔中放入青盐，烧存性，然后同研末，频频擦涂患处，吐涎。

肉　豆　蔻
（见《开宝本草》）

［释名］　肉果（见《本草纲目》）迦拘勒

寇宗奭说：肉豆蔻是相对于草豆蔻而起名的，本品去壳只用肉。肉油色者为好，枯白瘦小者为下等品。

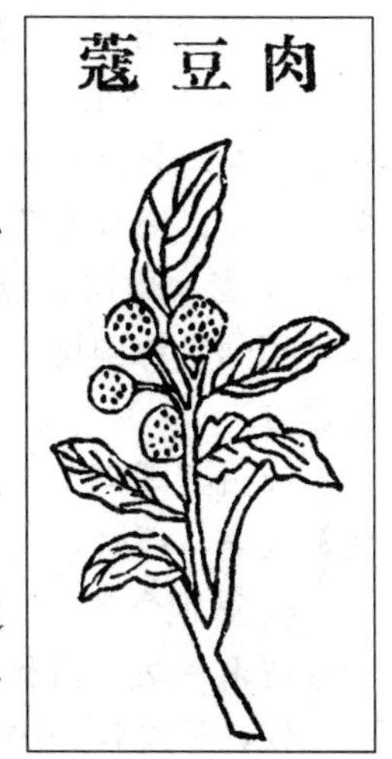

李时珍说：本品由于花实都像豆蔻，但无核，所以得名。

［集解］　陈藏器说：肉豆蔻生长于胡国（我国古代泛指外国），胡名叫迦拘勒。大多从外国舶来，中国没有。形状圆而小，皮紫色紧薄，其内肉质辛辣。

李珣说：生长于昆仑，和大秦国。

苏颂说：现在岭南人们也种栽。春季生苗，夏季抽茎开花，结出果实像豆蔻，六、七月采摘。

李时珍说：肉豆蔻花和果实的形状虽然像草豆蔻，但皮肉之棵却不同。本品棵外有皱纹，内有斑缬纹，像槟榔纹。本品最易被虫蛀，只有烘干后密封，才稍可保留。

附　肉豆蔻实

［修治］　雷敩说：若使用，必须用糯米粉熟汤搜裹豆蔻，在煻灰火中煨熟，去粉，余下部分备用。不能与铁相接触。

［气味］　味辛，性温，无毒。

甄权：苦、辛。

王好古：入手足阳明经。

［主治］　《开宝本草》：温中，消食止泄，治心腹积冷胀痛，霍乱恶心吐逆，小儿食乳吐泻。

人大明：调中下气，开胃，解酒毒，消膜理邪气。

甄权：治宿食痰饮，止小儿吐逆，不下乳，腹痛。

李珣：主心腹虫痛，脾胃虚冷，虚泄赤白痢，研末，以粥送服。

李时珍：暖脾胃，固大肠。

［发明］　人大明说：肉豆蔻调中下气，消皮外络下气，味珍奇，药力更特殊。

寇宗奭说：本品善下气，过多服用则泄气，用量适当可调和诸气。

朱震亨说：属金和土，作为丸则温中补脾。日华子称它能下气，是因为脾得补而善运化，则气自然下行。不像陈皮、香附之类泄气。寇氏因不详其中原因，所以认为

不可多服。

汪机说：痢疾，用本品可涩肠止痢，是小儿伤乳泄泻的要药。

李时珍说：土爱温暖，并喜欢芳香，所以肉豆蔻之辛温，恰可理脾胃、治吐利。

［附方］ 旧方一首，新方七首。

1. 暖胃除痰，促进食欲，善消食。《普济方》：肉豆蔻二个，半夏姜汁炒五钱，木香二钱半，研末，蒸饼为丸如芥子大小，饭后以津液吞下五丸、十丸。

2. 霍乱吐利。《普济方》：肉豆蔻研末，姜汤送服一钱。

3. 久泻不止。《百一选方》：肉豆蔻煨一两，木香二钱研末，枣肉和丸，米汤送服四五十丸。另方：肉豆蔻煨一两，熟附子七钱，研末，捣糊为丸，米汤送服四、五十丸。另方：肉豆蔻煨，粟壳炙，等分研末，醋调糊为丸，米汤送服四、五十丸。

4. 老人虚泻。《瑞竹堂方》：肉豆蔻三钱，用面裹煨熟，去面研末，乳香一两，研末，用陈米粉调糊为丸，如梧子大。每次五、七十丸，米汤送下。这是常州侯教授所传之方。

5. 小儿泄泻。《全幼心鉴》：肉豆蔻五钱，乳香二钱半，生姜五片，上药同砂至黑色，去姜，研膏，收，捻丸如绿豆大。每次以米汤送服等量药丸。

6. 脾泄气痢。《续传信方》：豆蔻一棵，米醋调面裹，煨至焦黄。和面研末。用榄子炒研末一两，相和。再用陈廪米炒焦，研末，和匀。每次二钱煎煮后饮服，调前二味三钱，早晚各一次，病可愈。

7. 冷痢腹痛不能食者。《圣惠方》：肉豆蔻一两去皮，醋和面裹，煨熟，捣烂为末。每次用粥汤送下一钱。

补 骨 脂
（见《开宝本草》）

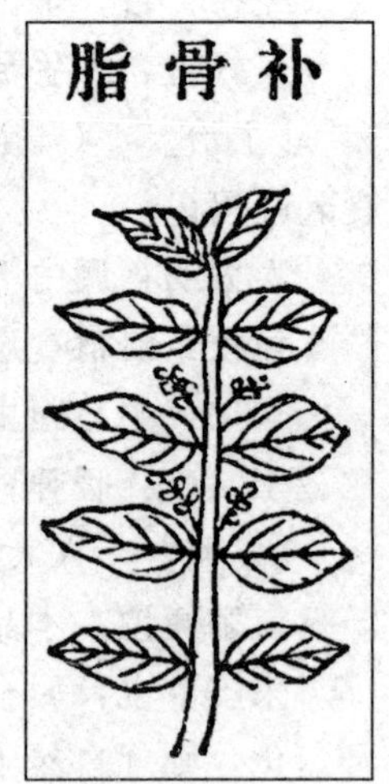

［释名］ 破故纸（见《开宝本草》）婆固脂（见《药性论》）胡韭子（见《日华本草》）

［集解］ 马志说：补骨脂生长在岭南各州和波斯国。

苏颂说：现在岭外山川间有许多本品。四川合州也有本品，但均不如番国运来产品好。茎高三、四尺，叶小像薄荷，花为微紫色，果实像麻籽，形状圆扁，色黑，九月采摘。

人大明说：徐表《南州记》说：本品是胡韭子。外运者色红，广南产品色绿，入药时需炒用。

附 补骨脂子

［修治］ 雷敩说：此性燥毒，使用时需用酒浸泡一夜，滤出，

再用东流水浸泡三日，上锅蒸，从上午九点蒸至下午五点，晒干后使用。另一种方法：用盐同炒，曝晒干用。

[气味] 味辛，性大温，无毒。

甄权说：味苦、辛。

李珣说：恶甘草。

李时珍说：忌芸苔和各种血。与胡桃、胡麻同用，效果好。

[主治] 《开宝本草》：五劳七伤，虚冷，骨髓伤败，肾冷遗精，和妇女血气堕胎。

甄权：男子腰痛，膝冷囊湿，逐寒邪内侵顽痹，止小便，祛腹中寒气。

人大明：助阳，明耳目。

李时珍：治肾泄，通命门，暖丹田，敛精气。

[发明] 苏颂说：破故纸，现在人多与胡桃一同使用，这种用法来自唐朝郑相国。自序中说：我在南海做节度时，年龄七十五岁，由于当地潮湿、阴冷，所以病伤内外，多种疾病发作，阳气衰微，服了大量乳石等补药，均不见效。元和七年，诃陵国（古南海国名，广东省内）舶主李摩诃知道我的病状后，即传授了此方药。我起初怀疑而不服药，而李摩诃跪拜并一再请求服用，方才服药。七、八日后就觉效果不错。从那儿以后，我经常服用此药，功效神妙。元和十年二月，辞官后回京，将此方传录下来。破故纸十两，洗净，摘去外皮，曝晒，捣烂过筛。胡桃瓤二十两。用汤浸后去皮，研细如泥状。放入前味药末中，再用好蜜调和，如饴糖状，用瓷器盛。第二日用二合温酒，调药一匙服后，再用饭。如果不喝酒的人，用温开水调服。长期服用可延年益气，悦心明目，强壮筋骨。本品禁忌芸苔、羊血。是从外番运载而来，我国没有。番国人称其为补骨脂，语言讹传为破故纸。王绍颜的《续传信方》，记载此事很详细，所以摘录于此。

李时珍说：这个方又可制成丸剂，以温酒送服。根据白飞霞方载其方说：破故纸属火，收敛神明，能通心包火和命门之火。所以可以固元阳、充骨髓，收涩治脱证。胡桃属木，润燥养血。血属阴，恶燥，油性可滋润。与破故纸相佐，可有木火相生之妙用。所以说：破故纸没有胡桃，就像水母没有虾。破故纸恶甘草，但瑞竹堂方青娥丸却用了此二品，这是为什么呢？难道是甘草能够调和诸药，相恶者也不恶了吗？许叔微学士《普济本事方》说：孙真人说补肾不如补脾，我却说补脾不如补肾。因为肾气虚弱，则阳气衰微，不能向上熏蒸脾胃。脾胃气寒，则令人胸膈痞塞，不能进食；若运化不良，则脘胁虚胀，或呕吐痰涎，或肠鸣泄泻。就像烹饪器具有的物品，下边没有火力，终日不熟，又怎么能消化呢？济生二神丸，用于治疗脾胃虚寒泄泻。药用破故纸补肾，肉豆蔻补脾。虽然二药兼补脾肾，但没有斡旋之力。所以常常加木香以顺气，斡旋其中，使仓廪空虚，因而可以受物。这种配伍用药的方法，经常使用，每每见效，因而不可不知。

[附方] 旧方二首，新方一十四首。

1. 补骨脂丸。《和剂局方》：主治下元虚败，手足沉重，盗汗，纵欲而致。此药壮筋骨，益元气。补骨脂四两（炒香），菟丝子四两（酒蒸），胡桃肉一两（去皮），乳香、没药、沉香各研二钱半，炼蜜丸如梧子大。每次空腹用盐汤或温酒送下二、三十丸。从夏至服至冬至为止，每日一剂。这是唐宣宗时，张寿太尉知广州从南番人那里得到的方子。有诗说道："三年时节向边隅，人信方知药力殊。夺得春光来在手，青娥休笑白髭须。"

2. 男女虚劳。《经验后方》：男子妇人五劳七伤，下元虚冷，一切风病，四肢疼痛。可驻颜壮气，须发乌黑。补骨脂一斤，酒浸一夜，晒干，再用乌油麻一升和炒，待麻子不再发出声响时，去麻子，只取补骨脂研末，用醋煮后，面和糊状为丸如梧子大。每次空腹温酒，或盐汤送服二、三十丸。

3. 肾虚腰痛。《经验后方》：破故纸一两，炒为末，用温酒送服三钱，效果神速。或加木香一钱。《和剂局方》：青娥丸：治肾虚风冷虚而侵，血气相搏于内，腰痛如折，俯仰不利；或因劳役伤肾，或潮湿伤腰，或跌仆坠伤，或风寒客搏，或气滞不散之腰痛，或腰间如坠重物。破故纸酒浸炒一斤，杜仲去皮姜汁浸炒一斤，胡桃肉去皮二十个，研末，用蒜捣膏一两，和丸梧子大。每次空腹温酒送服二十丸。妇女以淡醋汤送下。常服本方可壮筋骨，活血脉，乌髭须，益颜色。

4. 妊娠腰痛。《妇人大全良方》：通气散：破故纸二两，炒香为末。先嚼胡桃肉半个，空腹温酒调下二钱。此药效果明显。

5. 定心补肾。《朱氏集验方》：养血返精丸：破故纸炒二两，白茯苓一两，为末。没药五钱，用无灰酒浸，高出一指，煮化后与药末相和，作丸如梧子大。每次用白汤送下三十丸。过去有人服用此方，到老不衰。大概是因为补骨脂补肾，茯苓补心，没药养血，心、血、肾生理功能正常，则身体自然平安。

6. 精气不固。《三因方》：破故纸，青盐等分，同炒研末。每次米汤送下二钱。

7. 小便无度，肾气虚寒。《普济方》：破故纸十两（酒蒸），茴香十两（盐炒），研末，酒调糊为丸如梧子大。每次用盐酒送下百丸。或用末掺猪肾煨熟后服用。

8. 小儿遗尿膀胱冷。《婴童百问》：夜属阴，所以小便不禁。破故纸炒末，每晚热汤送服五分。

9. 玉茎不痿，滑精遗泄，时时痛如针刺，捏之则脆，此病叫做肾漏。《夏子益奇方》：破故纸，韭子各一两，研末。每次用三钱，水二盏，煎至六分服，每日三次，痊愈为止。

10. 脾肾虚泄。《本事方》二神丸：破故纸半斤（炒），肉豆蔻（生）四两，研末，肥枣肉研膏，和丸如梧子大，每次空腹米汤送服五、七十丸。加木香二两，名叫三神丸。

11. 水泻久痢。《百一选方》：破故纸（炒）一两，粟壳（炙）四两，研末，炼蜜丸

如弹子大。每次与姜、枣同用水煎服一丸。

12. 牙痛日久，属肾虚。《御药院方》：补骨脂二两，青盐半两，炒后研末，擦患处。

13. 风虫牙痛，上连头脑。《传信适用方》：补骨脂（炒）半两，乳香二钱半，研末，擦于患牙处。或作为丸塞入牙空洞内。使用后有效。

14. 跌打坠伤腰痛，为淤血凝滞。《直指方》：破故纸（炒）、茴香（炒）、辣桂等分，研末，每次用热酒送服二钱。破故纸主腰痛，行血。

姜　黄
（见《唐本草》）

［释名］　蒁（音述）　宝鼎香（见《本草纲目》）

［集解］　苏恭说：姜黄的根叶都像郁金。花春季从根部长出，和苗一同长出，入夏后，花开灿漫，无子。根有黄、青、白三色。本品用作药品的制作方法与郁金相同。西戎（我国西北部少数民族总称）人称为蒁。味辛少苦多，也与郁金相同，只有花的生长不同。

陈藏器说：姜黄正品，是精心栽种三年以上的老姜，能长花。花生于根部，像蘘荷。根节坚硬，气味辛辣。种姜的地方即有，但始终比较难得。也有以西番运来的。与郁金、蒁药相似。像苏恭所说：是蒁药，而不是姜黄。也有说姜黄是蒁的，郁金是胡蒁。如此看来，这三者没有区别，递相连名，总称为蒁，功能、性状应当没有区别。现在郁金味苦寒，色红，主马热病；姜黄味辛温，色黄；蒁味苦，色青。三种物品不同，所用也有区别。

人大明说：生长于海南的，是蓬莪蒁，生长于江南的，是姜黄。

苏颂说：姜黄现在江、广蜀川也有很多。叶青绿色，长一、二尺，宽三、四寸，有斜纹，像红蕉叶，略小。花颜色红白，到中秋逐渐凋谢。春季末才生，先长花，次长叶，不结果实。根盘曲，为黄色，像生姜，略圆，有节。八月挖根，切片，暴晒而干。蜀人用来治疗气胀，和产后败血攻心，效果甚佳。蛮人（古时南方少数民族泛称）生吃，据说可以祛邪避恶。其实郁金、姜黄、蒁药三种物品相近，因而苏恭不能分辨，认为是同一物。陈藏器从色、味来分辨三物，又说姜黄是三年老姜所生。近年汴都（今河南开封）也有许多种姜者，常常可看到有生卖姜黄的，即是老姜。市人买回来食用，说是最善治气。大方中也有时用它。还有廉姜，也是这一类的，自然也是同一物品。

李时珍说：近来人们的形状扁像干姜的，称为片子姜黄；形状圆而像蝉腹的，称蝉肚郁金，还可浸于水中染色。蒁形状虽像郁金，但颜色不黄。

附 姜黄根

［气味］ 味辛、苦，性大寒，无毒。

陈藏器说：辛少苦多，性热不冷，说它大寒，是错误的。

［主治］ 《唐本草》：心腹积结烦闷，可下气破血，除风热，消疖肿，功效强于郁金。

人大明：治癥瘕血块，通月经，治跌仆损伤之淤血，止突然发作风寒疼痛，下食。

苏颂：祛邪避恶，治气胀。产后恶血攻心。

李时珍：治风痹臂痛。

［发明］ 李时珍说：姜黄、郁金、莪药三物，形状、功用均相近。但郁金入心治血；而姜黄兼入脾，故兼治气；莪药则入肝，兼治气中之血，这是三者不同之处。古方五痹汤用片子姜黄，治风寒湿气手臂痛。戴原礼《证治要诀》说：片子姜黄能入手臂，治其疼痛。因此可知它兼理血中之气。

［附方］ 旧方二首，新方二首。

1. 心痛难忍。《经验后方》：姜黄一两，桂肉三两，研末，醋汤送服一钱。

2. 胎寒腹痛，啼哭吐乳，大便泻青，如惊恐抽搐状，出冷汗。《和剂局方》：姜黄一钱，没药。木香、乳香二钱，研末，蜜丸如芡子大。每次用钩藤煎汤送服一丸。

3. 产后血痛，有瘀块。《咎殷产宝》：姜黄、桂心等分，研末，酒服十梧桐子。血块下净为愈。

4. 疮癣初生。《千金翼方》：姜黄末，掺后敷于患处，效果好。

郁 金
（见《唐本草》）

［释名］ 马莪

朱震亨说：郁金不香，性轻清易扬，能到达酒气所到之高远。古人用来治疗郁遏不能上升之病，恐怕命名也由此而来。

李时珍说：酒和郁滞，过去人们说大秦国所产郁金花香，只有郑樵《通志》所说的是这种郁金。大秦国三代时，常未与中国相通，哪里来的这种草呢？罗愿《尔雅翼》也说是此根，用酒和后使其变黄如金色，所以叫做黄流。这种说法也通。此根形状像莪莪，可治马病，所以取名马莪。

［集解］ 苏恭说：郁金生长在蜀地和西戎（西北部少数民族总称）。苗像姜黄，花折质红，秋末出茎心，但无果实。根黄赤，用四畔子根去皮用火烘干，马药用，具有破血而补的作用，胡人（北方边地及西域各民族的称呼）叫它为马莪。岭南的产品

有果实，像小豆蔻，无法吃。

苏颂说：现在广南、江西各州郡也有。但是不如蜀中之品好。四月初长苗，像姜黄，如苏恭所说的那样。

寇宗奭说：郁金不香。现在的人用它染妇女的衣裳，颜色最为鲜明，但不耐日晒，略有郁金的气味。

李时珍说：郁金有两种：郁金香，是用花入药，见本条；这是用根的。苗像姜，根像指头大小，长的有一寸多，体圆，有横纹像蝉腹形状，外黄内红。人们用它浸水后当色，略微有香气。

附　郁金根

［气味］　味辛，苦，性寒，无毒。

张元素说：气味俱厚，为纯阴之品。

独孤滔说：烧灰可结沙子。

［主治］　《唐本草》：治积血，下气，生肌止血，破恶血，止血淋尿血，跌仆损伤。

甄权：单独使用，治妇女陈血心痛，冷气结聚，用温醋调和后，按摩敷贴于患处。也治马病，腹胀。

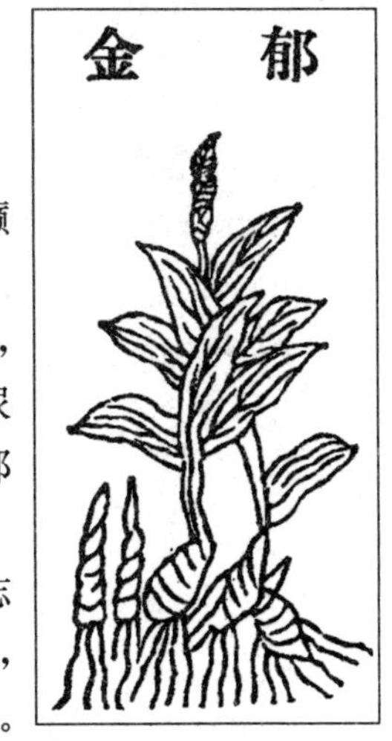

张元素：凉心。

李杲：治阳毒入胃，下血频痛。

李时珍：治血气心腹痛，产后恶血冲心欲死，神志恍惚，癫狂，虫毒。

［发明］　朱震亨说：郁金属火，属土、属水，性轻扬上升，治吐血、衄血、唾血，和经脉逆行，郁金末加韭汁、姜汁、童尿一起使用，则淤血自清。若痰中带血，加竹沥。若鼻血上行，郁金、韭汁加四物汤一起服用。

李时珍说：郁金入心及其包络，治血病。《经验方》用治神志不明癫狂，真郁金七两，明矾三两，研末，调薄糊为丸如梧子大，每次用白汤送下五十丸。曾有一妇女患癫狂病十年，用此方治疗。初始服药后心胸间觉就像有东西被除去，豁然神气洒脱，再服此方，则患者清醒。这是由于惊恐扰乱痰血聚集于心窍所致。郁金入心去淤血，明矾可化顽痰，即是如此之原因。庞安常《伤寒论》说：发斑出痘初始有白泡，突然邪气入腹部，皮疹渐渐变作紫黑色，无脓、昼夜不得安宁。可用郁金一枚，甘草二钱半，水半碗煮干，去甘草，将郁金切片，焙干，研末，加真脑子（炒）半钱。每次用生猪血五、七滴，新汲水送下一钱。不超过二剂，重者则毒气从手足心出，斑痘像痈状者，即为愈，这是五死一生之像。《范石湖文集》说：岭南有挑生一类的蛊毒之危害。巫师常在饮食中用厌胜法，鱼肉能反生于人腹之中，人则死，这是疫疠之邪客于其内。初始发病自觉胸腹痛，第二日刺痛难忍，十天后则生长在腹中。大凡胸膈痛者，即用升麻、或胆矾涌吐。若痛在膈下，急用米汤调送郁金末二钱，可泻出恶物。或合用升麻、郁金内服，不吐则泻下。李巽岩侍郎为雷州推荐人才，得到了此方，因而救活了许多人。

[附方] 旧方三条，新方十条。

1. 失心癫狂。方见发明下。

2. 痘毒入心。方见发明下。

3. 厥心气痛不可忍。《奇效方》：郁金、附子、干姜等分，研末，调醋糊为丸如梧子大，砵砂为衣。每次男用酒，女用醋调下三十丸。

4. 产后心痛，血气上冲欲死。《袖珍方》：郁金烧存性，研末，取二钱，用米醋一呷调灌送下，服下苏醒。

5. 自汗不止。《集简方》：郁金末，睡眠时调敷于乳房上。

6. 衄血、吐血。《黎居士易简方》：川郁金，研末，井水送服二钱。严重者多服。

7. 阳毒下血，热气入胃，痛不可忍。《孙用和秘室方》：郁金五大个，牛黄一皂荚子大小，和为散。每次用醋浆水一盏，同煎沸腾三次，温服。

8. 尿血不定。《经验方》：郁金末一两，葱白一把，水一盏，煎至三合，温服，每日三次。

9. 风痰壅滞。《经验后方》：郁金一分，藜芦十分，研末。每次用一分，用温浆水送下。再用浆水一盏，漱口，用食物压下。

10. 挑生虫毒。方见发明下。

11. 中砒霜毒。《事林广记》：郁金末二钱，加少量蜜，冷水调服。

12. 痔疮肿痛。《医方摘要》：郁金末，水调后涂敷，则肿消痛止。

13. 耳内作痛。《圣济总录》：郁金末一钱，水调，倒入耳内，再迅速倒出。

蓬莪茂（音述）
（见《开宝本草》）

[释名] 茂药

[集解] 马志说：蓬莪茂生长在西戎（西北部少数民族总称）和广南（今云南广南县）各州。叶像蘘荷，子像干椹，茂在根下生长，一好一恶，恶的有毒。西戎人采回本品后，先让羊吃，若羊不吃的则丢弃。

陈藏器说：一个名叫蓬莪，黑色，一个名叫莁，黄色；一个名叫波茶，味甘有大毒。

人大明说：本品就是南中姜黄根，海南（今广东省内）生长的名叫蓬莪莁。

苏颂说：现在江浙一带有的地区有本品。三月长苗，生长于田野中。茎像钱大小，

高二、三尺。叶青白色，长一、二、尺，长至五寸大后，很像蘘荷。五月有花、穗、黄色，穗头为微紫色。根像生姜，茂长在根下，像鸡、鸭卵、大小不定。九月采挖后，削去粗皮，蒸熟曝晒，干后备用。

附 蓬莪茂根

［修治］ 雷敩说：使用时，在砂盆中用醋磨尽；然后用火烘干，多次过筛后使用。

苏颂说：本品特别坚硬，难以捣治，使用时用热灰火煨透，乘热捣烂，可破碎如粉。

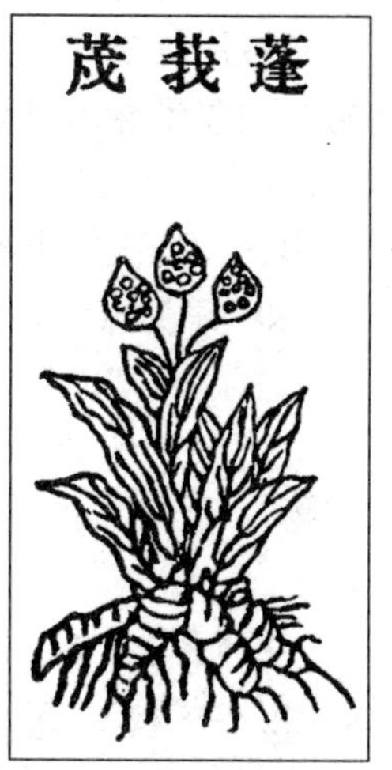

李时珍说：现在的人多用醋炒后或煮熟后入药，目的为引其入血分。

［气味］ 味苦、辛，性温，无毒。

人大明说：与酒、醋同用效果好。

［主治］ 《开宝本草》：心腹痛，中恶气，霍乱气寒，吐酸水，解毒，饮食不消，用酒研末后服用。可治妇女血气积结，男子奔豚气冲。

甄权：破积聚冷气，用酒醋研磨后服用。

人大明：治一切气，开胃消食，通月经，消淤血，止跌仆损伤之出血，和损伤后淤血。

王好古：通肝经积聚之血。

［发明］ 苏颂说：蓬莪莲，古方中没看到用此药的。现在医家用来作为治积聚诸气的要药。与荆三棱同用，效果良好，妇女药中也多使用。

王好古说：蓬莪色黑，破气中之血，加入气药中可发香味。虽然是泄利之剂，但能益气，所以孙尚治疗气短不能接续，及大、小七香丸、集香丸、各类汤散中都用本药。是肝经血分药。

李时珍说：郁金入心，专治血分之病；姜黄入脾，兼治血中之气；莲入肝，治气中之血；此三者稍有不同。根据王执中《资生经》说：执中患心脾痛很长时间，服用醒脾药后反而腹胀。使用了耆域所记载的方药后，立即见效。蓬莪莲用面裹炮制熟后研末，用水和酒醋煎服。这大概是因为本品能够破气中之血。

［附方］ 旧方二首，新方六首。

1. 一切冷气攻心挛痛，发作则欲死。凡患心腹痛日久，时有发作者，用此方可祛根。《卫生家宝方》：蓬莪茂二两，用醋煮，木香（煨）一两，上二药共研末，每次用淡醋汤送下半钱。

2. 小肠脏气非时痛不可忍。《杨子建护命方》：蓬莪茂，研末，空腹用葱酒送服一钱。

3. 妇女血气游走作痛，腰痛。《普济方》：蓬莪茂、干漆二两，研末，用酒送服二钱。腰痛者，用核桃酒送下。

4. 小儿肠灼痛。《保幼大全》：莪茂半两，用一钱阿魏化水浸泡一昼夜，焙干后研末。每次用紫苏汤送下一分。

5. 小儿气痛。《十全博救方》：蓬莪茂炮制后研末，用热酒送服一大钱。

6. 上气喘急。《保生方》：蓬莪茂五钱，酒一盏半，煎至八分服用。

7. 气短不接。《孙用和秘宝方》：正元散：治气不连续，兼治滑泄，及小便数。王丞相服用效果好。蓬莪茂一两，金铃子去核一两，研末，加蓬砂一钱，炼后研细末。每次空腹用温酒或盐汤送服二钱。

8. 新生儿吐乳不止。《保幼大全》：蓬莪茂少量，盐多少如绿豆大小，用乳汁一合，煮沸三、五次，去药滓，加牛黄两颗粟米大小，服用后效果显著。

9. 浑身燎疱。方见荆三棱。

荆 三 棱
（见《开宝本草》）

［释名］ 京三棱（见《开宝本草》） 草三棱（见《开宝本草》） 鸡爪三棱（见《开宝本草》） 黑三棱（见《图经本草》） 石三棱

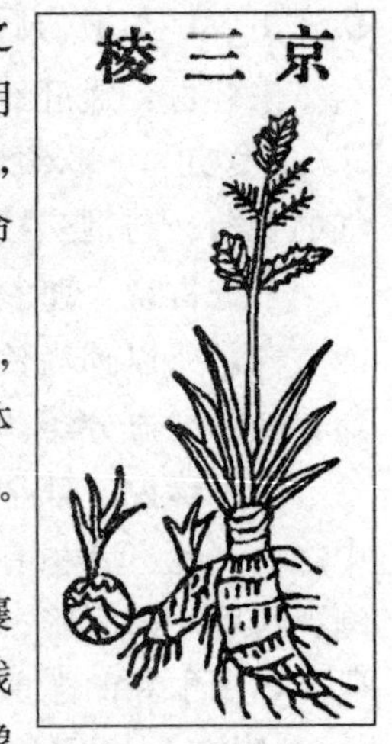

苏颂说：三棱，叶子有三条棱。生长在荆楚（今湖北省内）之地，所以取名荆三棱是因为表明其出产之地，而《开宝本草》所用“京”字是错误的。也有叫草三棱的，即鸡爪三棱，生长在蜀地，二月、八月采摘，实际上都是同一类产品，只是根据外形不同而命名，所以常有几个名字并见。

［集解］ 陈藏器说：三棱一共有三、四种，京三棱，黄色，分量重，形状像鲫鱼，略小。黑三棱，形状像乌梅，比其大，体轻，有须，相互联结蔓延，为漆色，蜀人拿它织成器具，叫做葬。也可用药使用。

苏颂说：京三棱过去不著所生长之地，现在荆襄（今湖北襄阳）、江淮（泛指江苏、安徽）、济南、河陕间都有本品。生长在浅水旁和泽畔之岸。春季长苗，高三、四尺。叶像莎草，很长，又像茭蒲叶，有三个棱。五、六月抽茎，高四、五尺，大小如人手指，三棱好似削成一般。茎端开花，像莎草，略比其大，为黄紫色。苗下有根盘结，刚开始长块如附子大小，有的为扁形。旁边有根横贯，一个根可联结多个盘结，其上也可长苗。盘结均为扁长，像小鲫鱼，分量重的，即是三棱。根的末端临终处有一个盘结，不长苗，小而圆，像乌梅，是黑三棱。根的末端弯曲像爪的形状者，是鸡爪三棱。均为皮黑，内白，而分

量轻。有人说：不生苗只长细根的叫做鸡爪三棱。而不长细根的叫做黑三棱，大小不定，色黑，剥皮后为白色。上三者其实为同种植物，但药力有刚柔不同，所以用时也各有偏重。它们之所以命名不同，是因为外形不同，就像乌头、乌喙、云母、云华之类，其实本不是两种物品。现在的人仍然以凫茈、香附子作为本品。另外，河中府有石三棱，根黄白色，形状像钗脚，叶绿，像蒲叶。苗高约一尺，叶上也有三棱，四月开花，色白如寥蘋花，五月挖根，也可消积气。现在世上人们所用三棱，都是淮南的红蒲根，泰州（今江苏省内）所用尤其多。本品体坚质重，像削刻过的鱼形，叶扁茎圆，没有三棱，不知道为什么也命名为三棱？虽然身为太医，也不觉本品所用是错的。大概是因为沿袭已久，用根入药的，不知苗长的何样，而采药的人不知用于何处，所以差别越来越大，不再进行辨认。现在三棱只在其根旁引有二根，没有直下根，外形大体多像鲫鱼。

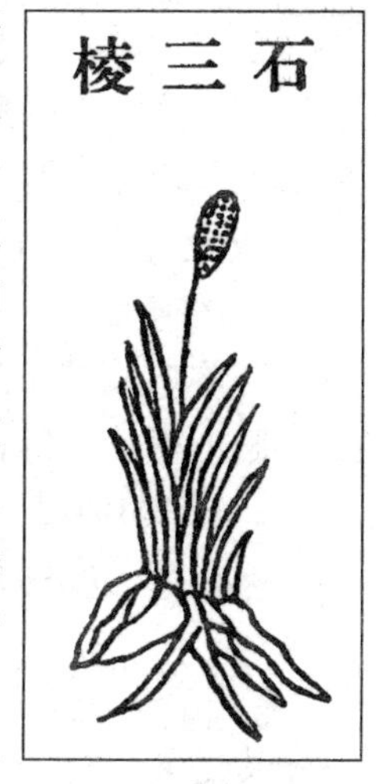

李时珍说：三棱大多生长在荒废池塘湿地。春季丛生，夏秋季抽高茎，茎端再生多个叶子，开六、七枚花，花细碎呈穗状，黄紫色，内结有细子。它的叶、茎、花、果实都有三棱，与香附的苗、叶、果实、花一样，只是稍长大。茎光滑，有三棱，像棕榈之叶茎。茎中有白瓤，劈开后可用以编织物品，其柔软有弹性。吕忱《字林》说忱草长在水中，根可用于染绿器具。其中指的就是这种草的茎，而不是根。《抱朴子》所说的蓡根花鲜，也是这种草。其根有许多黄黑色根须，削去须之外皮，其形状像鲫鱼，而不是根本身像鲫鱼。

附　荆三棱根

［修治］　张元素说：入药使用，必须炮熟方可。

李时珍说：用于消积气，用醋浸泡一日，炒或煮熟后焙干，入药效果好。

［气味］　味苦，性平，无毒。

马志说：味甘，性平，温。

人大明说：味甘、涩、性凉。

张元素说：味苦、甘，无毒。为阴中之阳药。能泻真气，真气虚者，请勿使用。

［主治］　《开宝本草》：癥瘕积聚，产后淤血内结，通月经，堕胎，止痛利气。

人大明：治气胀，破积气，消跌仆损伤之淤血，妇女血脉不调，心腹痛，产后腹痛。

张元素：心膈痛，饮食不消可治。

王好古：通肝经积血，治疮痈肿痛坚硬。

李时珍：下乳汁。

［发明］　王好古说：三棱色白属金，破血中之气，是肝经血分药。三棱、莪蒁治

疗痞块积聚、硬疮，是取其“坚者消也”的功效。

马志说：民间传说过去有人得了癥瘕癖积而死，遗言说解剖腹部将其取出。后剖腹，果然有病块，干硬如石，纹理清楚，有五种颜色。人们都认为是异物，而削成刀柄。后来用刀割取三棱，但刀柄消失成水，因此才知道三棱可治疗癥瘕癖积。

李时珍说：三棱能破气散结，治疗多种疾病。功效与香附相近，但药力峻猛，所以很难久服。根据戴原礼《证治要诀》中说：有人得了癥瘕腹胀，用三棱、莪蒁，酒煨后煎服治疗，泻下一个像鱼样的黑东西，则疾病痊愈。

［附方］　旧方三首，新方五首。

1. 癥瘕臌胀。《千金翼方》：三棱煎：三棱根，切成一石，水五石，煮玉三石，去渣后再煎，取三斗药汁放入锅中，煎汤如稠糖，用密封的器具将其收藏起来。每日用酒送服十梧子，每日两次。

2. 积聚痞块。《奇效方》：草三棱、荆三棱、石三棱、青橘皮、陈橘皮、木香各半两，肉豆蔻、槟榔各一两，硇砂二钱，研末，调糊作丸如梧子大，每次用姜汤送服三十丸。

3. 积聚不消，胁下坚硬如石。《圣惠方》：京三棱（炮）一两，川大黄一两，研末，用醋熬成膏。每日空腹用生姜橘皮汤送下一汤匙，以感觉清利为度。

4. 小儿气癖。《子母秘录》：三棱煮成汁状，当作羹粥食用，与母奶同用，也可每日给小儿小量枣食用。小儿新生百日后，和十岁以内，无论受热惊痫、还是积聚等病，均可用本方调理，其奥秘神妙不可说，用后十分显效。

5. 痞气胸满口干，消瘦，食欲减退，或时发壮热。《圣济总录》：石三棱、京三棱、鸡爪三棱，一块儿炮制，蓬莪茂三枚，槟榔一枚，青橘皮五十片（醋浸去白），陈仓米一合（醋浸淘过）、巴豆（去皮）五十个，同青皮、仓米炒干，去巴豆后研末，调糊为丸如绿豆大。每次用米汤送下三丸，每日一剂。

6. 反胃恶心，药食不下。《圣济总录》：京三棱（炮）一两半，丁香三分，研末。每次用沸水频频送服一钱。

7. 乳汁不下。《外台秘要》：京三棱三个，水二碗，煎至药汁剩一碗，用药洗乳房，直至乳汁泌出为止，效果奇妙。

8. 浑身燎疱如棠梨，流水，反复不愈，如皮损内陷肌肤，则不易治疗。《危氏得效方》：荆三棱、蓬莪茂各五两，研末，分三剂，用酒调后连续进服，痊愈。

莎草、香附子
（见《名医别录》）

［释名］　雀头香（见《唐本草》）　草附子（见《图经本草》）　水香棱（见《图经本草》）　水巴戟（见《图经本草》）　水莎（见《图经本草》）　侯莎（见《尔雅》）

莎结（见《图经本草》） 夫须（见《名医别录》） 续根草（见《图经本草》） 地藾根（见《图经本草》） 地毛（见《广雅》）

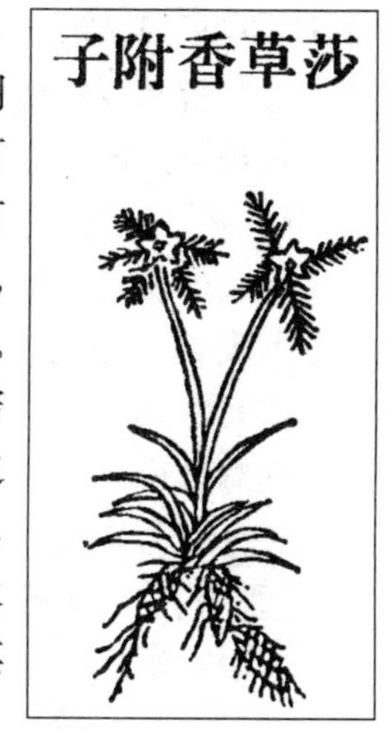

李时珍说：《名医别录》只说用莎草，而没说是用苗，还是用根。后世多用根入药，叫香附子，而不知道莎草这个名。莎草可作斗笠和雨衣，稀疏而不沾衣，所以它的名字从草、从沙。也可写作“蓑”字，因为做成衣服后下垂如帽带，就像孝子的衰衣，所以其名又从衰。《尔雅》说：薃（音浩）侯、莎的果实为红色。又说，苔，是夫须。苔，本身是斗笠的名称，是贫贱之夫所必需的。根相连，可以与各种香草相合，所以又称为香附子。上古之人称其为雀头香。按江表传说：魏文帝派使者到吴国寻求雀头香，指的就是本品。叶像三棱和巴戟，生长在潮湿之地，所以又有水三棱、水巴戟之称谓。一般人们称其为雷公头。《金光明经》称其为月萃哆。记事珠称其为抱灵居士。

［集解］《名医别录》说：莎草生长在田野之中，二月、八月采摘。

陶弘景说：方药中不多用本品，但在古诗之中常用，却不知为何物。还有一种鼠蓑，治疗疾病与本品也不同。

苏恭说：这种草的根叫香附子，又叫雀头香，茎、叶均像三棱，与各种香药合用。

苏颂说；现在随处可见本品。苗、叶像薤白，却比其瘦小，根像筷头大小。按照唐玄宗《天宝单方图》所记载，水香梭的功能、形状与此相似。水香陵生长在博平（今山东省聊城地区西北）郡池塘之中，苗叫香陵，根叫莎结，也叫草附子。河南和淮南潮湿之地均有，叫水莎。陇西（今甘肃东南部）称为地藾根。蜀郡称其为续根草，也叫水巴戟。现在涪都（今四川省境内）此品最多，叫三棱草。用茎可做鞋履。采摘其苗、花和根作为药用，治疗疾病。

寇宗奭说：香附子现在的人多使用。虽然是生长在莎草根部，但是有的根有，有的根却没有。香附子有一层薄薄的破裂外皮，紫黑色，毛不多。刮去外皮则为白色。如果随便以根作为本品，那是错误的。

李时珍说：莎叶像老韭叶，比其硬，光泽有尖棱。五、六月抽茎，三棱中空虚，茎端再长出许多叶。本品开青花形呈穗状、像黍米，中间有细子。根上有须，须下结一、二枚子，可相传而衍生。子上有细黑毛，大的像羊枣，但两头尖。采摘后燎去细毛，曝晒干后备用。这是近来人们常用的要药，然而陶弘景不认识本品，所以各种注释也都简略，从而我们也可了解到古今药物兴废之不同。由此看来，各种草药，不能因为现在不了解、不认识它，就废弃不收，就像香附子那样，怎么能知道过些时候就成为要药了呢？

附 莎草极、香附子根

［修治］ 雷敩说：凡采摘后，阴干，在石臼中捣烂，切忌铁器。

李时珍说：凡采挖时连同苗一起挖，曝晒而干，用火燎去苗和毛。使用时，以水洗净，在石臼上磨去外皮，用童便浸透，洗晒后，捣烂备用。也有生用，或炒，或用酒、醋、盐水浸泡后使用的，各种方法皆根据本方所需而定，详细情况见发明条下。也有用稻草煮的，煮后味不苦。

［气味］　味甘，微寒，无毒。

寇宗奭说：味苦。

苏颂说：《天宝单方》说：味辛、性微寒，无毒，性涩。

张元素说：味甘、苦，性微寒，气厚味薄，为阳中之阴，血中之气药。

李时珍说：味辛，微苦，甘，性平。是足厥阴、手少阳经药。且能兼行十二经，入血气分。与童便、醋、芎䓖、苍术同用，效果好。

［主治］　《名医别录》：除胸中积热，充皮毛，久服利人，益气，长须眉。

苏颂：治邪客于心脉，膀胱、胁下气机不利，忧郁易怒，心悸怔忡。

李杲：治一切气，霍乱吐泻腹痛，肾与膀胱气冷。

李时珍：散时气寒疫，利三焦，解六郁，消饮食积聚，痰饮痞满，胕肿腹胀，脚气，止心腹、肢体、头目、齿耳各种疼痛，痈疽疮疡，吐血，便血、尿血，妇女崩漏带下，月经不调，胎前产后各处种疾病。

附　莎草、香附子苗及花

［主治］　《天宝单方图》：男子心肺感受风热而虚，膀胱间，连胁下气机不利，皮肤瘙痒、隐疹，饮食不多，日见消瘦，忧愁、心悸、少气等症，收苗、花共二十多斤，打碎研细，用二石五斗水，煮至一石五斗，熏洗浸浴，令周身汗出适宜，则瘙痒可止。四季经常使用，中除隐疹风根。

李时珍：煎汤服用可散气郁、利胸膈，祛痰热。

［发明］　王好古说：香附治膀胱、两胁气机不畅，心悸少气，这是本品能益气，是血中之气药。本草中没记载其治崩漏，但方中用于治疗崩漏，这是益气而止血的作用。还能逐淤血，为推陈出新。就像巴豆能治大便不通，又治泄泻下利的意义所在。也有人说香附为阳中之阴，血中之气药，大凡气郁，血瘀均用之。本品炒黑能止血治崩漏，是妇女疾病的仙药。如若多服，也能走散人体之气。

朱震亨说：香附需用童便浸泡，能解各种郁证，凡血气之病必用此药，药入气分而生血，这正是阴生阳长之义。本草中没记载本品为补益之品，但方剂学家却说对老人有益，其中意义有一定保留。这大概是寓补于行中。天之所以为天，是因为它运转正常，且遵循常规。健运不止，所以生生不息，正是这个道理。现在的香中也有本品。

李时珍说：香附气平，不寒，香而走窜。味辛能散，微苦能降，微甘能和。是足厥阴肝经，手少阳三焦经气分的主药，同时能兼通十二经气分。生用可上行胸膈，外达皮肤；熟用则下走肝肾，外抵腰足。炒黑后使用可止血，用童便浸泡，再炒则入血分而能补虚；盐水浸泡后炒用，可入血分而润燥；青盐炒用可补肾气；酒浸泡后炒用，

可行经络；醋浸泡后炒用，可消积聚；姜汁浸包后炒用，可化痰饮。本品与人参、白术共用可补气；与当归、共草同用可补血；与木香同用可疏郁和中；与檀香同用可理气醒脾；与沉香同用可升降气机；与芎䓖、苍术同用可总解各种郁滞；与栀子、黄连同用可降火热；与茯神同用可交通心肾；与茴香、破故纸同用可引气归原；与厚朴、半夏同用可消胀除壅；与紫苏、葱白同用可解散邪气；与三棱、莪茂同用可消散积块；与艾叶同用可治血气，暖子宫，为气病之总司，女科之主帅。飞霞子韩𢘻说：香附能推陈出新，所以各种书中均说其益气。但民俗间的耗气之说，只适宜妇女，而不适宜男子，其实不然。妇女以血为本，气行则没有疾病。老年人精枯血闭，唯有气为其资本。小儿之气日渐充盛，形体日渐坚固。凡病均是气滞、气弱，所以香附子为气为君药，世上很少有人知道。我用人参、黄芪，佐以甘草，治疗气虚胆怯，效果神速。韩𢘻云游四方时，悬壶赏赐，有治疗百病的黄鹤丹，和治疗妇女之病的青囊丸，可随意使用，略有小效。索要的人们不止，用后应当想一想其治法之外的意思。黄鹤丹是穿红衣的老翁在黄鹤楼传授的方子，所以取名为此。其方用香附一斤，黄连半斤，洗后、晒干，研末，水调糊为丸如梧子大，如若外感，用葱姜汤送下；如为内伤，用米汤送下；属气病，用木香汤送下；属血病，用酒送下；属痰病，用姜汤送下；属火病，用白水送下。其余可照此类推。青囊丸是邵应节真人为母病祈祷，感动了方士而传授的。方用香附略炒一斤，乌药略炮五两三钱，研末，用水、醋煮成面糊状，做丸。随证而用引药，如头痛，用茶水送下；如有痰气，用姜汤送下；一般多使用酒送下，效果良好。

［附方］　旧方一条，新方四十八条。

1. 服食法。苏颂说：唐玄宗《天宝单方图》说：水香棱的根叫莎结，也叫草附子，各种说法可见于前面所述。味辛，性微寒，无毒。凡男子心中热闷，膀胱、两胁下气机不畅，终日郁闷不乐，兼心悸的患者，可用根二大升，捣烂，熬至香味出，用生绢丝袋装本品，贮藏在三大斗无灰清酒中浸泡。如果是春三月后，浸泡一日即可使用；如果是冬十月后，要浸泡七日，靠近暖处更好。每次空腹温饮一盏，每日三、四次，要经常保持酒气相连接。如果不喝酒的人，则用根十两，加桂心五两，芜荑三两，上三味相和后捣烂为散，用蜜调和为丸，捣一千下，炼丸如梧子大。每次空腹用酒和姜蜜汤汁送下二十丸，每日两次，逐渐加至三十丸，以病愈为止。

2. 交感丹。萨谦斋《瑞竹堂经验方》：人到中年则精耗神衰。由于心血少，火不下降；和肾气疲惫，水不上升所致。从而出现心肾隔绝，营卫不和。在上表现为多惊；在中表现为痞塞，饮食不下；在下则表现为肾气虚冷遗精。愚蠢的医生只知道峻补下元，不但不能生水滋阴，反而出现衰败之像。只服此方半年，停用一切暖药，杜绝嗜欲，然后休心养性练功，则效果不可言喻。俞通奉五十一岁，碰见铁瓮城申先生传授此方，服后年老而变少，一直活到八十五岁才寿终。所以，普遍将此方展示于众生，以让许多人一同登上长寿之路。香附子一斤，新水浸泡一夜，在石臼上擦去外毛，炒黄，茯神（去皮木）四两，研末，炼蜜丸如弹子大。每次一丸，细嚼后用降气汤送下。降气汤药用香附子如上法炮制半两，茯神二两，炙甘草一两半，研末，点开水送服前药。

3. 一品丸。《奇效良方》：治气热上攻，头目昏眩，偏正头痛。大香附子去皮，水煮一时，捣烂，晒干，焙为末，炼蜜丸如弹子大。每次一丸。用水一盏，煎至八分服用。妇女用醋煎汤送服。

4. 升降诸气。治一切气病，痞胀喘哕，嗳酸烦闷，虚痛走注。《和剂局方》：常服可开胃消痰，散郁思食，如果是跋涉山谷，尤其适宜服用，可祛邪避瘴。香附子（炒）四百两，沉香十八两，缩砂仁四十八两，炙甘草一百二十两，研末。每次服用时加入少量盐，以白水频频送服一钱。

5. 一切气疾，心腹胀满，胸膈噎塞，暖气吞酸，痰盛呕恶，和宿酒不解。《和剂局方》：香附子一斤，缩砂仁八两，炙甘草四两，研末，每次用白汤加少许盐频服。研粗末，煎汤内服亦可。方名为快气汤。

6. 调中快气，心腹刺痛。《和剂局方》：小乌沉汤：香附子（擦去毛）焙二十两，乌药十两，甘草（炒）一两，研末，每服二钱，用盐汤随时送服。

7. 心脾气痛。白飞霞《方外奇方》说：凡胸膈一点痛，多因气和寒邪所致，有的可致终生，有的子母相传。俗称心气痛，其实不尽如此，而是胃脘部有郁滞。只有独步散，治疗效果显著。香附米（醋浸），略炒为末，酒洗高良姜七次，略炒研末，各自分别密封收藏。由于寒而病者，用姜二钱，香附米一钱；由于气而病者，用香附米二钱，高良姜一钱；由于气和寒而致病者，上二药等分，和匀。用热米汤加姜汁一匙，盐一捻，调下送服，则疼痛可止。用不了七、八次可除病根。王璆《百一方》说：内翰吴开夫人，心痛欲死，服用本方后马上见效。《类编》记载：梁混心脾痛多年不愈，烧香拜佛，遍寻良方，梦中得传此方，服一剂则疾病痊愈，所以命名为神授一匕散。

8. 心腹诸痛。《集简方》：艾附丸：治男女心气痛、腹痛、少腹痛、血气痛，疼痛不可忍者。香附子二两，蕲艾叶半两，用醋汤同煮熟，去艾叶，炒为末，米醋调糊为丸。如梧子大。每次用白汤送服五十丸。

9. 停痰宿饮，风气上攻，胸膈不利。《仁存方》：皂荚水浸香附，半夏各一两，白矾末半两，用姜汁调面糊丸如梧子大。每次用姜汤随时送下三、四十丸。

10. 脏腑冷痛，开胃。《普济方》：香附子（炒），研末，每次用姜、盐同煎送服二钱。

11. 酒肿、虚肿。《经验良方》：香附去皮，用米醋煮干，焙干后研末，米醋调糊为丸。久服则败水从小便排出，效果显著。

12. 气虚浮肿。《丹溪心法》：香附子一斤，用童便浸三日，焙干研末，调糊作丸。每次用米汤送下四、五十丸，每日两次。

13. 老小积聚，往来疼痛。《圣惠方》：香附、南星等分，研末，用姜汁调糊为丸，如梧子大，每次用姜汤送下三、二十丸。

14. 疝气胀痛及小肠疝气。《濒湖集简方》：香附末二钱，海藻一钱煎酒，空腹调送，同时食用海藻。

15. 腰痛、牙痛。《乾坤生意》：香附子五两，生姜二两，用其自然汁浸泡一宿，炒黄，研末，加青盐二钱，擦牙数次，则疼痛止。

16. 血气刺痛。《妇人良方》：香附子（炒）一两，荔枝核烧存性五钱，研末。每次米汤调送二钱。

17. 妇女诸病。《瑞竹堂方》：四制香附丸：治疗妇女月经调和月经病。去毛大香附子一斤，分作四份：四两用醇酒浸泡，四两醇醋浸泡，四两盐水浸泡，四两童便浸泡。春季泡三日，秋季泡五日，夏季泡一日，冬季泡七日。浸泡后将本品淘洗干净，晒干、捣烂，微焙后，研末，醋煮调面糊为丸如梧子大，每次用酒送下七十丸。瘦人加泽兰、赤茯苓末二两；气虚加四君子汤；血虚加四物汤。《济生堂方》：煮附济阴丸：治妇女月经不调，日久成癥积，一切风气。香附子一斤，分作四份：用童便、盐水、酒、醋分别浸三日，艾叶一斤，用浆水浸过，醋调糊和为饼，晒干，晚蚕砂（炒），半斤，莪茂（酒浸）四两，当归（酒浸）四两，各自焙干，研末，用醋调糊为丸如梧子大。每次用米汤送下七十丸。日两次。醋附丸：治妇女室女月经不调，血气刺痛，腹胁膨胀，心怔乏力，面色萎黄，头晕恶心，崩漏带下，便血，癥瘕积聚；妇人滑胎，气不升降，服用本方，效果神妙。米醋浸香附子半日，砂锅煮至干，捣烂焙干，在石臼中研末，用醋调糊为丸，用醋汤送下。《澹寮方》艾附丸：主治同上。香附子一斤，熟艾四两，醋煮，酒浸当归二两，研末，如上法和丸内服。

18. 妇人气盛血衰，变生诸症，头晕腹满，均适宜用抑气散。《济生方》：香附子四两，炒茯苓，炙甘草各一两，橘红二两，研末，每次用开水送服二钱。

19. 便血，血崩，或五色带下，均适宜长时间服用，可滋血调气，是妇女之仙药。许学士《本事方》：去毛香附子炒焦研末，用极热酒送服二钱，可立即止血。昏迷严重者，用米汤送服三钱。也可加棕榈炭。

20. 赤白带下，血崩不止。《圣惠方》：香附子、赤芍药等分，研末，盐一捻，水二盏，煎至一盏，饭前温服。

21. 安胎顺气。《中藏经》：铁罩散：香附子炒为末，用浓煎紫苏汤送服一、二钱。也有一法加砂仁。

22. 妊娠恶阻，胎气不安，气不升降，呕吐酸水，起坐不便，饮食不进。《圣惠方》：二香散：香附子一两，藿香叶、甘草各二钱，研末。每次用开水加盐调送二钱。

23. 临产顺胎，妊娠九月、十月服此，则永远没有惊恐。《朱氏集验方》：福胎饮：香附子四两，缩砂仁（炒）三两，甘草（炙）一两，研末。用米汤送服二钱。

24. 产后狂言，眩晕，烦渴不止。《朱氏集验方》：去毛生香附子研末，每次用姜、枣水煎送服二钱。

25. 气郁吐血。朱丹溪：童便调香附末二钱送服。澹《寮方》：治吐血不止。莎草根一两，白茯苓半两，研末，每次用陈粟米汤送服二钱。

26. 肺破咯血。《百一选方》：香附末一钱，米汤送下。每日两次。

27. 小便尿血。《指迷方》：香附子、新地榆等分，各自煎汤。先服香附汤三、五口，后服地榆汤，直至服完一剂。若无效继续服。

28. 小便血淋，痛不可忍。《十便良方》：香附子、陈皮、赤茯苓等分，水煎服。

29. 诸般下血。香附，童便浸一日，捣碎，米醋调抖，焙干为末。每次用米汤送服二钱。《直指方》：香附用醋、酒各半煮熟，焙干研末，黄秫米调糊为丸如梧子大。每次用米汤送服四十丸，日两次。

戴原礼说：只用香附子末二钱，加少量百草霜、麝香，一同服用，效果神速。

30. 老小脱肛。《三因方》：香附子、荆芥穗等分，研末。每次用一大碗水煎沸三匙药末十余次，淋洗患部。

31. 偏正头风。《本事方》：香附方（炒）一斤，乌头（炒）一两，甘草二两，研末，炼蜜丸如弹子大。每次用葱茶嚼下一丸。

32. 气郁头痛。澹寮方：香附子（炒）四两，川芎劳二两，研末。每次用腊茶清送下二钱。常服可除头痛病根，明目。华佗《中藏经》：加甘草一两，石膏二七半。

33. 头风晴痛。方同妊娠恶阻。

34. 女人头痛。《经验良方》：香附子末，用茶送服三钱，每日三、五次。

35. 肝虚晴痛，流泪羞明。《简易方》有补肝散：香附子一两，夏枯草半两，研末。每次用茶清送下一钱。

36. 突发耳聋。《卫生易简方》：香附子在瓦上炒，研末，萝卜子煎汤，早晚各服二钱。忌用铁器。

37. 耳溢脓汁。《经验良方》：香附末，用绵帛做棒状，以此将药送入耳中。蔡邦度知府常用此方，有效。

38. 诸般牙痛。《普济方》：香附、艾叶煎汤漱口，或用香附末擦患牙，吐涎水。

39. 固齿袪风，益气乌须眉，治牙痛牙宣，为铁瓮先生妙方。《济生方》：香附子炒存性三两，青盐、生姜各半两，研末，每日擦牙。

40. 消渴累年不愈。莎草根一两，白茯苓半两，研末。每次用陈粟米饮送服三钱，每日两次。

41. 痈疽疮疡。陈自明《外科精要》引曾孚先说：凡痈疽疮疡，都是因气滞血瘀所致，适宜服用各类香药，可引气通血。常器之说：凡气血闻香则行，闻臭则逆。疮疡发病均由气涩血聚而致，最忌臭秽不洁，接触其毒后必会蔓延。陈正节公说：大凡痈疽，多由怒气而得，只服香附子，即可宽气进食，效果明显。独胜散：去毛香附子，用生姜汁浸淹一夜，焙干碾为细末，不定时用白汤送服二钱。如疮疡发作初期，可用此法代茶饭。疮疡溃破后，也适宜服用此方。或只用局方小乌沉汤，少用甘草，疮疡愈合后服至半年，效果尤其神妙。

42. 蜈蚣咬伤。《袖珍法》：嚼烂香附后，将其涂在咬伤处，可立即见效。

瑞　香
（见《本草纲目》）

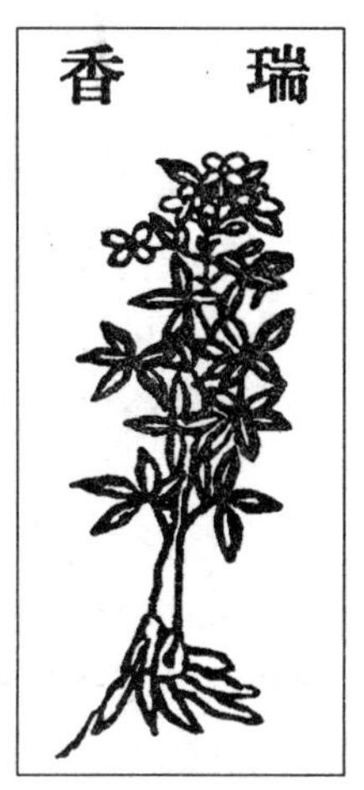

［集解］　李时珍说：南方各州郡山中都有本品。其枝干婆娑，柔条叶厚，四季均青绿茂盛。冬春之交，开花成簇，长三、四分，像丁香状，有黄、白、紫三色。《格古论》云：瑞香高的有三、四尺，种类繁多：有枇杷叶的、杨梅叶的、柯叶的、圆子的、弯枝的。只有弯枝的开紫花，味香烈，枇杷叶的结子。本品初始生长在庐山，到了宋朝人家中亦栽种，因而著名。弯枝的瑞香，其节弯曲，如折断之状。根柔软，且味香。

附　瑞香根

［气味］　味甘、咸，无毒。

［主治］　李时珍引《医学集成》：急喉风，用白色开花之品研水，灌服。

茉　莉
（见《本草纲目》）

［释名］　柰花

李时珍说：嵇含《草木状》中为末利，《洛阳名园记》中为抹厉，佛经为抹利，《王龟龄集》为没利，《洪迈集》为末丽。大概末利本为胡国语言，没有正字，所以随人们的会意而写。韦君称为狎客，而张敏叔则称为远客。杨慎《丹铅录》说：晋书记载人们戴柰花，就是现在的茉莉花。

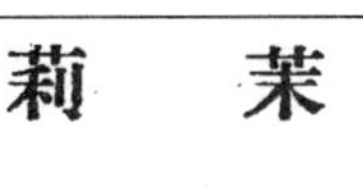

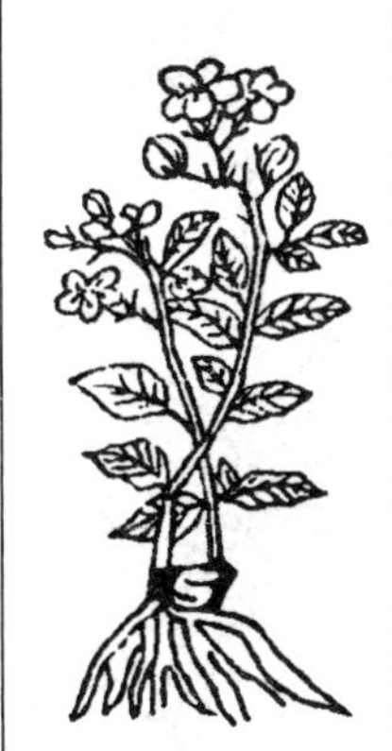

［集解］　李时珍说：末利原来生长于波斯国，后移植到南海（今广东省境内），现在滇、广之人栽种茉莉树。本品性畏寒，对中焦脾土不宜。其茎柔弱而枝节繁茂，叶绿尖团状。初夏开小白花，两瓣无花蕊，秋末则花止，不结果实。品种有千叶、红色、蔓生等不同。花每在夜晚开放，芳香可爱。女人可拿比作为装饰，或用作面脂。也可用来熏茶，或蒸出其液做蔷薇水。也有像茱莉，但瓣略大，气味清香的花草，叫狗牙，也叫雪瓣，海南生长有此物，素馨花、指甲花，都是这一类的，一同附于其下。

附　茉莉花

［气味］　味辛，性热，无毒。

［主治］　李时珍：蒸油取液，可做面脂，发油，可长发、润燥、香肌肤，也入著汤。

附　茉莉根

［气味］　性热，有毒。

［主治］　汪机：用酒磨十梧子送服，若昏迷一日者可苏醒；若服二十梧子，则昏迷二日者可苏醒；若服三十梧子，则昏迷三日者可苏醒。凡跌仆损伤、骨节脱臼者，接骨时用本品，可止痛。

附　素馨

李时珍说：素馨也是从西域移植而来，叫做耶悉茗花，就是《酉阳杂俎》所记载的野悉蜜花。其枝干袅娜，叶像末利，比其小，花细瘦，有四瓣，为黄、白二色。采摘花后压榨出油，可润泽头发，气味香爽，滑腻。

附　指甲花

有黄、白两种颜色，夏季开花，其香叶像木樨花，可染指甲，比凤仙花效果好。

郁　金　香
（见《开宝本草》）

［校正］　掌禹锡说：陈氏说郁是草英，不应当附于木部。现移至此处。

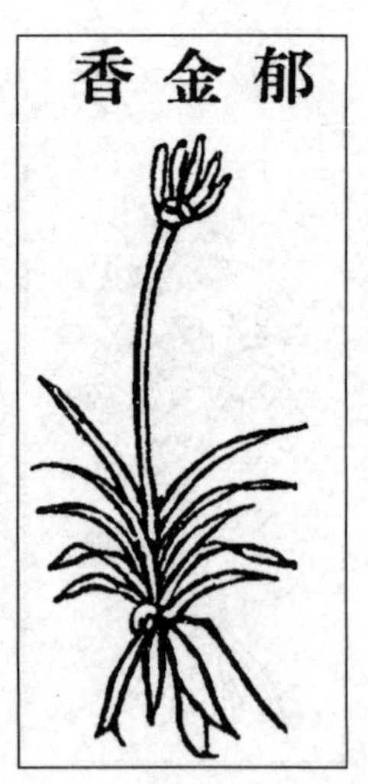

［释名］　郁香（见《御览本草》）　红蓝花（见《本草纲目》）　紫述香（见《本草纲目》）　草麝香　茶矩摩（见《佛书》）

苏颂说：许慎《说文解字》记载：郁，是芳草。十叶为一串，一百二十串联起来煮。郁鬯是百草之英，用来酿酒可以降神灵，是远方郁姓人所贡之品，所以叫做郁。郁，是现在的郁林郡。

李时珍说：汉代郁林郡，即是现在的广西、贵州、浔州、柳州、邕州、宾州之地。《一统志》中只记载了柳州罗城县生长郁金香，即是此物。金《光明经》称它为茶矩、摩香。这是郁金花香，与现在所用的郁金根，同名而不是同物。唐慎微《证类本草》中错将此物收载于另一物条下。按照赵古则《六书本义》记载：鬯

字像米盛在容器中，用匕插取之意。鬱字从臼，贡奉缶器在几上，鬯有彡饰，为五体之意。通俗称作郁。所以郁是取花酿酒的意思，不是指地区所言，地区名是从这种草而来的。

［集解］ 陈藏器说；郁金香生长在大秦国，二月、三月开花，形状像红蓝，四、五月采花，则花已香。

李时珍说：根据郑玄说所说：郁草像兰花。杨孚《南州异物志》记载：郁金出产于罽宾，人们多栽种，起先用以供佛，几日即萎谢，然后取它入药。色正黄，与芙蓉花裹嫩莲相像，可用以酿酒香用。《唐书》记载：唐太宗时，伽昆国送献郁金香，叶像麦门冬，九月花开，形状像芙蓉，色为紫碧色，香气在数十步以外即可闻到，虽开花但不结果实，如果想要栽种，就以根种。以上两种说法相同，但花色不相同，大概是种类不同。《古乐府》记载：中原有郁金、苏合香，指的就是此物。晋朝左贵嫔的“郁金颂”说：“伊有奇草，名曰郁金。越自殊域，厥珍来寻。芳香酷烈，悦目怡心。明德惟馨，淑人是钦。”

［气味］ 味苦，性温，无毒。

陈藏器说：性平。

［主治］ 陈藏器：各类毒害，心腹间邪气侵害，虫鸟等臭气。入药时与各种香药同用。

茅　香
（见《开宝本草》）

［校正］ 并入宋《图经本草》香麻部。

［释名］ 唱尸罗（见金《光明经》 香麻）

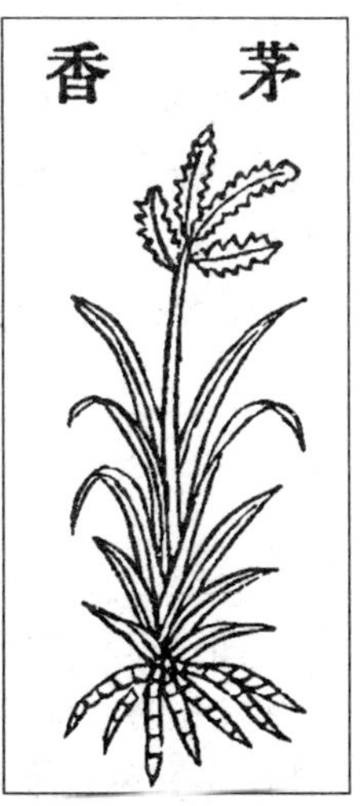

李时珍说：苏颂《图经本草》又有香麻一条，指出其产于福州，煎汤后洗浴很好，就是指的香茅，因为福建人称茅像麻，所以有香麻之名，现将此二者合并为一。

［集解］ 马志说：茅香生长在剑南（今甘肃、云南一带）各州，茎、叶为黑褐色，花白色，是非白茅香。

苏颂说：现在陕西、河东（今山西境内）、汴东（今河南境内）各州郡也生长本品，辽州（今辽宁省内）、泽州（今山西晋城）用本品进献。三月长苗，像大麦。五月开白花，也有开黄花的。有结果实的，也有不结果实的。正月、二月挖根，五月采花，八月采苗。

寇宗奭说：茅香根像茅，只是比其明亮清洁，而略长，可洗浴用，若加藁本则效果更好。还可与香附子合用，入印香。

李时珍说：茅香有两种：这是其中一种香茅；另外白茅香是南

番的另一种香草。唐慎微《证类本草》不知道其中含义，所以将白茅花和白茅香的注释引入茅香条下，现在将它们各归其本条下。

附 茅香花

［气味］ 味苦，性温，无毒。

［主治］ 《开宝本草》：中恶，温胃止呕吐，治疗心腹冷痛。

［附方］ 新方一条

冷劳久病。《圣济总录》：茅香花，艾叶四两，烧存性，研末，调粟米饭为丸如梧子大。先用蛇床子汤送下二十丸至三十丸，微吐无妨，再用枣汤送下，可立即见效。

附 茅香苗、茅香叶

［主治］ 《开宝本草》：可作浴液，辟邪气，使人身体发香。

白 茅 香

（见《本草拾遗》）

［集解］ 陈藏器说：白茅香生长在安南（今贵州省内），像茅根那样，道家把它作为洗浴之液。

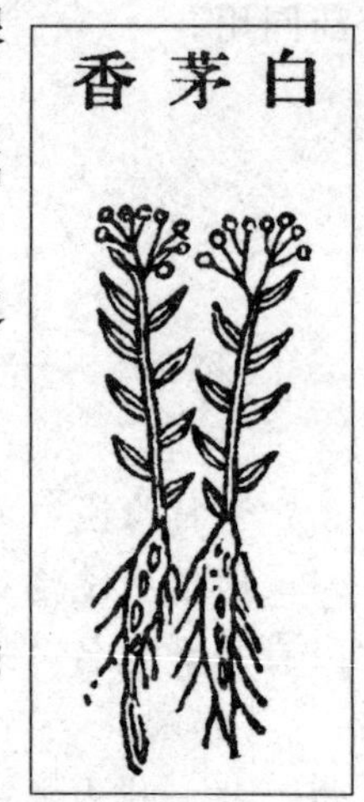

李珣说：《广志》记载：（本品）生长在广南山谷之中，与各种名香一同使用，效果十分奇妙，强于从海外舶来之品。

李时珍说：这是南海（今广东省）白茅香，也是现在的排草香之类草木，不是道家所说白茅和北土茅香花。

附 白茅香根

［气味］ 味甘，性平，无毒。

［主治］ 陈藏器：可除恶气，使人身香。煮汤内服，治腹内冷痛。

李珣：小儿遍身疮疱，与桃叶合用，煎汤洗浴，可除疮疱。

排 草 香

（见《本草纲目》）

［集解］ 李时珍说：排草香产于交趾（今广西境内），现在岭南也有栽种的，是草的根，白色，像细柳根，许多人用伪品，现真伪已混杂。范成大《桂海志》说：排草香形状像白茅香，其香气芬芳浓烈像麝香。与众多香草相化，没有

比排草香更香的植物了。另有一种麝香木，产于古城，是老朽树的心节，药物功效很像麝香。

附　排草香根

［气味］　味辛，性温，无毒。

［主治］　李时珍：辟臭，却邪恶之气。

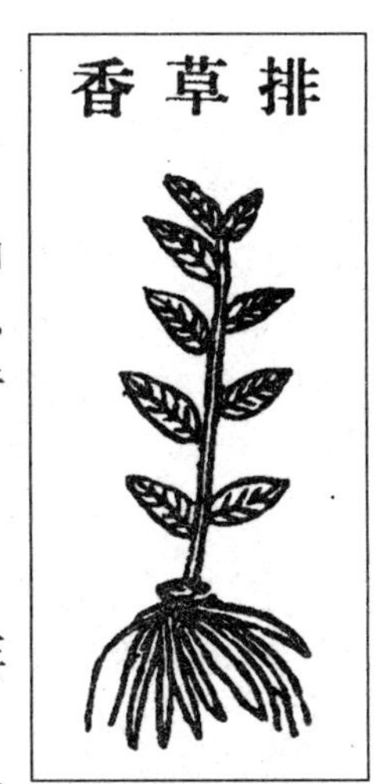

附　瓶香

李珣说：据陈藏器所说；瓶香生长在南海（今广东省内）山谷，是草的形状。性寒，无毒，主治天行疫疠之气，适宜烧香用。若水煎，可洗浴，消水肿浮气。与生姜、芥子同煎，其汤液可用于洗浴，治疗风疟效果很好。

附　耕香

陈藏器说；耕香生长在乌浒国，茎长细叶，味辛性温无毒，主时行之气，调中，去臭。

李时珍说：以上两种香都是草状，大概是排草香一类的物品，所以附录于此。

迷　迭　香
（见《本草拾遗》）

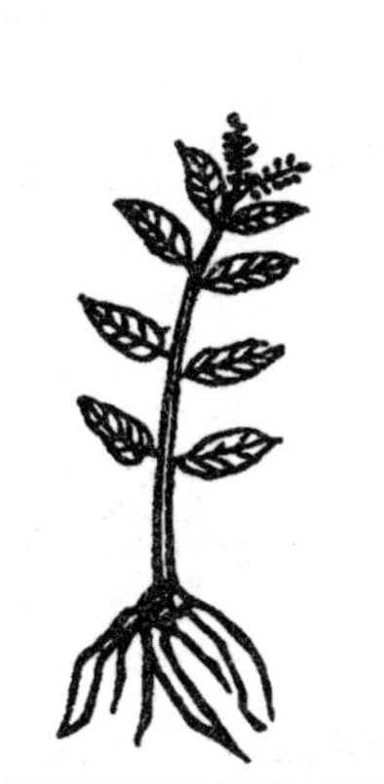

［集解］　陈藏器说：《广志》记载：本品产于西海（今青海省）。《魏略》说：本品产于大秦国。

李时珍说：魏文帝时，本品从西域移植到宫廷之中，曹植等人均做过诗赋。大意是这种草枝干修长，茎柔软，枝细根弱。其开花繁茂，结果实，严寒冰霜也不凋谢。采收后，摘去枝叶。放入随身佩戴的香袋之中，则香气浓烈。与现在的排草香相同。

［气味］　味辛，性温，无毒。

［主治］　陈藏器：祛恶气，使人衣香，烧之可去邪气。

李珣说：性平，不温。与羌活同用，和为丸，燃烧之，可避除蚊虫叮咬。

藒车香
（见《本草拾遗》）

［集解］ 陈藏器说：《广志》记载：藒车香生长在徐州，有数尺高，其叶黄花白。《尔雅》：藹车，是乞舆。郭璞说：香草。

李珣说：本品生长在海南山谷。《齐民要术》记载：树木被虫蛀后，煎煮这种香草冷洒在树上，即可避其害。

李时珍说：楚辞有“畦留夷与藒车”之句。过去人们常栽种的藒车香，与现在的兰香、零陵香相类似。

［气味］ 味辛，性温，无毒。

李珣说：微寒。

［主治］ 陈藏器：驱邪气，除臭，及虫鱼叮蛀。

李珣：治霍乱，辟恶气，熏衣。

艾纳香
（见《开宝本草》）

［集解］ 马志说：《广志》记载：艾纳香产于西国，像细艾。也有将松对皮上的绿衣叫做艾纳的，也可与各种香相合，燃烧后聚烟，青白不散，这点与本品不同。

掌禹锡说：据古乐府记载：“行胡从何方？列国持何来？氍毹毾㲪五木香，迷迭艾纳及都梁。”其中的艾纳，指的即是本品。

［气味］ 味甘，性温，平，无毒。

［主治］ 马志：去恶气杀虫，主腹冷泻痢。

李珣：伤寒五更泄，心腹气逆，止肠鸣，燃烧后可避瘟疫，与蜂房相合用于治脚气，效果好。

陈藏器：治癣，避蛇。

兜纳香
（见《海药本草》）

［集解］ 李珣说：据《广志》记载：兜纳香产于西海（今青海省）剽国山中。《魏略》说：本品生长于大秦国，是草类植物。

［气味］ 味辛，性平，无毒。

陈藏器说：味甘，性温。

［主治］　陈藏器：温中，除暴冷。

李珣：治恶疮肿瘘，止痛生肌，可入膏剂中使用。燃烧，可避邪气。夜间行路，带在身上，可壮胆安神。与茅香、柳枝共同煎汤液，给小儿洗浴，可促进生长发育。

线　　香
（见《本草纲目》）

［集解］　李时珍说：现在合成香药的方法很多，但只有线香可入疮疡科方剂。其方剂加减不同，大抵常见使用白芷、芎䓖、独活、甘松、三柰、丁香、藿香、藁本、高良姜、角茴香、连翘、大黄、黄芩、柏木、兜娄香末等药，上药同研末，用榆树皮面作糊和剂，再用可吸水上喷的竹筒压挤成线香，条细长像线一样。也有将它盘成物像、字形的，用铁铜丝悬挂，叫龙挂香。

［气味］　味辛、性温，无毒。

［主治］　李时珍：薰治各种疮、癣。

［附方］　新方一条。

杨梅毒疮。《集简方》：龙挂香、孩儿茶、皂角子各一钱，银朱二钱，研末，用纸卷儿做成捻，点灯放在筒中，用鼻吸烟，每日三次，三天即可。同时内服解毒药，则疮可干。

藿　　香
（见《嘉祐补注本草》）

［校正］　陈承说：本品宜入草部。

［释名］　兜娄婆香

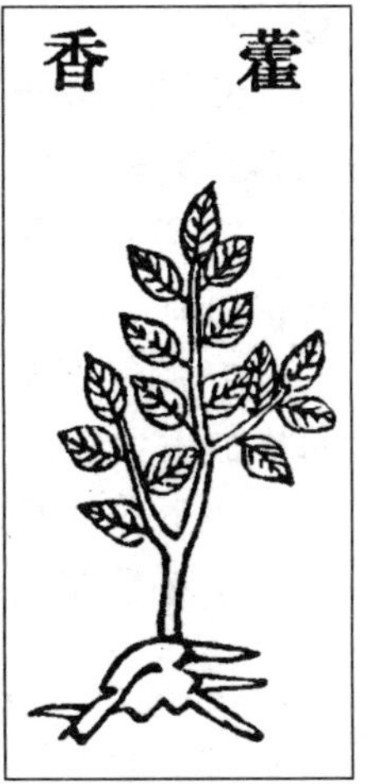

李时珍说：豆叶叫藿，本品叶像豆叶，所以取此名。《楞严经》说：盛坛前用兜娄婆香煎成汤液洗浴，其中的兜娄婆香指的就是本品。《法华经》称此为多摩罗跋香。

《金光明经》称此为钵恒罗香，上两种说法都是“兜娄”二字梵语的说法。涅槃又称它为迦算香。

［集解］　掌禹锡说：按《南州异物志》记载：藿香产于海边国，形状像都梁，叶像水苏，可放置在衣服中。嵇含《南方草木状》记载：本品产于交趾（今广西境内）、九真、武平（今福建省内）、兴古等地，当地居民自己栽种、五、六月采挖，晒干后气味芳香。

苏颂说：藿香在岭南很多，老百姓家中也多有栽种。二月长苗，茎梗很密集，丛生，叶像桑叶，但略小略薄，六月、七月采摘，如果蕾香须已黄即可收藏。《金楼子》和《俞益期笺》都记载：扶南国（为南海古国名）的人说：五香同是一种草木。根是旃檀，节是沉香，花是鸡舌，叶是蕾香，胶是熏陆。所以本草中五香在同一条，其含义即出于此。现在南中藿香是草类，与嵇含所说的正相符合。范晔《合香方》说：零藿虚燥。所以古人用合熏香，也就是扶南之说，看似骗人的。

李时珍说：藿香茎方，有节，茎中空虚，叶略像茄叶。张洁古、李东桓只用叶，不用枝梗。现在的人枝梗、叶都用，因为叶常有伪品。《唐史》记载：顿逊国产藿香，插枝便可生长，叶像都梁。刘欣期《交州记》说藿香像苏合香，是指其气相似，不是说其形状相似。

附　藿香枝叶

[气味]　味辛，性微温，无毒。

张元素说：味辛、甘。又说：味甘、苦，气厚味薄，药性浮而升，属阳。

李杲说：本品可升可降，属阳。入手、足太阳经。

[主治]　《名医别录》：治风水毒肿，去邪气，止霍乱心腹痛。

苏颂：是脾胃吐逆的要药。

张元素：助胃气，开胃口，增强食欲。

王好古：温中快气，肺虚寒盛，上焦壅热，酒后、口臭，可煎汤漱口。

[发明]　李杲说：本品芳香之气可肋脾胃，因而可止呕逆，促进饮食。

王好古说：本品入手、足太阴经药。所以入顺气乌药散，可补肺；入黄芪四君子汤，则可补脾。

[附方]　新方六条。

1. 升降诸气。《经效济世方》：藿香一两，香附（炒）五两，研末，每次用白水频服一钱。

2. 霍乱吐泻垂死者，服药后可起死回生。《百一选方》：藿香叶、陈皮各半两，水二盏，煎至一盏，温服。

3. 夏季吐泻。禹讲师经验方：滑石（炒）二两，藿香二钱半，丁香五分，研末。每次用浙米泔水调服一、二钱。

4. 胎气不安，气不升降，呕吐酸水。《圣惠方》：香附、藿香、甘草二钱，研末。每次加入少量盐，用开水调服二钱。

5. 香口去臭。《摘玄方》：藿香洗净煎汤，常常含漱。

6. 疮疡溃烂。《应验方》：藿香叶、细茶等分，烧灰，用油调涂在叶上，贴敷患处。

薰草　　　　零陵香
（见《名医别录》）（见《开宝本草》）

［释名］　蕙草（见《名医别录》）　香草（见《开宝本草》）　燕草（见《本草纲目》）　黄零草（见《玉册》）

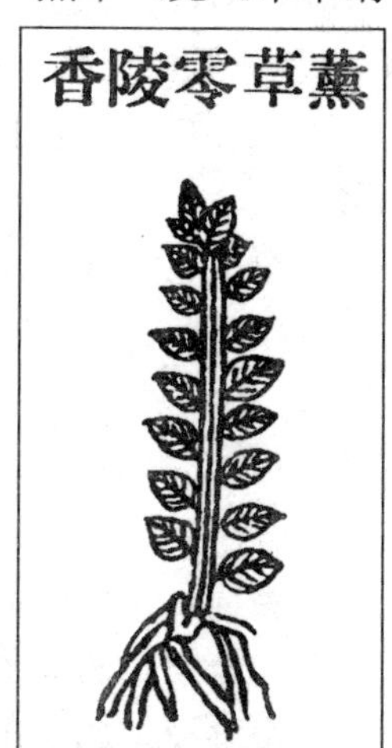

李时珍说：古时候烧香草用来降神，因此叫薰，叫蕙。薰，即熏蕙。《汉书》记载：用香烧，即是薰。也有的说，古人驱除鬼邪用这种草烟熏。所以称此草为薰，其说法也通。范成大《虞衡志》说，零陵，即是现在的永州，并不产此香。只有蝙州、宜州（今广西宜山县）盛产，当地人以此编织成席，性暖宜人。谨按：零陵旧治在今全州，今属广西全卅是湘水的源头，多产有此香。现在的人称为广零陵香者，是真薰草。像永州（今广西境内）、道州（今湖南道县）、武冈州（今湖南境内）都属于零陵郡之地。现在镇江、丹阳均栽种此草，采挖后用酒洒制货品，则香气芬芳浓烈，称为香草，与兰草称呼相同。《楚辞》说："既滋兰之九畹，又树蕙之百亩"，所以古人都栽种它。张揖《广雅》记载：卤，就是薰。叶叫做蕙。黄山谷说：一枝干上有许多花者，称为蕙。恐怕是他不认识兰草、蕙草，勉强用兰花来区别它们。郑樵修本草中说兰草就是蕙草，蕙草就是零陵香，恐怕也是自己的臆断，还欠分明。兰草、蕙草，是同一类植物中的两种。

［集解］　《名医别录》说，薰草又叫蕙草，生长在潮湿地带，三月采摘后阴干，有脱节的作为药品效果好。又说，蕙实，生长在鲁山（今河南省域内）的平川河泽。

陶弘景说：《桐君药录》：薰草叶像麻叶，两两相对。《山海经》记载：浮山（今山西省）长有一种草，叶像麻，茎为方，红花，黑色果实，气味像蘼芜，草名叫薰草，可用来驱除疫疠。现在人们普遍将形状像茅而味香的燕草叫做薰草，人们各家都栽种的不是本品。诗书家常用蕙字，但不知是哪种草，只崇尚草名，却不知实际为何物。

陈藏器说：薰草，就是零陵香，薰，是蕙草的根。

马志说；零陵香生长在零陵山谷之中，叶像罗勒。《南越志》说：当地人叫做燕草，双叫薰草，皆指香草。《山海经》薰草是本品。

苏颂说；零陵香现在湖岭各州均有，多生长在潮湿之地，叶像麻叶，两两相对，茎为方形，常在七月中旬开花，香味浓郁，古人说的薰草就是此物。岭南人将此用作窑灶，用火炭焙干至色黄才好。江淮一带土生之品也可用作香，但不如湖岭的产品好，直至枯槁其香气仍芬芳。古方只用薰草，不用零陵香。现在合香、面脂、澡豆（古时用于洗涤的粉剂）等方法均用本品，在市场上随意都可买到。

李时珍说：现在只有吴人栽种，但货源很广。

薰　草

［气味］　味甘，性平，无毒。

甄权说：味苦，无毒。

李珣说：味辛，性温，无毒。不适宜多服，多服则使人气喘。

《玉册》记载：本品伏三黄、朱砂。

［主治］　《名医别录》：明目止泪，疗泄精，去臭秽之气，治伤寒头痛，上气腰痛。

甄权：单独使用，可治鼻中息肉、鼻塞。

零陵香

《开宝本草》：主邪气内侵，心腹痛满，下气。可使体香，与诸香相和用作汤、丸，与酒合用则效好。

李珣：主风邪冲心，虚劳疳积。与升麻、细辛同煎，治牙齿肿痛效果好。

人大明：治血气腹胀，茎、叶用酒煎调服。

寇宗奭：妇女用油浸本品后装饰头发，香气浓郁。

［发明］　李时珍说：薰草芬芳馨香，气辛散可上达，所以心腹邪气、齿痛、鼻塞均用本品。脾胃喜爱芳香，芳香之气可以养鼻。本品过多服用则作喘，可能是耗散真气而致。

［附方］　新方十条。

1. 伤寒下痢。《范汪方》：蕙草汤：蕙草、当归各二两，黄连四两，水六升，煮至二升内服，每日三次。

2. 伤寒狐惑侵蚀肛门。《小品方》：蕙草、黄连各四两，㕮咀，用白酸浆一斗，浸泡一夜，煮取二升，分三次服。

3. 头风眩晕，痰逆，恶心懒食。《本事方》：真零陵香、藿香叶、莎草根（炒）等分，研末。每次用茶水送下二钱，日三次。

4. 小儿鼻塞，头热。《圣惠方》：薰草一两，羊髓三两，放在铫（音吊，古时有柄有流的烧器）内用慢火熬成膏，去滓，每日按摩后背三、四次。

5. 头风白屑。《圣惠方》：零陵香、白芷等分，水煎汁，加入蛋清搅匀，敷数十次，可终身不生。

6. 牙齿疼痛。《普济方》：零陵香梗、叶煎水，含漱。

7. 风牙、疳牙。《普济方》：零陵香（洗炙），荜茇（炒），等分，研末，擦牙。

8. 梦遗失精。《外台秘要》：薰草汤：薰草、人参、白术、白芍药、生地黄各二两，茯神、桂心、甘草（炙）各二两，大枣十二枚、水八升，煮至三升，分两次服。

9. 妇女绝育。《医林集要》：零陵香研末，用酒送服二钱。每服到一两，即可一年内不孕。可能是血闻香即散的缘故。

10. 五色泻痢。《集简方》：返魂丹：零陵香草去根，用盐酒浸泡半月，炒干，每两中加广木香一钱半，研末。里急腹痛者，用冷水送服一钱半，通三、四次后，送热米汤送服一钱半，可止痢。服本方时忌生梨。

薰　　实
（见《名医别录》有名未用）

陈藏器说：薰实，就是兰薰之薰。五月采摘，味辛香。

［气味］　味辛、性平、无毒。

［主治］　《名医别录》明目补中。

附　薰草根茎中涕

［主治］　《名医别录》：伤寒恶寒发热，汗出，中风面肿，消渴，逐水。

李时珍：主五痔脱肛，体内有虫。来自于《千金方》。

兰　　草
（见《神农本草经》）

［释名］　蕳（音闲）　水香（见《神农本草经》）　香水兰（见《开宝本草》）　女兰（见《本草纲目》）　香草（见《本草纲目》）　燕尾香（见《开宝本草》）　大泽兰（见《雷公炮炙论》）　煎泽草（陶弘景）　泽草（见《唐本草》）省头草（见《本草纲目》）都梁香（见李当之）　孩儿菊（见《本草纲目》）

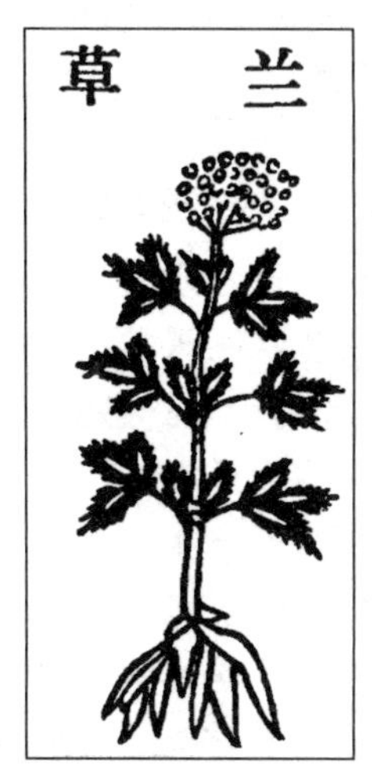

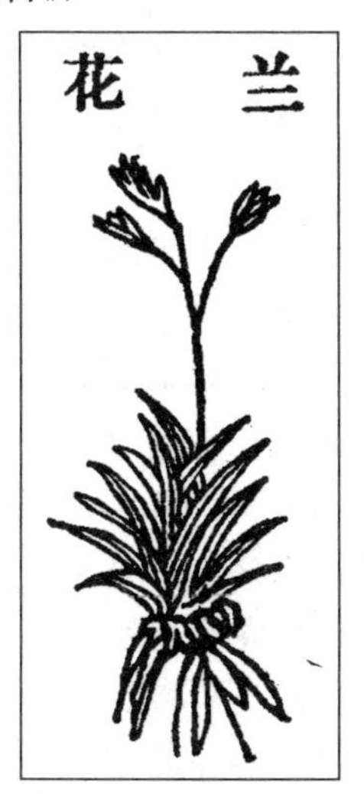

马志说：叶像马兰，所以叫兰草。叶有分枝，俗称燕尾香。当时人们煮水后用以洗浴，为预防风寒，所以又叫香水兰。

陈藏器说：兰草生长在湖泽河畔，妇女用它调油后抹头，用以光泽头发，所以又叫兰泽。盛弘之《荆州记》说：都梁（今湖南省内）山下有清浅水，水中生长兰草，所以名叫都梁香。

李时珍说：都梁就是现在的武冈州（湖南境内）；另外临淮（今安徽省内）的盱眙县也有座都梁山，也产有这种香。兰是一种香草，能辟除不祥之兆。陆玑诗书说：郑国风俗是，三月男女在水边手拿着兰草，用于辟除各自的不祥之兆。大概兰是用以隔离的，蕑是用以阻隔的，其意义相同。《淮南子》记载：男子栽种兰草，虽美但草不香。所以兰草必须妇女栽种，因而女兰之名也是由此而来吧。叶像菊叶、妇女、小儿均喜爱佩戴，可能女兰、孩菊的名称缘于此故。《唐瑶经验方》记载：江南人多种此草，夏季采摘后放在头发中，则头发不粘连，所以命名省头草。这种说法也符合煎泽的含义。古时人们把兰、蕙均叫做香草，像零陵香草，都梁香草都是如此。后来人们为了省事，通称为香草。现在人们只知道兰花，而不知道兰草。只有《虚谷方回考订》说古代的兰草，就是现在的千金草，俗称孩儿菊，这种说法是有一定根据的。详细情况见正误条下。

［集解］《名医别录》说：兰草生长在吴国太伯所居住地的池泽之中，四、五月采摘。

陶弘景说：入方药的兰草，一般人均不认识。太吴应该是吴国太伯所居住地。现在东间一带有煎泽草，叫兰香，或许就是本品。李当之说：本品是现在人们所栽种的都梁香草。泽兰也叫都梁香。

苏恭说：兰就是兰泽香草。茎圆，环列花朵之外的叶状薄片为紫色，八月花颜色变白。俗称兰香，煮汤后洗浴。此品生长在小溪河涧水旁，人间也多栽种，用以装饰庭院、池塘。陶弘景所说的煎泽草，都梁香就是本品，只是他尚未认识而已。

韩保昇说：本品生长在潮湿之地，叶像泽兰叶，形状尖长且有分叉，开花红白色，而且有香气。

陈藏器说：兰草，泽兰两种物品是同一名称，陶弘景不知此名，而苏恭也是随意区别。兰草生长在湖泽河畔，叶光润，叶背面稍为紫色，五、六月采摘后阴干，就是都梁香。泽兰叶尖微有毛刺，不光润、方茎，茎节为紫色，刚采摘之品微辛，阴干后味辛。苏恭所说八月花变白的，就是泽兰，以往将其注释为兰草，恐怕是错误的。

李时珍说：兰草、泽兰是同一类植物的两个品种。均生长在水旁潮湿之地。二月老根长苗成丛，茎紫色，枝素，茎节红色，叶绿色，叶对着节生长，上有细齿。茎圆节长，叶光润有分支的是兰草；茎微方，节短而叶有毛刺的是泽兰。本品鲜嫩时可采摘后佩戴，八、九月后逐渐变老。高三、四尺，开花成穗，像鸡苏花，红白色，中间有细子。雷敩《炮炙论》所言大泽兰，是兰草；小泽兰才是泽兰。《礼记》“佩悦兰

茝”，《楚辞》“初秋兰以为佩”，《西京杂记》所载“汉时池塘花苑种兰用以降神”，和有人将其碎为粉末藏放于衣物、书籍之中防虫蛀的物品，都是指的这两种兰草和泽兰。现在吴国人所栽种之品，叫做香草，夏季割取，用酒油洒制，缠上把儿，当作头饰或佩带在身上，与《名医别录》所记载的正相符合。各家不知道这两种兰是同一类植物而两个品种，其功用也有气血之不同，所以没有固定所指，只有寇宗奭、朱震亨之注释错误很大，因此考正于下。也有人说家种的为兰草，野生的为泽兰，这种说法也通。

[正误] 寇宗奭说：兰草各家所说不同，是不能准确认识，所以没有定论。现在江陵（属今湖北省）、鼎州（今湖南常德市）、礼州（属甘肃秦州）山谷之间长有本品，山外平川则没有，大多生长在阴湿、幽谷之地。叶像麦门冬，但略宽。有韧性，长可达一、二尺，四季常青。花黄绿色，中间瓣上有细紫点。春季开花芳香者为春兰，色深；从季开花芳香者，为秋兰，色淡。开花时满屋香馨诱人，与其他花香有所区别。

朱震亨说：兰叶禀赋有金水之气，又像有火气，人们只知道它的花芳香名贵，却不知它的叶可入药使用。大概其叶能消散久积陈郁之气，且药力强劲，因此人们常将其栽种于庭堂座之左右。

李时珍说：寇氏、朱氏所说，是现在人们所说的兰花，不是古代的兰草。兰有数种，兰草、泽兰生长在水旁，山兰是兰草生长在山中的品种。兰花也生长在山中，与上三种兰迥然有别。兰花生长在附近的，叶像麦门冬，春季开花；生长在福建的，叶像营茅，秋季开花。黄山谷所说的“一干一花为兰，一干数花为蕙”，大概是因为不认识兰草、蕙草，因此用兰花勉强将其区别。兰草同泽兰是同一类。所以陆玑说兰像泽兰，只是略宽节长。《离骚》说它是绿叶紫茎素枝，可以缝纫，可以佩带，可以举垫，可以作膏，可以洗浴。郑诗说文人志士、妇女手拿蕳。以往应助《风俗通方》中说：尚书进荐奏事时，胸中揣香，手中握兰。《礼记》记载“诸倏执薰草，大夫执兰草。”《汉书》说兰燃烧后香气浓郁像兰花，有叶无枝，可玩耍，但不可纫、佩、藉、浴、秉、握、膏、焚。所以朱子《离骚》辨证，说古时的香草一定花、叶均香，燥湿不变化，因此可割取佩带。现在的兰蕙，只有花香，叶无香气，质弱容易枯萎，不能割取佩带，并不是古人所指不明。古时的兰像泽兰，而蕙，就是现在的零陵香。现在所说似茅而花开有两种的，不知是什么时候弄错的？熊太古《冀越集》说：世上通常所说的兰，生长在深山穷古，不是古代生长在池泽水旁的兰。我躲在书斋阅览后，认为《离骚》之兰，有的认为是都梁香，有的认为是泽兰，有的认为是猗兰，其实应当以泽兰为对。现在人们所种的像麦门冬之品，叫幽兰，不是真正的兰。因此陈止斋著文《盗兰说》，用以讥讽这些错误说法。方虚谷《订兰说》记载：古时的兰草，即现在的千金草，俗名孩儿菊。现在所说的兰，叶像茅而鲜嫩，根叫土续断，因为花开香馨浓郁，所以得兰名。杨升庵说：世上以像蒲草、萱草的称为兰，而广泛栽种的品种是被认错的。另有吴草庐有兰说更为详尽，说兰是医经中的上等药品，有枝有茎，种植之草。现在所说的兰，无枝无茎。由于黄山谷称它为兰，所以人们也就错将它说成《离骚》所指之兰了。寇宗奭也是随了这种通俗之说，反而将旧的说法认为是错误的。医经中药品是要经常使用的，怎可有差错呢？现在的兰果真可以利水、杀虫、除痰、祛积吗？栽种之品，盛产在福建，朱震亨福建人，都不能认识本地品种，反而将其辨认得错误如此之大？世上人们仍然以非兰为兰，疑惑错误是多么难解呀？因此在进行了各种分析、辨别之后，即可明了寇氏、朱氏的错误，医家在临床使用兰草时，则不应当再有疑问了。

附　兰草叶

[修治]　见泽兰条下。

[气味]　味辛，性平，无毒。

李杲：味甘，性寒。

[主治]　《神农本草经》：利水道，杀虫毒，避不详。久眼益气轻身不老，通神明。

《名医别录》：除胸中痰积。

雷敩：生血，调气，荣养营卫。

李杲：其气清香，生津止渴，滋润肌肉，治消渴、黄疸。

马志：煮水，可治风病。

李时珍：消痈肿，调月经，水煎服，解中牛马之毒。

陈藏器：主恶气，芳香润泽，可做成膏剂涂抹头发。

[发明]　李时珍说：按《素问》说；五味入口，藏于脾胃，用来行精气。津液在脾，令人口甘，此肥美所发也。其气若上逆，转为消渴。治之以兰，除陈气也。王冰注释：辛能发散。李东垣治消渴生津饮，其中用兰叶，原因大致本于此，详情见泽兰条下。用此草涂抹头发，去风垢，使其香浓滑润。《史记》所谓“罗襦襟解，微闻香泽者”，指的就是本草。崔寔四时月用它做香泽法：用清油浸兰香、藿香、鸡舌香、苜蓿叶四种物品，以新绵帛包裹，浸胡麻油，调和猪油放入铜温器中，沸腾后，放入少量青蒿，用绵纸包住瓶过滤，从器皿嘴将汁液倒出，用瓶收集储藏。

[附方]　新方一首。

解中牛马毒。《唐瑶经验方》：省头草连同根、叶一起煮，水煎服，则毒可解。

泽　兰
（见《神农本草经》）

[校正]　并入《嘉祐本草》地笋之内。

[释名]　水香（吴普）　都梁香（陶弘景）　虎兰（见《神农本草经》）　虎蒲（见《名医别录》）　龙枣（见《神农本草经》）　孩儿菊（见《本草纲目》）　风药

（见《本草纲目》） 根名地笋（见《嘉祐本草》）

陶弘景说：生长在池泽水旁，所以叫泽兰，也叫都梁香。

李时珍说：本草可作为香泽，其名泽兰不仅指生长在池泽水旁，也有香泽之义。齐安（今湖北黄岗县西北）人称为风药，吴普称为水香，陶弘景说也叫都梁香，现在通称为孩儿菊，因此本草与兰草为同一类二个品种之说尤其可得以证明。它的根可食用，所以叫地笋。

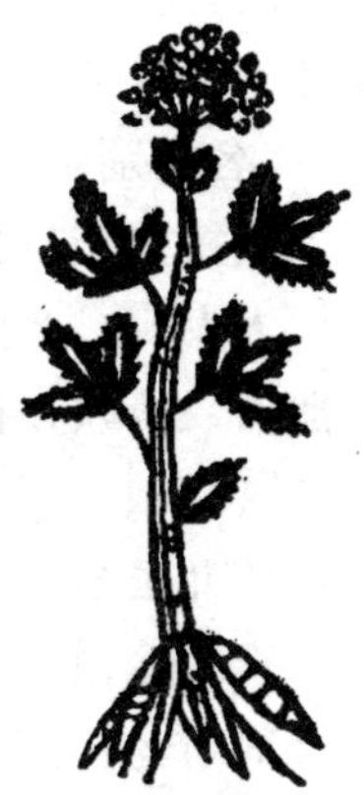

泽兰

［集解］ 《名医别录》说：泽兰生长在汝南（今河南）的大水泽旁，三月三日采摘，阴干。

吴普说：生长在潮湿、水泽之旁，叶像兰，二月长苗，红节，四叶长在枝节之间。

陶弘景说：现在到处可见本品，多生长在潮湿之地。叶微香，可煎榨出油，或做汤洗浴。自家均可栽种，叶小有不同。现在山中又长有一种植物与此十分相似，茎方，叶上坚硬，气味不太香。生长在山中的不是泽兰，但药家却多采摘使用。

苏恭说：泽兰茎方节紫，叶像兰草，但不太香，现在普遍用的即是。陶弘景所说的是兰草，茎圆紫色花环，开白花，不是泽兰。

苏颂说：现在荆州（今湖北境内）、徐州（今江苏徐州）、随州（属今湖北省）、寿州（今安徽寿县）、蜀州（今四川成都）、梧州（今广西梧州）、河中府（黄河流域通称）均有此品。根为紫黑色，像粟根。二月出苗，高二、三尺。茎干青紫色，有四条棱。叶相对而生，像薄荷，微有香味。七月开花，带有紫白色，环绕花朵的薄叶全为紫色，也像薄荷花。三月挖苗阴干。荆湖，岭南之人多栽种。寿州产品没有花和子。这与兰草大致相同。但是兰草生长在水旁，叶光润，叶背微紫，五、六月生长最旺盛；泽兰却生长在水泽之中，或潮湿之地，叶尖，微有毛刺，不光润，茎方节紫，七、八月刚采摘时，味稍辛，这是不同之处。

雷敩说：大凡入药使用，必须区别雌雄。大泽兰茎叶均圆，根青黄色，能生血调气；与荣合小泽兰迥然不同，其叶上有斑，根头尖，能破血，通久积。

寇宗奭说：泽兰一经出土，便分枝梗，叶均像菊，只是比其略尖长。吴普所说叶像兰，是错的。现在兰叶像麦门冬，十分不同。

李时珍说：吴普所说的是真泽兰。雷敩所说的大泽兰是兰草，小泽兰是此处所指泽兰。宗奭所说的也是泽兰，但他所否定的吴普之说是错的，大概是将兰花误认为兰草。详情见草正误条下。

附 泽兰叶

［修治］ 雷敩说：凡使用大小泽兰，需要研细打碎，用绢袋收藏，悬挂在屋南侧角上，让其自然风干。

［气味］ 味苦，性微温，无毒。

《名医别录》：味甘。

吴普说：神农、黄帝、岐伯、桐君认为：味酸，无毒。

李当之：性略温。

甄权说：味苦、辛。

徐之才说：与防已相使。

［主治］ 《神农本草经》：哺乳妇女内出血，中风及其后遗症，腹大水肿，身面四肢浮肿，骨节积水，外伤及痈疮脓肿。

《名医别录》：产后外伤淤血内阴。

甄权：产后腹痛，生产太多以致耗伤血气，虚劳羸瘦，妇女血淋腰痛。

人大明：产前产后诸疾，通九窍，利关节，养血气，破淤血，消癥瘕，通小肠，长肌肉，消跌仆损伤之淤血，治鼻衄吐血，头风目痛，妇女劳瘦，男子面黄。

［发明］ 苏颂说：泽兰是治疗妇女各种疾病方药中最为急用之品。古人治妇女病的泽兰丸很多。

李时珍说：兰草、泽兰气味香浓而性温，味辛散，为阴中之阳药，是足太阴、厥阴经的引经药。脾喜芳香，肝宜辛散。脾气舒畅，则三焦之气通利而正气和；肝之郁结消散，则营卫之气疏通而病邪解。兰草走气道，因此能利水道，除痰积，杀虫避恶，为治消渴的良药；泽兰走血分，因此能治水肿，除痈毒，破淤血，消癥瘕，为妇科良药上二品虽为同类。但功用稍有不同，正像赤、白茯苓、芍药那样，补泻均有不同。雷敩说：雌者能调气生血，雄者破血通积，恰好相合二兰主治。而水泽兰为兰草的说法，也可找到凭据。血生于气，所以说调气生血。荀子说：泽芷可以养鼻，就是说泽兰、白芷之气，芳香通于肺。

［附方］ 旧方一条，新方四条。

1. 产后水肿，血虚浮肿。张文仲《备急方》：泽兰、防已等分，研末，每服二钱，用醋汤调送。

2. 小儿褥疮。《子母秘录》：嚼泽兰心，将其贴敷溃破之处，效果良好。

3. 疮肿初起。《集简方》：用泽兰捣烂，覆盖在疮痈之上，效果良好。

4. 损伤后血瘀肿痛。方同上。

5. 产后阴翻。《集简方》：产后阴户燥热，遂形成翻花状。用泽兰四两，水煎汤后，熏洗二、三次；再加入枯矾，水煎后熏洗，则可好转。

地　笋

（见宋《嘉祐本草》）

［气味］ 味甘、辛，性温，无毒。

［主治］ 陈藏器：利九窍，通血脉，排脓治血。

人大明：止鼻血吐衄，产后心腹痛。孕产妇可将此作为蔬菜服食，有好处。

附 地笋子

［主治］ 《千金方》中承泽丸中使用本品。可治妇女三十六种疾患。

马 兰
（见《日华本草》）

［释名］ 紫菊

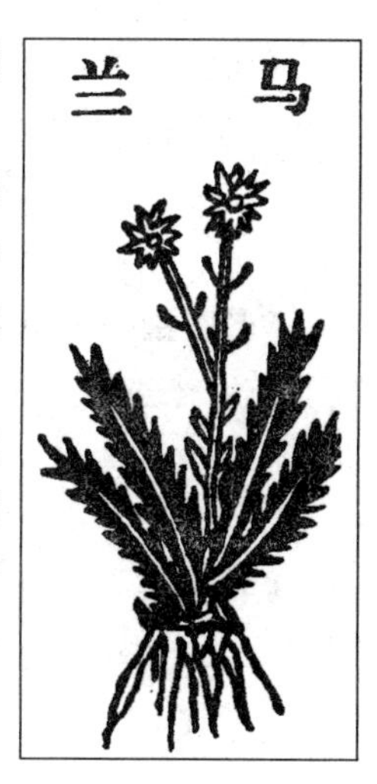

李时珍说：叶像兰而比其大，花像菊却比其色紫，所以叫紫菊。平素称物品大的为马。

［集解］ 陈藏器说：马兰生长在池泽之旁，像泽兰，但气味却臭，《楚辞》用恶草比喻恶人，北人见其开花叫做紫菊，是因为它像单瓣菊花，且色紫。另有山兰，生长在山侧，像刘寄奴，叶没有分枝，不对生，花心微黄赤，可大破淤血。

李时珍说：马兰，很多生长在湖泽、潮湿之处，二月长苗，红茎白根，长叶，边有齿，形状像泽兰，只是不香。南人多采摘后晒干，作为蔬菜或当菜馅食用。到了夏季，马兰高二、三尺，开紫花，花凋谢后有细子。《楚辞》没有马兰之名，陈藏器说为恶草，何为依据？

附 马兰根、叶

［气味］ 味辛、性平，无毒。

［主治］ 人大明：破淤血，养新血，止鼻衄吐血，愈金疮之伤，止血痢，解酒疸和各种菌毒、虫毒。生捣烂贴敷，涂蛇咬伤。

李时珍：主诸疟及腹中急痛，痔疮。

［发明］ 李时珍说：马兰味辛平，能入阳明血分，所以治血与泽兰功用相同。现在有人用此治疗痔漏也有效。春夏季用生品，秋冬季用于品，不用盐、醋，用白水煮食，连汁一同饮用。或用酒煮后焙干，研末，调糊为丸，用米汤每日送服。也可加入少量盐，用水煎汤，每日熏洗患部。《医学集成》说：治疗痔疮用马兰根，捣烂后敷贴片刻，见肉长平痔消即可揭去。否则时间过长，唯恐痔肉还会长出。

［附方］ 新方六条。

1. 诸疟发热恶寒。《圣济总录》：赤脚马兰捣烂成汁，加入少量水，发作之日晨起服。或可加入、硇砂。

2. 绞肠疼痛。《寿城神方》：马兰根、叶，细嚼后吞咽其汁，可立即止痛。

3. 外伤出血。《摘玄方》：竹节草，即马兰，与旱莲草、松香，皂子叶（即柜子叶，冬季用柜子皮）同用，研末，擦入刀口。

4. 喉痹口紧。孙一松《试效方》：用地白根（即马兰根），或叶，捣烂成汁，加少量米醋，滴于鼻孔中，或灌于喉中，使其吐痰，则喉痹、牙关紧闭可自行而开。

5. 水肿尿涩。杨起《简便方》：马兰菜一把，黑豆、小麦各一撮，酒、水各一盅，煎至一盅，饭前温服，可利小便，四、五日即愈。

6. 缠蛇丹青。《济急方》：马兰、甘草以醋敲打后，涂擦在患处。

附 麻伯

《名医别录》有名未用部说：味酸，无毒。主益气出汗。又叫君莒、衍草、道止、自死。生长在平川丘陵，像兰、叶黑厚内裹白茎，果实红黑，九月挖根。

附 相乌

《名医别录》有名未用部说：味苦，主阳痿。又叫乌葵。像兰香，红茎，长在山阳面，五月十五日采摘，阴干。

附 天雄草

《名医别录》有名未用部说：味甘，性温，无毒。主益气阳痿。生长在山泽之中，形状像兰，果实如大豆，红色。

益 奶 草
（见《本草拾遗》）

陈藏器说：味苦，性平，无毒。主五痔脱肛，止血，炮炙后使其香味出，酒浸泡内服。生长在永嘉山谷之中，叶像泽兰，红茎，高约二、三尺。

香 葇（音柔）
（见《名医别录》）

[校正] 从菜部移入此。

[释名] 香薷（见《食疗本草》） 香茸 （同上） 香菜（见《千金方》） 蜜蜂草（见《本草纲目》）

李时珍说：薷，本来为葇。《玉篇》说：本品属于荼菜苏之类。气香，叶柔，所以命名为香菜。草最初生长时叫茸，而孟诜《食疗本草》中叫做香戎，是不对的。通俗

称为蜜，温服。因为它像蜜蜂花房。

［集解］ 陶弘景说：家家均有，当做菜肴生吃，十月中旬采摘，置干而用。

苏颂说：人们所居住之地均可栽种，但北方稍少。本品像白苏，但叶更细，寿春（即今安徽寿县）和新安（今安徽休宁县）均有。那里还有一种石香葇，生长在石头上，茎叶均更细，色黄，辛香弥漫、浓郁，使用它效更好。吴国人将其作为茵陈使用。

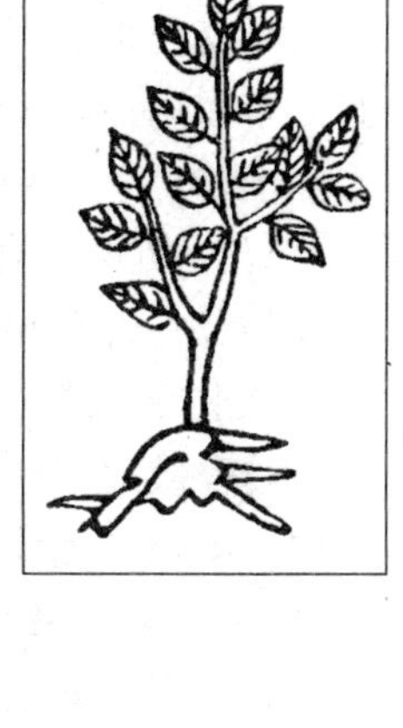

寇宗奭说：香薷生长在山野之间，荆湖南北、二川均有，汴洛（今河南境内）人多在花圃中栽种，暑季也当作蔬菜食用。叶像茵陈，花茸色紫，花密排连在一起，偏向一侧，汇集呈穗状。四、五十个花房形成一穗，像荆芥穗，另有一种香气。

李时珍说：香薷有野生，也有家种之品。中州（今河南）人三月栽种，叫做香菜，用以充当蔬菜。朱丹溪只取大叶的作为上品，但细叶之品香味更加浓郁，现在的人多使用。其茎方，叶尖，有刻齿，很像黄荆叶，略小，九月开紫花呈穗状。也有细籽细叶之品，高只有几寸，叶像落蒂叶，即石香薷。

［修治］ 雷敩说：采摘后去根，留叶，打碎后，暴干，不能与火接触。如果服用本品十两，则一生不能吃白山桃。

李时珍说：八、九月开花成穗时，采摘后阴干，入药使用。

［气味］ 味辛、性微温，无毒。

［主治］ 《名医别录》：霍乱腹痛吐泻，散水肿。

孟诜：祛热风。肌肉实然转筋，用本品煮汁，顿服半升，则痛止。研末水送服，止鼻衄。

人大明：下气，除烦热，疗呕逆冷气。

汪颖：春季煮汤，代茶饮，可预防热病，调中温胃。口含汤汁，或漱口，可去口臭。

李时珍：主脚气病发热恶寒。

［发明］ 陶弘景说：霍乱病，用本品煮汤服，没有治不好的，煎汤除水肿，效果更佳。

苏颂说：霍乱转筋，单独煮服。若四肢烦冷，汗出而渴，加蓼子一同煮服。

朱震亨说：香薷属金和水，有沟通上下的功用，解暑利小便，治水效果很好，用大叶之品浓煎，为丸服用。肺得本品滋养，可清升浊降，所以热自行消退。

李时珍说：凡医生治疗暑病，均以香薷饮作为首选药。但是暑病有因受凉饮冷，而致阳气为阴邪所阻遏的，出现头痛、发热、恶寒，烦躁口喝，或吐或泻，或霍乱。此种情况适宜用本品，以发越阳气，散水和脾。如果饮食不节，劳累或伤悲之人，伤暑后则大热大渴，汗出如雨，烦躁喘促，或泻或吐。此为劳倦内伤之证，要用李东垣

的清暑益气汤、人参白虎汤之类方剂，以泻火益元。如用香薷，则使表更虚，助热更甚。香薷是夏季解表药，像冬季使用麻黄，如为气虚之人则不能多服。现在的人不知道暑能伤元气，也不管有病无病，均一概用来代茶饮，说成能避暑，实在是太盲目。本品性温，不能热服，如热服反致吐逆。若饮用只适宜冷服，则没有吐逆隐患。治水的功用有奇效。一位朋友的妻子自腰以下浮肿，面目肿，喘息急促欲死，不能平卧在枕头上，大便溏泄，小便短少，服用许多药无效。李时珍诊其脉，脉沉而大，沉主水，大主虚，是病后感受风邪所致，叫做风水。用千金神秘汤加麻黄，一剂后，喘息平定一半，再用胃苓汤送服深师薷术丸，二日后则小便清长，肿消了十分之七，调理数日后则平安无事。可见古人祖方细致、严密，有其深刻道理，而用药精明、神效，却在其人审因论治，辨证论治。

［附方］　旧方四条，新方六条。

1. 一切伤暑病。《和剂局方》：香薷饮：治暑季睡卧潮湿之地，而又感受风邪；或生冷不节，正邪相干，而致吐利，或发热、头痛、体痛，或心腹痛，或转筋、或干呕，或四肢逆冷，或烦闷欲死，均主之。香薷一斤，厚朴（姜汁炙）、白扁豆（微炒）各半斤，打碎成散。每剂五钱，水二盏，酒半盏，煎至一盏，置放片刻，令其沉淀，连服两剂，则马上见效。

《类证活人书》：去扁豆，加黄连四两，用姜汁同炒黄色使用。

2. 水病浮肿。苏颂《图经本草》：胡洽居士香薷煎：干香薷五十斤，打碎，放入煮器中，用水浸泡，漫过药面约三寸，煮后使药力尽出，去滓，澄清，微火煎浓汁至可和丸，如梧子大。每次五丸，每日三次，每日逐渐增加药量，从小便清利为痊愈。

3. 通身水肿。《外台秘要》：深师薷术丸：治疗暴水、风水、气水，通身水肿，服药至小便通利为有效。香薷叶一斤，水一斗，熬极烂后去滓，再熬成膏，加白术末七两，和丸如梧子大。每次用米汤送服十丸，每日五次，夜一次。

4. 四时感受不正之气。《卫生易简方》：水香薷研末，用热酒调服一、二钱，令其汗出。

5. 心烦，胁痛连胸欲死者。《肘后方》：香薷捣汁一、二升，内服。

6. 鼻衄不止。《圣济总录》：香薷研末，水送服一钱。

7. 舌上出血如钻孔者。《肘后方》：香薷水煎取汁，内服一升，每日三次。

8. 口中臭气。《千金方》：香薷一把，水煎取汁，口含。

9. 小儿头发稀少。《永类钤方》：陈香薷二两，水一盏，煎汁至三分，加入猪油半两，和匀，每日涂于头上。

10. 白秃惨痛。《子母秘录》：上方加胡粉，和匀后，涂于头上。

石 香 薷

（见宋《开宝本草》）

［释名］ 石苏

［集解］ 马志说：石香薷生长在蜀郡的陵、荣、资、简、州等地，以及南中各处。多在山岩石缝中生长，二月、八月采摘，苗、茎、花、果实均可使用。

寇宗爽说：现在只要是在山中临水近处或临山崖处即可有本品，不必非在山岩石缝中采摘。九月、十月开花。

李时珍说：香薷，石香薷，是同一植物，只是随其生长地不同而命名。生长在平地的，叶大；生长在崖石间的，叶细，二者可通用。

［气味］ 辛香，性温，无毒。

［主治］ 《开宝本草》：调中温胃，止霍乱吐泻，心腹胀满，脐腹痛，肠鸣。

萧炳：本品功用比藿香更强。

李时珍：本品制硫磺。

爵 床

（见《神农本草经》）

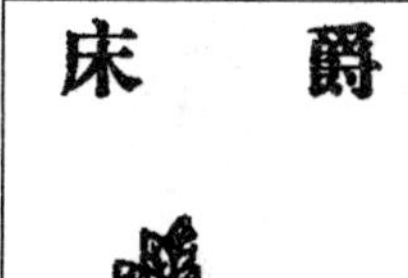

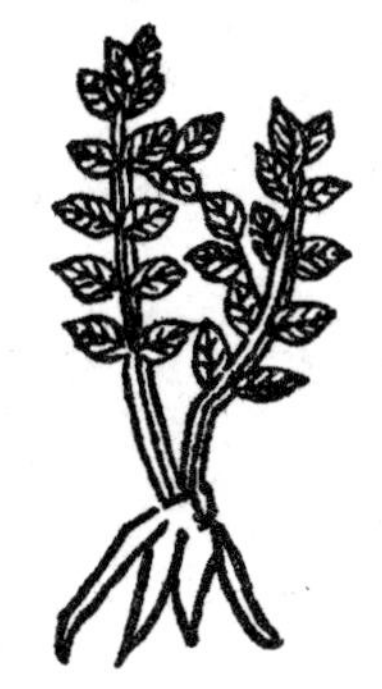

［释名］ 爵麻（吴普） 香苏（见《名医别录》） 赤眼老母草（见《唐本草》）

李时珍说：爵床不易解释。按吴普《吴氏本草》作为爵麻，这倒易解释通。

［集解］ 《名医别录》说：爵床生长在汉中（今陕西南郑县）山谷和田野间。

苏恭说；本品生长在平川、池泽、稻田等道旁，像香葇，叶长、大，有的像荏，但比其细，俗称赤眼老母草。

李时珍说：本品生长在原野的很多，方茎对节生长，与大叶香薷一样。但是香薷揉搓后气味芳香，而爵床揉搓后不香，且微有臭味，可以以此来区别。

附　爵床茎叶

［气味］　味咸，性寒，无毒。

李时珍说；味微辛。

［主治］　《神农本草经》：腰脊、背痛不得着床，俯仰艰难，除热，可作为洗浴汤液。

苏恭：可治疗血胀下气。治疗刀枪之伤，捣烂煎汁涂敷于患处，立即见效。

赤车使者
（见《唐本草》）

［释名］　小锦枝（见《炮炙论》）

［集解］　苏恭说；赤车使者，苗像香薷、兰香，叶、茎色红，根紫红色，八月、九月采挖根，晒干。

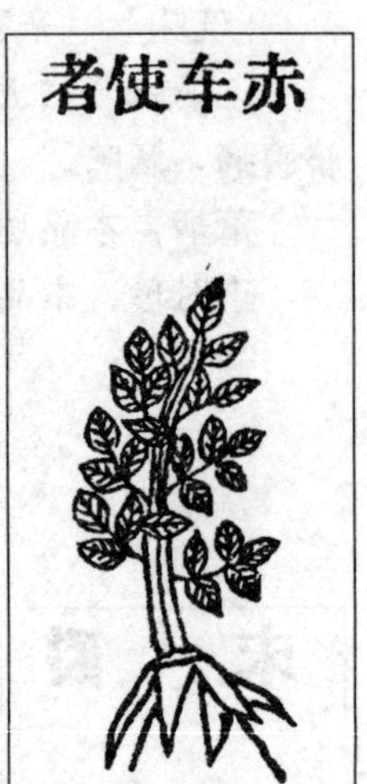

韩保昇说：生长在荆州（今湖北）、襄州的赤车使者，根紫像茜根，二月、八月采挖。

李时珍说：本品与爵床相类似，只用根颜色是紫、是红来区别。

附　赤车使者根

［修治］　雷敩说：本品原名叫小锦枝。使用时粗粗捣碎，用七岁童便拌搅后蒸，晒干后入药。

［气味］　味辛、苦，性温，有毒。

甄权：有小毒。

［主治］　苏恭：风冷邪侵，虫毒癥瘕，五脏积气。

甄权：治恶风冷气。服后润泽肌肤，养颜。

［发明］　苏颂说：古方治大风风痹，用赤车使者根酒。现在的人很少使用，很少有人认识本品。

李时珍说：上古避瘟疫邪气，有使用赤车使者丸的。此药不奇怪，稍加询问采摘，即可得到，只是古今名称不同。

假 苏
（见《神农本草经》）

［校正］ 从菜部移到此处。

［释名］ 姜芥（见《名医别录》） 荆芥（吴普） 鼠蓂（见《神农本草经》）

陶弘景说：假苏方药不再用。

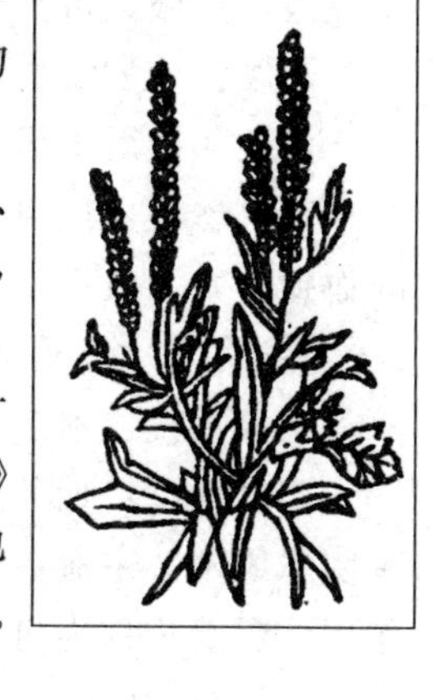

苏恭说；本品即是菜中荆芥，姜芥是发声传讹所致。先前放在草部，现在录入菜部。

陈士良说：荆芥，本草中叫做假苏。假苏实际上是另一种物品，叶尖圆形，多数野生，因为香气像苏，所以叫做苏。

苏颂说；医生陈士良说：江左（今江苏省一带）人说假苏、荆芥实际上为两种物品。苏恭说本品又叫姜芥，荆、姜发声讹传，所以叫做荆芥，实际上是错的。

李时珍说；根据吴普《吴氏本草》所说；假苏又叫荆芥，叶像落藜且细，蜀中人多生吃。吴普是东汉末人，离《名医别录》出版的时间不远，他所说的应该没错，所以唐朝人苏恭继承了他的说法。而陈士良、苏颂却将本品疑为两种物品，也是臆断之说。所以叫苏、叫姜、叫芥，均是因为气味辛香，像苏、像姜、像芥。

［集解］ 《名医别录》说：假苏生长在汉中山川、池泽之中。

苏颂说：现在到处均有本品。叶像落藜且细。初长时味辛香可吃，人们采取后当作生菜。古方很少使用，现在多用为要药，取花、果实成穗的，曝晒后，干品入药。还有胡荆芥，俗称新罗荆芥。石荆芥，生长在山间岩石之中。几种物品形状，性能相近，入药也相同。

李时珍说：荆芥本来为野生之品，现在人们多使用它，所以栽种较多。二月撒子长苗，炒后食用辛香。茎方叶细，像独帚叶，略窄小，叶淡黄绿色。八月开小花，形成穗房，像紫苏房，里面有细子，形状像葶苈子，黄红色，连穗一并收采，入药使用。

［正误］ 陈藏器说：张鼎《食疗本草》中，荆芥又叫析蓂，是错误的。菥蓂有其白己本条，见草部。

李时珍说：汪机《本草会编》说假苏是白苏，也不对，白苏是荏，见后面记述。

附 假苏茎穗

［气味］ 味辛，性温，无毒。

孟诜说：当菜食用日久则会引动消渴病，熏扰五脏之神。反驴肉、无鳞鱼，详情见后面发明条下。

[主治] 《神农本草经》：发热恶寒，痔瘘、瘰疬，可破结聚气，下淤血，祛除湿痹。

陈藏器：去邪，除劳渴冷风，汗出，煮汁内服。捣烂后醋调，敷疗疮肿毒。

甄权：单用可治虚邪贼风，口眼歪斜，半身麻痹，心虚记忆力减退，可益力添精，避邪恶毒气，通利血脉，补五脏不足之气，助脾胃之功。

陈士良：主血劳，邪气壅塞，脊背疼痛，虚汗，调理男子之气，筋骨烦疼，以及阴阳毒之伤寒头痛，头晕目眩，手足拘急。

《日华本草》：利五脏，消食下气，醒酒。当作蔬菜，生熟均可食用，可煎茶饮用。用豆豉汁煎服，可治突然伤寒，能发汗。

苏颂：治妇女血风或疮疥，为要药。

孟诜：产后中风，身体强直，研末后用酒调服。

李时珍说：散风热，清头目，利咽喉，消疮肿，治项强，眼中黑花，及生疮阴疝，吐血衄血，下血血痢，崩中痔漏。

[发明] 张元素说：荆芥味辛苦，气味俱薄，药性浮而升，属阳。

王好古说：本品为肝经气分药，搜肝气。

李时珍说：荆芥人足厥阴经气分，功用擅长于祛风邪，散淤血，破结气，消疮毒。厥阴属风木，主血，而相火寄于肝，所以本品是风病、血病、疮病的要药。其治风的作用，贾丞相称为再生丹，许学士说它有神圣之功，戴院使赞其是产后要药，萧存敬称为一捻金，陈无择将其隐喻为举卿古拜散，本品怎么会无功而得到这么多赞誉呢？据《唐韵》：荆字，举卿切：芥字，古拜切。两字的反切，隐语即以其方为秘。李时珍又说：荆芥反鱼蟹河豚之说，本草医方并未谈到，而民间杂书常有记载。按李廷飞《延寿书》说：食用一切无鳞鱼，忌荆芥。吃了黄鲿鱼后服用荆芥，会使人吐血，只有地浆能解。与蟹同食，可动风。蔡絛《铁围山丛话》记载：我居住在山岭之畔，看见过吃黄颡鱼，而后服用荆芥的人即刻死亡。洪迈《夷坚志》记载：吴国人魏几道，吃黄颡鱼羹，后采摘荆芥后和茶饮。片刻即觉足痒，上彻心肺，疯狂奔走，足皮肤欲破裂。后赶紧服药，两日即解。陶九成《辍耕录》说：凡食用河豚，不可服用荆芥药，二者大相反。我在江阴见到一位学士，即是因为服用此二品后丧生的。《苇航纪谈》记载：凡服用荆芥等风药，忌食鱼类。杨诚斋曾见一人因犯此忌，而马上死亡。李时珍按语：荆芥是常用之药，而其相反如此危害，故详细抄录在此，以示警戒。按《物类相感志》说：河豚与荆芥同煮，换水三、五次后，则无毒。这种说法与其他说法均不同，什么缘故呢？凡养生的人，宁愿遵守前说，引为警戒。

[附方] 旧方四条，新方二十七条。

1. 头项风强。《千金方》：八月后，取荆芥穗做成枕头；并可将其铺在床下，立春之日取出即可。

2. 风热头痛。《永类钤方》：荆芥穗，石膏等分，研末，每次用茶调下二钱。

3. 风热牙痛。荆芥根，乌柏根，葱根等分，煎汤液，频频含漱。

4. 小儿惊痫一百二十种。《医学集成》：荆芥穗二两，白矾半生半枯一两，研末，调糊和丸如黍米大，朱砂为外衣。每次用姜汤送下二十丸，每日两次。

5. 一切偏风，口眼㖞斜。《经验后方》：青荆芥一斤、青薄荷一斤，同放于砂盆内捣烂，用生丝绢绞汁，在瓷器中煎成膏，滤去沉渣约三分之一，将其余二份晒干，研末，用膏和丸如梧子大。每次用白汤送下三十丸，早晚各一次。忌服动风之物。

6. 中风口噤。荆芥穗研末，用酒送服二钱，可马上痊愈，方名荆芥散。贾似道说：本方出自《曾公谈录》，曾多次使用，效果十分显著。其子名顺，已病入膏肓，服本方后则马上见效，实在是名副其实的再生丹。

7. 产后中风。华佗愈风散：治妇女产后中风口噤，手足瘛疭，角弓反张，或产后血虚眩晕，不省人事，四肢强直，吐泻欲死。用荆芥穗子，微焙后研末，每次用豆淋酒调服三钱，或用童便调服。若口噤，牙关紧闭，则撬开牙齿灌药，若是龈噤，则从鼻中灌药，效果神速。一般产后避风而太暖，所以汗出腠理疏松，故易于中风。李时珍说：此方各种书均称赞它奇效。姚僧坦集验方，用酒送服，名叫如圣散，说服药后可立等见效。陈氏方名叫举卿古拜散。萧存敬方，用古老钱煎汤内服，方名一捻金。王贶《指迷方》加当归等分，水煎服。许叔微《本事方》说：此药实在是有奇效神圣之功。一位妇女产后睡眠过久，醒后则昏昏如醉，不省人事。医生用本药加用交加散，并嘱咐说服药后应当入睡，睡中必用左手搔头，使用后果然如此。昝殷《产宝方》记载：此病多因怒气伤肝，或忧郁内结，或坐草中受风而成。宜急服此药。戴原礼《证治要诀》叫独行散。贾似道悦生随抄为再生丹。

8. 产后迷闷。因怒气发热迷闷者。戴原礼《证治要诀》：独行散：荆芥穗，用新瓦炒至半生半熟，研末。童便送服一、二钱。若角弓反张，用豆淋酒送下。或打碎成散，用童尿煎服，效果极妙。荆芥为产后要药，而角弓反张为妇女急重之候，凡患此证后，十人只能有二人存活。

9. 产后血晕，眼花，心闷欲死者。《图经本草》：干荆芥穗，捣筛后研末，每次用二十梧子大，用童便一酒盏调匀药末，乘热而服，立即见效。口噤者撬开牙齿灌药，口闭者从鼻中灌药，均有效。近来医者常用，无不如神。

10. 产后血眩风虚，精神昏冒。《保命集》：荆芥穗一两三钱，桃仁（去皮尖）五钱，同炒研末，水送服三钱。若喘甚加杏仁（去皮尖，炒），甘草（炒），各三钱。

11. 产后下痢。《深师方》：大荆芥四、五穗，在盏内烧存性，不能触油，火，加少量麝香，用开水调下适量药品。此药虽微少，但却能治大病，不可忽视。

12. 产后鼻衄。《妇人良方》：荆芥焙干，研末，童便调服二钱，此为海上方。

13. 九窍出血。《直指方》：荆芥煎酒，大口饮服。

14. 口鼻出血如涌泉，因酒色太过而致。荆芥烧存性，研末，用陈皮汤送服二钱，不超过二剂即愈。

15. 吐血不止。《经验方》：荆芥连根洗净，捣烂成汁，服半盏。用干荆芥穗研末也可。《圣惠方》：用荆芥穗研末，以生地黄汁调送二钱。

16. 小便尿血。《集简方》：荆芥、缩砂等分，研末。用糯米汤送下三钱，每日三次。

17. 崩中不止。《妇人良方》将荆芥穗放在麻油灯上烧焦，研末，每次用童便调服二钱。这是夏太君娘娘方。

18. 痔漏肿痛。《简易方》：用荆芥煎汤，每日熏洗。

19. 大便下血。《经验方》：荆芥（炒）研末，每次用米汤送服二钱，妇女用酒调下，也可和面做馄饨食用。

《简便方》：荆芥二两，槐花一两，共同炒至色紫，研末。每次用清茶送下三钱。

20. 小儿脱肛。经验方：荆芥、皂角等分，煎汤熏洗，用铁浆涂患处。也可治子宫脱出。

21. 阴疝肿痛。《寿域神方》：荆芥穗在瓦上焙干，制散，用酒调服二钱，疝气则消。

22. 小儿脐肿。《海上方》：荆芥煎汤洗净局部，用煨葱轻轻刮薄层火毒，并贴敷局部，则肿痛消失。

23. 瘰疬溃烂，牵涉胸前及两腋；或溃破块如茄子大，牵连至两肩，四、五年治疗不愈者，均可治疗，效果神速。《活法机要》：武进县《朱守仁传》记载：其项部肿痛不能回头，用此方后数日即见效。若疮块溃烂，用下段荆芥根剪碎，煎沸汤温洗，过段时间见破溃处变黑紫，用针刺出血，再洗二、四次则愈。樟脑、雄黄等分，研末，用麻油调，撒在其上，使它出水。第二日再洗，再撒，直到痊愈为止。

24. 疔疮肿毒。《药性论》：荆芥一把，切成断儿，用水五升，煮至二升，分两次冷服。

25. 一切疥疮。《普济方》荆芥末，用地黄天然汁熬膏，和丸如梧子大。每次用茶或酒送下三、五十丸。

26. 脚丫湿烂。《简便方》：荆芥穗捣烂贴敷局部。

27. 缠脚生疮。《摘玄方》：荆芥烧灰，用葱汁调敷患处，贴敷前先用甘草汤洗净局部。

28. 小儿感受风寒，烦热有痰，不省人事。《普济方》：荆芥穗半两焙干，麝香、片脑各一字，研末，每次用茶送服半钱。大人病也可治。

29. 头目诸疾。眼疾、血劳、风气头痛，头晕目眩。《龙树论》：荆芥穗研末，每次用酒送服三钱。

30. 癃闭不通。小腹急痛，无论久病、新病。《普济方》：荆芥、大黄研末，等分，用温水送服三钱。若小便不通，大黄减半；若大便不通，荆芥减半。方名倒换散。

薄　荷
（见《唐本草》）

［校正］　从菜部移至此处。

［释名］　菝蔄（音跋活）　蕃荷菜（蕃音鄱）　吴菝蔄（见《食性本草》）　南薄荷（见《本草衍义》）　金钱薄荷

李时珍说：薄荷，是俗称。陈士良《食性本草》叫做菝蔄，杨雄《甘泉赋》叫做茇葀，吕忱《字林》叫做茇苦樝，由此可见薄荷的各种误称。孙思邈《千金方》叫做蕃荷，是由方音不同所讹传。现在入药使用，以苏州产品为最佳，所以陈士良叫做吴菝蔄，为的是与胡菝蔄相区别。

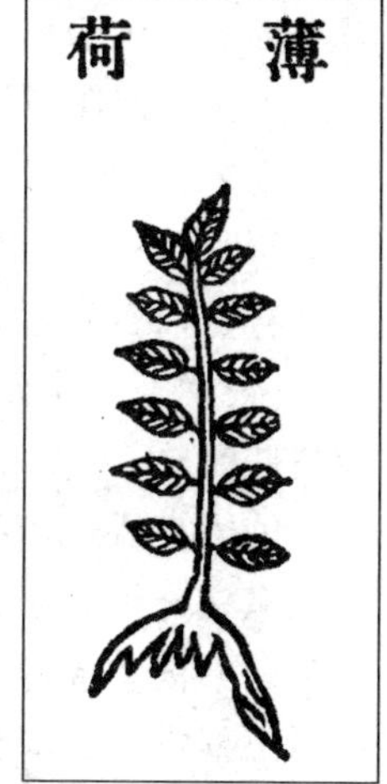

寇宗奭说：人们称本品为南薄荷，因为另有一种龙脑薄荷，目的是为区分二者。

汪机说：小儿方药中多使用金钱薄荷，其叶小圆如钱币，而写作金银薄荷是错的。

［集解］　苏颂说：薄荷到处均有。茎、叶像荏，但略尖长，过冬根不死，夏秋季采摘茎叶曝晒，干后备用。古方中很少使用，有的与薤共同作腌菜食用，近来为治风寒的要药，所以各家也多栽种。另有胡薄荷，与本品相类似，只是味少甘，可以此来区别。生长在江浙一带的薄荷，那里的人们常将此作为茶饮用，俗称新罗薄荷。在汴洛（今河南境内）僧寺附近栽种的《天宝单方》叫做连钱草。本品又叫石薄荷，生长在江南山石之间，叶微小，到了冬季变为紫色，未听说有别的功用。

苏恭说：薄荷，各家栽种，也可生食。另有一种蔓生之品，功用与此相似。

李时珍说：薄荷，人们多栽种。二月老根长苗，清明前后分枝。茎方为红色，叶对生，初长时外形长而头部圆，逐渐长大则变尖。吴、越、川、湖人多用来代茶饮。苏州栽种的本品，茎小，气味芳香；江西（明朝置江西省）栽种的则稍粗；川蜀之品则更粗，入药使用以苏州产品最好。《物类相感志》说：采收薄荷时，必须隔夜用粪水浇灌，雨后才可割收，这样采割的薄荷性凉，不然的话，性不凉。

附　薄荷茎叶

［气味］　叶辛，性温，无毒。

孙思邈说：味苦、辛，性平。

张元素说；味辛，性凉。

雷敩说：茎性燥。

甄权说；与薤一同作腌菜食用。病初愈的人不能食用，可使人虚汗不止。瘦弱的人长时间食用，会引动消渴病。

［主治］ 《唐本草》：贼风伤寒发汗，心腹邪气胀满，霍乱，宿食不消，下气，煮汁内服，发汗，可大解劳乏，也可生吃。

孙思邈：当做菜长时间服用，可补肾气，避邪毒，除劳气，可使口气香洁。煎汤，可熏洗漆疮。

甄权：通利关节，发汗，驱邪气，破血止痢。

陈士良：疗阴阳毒，伤寒头痛，四季均可食用。

《日华诸家本草》：治中风失音、吐痰。

苏颂：主治伤风头风，通关格，治小儿风涎证为要药。

孟诜：研摩成汁内服，可祛心脏风热。

李杲：清头目，除风热。

李时珍：利咽喉、口齿诸病，治瘰疬疥疮，风瘙隐疹。捣烂成汁，含漱于口，可去舌苔、语言蹇塞。摘叶塞于鼻内，可止鼻衄。涂敷可治蜂螫蛇咬。

［发明］ 张元素说：薄荷辛凉，气味俱薄，药性浮而上升，属阳。所以能去上部及皮肤风热。

陈士良说；薄荷可引药入营卫，所以能发散风寒。

寇宗奭说：小儿惊风壮热，治疗时需用本品作为引药。治骨蒸劳热，用薄荷汁与其他药共同熬成膏。猫吃薄荷则醉，是物品相互影响所致。

王好古说；薄荷是手、足厥阴经气分药。能搜肝气，主治肺气壅盛肩背痛，及风寒汗出。

李时珍说：薄荷入手太阴、足厥阴经，辛能发散，凉能清利，长于消风散热，因此头痛、头风、眼目、咽喉、口齿诸病，小儿惊风及瘰疬、疮疥等的治疗，本品为要药。戴原礼治猫咬伤，捣汁后敷涂患处，可见效。大概是其相制的作用吧。

陆农师说：薄荷，对猫来说是酒；犬，是老虎的酒；桑椹，是鸠的酒；芮草，是鱼的酒。昝殷《食医心镜》说：薄荷煎豉汤暖酒共饮，也可煎茶生吃，皆适宜。这是菜之益处。

［附方］ 旧方二条，新方八条。

1. 清上化痰利咽喉，治风热。《简便单方》：薄荷末，炼蜜丸如芡子大，每次含一丸。用白砂糖和丸也可。

2. 风气痛痒。《永类钤方》：大薄荷、蝉蜕等分，研末，用温酒调服一钱。

3. 舌蹇语涩。《医学集成》：薄荷天然汁，和白蜜、姜汁涂搽。

4. 眼睑红肿、糜烂。《明目经验方》：用生姜汁浸薄荷一夜，晒干研末，每次用一钱，以开水泡洗局部。

5. 瘰疬、结核，已破，或未破。《济生方》：新薄荷二斤，榨汁，皂荚一挺，用水浸泡后去皮，捣烂取汁，同放在银石器中熬膏。加连翘末半两，青皮，陈皮，黑牵牛半生半炒各一两，皂荚仁一两半，共同捣烂和丸如梧子大。每次用连翘汤送下三十丸。

6. 衄血不止。许学士《本事方》：薄荷汁滴局部。或用于品水煮，以锦帛包裹后塞鼻。

7. 血痢不止。《普济方》：薄荷叶煎汤，经常服用。

8. 水入耳中。《经验方》：用薄荷汁滴在耳中，可立即见效。

9. 蜂虫螫伤。《外台秘要》：用薄荷叶摘下后，贴在螯伤处。

10. 火毒生疮。张果《医说》：冬季用火炙，火气入内，则两邪相搏而生疮，疮水外流淋漓。用薄荷煎汁后频繁涂抹局部，可马上痊愈。

和雪草
（见《神农本草经》）

［释名］ 胡薄荷（见《天宝单行方》） 地钱草（见《唐本草》） 连钱草（见《药草图名》） 海苏

陶弘景说：积雪草，方药中不用，大概本品因药性寒凉而得名。

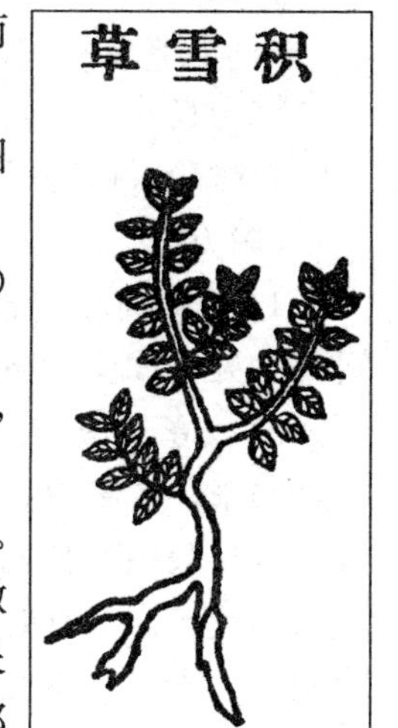

苏恭说：此草叶圆像钱，荆楚人叫做地钱草，徐仪《药草图名》叫连钱草，剩下者可见下面论述。

［集解］ 《名医别录》说：积雪草生长在荆州（今湖北境内）山川河谷。

苏恭说；此草叶圆大像钱，茎细有力，蔓生在小溪河涧旁，生长之处也稀少。

苏颂说；现在到处均有，八、九月采摘苗、叶，阴干后使用。段成式《酉阳杂俎》说：地钱草叶圆茎细，蔓延生长，一名叫做积雪草，一名叫做连钱草。按《天宝单行方》记载：连钱草生长在咸阳潮湿之地，也生长在临淄郡（属今山东省淄博）、济阳郡（今河南兰考境内）池泽之中，香气浓郁。民间有的说其叶圆像薄荷，江东吴越丹阳郡（今安徽省内）本品极多，那里人常将此当作生菜食用。河北柳城郡都称其为海苏，喜好在水旁生长，冬季不死，咸阳、洛阳也有此品。有的叫做胡薄荷。单独服用可治疗妇女小腹痛。

寇宗奭说：南方积雪草较多，生长在阴冷潮湿之地，不只有荆楚有本品。形状像水荇，略小，表面光洁，叶微尖是其不同之处。叶与叶独立生长，现在人们叫做连钱草，大概是取类比像吧。

李时珍说；根据苏恭注释薄荷说：另有一种蔓生，功用与其相似。苏颂《图经本草》说；胡薄荷与薄荷相类似，只是味少甘，生长在江浙一带，那里人将此作为茶饮用，俗称新罗薄荷，《天宝单行方》所说的连钱草，即是此品。根据上面这两种说法，积雪草就是胡薄荷，是薄荷蔓生之品。臞仙《庚辛玉册》说：地钱，是阴草。生长在荆州、楚、江、淮、闽、浙一带，多生长在宫廷、寺院、庙宇的砖缝之间，叶圆像钱，引枝蔓生，气味香如细辛，不开花。

附 积雪草茎叶

[气味] 味苦、性寒，无毒。

人大明说：味苦、辛。

苏颂说：味甘，性平，无毒。

李时珍说：取汁结草砂，伏硫磺。

[主治] 《神农本草经》：大热，恶疮痈疽，皮肤浸淫红肿，身热。

苏恭：捣烂可敷热肿丹毒。

陈藏器：主治突然发热，小儿发热恶寒，腹内热结，捣烂成汁内服。

甄权：单用可治疗瘰疬、痔瘘，往来寒热。

《日华本草》：用盐浸叶后贴敷肿毒，也可治风疹疥癣。

陈士良，胡菝蔄：主风气壅塞，上攻胸膈，煎汤，饮服，可立即见效。

李时珍：研磨成汁，滴眼，治暴行赤眼，效果良好。

[附方] 旧方二条，新方二条。

1. 热毒痈肿。寇宗奭《本草衍义》：秋后采收连钱草，阴未后研末，用水调，贴敷肿痛之处，或生品捣烂贴敷，也可。

2. 女子少腹痛。《图经本草》方：苏颂引《天宝单行方》记载：妇女突然小腹痛，月经初来，觉腰中彻痛牵连脊背间，如刀锥所刺，不可忍。多数医生不识别，说是鬼疰，盲目服用各种药，对疾病不但无益，反而病情更糟。如果审查证状与前述相当，则可用此药。夏季五月正开花时，采摘后曝晒而干，捣烂细筛为散。每次用好醋二小合搅拌二十梧子本品，晨起空腹顿服。每日一剂，以知为度。如果女子先冷，用前药五两，加桃仁二百枚，去皮尖，熬煎，捣烂成散，用密和丸如梧子大。每日晨起空腹用汤或酒送下三十丸，一日两次，以痊愈为止。忌麻子、荞麦。

3. 男女血病。董炳《集验方》：九仙驱红散：治呕吐诸血和便血、妇女崩漏，效神速。积雪草五钱，当归（酒洗）、栀子仁（酒炒）、薄黄（炒）、黄连（炒）、条黄芩（酒炒）、生地黄（酒洗）、陈槐花（炒）各一钱。若上部出血，加藕节一钱五分；下部出血，加地榆一钱五分，水二盅，煎至一盅，内服，效果神速。本方得来十分保密，因此草与本草主治不同，一般不可知。

4. 牙痛塞耳。《摘玄方》：用连钱草（即积雪草），与水沟污泥共同捣烂，随牙痛左

右侧之不同而塞填于左右耳内。

苏
（见《名医别录》）

［校正］ 从菜部移到此处。

［释名］ 紫苏（见《食疗本草》） 赤苏（见《肘后方》） 桂荏

李时珍说：苏（繁体蘇）从稣，音酥，舒畅的意思。苏药性舒畅，行气和血，所以叫做苏。叫为紫苏，是用来区别白、赤的。苏是荏类，味比其辛，像桂，所以雅称又叫桂荏。

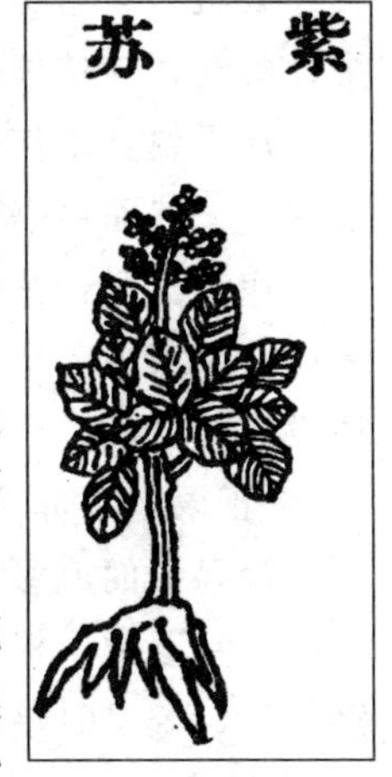

［集解］ 陶弘景说：苏叶色紫，气味芳香。色不紫，气不香像荏的品种，叫做野苏，不入药。

苏颂说；苏，即紫苏。到处均有，叶背面皆紫的产品好。夏季采摘茎叶，秋季采子。苏有数种，水苏、鱼苏、山鱼苏均是荏类草木，各自有各自条项。

李时珍说：紫苏、白苏均在二、三月下种，或自己有子掉在地上而生长。茎方，叶圆有尖，四周有锯齿，肥沃之地的苏，背、面均为紫色，贫瘠之地的则背、面为青紫色，若面、背均为白色的，即是白苏，是荏类。紫苏嫩时采摘其叶，与蔬菜相和，可食用；或用盐、梅滷做成肉酱食用，味香美，夏季可熬汤饮服。五、六月连根一同采收，用火煨根，阴干，则叶可长时期不衰落。八月开细紫花。形成穗房状，像荆芥穗。九月半枯之时收子，子细小像芥子，色黄红，还可榨油，像荏油。《务本新书》记载：凡地边、道旁均可种苏，用来遮掩六畜，收子后可打油，用油点灯则明亮，或熬煮后用油刷饰物品。《丹房镜源》说：苏子油，能柔五金、八石。《沙州记》说：不能开垦种地的土地，不种五谷，只能种苏子。所以王祯说：苏有遮护功用，又可用灯油，因此不能缺。现在有一种花紫苏，叶细，齿蜜，就像人工剪成之状，其香、色、茎、子没有不同，人们称它为回回苏云。

雷敩说：薄荷根茎像紫苏，只有叶不同。薄荷茎性燥，紫苏茎性柔和，入药时需用刀刮去外面紫薄皮。打碎使用。

附 苏茎叶

［气味］ 味辛，性温，无毒。

李廷飞说：不能同鲤鱼同食，食后长毒疮。

［主治］ 《名医别录》：下气，除寒，其子效果最好。

孟诜：除寒热，治一切冷气。

《日华诸家本草》：补中益气，治心腹胀满，止霍乱转筋，开胃下食，止脚气，通大小肠。

苏颂：通心径，益脾卑胃，煮后服用效果好，适宜与橘皮同用。

李时珍：解肌发表，散风寒，行气宽中，消痰利肺，和血温中止痛，定喘安胎，解鱼蟹毒，治蛇、犬咬伤。

甄权：用叶生吃，或作羹食用，可杀一切鱼肉之毒。

[发明]　苏颂说：如果用来宣通风毒，则单独使用茎，去节效果尤好。

李时珍说：紫苏，近来均作为要药。味辛，入气分；色紫，入血分。与橘皮、砂仁共同使用，可行气安胎；与藿香、乌药同用，可温中止痛；与香附、麻黄同用，可发汗解肌；与芎䓖、当归同用，可和血散血；与木瓜、厚朴同用，可散湿解暑，治霍乱、脚气；与桔梗、枳壳同用，可利膈宽肠；与杏仁、莱菔子同用，可消痰定喘。

汪机说：宋仁宗命传翰林院作汤饮。上奏书说：煎紫苏水为首选。因为它能下胸膈浮气。然而奏书人大概不知道久服此汤可耗泄人体真气。

寇宗奭说：紫苏气味芳香，味微辛甘能宣散。现在的人常早晚饮服紫苏汤，实在无益。医家说芳草能治富贵病，此可说明之。若脾胃虚寒的人，常导致滑泄，人们往往没有感觉到。

[正误]　苏颂说：苏主鸡瘕，但《神农本草经》没有记载，南齐褚澄治疗李道念吃白沧鸡子而成瘕，用的是苏煮汤内服，吐出鸡雏后则病痊愈。

李时珍说：根据《南齐书》记载，褚澄所用的是蒜，而不是苏。大概是因为这两字相似，誊录时错误所致，苏氏欠考虑。详情见蒜条下。

[附方]　旧方二条，新方一十三条。

1. 外感寒邪上气。《肘后方》：苏叶三两，橘皮四两，酒四升，煮至一升半，分两次内服。

2. 伤寒气喘不止。《肘后方》：赤苏一把，水三升，煮至一升，稍稍送服。

3. 劳复、食复欲死者。《肘后方》：苏叶煮汁二升，饮服。也可加入生姜、豆豉一同煮服。

4. 突然呃逆不止。《千金方》：香苏浓煎，一次服三升，效果良好。

5. 霍乱胀满，不得吐下。《肘后方》：用生苏捣烂取汁饮服，效佳。或用干苏煮汁饮服，也可。

6. 诸多失血病。《斗门方》：紫苏不限多少，入大锅内，水煎至干，去滓，熬成膏，用炒熟赤豆研末，和丸如梧子大。每次用酒送下三、五十丸，经常服用。

7. 刀枪创伤出血不止。《永类钤方》：嫩紫苏叶。桑叶共同捣烂，贴敷患处。

8. 跌仆损伤。谈野翁《试验方》：紫苏捣烂贴敷，疮口自然可愈合。

9. 伤损出血不止。《永类钤方》：陈紫苏叶蘸所出血，捣烂贴敷患处，因血不作脓，且愈后不留瘢痕，效果十分奇妙。

10. 疯狗咬伤。《千金方》：紫苏叶嚼烂后，贴敷咬伤处。

11. 蛇虫伤人。《千金方》：紫苏叶捣烂取汁，饮服。

12. 食蟹中毒。《金匮要略》：紫苏煮汁，饮服二升。

13. 飞丝入目，使人舌上生泡。《危氏得效方》：紫苏叶嚼烂，用白开水咽下。

14. 乳痈肿痛。《海上仙方》：紫苏煎汤，一次服，同时可捣烂贴敷局部。

15. 咳逆短气。《普济方》紫苏茎叶二钱，人参一钱，水一盅，水煎内服。

附 苏子

［气味］ 味辛，性温，无毒。

［主治］ 《名医别录》：下气，除寒温中。

甄权：治上气咳逆，冷气及腰腿部风湿结气。本品研汁煮粥久服，可使人白胖身香。

《日华本草》：调中，益五脏，止霍乱呕吐反胃，补虚劳，健身，利大小便，破癥瘕结聚，消胸膈满闷，消痰止嗽，润心肺。

寇宗奭：治肺气喘急。

李时珍：治风顺气，利膈宽肠，解鱼蟹毒。

［发明］ 陶弘景说：苏子下气，可与橘皮共同使用。

李时珍说：苏子与苏叶功用相同。若发散风气适宜用叶；若清利上下，适宜用子。

［附方］ 旧方三条，新方六条。

1. 顺气利肠。《济生方》：紫苏子、麻子仁等分，研磨烂，用水滤取汁，与米粥共同煮食。

2. 治风、顺气、利肠、宽中。《圣惠方》：紫苏子一升，微炒，用生绢袋盛后，放在三斗清酒中浸泡三夜，每次少少饮服。

3. 一切冷气。《药性论》：紫苏子、高良姜、橘皮等分，炼蜜丸如梧子大。每次空腹酒送下十丸。

4. 风湿脚气。方同上。

5. 风寒湿痹，四肢挛急，脚肿不能踏地。《圣惠方》：紫苏子二两，砸碎，用水三升，研磨取汁，煮粳米二合，作成粥，调和葱、椒、姜、豉食用。

6. 消渴水肿，服后让水从小便排出《圣济总录》：紫苏子（炒）三两，萝卜子（炒）三两，研末。每次用桑根白皮煎汤送服二钱，每日三次。

7. 梦中失精。《外台秘要》：苏子一升，熬煮后研末，用酒调服十梧子，每日两次。

8. 食蟹中毒。《金匮要略》：紫苏子煮汁，饮服。

9. 上气咳逆。《简便方》：紫苏子加水研磨，滤汁，与粳米同煮粥食用。

荏
（见《名医别录》）

［校正］ 从菜部移至此处。

［释名］ 䔡（音鱼，陶弘景） 白苏（见《图经本草》）

陶弘景说：荏形状像苏，东人称为䔡，因为它像苏（繁体为蘇），只去掉禾边即是。

苏颂说：苏有许多种：有水苏、白苏、鱼苏、山鱼苏。均是荏类。

［集解］ 《名医别录》说；荏叶，九月采摘，阴干使用。

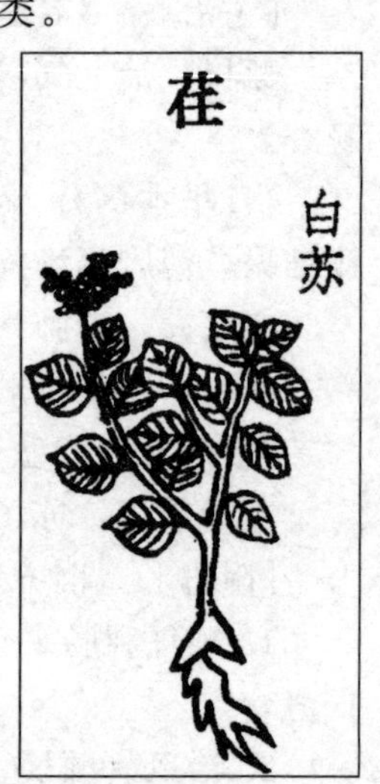

陶弘景说：荏形状像苏，高大色白，不很香。子研磨，与杂米共同作糜，十分肥美，可下气补益。可榨其子出油，就是现在当作油帛和漆料的油，服食断谷也用它，名叫重油。

苏恭说：荏叶人们经常生吃，其子不如苏子。

陈藏器说：江东人用荏子榨油，北方人用大麻榨油，这两种油均是油物。若用作调漆，则荏子油作用好。

萧炳说：另有一种大荏，形象野荏，高大。叶比小荏大一倍，不能吃。人们收采其子，用来充当油绢帛，与大麻子作用相同。小荏子即将熟时，人们采摘其角，食用，味香美。大荏叶不能吃。

苏颂说：白苏，茎方，叶圆，不紫，气味香浓，实际上也可入药。鱼苏，像茵陈，大叶且香，吴人用作煮鱼，所以又叫鱼蔛。生长在山石之间的叫山鱼苏，主治休息痢，大小便频数。用于末，以米汤调服，显效。

孟诜说：可将其蒸熟，烈日晒干，可有开口，可代替米食用，而不吃粮食。

附 荏叶

［气味］ 味辛，性温，无毒。

［主治］ 《名医别录》：调中，去臭气。

陈藏器：捣烂可敷虫咬之伤，及男子阴肿。

《日华本草》：调气，润心肺，长肌肤，益颜色，消宿食，止上气咳嗽，去狐臭，敷虫咬。

［附方］ 旧方二条。

1. 男子阴肿。孟诜《食疗本草》：男子：荏叶生捣，调和醋，覆盖局部。妇女：用绵帛裹荏叶，放入阴部，更换三、四次。

2. 蛇虫咬人。《梅师方》：荏叶捣烂，用猪油调匀，薄薄一层敷在患处。

附 荏子

［气味］ 味辛，性温，无毒。

孟诜说：也少破气。若食过多，则引发心闷。

［主治］ 《名医别录》：咳逆，下气，温中补体。

孟诜：生食，止咳润肺。蒸熟晒干荏子，与米滔洗后煮食，可补中益气，通血脉，填精髓。

《日华本草》：止嗽。

水 苏
（见《神农本草经》）

［校正］ 从菜部移入此处。

［释名］ 鸡苏（吴普） 香苏（见《肘后方》）、龙脑薄荷（见《日用本草》）芥葅（音祖）芥苴（见《名医别录》）

李时珍说：此草像苏，喜欢生长在水旁，所以取名叫水苏。叶辛香，可用来煮鸡，所以有龙脑、香苏、鸡苏等名称。芥葅、介苴应当为芥苏，也是一名而错录了，因为本品味辛像芥，所以叫做芥。宋惠民《和剂局方》中有龙脑薄荷丸，专治血病。元朝吴瑞《日用本草》叫做水苏，也必有其依据。周定王《救荒本草》中说薄荷就是鸡苏，入药以东平龙脑冈的产品为好，所以有此名；陈嘉谟《本草蒙筌》则说薄荷栽种在苏州府学地的叫龙脑。以上各家的命名均不相同，是什么缘故呢。

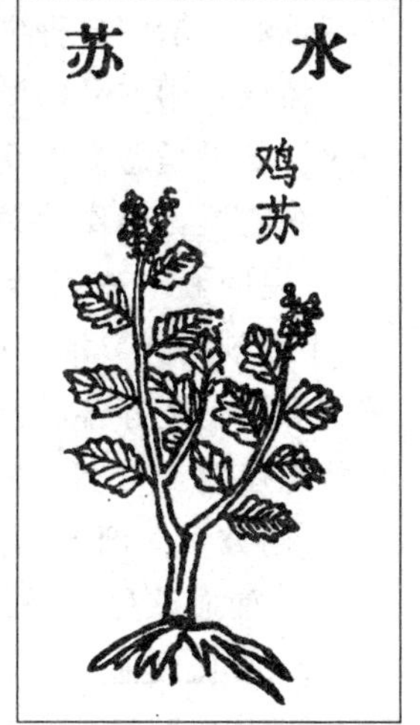

［集解］ 《名医别录》说：水苏生长在九真的池泽之中，七月采摘。

陶弘景说：入药不用本品，所以不能辨别；而九真之地遥远，不能亲自去探访。

苏恭说：这种苏生长在潮湿之地或池泽水旁，苗像旋覆，两叶相当，气味香浓。青州（今山东益郡县）、齐州（今山东济南）、河间人称其为水苏，江左（今江苏省一带）、江右（今江西一带）人称其为荠苎，吴会人称做鸡苏，而陶氏在菜部称其为鸡苏，看来是错的。

韩保昇说：本品叶像白薇，两叶相当，花生长在节间，色紫白，味辛且香，六月采摘茎叶，晒干。

苏颂说：水苏生长在各处，但大多生长在水岸之旁。江南人多当做菜食用。江北本品虽多，但人们却不吃。江左人将鸡苏、水苏当作两种产品。陈藏器说本品和荠苧是同一物品，指的不是水苏。水苏叶有雁状齿，气味香辛；荠苧叶上有毛，稍长，气味臭。“茵陈”条注说：江南所使用的茵陈，茎叶都像家茵陈，略大，高三、四尺，气味极其芳香，味甘辛，俗称龙脑薄荷。

寇宗奭说：水苏气味与紫苏不同，味辛，药性不柔和，但是形状像苏，只有叶面不紫，周围槎牙像雁齿之不同。

吴瑞说：水苏就是鸡苏，俗称龙脑薄荷。

李时珍说：水苏、荠苧是同类植物两个品种。以水苏气香、荠苧气臭来区别。水苏三月长苗，茎方而中间空虚，叶像苏叶，比其略长，齿蜜，面皱，色青，对节长叶，气味十分辛烈。六、七月开花呈穗状，像苏穗，水红色。穗中有细子，形状像荆芥子，可以栽种，容易生长，老根也可自生。肥沃之地其苗高四、五尺。

附　水苏茎叶

［气味］　味辛，性微温，无毒。

［主治］　《神农本草经》：下气，消谷，除饮食不化。避口臭，祛邪毒，除邪气。久服可通调神明，轻身抗衰老。

《名医别录》：主治吐血、衄血、血崩。

《日华本草》：治肺痨血痢，崩中带下。

苏颂：治疗各种气病和脚肿。

孟诜：用本品酿酒、或用酒浸渍、或用酒煮汁，经常服用，可治头风目眩，产后中风。如果是恶血不止，服用后效果神妙。

陈藏器：当作生菜食用，可除胃酸吐水。

［发明］　李时珍说：鸡苏的功效，专长于理血下气，清肺、避邪、消谷，因此《太平和剂局方》治疗吐血、衄血、唾血、咳血、便血、血淋、口臭口苦、口甜腻喉腥秽、邪热侵袭等各种疾病，都用龙脑薄荷丸，因药多此处不抄录。本品治疗血病，也有特殊疗效。

［附方］　旧方六条，新方九条。

1. 漏血欲死。《梅师方》：鸡苏煮汁，服用一升。

2. 吐血便血。《梅师方》：鸡苏茎叶煎汁，饮服。

3. 吐血咳嗽。龙脑薄荷焙干，研末，用米汤送服一钱，显效。

4. 衄血不止。《梅师方》：鸡苏五合，香豉两合，共同捣烂，搓揉成枣核大小丸，放入鼻孔中，则血止。

《圣惠方》：鸡苏二两，防风一两，研末。用温水每次送服二钱，另用鸡苏叶塞鼻。

《普济方》：龙脑薄荷、生地黄等分，研末，冷水送服。

5. 脑热鼻渊，肺壅多涕。《圣济总录》：鸡苏叶、麦门冬、川芎䓖、桑白皮（炒）、

黄芪（炙）、甘草（炙）、生地黄（焙）等分研末，炼蜜丸如梧子大。每次用人参汤送服四十丸。

6. 风热头痛，热结上焦，风气上行而致痰厥头痛。《圣惠方》：水苏叶五两，皂荚（炙，去皮子）三两，芫花（醋炒焦）一两，研末，炼蜜丸如梧子大。饭后荆芥汤每次送下二十丸。

7. 耳卒聋闭。孟诜《食疗本草》：鸡苏叶生品捣烂，用绵帛包裹，放于耳中。

8. 沐浴、洗发，使其气味香浓。《食疗本草》：鸡苏煮汁，或烧灰淋汁，洗浴即可。

9. 头生白屑。方同上。

10. 暑季目昏，多眵多泪。《圣济总录》：龙脑薄荷叶捣烂，用生绢绞榨出汁，滴眼。

11. 霍乱困笃。《圣惠方》：鸡苏三两，水二升，煎至一升，分三次服。

12. 中各种鱼毒。《肘后方》：香苏浓煮煎成汁，饮服，效果好。

13. 蛇虫螫咬伤。《易简方》：龙脑薄荷叶研末，酒送服，并可将其涂于患处。

荠苧

（见《本草拾遗》）

［释名］ 臭苏（见《日华本草》） 青白苏

李时珍说：日华子注释“水苏”时说：一个名叫臭苏，一个名叫青白苏，正是此草，而误当作水苏了。本品形状像水苏，味臭；像白苏而色又青，所以有以上二个名称。

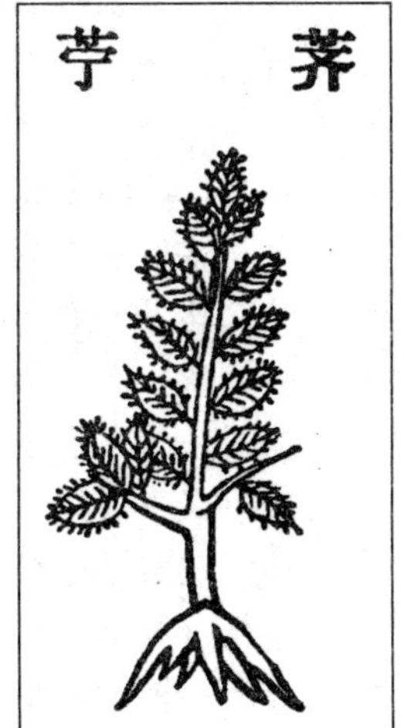

［集解］ 陈藏器说：按苏恭所说，江左人（今江苏省一带）称水苏为荠苧。水苏叶有雁状齿，气味香辛。而荠苧叶稍长，上面有毛，气味臭，可作为生菜食用。

李时珍说：荠苧平川之地到处均有。叶像野苏，比其稍长，上面有毛，气臭，山里人常吃本品，味道不好。

附 荠苧茎叶

［气味］ 味辛，性温，无毒。

［主治］ 陈藏器：寒凉泻痢。若生吃，可除胃间吐酸。打碎后，可贴敷蚁瘘疮。

附 石荠

陈藏器说；味辛，性温，无毒。主风寒之气，疮、疥瘙痒，痔瘘便血。可用石荠苧煮汁后内服。此草生长在山石之间，叶细，开紫花，高一、二尺，山里人使用之。

第十五卷 《本草纲目》草部

草之四

（隰草类上五十三种）

菊《神农本草经》
野菊《本草拾遗》
庵蕳《神农本草经》　附对庐
蓍《神农本草经》
艾《名医别录》　附夏台
千年艾《本草纲目》
茵陈蒿《神农本草经》
青蒿《神农本草经》
黄花蒿《本草纲目》
白蒿《神农本草经》
角蒿《唐本草》
藘蒿《拾遗本草》
马先蒿《神农本草经》
阴地厥《图经本草》
牡蒿《名医别录》
九牛草《图经本草》
茺蔚（即益母草）《神农本草经》
錾菜《本草拾遗》
薇衔《神农本草经》　附无心草
夏枯草《神农本草经》
刘寄奴草《唐本草》
曲节草（即六月霜）《图经本草》
丽春草《图经本草》
旋覆花《神农本草经》
青葙《神农本草经》　附陶朱术、雁来红、天灵草、思蓂子

鸡冠《嘉祐本草》
红蓝花《开宝本草》
番红花《本草纲目》
燕脂《本草纲目》
大蓟、小蓟《名医别录》
续断《神农本草经》
苦芙《名医别录》
漏卢《神农本草经》
飞廉《神农本草经》
苎麻《名医别录》
苘麻（即白麻）《唐本草》
大青《名医别录》
小青《图经本草》
胡卢巴《嘉祐本草》
蠡实（即马蔺子）《神农本草经》附必似勒
恶实（即牛蒡）《名医别录》
枲耳（即苍耳）《神农本草经》
天名精（即地菘、鹤虱）《神农本草经》
豨莶《唐本草》
箬《本草纲目》
芦《名医别录》
甘蕉《名医别录》
蘘荷《名医别录》
麻黄《神农本草经》附云花草
木贼《嘉祐本草》　附问荆
石龙刍（即龙须草）《神农本草经》
龙常草（即粽心草）《名医别录》
灯芯草《开宝本草》
上附方旧一百三十五种，新方三百零六种。

菊

（见《神农本草经》）

［释名］ 节华（见《神农本草经》） 女节（见《名医别录》） 女华（见《名医别录》） 女茎（见《名医别录》） 日精（见《名医别录》） 更生（见《名医别录》） 傅延年（见《名医别录》） 治蔷（见《尔雅》） 金蕊（见《本草纲目》） 阴成（见《名医别录》） 周盈（见《名医别录》）

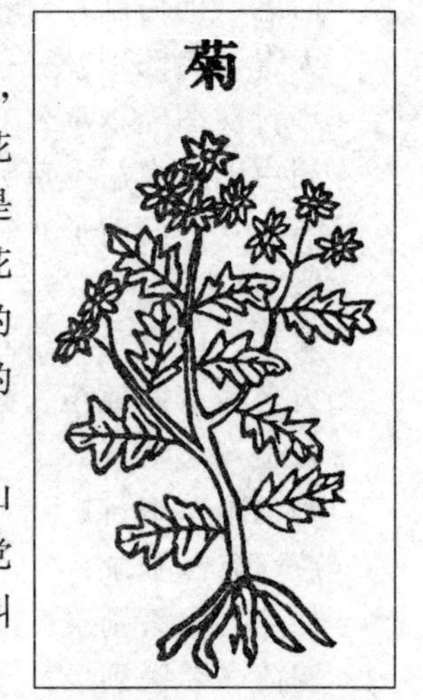

李时珍说：按《陆佃埤雅》说：菊本来是写作鞠（音 jū），取意于鞠，鞠是穷尽的意思。月令是九月，菊开有黄花。因花开到这个时期就穷尽了，所以叫它做鞠。节华这一名称，也是取它相应于季节气候。崔实《月令》说：女节、女华，是菊花的名称；治蔷、日精，是菊根的名称。抱朴子说：仙方所说的日精、更生、周盈，都是指菊而只是根、茎、花、实的名称的不同。

苏颂说：《唐天宝单方图》记载白菊说：原生长于南阳的山谷及田野中，颖川人叫它做回蜂菊，汝南叫它做茶舌蒿，上党（山西省上党县内）及建安郡、顺政郡都叫做羊欢草，河内则叫地薇蒿。

［集解］ 《名医别录》说：菊花生于雍州的川泽及田野中。正月采根，三月采叶，五月采茎，九月采花，十一月采果实，都要阴干。

陶弘景说：菊有两种：一种其茎紫色、气香而味甘，叶子可以做羹吃的，是真菊。一种其茎青色而大，其气像蒿艾，味苦而不能吃，此名苦薏，并不是真菊。其花与真菊完全相近，只能以甘苦来区别它。南阳郦县出产最多，现在则到处都有，拿来一栽种就可以了。又有一种白菊，茎、叶都很相似，只有花是白色的，五月采摘它。仙经认为菊有妙用，但很难得到许多，应经常服用它。

陈藏器说：白菊生于在平泽，五月开花，花呈紫白色。

苏颂说：菊到处都有，以南阳菊潭出产的为好，初春时节栽种生出细苗，夏天茂盛，秋天开花，冬天结实。然而种类很多。只有紫茎气香，叶厚且十分柔软的，在嫩的时候可以食用。其花微小，叶特别甘甜的为真；其茎青而大，叶细气烈而像艾蒿，花大而味苦的，叫做苦意，不是真的。南阳的菊也有两种：白菊的叶子大如艾叶，茎青而根细，花白而蕊黄；其黄菊叶子像茼蒿，花、蕊也都是黄色的。现时常服食者多

用白菊。又有一种开小花，花瓣下就像小珠子，称其为珠子菊，认为入药也好。

寇宗奭说：菊花在近世有二十余种，只有单叶花小而色黄，绿叶色深小而薄，且在九月应时而开花的才是。邓州的单叶白菊也入药。其余的在医经中都不用。

吴瑞说：花大而香的，是甘菊；花小而黄色者为黄菊；花小而气恶的，为野菊。

李时珍说：菊花的品种有一百种，宿根自生，其茎、叶子、花的颜色，各有不同。宋朝人刘蒙泉、范致能、史正志都写有菊谱，但也不能收全。菊花的茎有株、蔓、紫色、赤色、青色、绿色的不同，菊的叶子有大小、厚薄、尖秃的区别，菊花则有千叶单叶、有心无心、有子无子、黄白红紫、间色深浅、大小的差异，其味有甘苦辛的分别，又有夏菊、秋菊、冬菊的划分。一般地只以单叶味甘的菊入药，即菊谱所记载的甘菊、邓州黄、邓州白。甘菊开始生长于山野之中，现在则人们都在栽种它，这种菊的花较细碎，品质不算高，花蕊像蜂窝，其内有细小的子，也可做种子。其嫩叶及花都能炸着食用。白菊的花稍大一些，味不甚甘，也是在秋天采摘，菊中没有子的，叫做牡菊，烧成灰撒在地里，能杀死蛙类及苍蝇，这种说法出于《周礼》。

附 菊花
（叶、根、茎、实都一样）

［气味］ 苦，平，无毒。

《名医别录》说：甘。

杨损之说：味甘的入药，味苦的不入药。

李杲说：苦，甘，寒，可升可降，属阴中的微阳。

李时珍说：《神农本草经》说菊花味甘，《名医别录》说菊花味苦。各家都认为味甘的为菊，味苦的为苦意，只取味甘的入药。谨按张华《博物志》说菊有两种：苗、花一样，只有其味小有差异，味苦的不能食。范致能谱序说：只有甘菊一种可食，仍然入药。其余黄白二花，都属味苦，虽然不能食，但都能入药。治疗头风，则白色的更好。根据这两种说法，则菊类自有甘、苦两种，食品须用甘菊，入药则各种菊都行，只是不能用叫苦意的野菊。所以景焕牧竖闲谈说：真菊能延长人的生命，野菊则能泄人正气。正像黄精益寿，钩吻杀人的意思。

徐之才说：术以及枸杞根、桑根白皮、青葙叶为它的使。

［主治］ 《神农本草经》：诸风头眩肿痛，目欲脱，泪出，皮肤死肌，恶风湿痹。久服利血气，轻身耐老延年：

《名医别录》：治疗腰痛来去缓纵，消除胸中烦热，安肠胃，通利五脉，调达四肢。

甄权：治头目风热，风旋倒地，脑骨疼痛，身上一切游风，使其消散，通利因脉，并没有值得顾忌的。

《大明本草》：作枕可以明目，叶子也能明目，生熟并可食。

张元素：养目血，去翳摸。

王好古：主肝气不足。

附 白菊

［气味］ 苦、辛、平、无毒。

［主治］ 陶弘景：风眩，能令头不白。

陈藏器：染髭发令黑，和巨胜、茯苓蜜丸服用它，去除风眩，变白不老，悦泽面色。

［发明］ 朱震亨说：黄菊花属于土和金，有水与火，能补阴血，故能养目。

李时珍说：菊春天生长，夏天茂盛，秋天开花，冬天结实，完备地接受了四气，饱经露霜，叶子枯了也不落，花萎了也不谢，味兼有甘苦，性本平和。古人说它能除风热，益肝补阴，大概是不知菊得金水这样的精英更多一些，故能补益金水（指肺肾）二脏。补水就是用以制火，益金就是有以平木，木气平和才能使风息，火气降下了方可使热除，用来治疗诸风疾、头目疫患，其意义是很深奥的。黄色的可入金水阴分，白色的可入金水阳分，红色的可行妇人血分，都能入药，能搞得特别明白，理解得特别透彻，就在自己了。白菊的苗可当蔬菜、叶子、花都可以食用，根与果实可以做药有，装在囊袋里可以当枕头，发酵酝酿它可做酒喝，从它的根到梢子，没有不具功用的地方。这就难怪过去贤能的人把它比成君子，神农把它列为上品，山居的隐士采摘它泡酒，才子文人则吃飘落的菊花。费长房说九日喝菊花酒，可以辟除不祥之事。《神仙传》说康风子、朱儒子都是因服菊花而成了神仙。《荆州记》说胡广多年得风病而羸瘦，喝了菊潭的水而得了高寿。菊的贵重就像这样，这难道得其他花类能相提并论的吗？钟会（三国时魏国大将兼谋士）盛赞菊有五美说：圆圆的花朵高悬着，就像宇宙一样；纯正的黄色而不杂，为大地土色所不及；种得早开花晚，有君子之德行；饱经风霜而吐出芬芳，则又有贞洁质朴之美；放入杯中其体轻轻，真是神仙般的食物。《西京杂记》说：采菊花、茎、叶，配合秫米来酿酒，到第二年九月才能酿成并使用它。

［附方］ 旧载医方五种，新增医方六种，共十一种。

1. 服食甘菊。《玉函方》说：王子乔变白增年方用甘菊，三月上寅日采苗，名叫玉英；六月上寅日采叶，名叫容成；九月上寅日采花，名叫金精；十二月上寅日采极茎，名叫长生。四味药一起阴干，过一百天后取等分，按成的那天合捣一千杵（chú）成末，每次用酒服下一钱。或用蜜丸成梧桐子大，用酒服七丸，一天三服。过一百天，身体变得轻捷，皮肤润泽；过了一年，白发可以变黑；服用两年，可使脱落的牙齿再长出来；服用五年，则可使八十岁的老翁变成儿童。孟诜说：正月采叶，五月五日采茎，九月九日采花。

2. 服食白菊。《太清灵宝方》引：九月九日的白菊花二斤，茯苓一斤，一起捣罗为末，每服二钱，用温酒调下，每天服三次。或用炼过的松脂和成丸，如鸡子（鸡蛋）

大，每次服一丸，主治头脑，久服要使人面色美好而不老。

陈藏器说：抱朴子言刘生丹法，用白菊汁、莲花汁、地血汁、樗至汁，和作丹蒸了之后服用。

3. 白菊花酒。苏颂《图经本草》天宝单方：治男女久患头风眩闷，头发干落，胸中痰壅，每次发作即头旋眼昏，不知不觉就要倒下，这是本病的表现。先在两个风池穴上各灸二至七壮，并服此酒及散，永远痊愈。其方法是：春末夏初，收割白菊的软苗，阴干后捣成末，空腹时取一钱和无灰酒服下，一天服两次，渐加重三钱，如果是不喝酒的人，只以羹粥汁调和服下也行。秋天八月连同花收下，晒干，切后取三大斤，有生绢袋装起来，贮存于三大斗酒中，经过七天后服用它，一天三次，常让酒气不断为好。

4. 风热头痛。简便方：菊花、石膏、川芎各三钱，为末，每次服一钱半，用茶水调和服下。

5. 膝风疼痛。《吴旻扶寿方》：菊花、陈艾叶做护膝，时间长了则自然解除。

6. 瘢痘入目，生翳障。《仁斋直指方》：用百菊花、谷精草、绿豆皮等分，为末，每次用一钱，用干柿饼一枚，粟米泔一盏，同煮等候泔水完了，吃柿子，每天吃三枚。病程短的五～七天见效，病久的半月见效。

7. 病后生翳。《救急方》：白菊花，蝉蜕等分，做成散。每次用二至三钱，加入蜜少许，用水煎服。大人、小儿都较适宜，屡有效验。

8. 疔肿垂死。《肘后方》：菊花一握，捣汁一升，喝到口内就能救活，这是个十分有效验的方子。冬天采其根。

9. 女人阴肿。《危氏得救方》：甘菊的苗子捣烂煎汤，先熏后洗。

10. 酒醉不醒。《外台秘要》：九月九日的真菊花为末，用水服一钱合。

11. 眼目昏花。《瑞竹堂方》：双美丸：用甘菊花一斤，红椒去目六两，做成末，用新的地黄汁和成丸，像梧桐子大。每次服五十丸，临睡的时候用茶清送下。

附　花上水

［主治］　大明本草益颜色壮阳，治一切风病。

野　　菊

（见《本草拾遗》）

［释名］　苦薏。

李时珍说：薏是莲子心，这种东西味苦而与它相似，所以与它有相同的名兴。

［集解］　陈藏器说：苦薏生长于湖泽之边上，茎像马兰，花像菊，菊味甘而薏味苦，有句话说苦如薏，就是这个意思。

野菊

李时珍说：苦薏到处都有，田野里特别多，与菊没有什么差异，但其叶子薄小而多尖，花小而蕊多，就好像蜂窝状，气味苦辛而惨烈。

附　野菊根、野菊叶、野菊茎、野菊花

[气味]　苦、辛、温，有小毒。

朱震亨说：野菊花，服用它会大伤胃气。

[主治]　陈藏器：调中止泻，破血，妇人腹内有宿血的适宜用它。

李时珍：治痈肿疔毒，瘰疬眼中瘜肉。

[附方]　新增方四首。

1. 痈疽疔毒，一切无名肿毒。《孙氏集效方》：用野菊花连茎捣烂，煎热服取汗，以渣敷之即愈。

2. 治疗上方。《卫生易简方》：用野菊花茎叶、苍耳草各一握，共捣，入酒一碗，绞出汁服，用渣敷上，取汗即愈。或于六月六日采花耳叶，九月九日采野菊花，为末，每次用酒服三钱，也可以。

3. 天泡湿疮。《医学集成》：野菊花根、枣木，煎汤洗浴。

4. 瘰疬未破。《瑞竹堂经验方》：野菊花根捣烂，煎酒服，用渣敷上自消，即使不消也会自破。

庵蕳（音淹闾）
（见《神农本草经》上品）

[释名]　覆闾　李时珍说：庵就是草屋；闾就是里门。这种草属于蒿子一举，它的老茎可以覆盖庵闾，所以叫覆蕳。《贞元广利方》称它作庵蕳蒿。又史书注释说：庵庐，是行军的住宿之处，那么，闾似应当作庐。

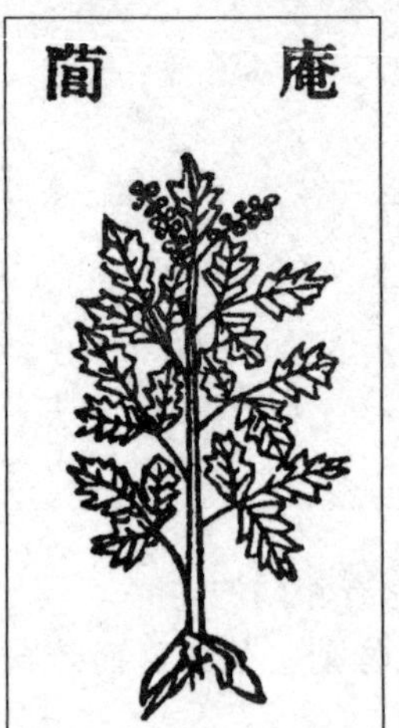

[集解]　《名医别录》说：庵蕳子生于雍州的河流山谷，亦生于上党及道边，十月采其果实阴干。

陶弘景说：其形状像蒿艾之类，近道处处都有，仙经也常常用它，人们种植这种植物用为辟蛇。

苏颂说：现今江淮也有，春天生苗，叶子像艾蒿，高二三尺。七月开花，八月结实，九月采实。

李时珍说：庵蕳叶不像艾，近似菊叶而薄，多有细丫，正面及背面都呈青色。高的有四五尺，它的茎是白色，也像艾的茎而粗一些。八九月开细花，呈淡黄色。结的细实像艾的实，中间有细子，特别容易繁衍。玩弄花草的把它接在菊上。

［主治］　《神农本草经》：五脏淤血，腹中水气，胪（lú）胀留热，风寒湿痹，身体诸痛。久服可使身体轻捷、延寿而不老。

《名医别录》：疗心下坚满，膈中寒热，周痹，妇人月水不通，消食明目。驱驉（据说）吃了能成神仙。

甄权：益气，主男子阳痿不起，治心腹胀满。

《大明本草》：腰脚重痛，膀胱痛，及骨节烦痛，不下食。

李时珍：擂酒饮，治闪挫腰痛，及妇人产后血气痛。

［发明］　苏颂说：《神农本草经》说久服轻身不老，而古方很少有服食的，只有加入各类杂治药中，如胡浴治惊邪狸骨丸之类，大方中用它。孙思邈《千金翼方》、韦宙《独行方》主踠折淤血，并且单用庵蕳煮汁服，也可为末服。现时治打扑多用此法，或为饮或为散，其效最为迅速。

李时珍说：《吴普本草》及《名医别录》，都说驉踠食庵蕳成仙，这也是说它活得长。驱驉乃是一种兽的名称，形似骡子而小，前足长，后足短，不能自己取食，常背负蟨鼠为它咬食。

［附方］　旧有方一条，新增二条，共计三条。

1. 淤血不散，变成痈肿。《广利方》：生庵蕳蒿捣汁一升，服下。

2. 月水不通，妇人宿有风冷，留血积聚，月水不通。《圣惠方》庵蕳子一升，桃仁二升，酒浸去皮尖，研匀入瓶内，以酒二斗浸，封闭五天后，每次喝三合，日服三次。

3. 产后血痛。《频湖集简方》：庵蕳子一两，水一升，童子小便二杯，煎饮。

附　对庐

《名医别录》有名未用说：味苦、寒、无毒。主疥疮久不痊愈，生死肌，除大热，煮汁洗之。像庵蕳，八月采收。

附　庵蕳子

［气味］　苦，微寒，无毒。

《名医别录》说：微温。

吴普说：神农、雷公、桐君、岐伯：苦，小温，无毒。

李当之：温。

甄权说：辛、苦。

李时珍说：性降下，属阴中微阳，入足厥阴经血分。

徐之才说：荆实、薏苡为它的使药。

蓍（音尸）
（见《神农本草经》上品）

［释名］ 李时珍说：按班固《白虎通》载孔子说：蓍是耆的意思。老年人过的年头多，经历的事情广，故通常的事都能知晓。陆佃《埤（音卑）雅》说：属于草中寿数多的，故其字取意从耆。《博物志》说：蓍有千年而长有三百茎，它的根本已老了，故能知道吉凶。

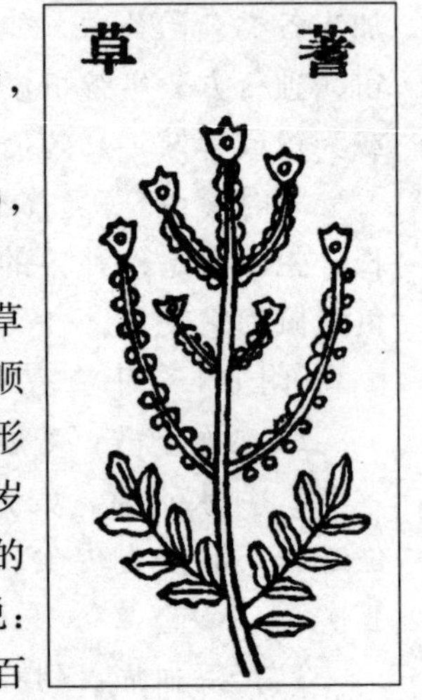

［集解］ 《名医别录》说：蓍实际上很少而长在山谷之中，八九月采实，晒干。

苏恭说：这种草到处都有，其茎可以做筮（占卜用的筮），陶氏误认为是楮实子做的。楮实味甘，此则味苦，今改正它。

苏颂说：现蔡州上蔡县白龟祠旁，蓍长得像蒿子一样形成草丛，高五六尺，一棵一二十茎，至多的有五十茎，生来便条直顺达，故与各种蒿子都不同。秋后有花，开在枝端，呈红紫色，形象菊花，结的果实如艾实。《史记·龟策传》说：龟到了一千岁则游走于莲叶之上，蓍长到一百茎而共生于一根，在它们生长的地方，兽类中没有虎狼等恶兽，虫类中没有毒虫。徐广注释说：刘向说龟活到一千岁而有灵性，看到了一百年而一根能生出百茎。褚先生说：蓍长满了一百茎，在它的下面必定有神龟守护着，在它的上面常有青云浮覆。《左传》说：天下和平，王道敷布而蓍的茎有一丈长，蓍的丛生满一百茎。当今想要蓍的，八十茎以上，长八尺者，就已经很难得到了。只要得到满六十茎，长有六尺的，就可以用了。现蔡州所提供的，都像这样秘而不言，那么这类也算是神物，所以不会常有。

李时珍说：蓍为蒿子一类，是一种神草。故《易经》说：蓍的德行，圆而有神。天子之蓍长有九尺，诸侯之蓍长有七尺，大夫之蓍长有五尺，士人之蓍长有三尺。张华《博物志》说：以梢子大于根本的为主，其次是蒿子，再次是荆，都在月亮满时沐浴。但是如没有蓍来揲（音 diè）卦时，也可以荆、蒿来代替它。

附 蓍实

［气味］ 苦、酸，平，无毒。

［主治］ 《神农本草经》：益气而充养肌肤，明目并使人聪慧预知事物。久服使人不饥，不老，身体轻捷。

附 蓍叶

［主治］ 李时珍：痞疾。

［附方］ 新附方一首。

腹中痞块。刘松石《保寿堂方》：蓍叶、独蒜、穿山甲末、食盐，一同用好醋捣和成饼，根据痞的大小贴上，烧两炷香的时间为宜。使痞化在脓血，从大便中排出来。

艾
（见《名医别录》中品）

［释名］ 冰台（《尔雅》） 医草（《名医别录》） 黄草（《埤雅》） 艾蒿

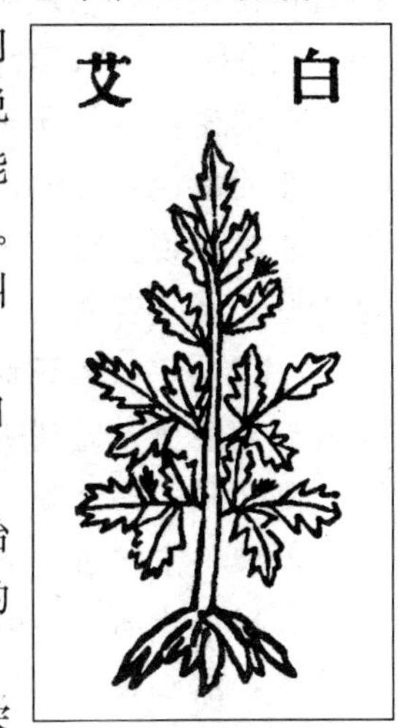

李时珍说：王安石解释艾字说：艾可以乂（音 yì）疾，时间长了就会很好，所以其义从乂。陆佃《埤雅》说：《博物志》说把冰块削圆，举起来对着太阳，用艾在下边就着它的影子，便能使艾着起火来。那么把艾叫做冰台，大概就是因为这一道理吧。医家用艾灸治百病，所以叫做灸（疑当作“医”字）草。一灼叫做一壮，以使人强壮为目的。

［集解］ 《名医别录》说：艾叶生长于田野之中，三月三日收采，晒干。

苏颂说：到处都有，以复道及四明产者为佳，说这种艾灸治百病尤好。初春时节遍地生苗，其茎像蒿，叶背白色，以苗短的为好。三月三日，五月五日，采叶晒干，陈久后才可以使用。

李时珍说：艾叶在本草著作中不写产地，只说生于田野。宋朝时以汤阴（今汤阴县境内）复道者为佳，四明者图形。近代只有汤阴产者叫做北艾，四明产者叫海艾。自成化年以来，则以蕲州（湖北蕲县）产者为上乘，用做方物，天下都很珍重它，叫做蕲艾。相传其他地方的艾灸酒坛不能透，蕲艾则一灸就能透彻，真是奇异。这种草生于山原之地，二月其宿根生出苗长成丛，它的茎直生，白色，高四、五尺。它的叶子向四边展开，形状像蒿，分为五个尖，桠叉上还有小尖，面青而背白，有茸毛矛软而厚。七、八月间在叶子中间长出花穗像车前穗，细花，结的果实一串串长满枝条，中间有细子，霜降后才开始变枯。都在五月五日连茎割取，晒干收叶。先父月池子，叫言闻，曾著有《蕲艾传》一卷，赞颂它说：产于山阳，采收在端午（五月五日）。治病灸疾，功劳不小。又宗懔《荆楚岁时记》说：五月五日鸡未叫时，采收像人形的艾叶，连枝收割它，用来灸治疾病很有效验。在这天（即五月五日）采艾做成人形，悬挂于门口，可以防避有毒之气。把它的茎晒干，蘸上麻油引火点燃艾炷，可以滋润灸疮，直至痊愈也不觉疼。也可以代替蓍策，以及用作蜡烛的芯。

附 艾叶

［修治］ 寇宗奭说：将艾叶干捣，去除青滓，取其白者，加入石硫磺末少许，叫做硫磺艾，常用灸的医家用它。加入米粉少许，可捣为末，做服食的药用。

李时珍说：大凡用艾叶，须用陈久的，修治使它细而软，叫做熟艾。若用生艾负火，则会伤人的肌脉。故孟子说：得了七年的病，求三年之陈艾。拣取干净的艾叶，扬去尘屑，放入石臼内用木杵（音 chū）捣熟，罗去渣滓，取其白者再捣，直到柔软得像棉一样为度。用的时候焙燥，这样灸火才得力。加入妇人丸散药中，须用熟艾，用醋煮干，捣成饼子，烘干后再捣成末使用。有人用糯米糊和作饼，或用酒炒的，都不好。洪氏《容斋随笔》说：艾叶难于发挥作用，如果加入白茯苓三、五片一同碾碎，即时可作细末，也是一种不同的方法。

［气味］ 苦，微温，无毒。

苏恭说：生艾叶寒，熟者热。

张元素说：苦温，属阴中之阳。

李时珍说：苦而辛，生温熟热，可以升可以降，也属于阳。入足太阴、是厥阴、足少阴之经。苦酒、香附子为它的引经报使药。

［主治］ 《名医别录》：灸治百病。可以做煎剂，止吐血下痢，下部䘌（音 niè）疮，妇人漏血，通利阴气，生肌肉，辟内寒，使人能生子。作煎剂时不要让见风。

陶弘景：捣汁服，止损伤出血，杀蛔虫。

苏恭：主衄血、下血、脓血痢，水煮或丸散任意选用。

甄权：止崩血、肠痔血，搨金疮，止腹痛，安胎。用苦酒作煎剂，治癣效果甚好。捣汁饮，治心腹一切冷气。

《大明诸家本草》：治带下，止霍乱转筋，痢后寒热。

王好古：治带脉为病，腹胀满，腰部溶溶地就像坐在水中一样。

李时珍：温中逐冷除湿。

［发明］ 孟诜说：春天采嫩艾做菜食，或和面作馄饨如弹子大，吞食三、五枚，食后用饭压之，治疗一切鬼恶邪气，长期服用可止冷痢。又用嫩艾作干饼子，用生姜煎服，止泻痢及产后泻血，甚妙。

苏颂说：近世有人单味服用艾的，或用蒸木瓜和丸，或作汤空腹饮，很能补益虚羸；然而也有毒发则热气冲上，狂躁而不能阻止，直至攻冲眼目而有疮出血的，确实不能随便服用它。

朱震亨说：妇人不能生子，多由血虚不能摄精，普通医生认为是子宫虚冷，投以辛热之品，或服艾叶。殊不知艾的药性至热，入火灸则使气下行，入药服则可使气上行。本草著作中只说它温，不言其热。社会上的人喜欢温性，一概多服用它，时间长

了毒气发作，那里曾把责任归于艾呢！我考察了苏颂《图经本草》而心里实有这种感受。

李时珍说：艾叶生用则微苦太辛，熟用则辛太苦，生温熟热，可以获取太阳真火，可以回垂绝的元阳。属于纯阳。服用它则可走三阴，而逐除一切寒湿，将肃杀之气转变为融和之气。灸用则可通透诸经，而治百种病邪，使患重病的人变为健康者，它的功劳也可说是够大了。苏恭说它生寒，苏颂言其有毒。一则见它能止诸血，一者见其热气上冲，因而说它性寒有毒，错了。恐怕是不知道血是随气而行，气行则血散，热气是因为久服导致火上冲的缘故。用药来治病，治好了就应停止。如果平素有虚寒顽固的冷疾，患有湿郁、带下、崩漏的妇人，用艾和当归、附子诸药治这些病，这有什么不可以呢？却偏偏一意为了求子，服用艾不停止，辅助经辛热之品，药性长时间偏用，导致火邪躁越，这是谁的过错呢？与艾有什么关系？艾附丸治心腹、少腹诸痛，调治女人诸病，很有大功。腹艾汤治虚性痢疾，及妊娠产后下血，无有奇效。老人丹田气弱，脐腹怕冷者，用熟艾放入布袋兜住脐腹，妙不可言。寒湿脚气，也应用此药夹在袜子内。

［附方］　旧栽方二十三首，新增二十九首，共五十二首。

1. 伤寒时气，温病头痛，壮热脉盛。《肘后备急方》：用于艾叶三升，水一斗，煮一升，顿服取汗。

2. 妊娠伤寒，壮热，赤斑变为黑斑，尿血。《伤寒类要》：用艾叶如鸡子大，酒三升，煮二升半，分为二服。

3. 妊娠风寒卒中，不省人事，状如中风。《妇人良方大全》：用熟艾三两，米醋炒极热，用绢布包好熨脐下，过一会儿就苏醒过来了。

4. 中风口㖞（音歪）。《胜金方》：用长五寸的苇子管，将一头插入耳内，周围用面密封，不让透风，另一头则用艾炷灸七壮。病在右边的灸左边，病在左边的灸右边。

5. 中风口噤。《千金方》：用熟艾灸承浆一个穴，颊车两个穴，各五壮。

6. 中风掣（音 chè）痛，不仁不随。《付后方》：用干艾五斗左右，揉成团后放在瓦甑（音 zhén）中，并将下边的各个孔塞住，只留一个出口，将痛处放在甑口，烧艾进行熏烤，过一会就有感觉了。

7. 舌缩口噤。《圣济总录》：用生艾捣烂敷上，干艾浸湿后用也行。

8. 咽喉肿痛。《医方大成》：同嫩艾捣取汁，慢慢咽下。

《经验方》：用青艾和茎叶一把，同醋捣烂，敷在喉上。冬天用干艾也可以。这是李亚所传的方子。

9. 癫痫诸风。《斗门方》：熟艾在阴囊和肛门的正中间，按照年龄来灸。

10. 如鬼击鬼恶，突然侵袭于人，像刀刺一样，胸胁腹内疠刺切痛不可按，有的马上出现吐血、鼻中出血、下血，又叫做鬼排。《肘后方》：用熟艾如鸡子大三枚，水五升，煎二升，一口气喝了。

11. 小儿脐风撮口。《简便方》：将艾叶烧成灰填于脐中，用帛（音 bó）缚绑住就会有效。或隔蒜灸它，等到口中有了艾气，立刻就会痊愈。

12. 狐惑虫匶（音 niè）。病人牙齿无色，舌上白，或喜欢睡觉而不知道痛痒，或下痢，应当马上治疗下部。不知道这一点的，只攻治其上部，而下部有虫下，食他的肛门，烂得能看见五脏，那就只有死了。《肘后方》：在管子里烧艾，熏下部让烟气进入，或少加雄黄更妙。在罂中烧烟也可以。

13. 头风久痛。《青囊杂纂》：将蕲艾揉为丸，经常闻它，直到流出黄水为合适。

14. 头风面疮痒出黄水。《御药院方》：艾叶二两，醋一斤，用砂锅煎取汁，每次在薄纸上敷药贴用，一日一、两次。

15. 心腹恶气。《药性论》：将艾叶捣成汁喝了。

16. 脾胃冷痛。《卫生易简方》：白艾末，用沸汤服二钱。

17. 蛔虫心痛。如刺，口吐清水。《肘后方》：白艾叶一升，水三升，煮一升服用，吐出蛔虫。或将生艾捣汁，五更时食一睛香脯，然后喝一升艾汁，就会便出蛔虫来。

18. 口吐清水。《怪症奇方》：干蕲艾煎汤饮下。

19. 霍乱洞泻。不止。《外台秘要》：用一把艾，水三升，煮取一升，一口气服下。

20. 老人及年少人患白痢。《永类钤方》艾姜丸：用陈壮艾四两，炮干姜三两，为末，用醋煮仓米糊作丸，如梧桐子大。每次服七十丸，空腹时米饮送下，很有奇效。

21. 诸痢久下。《圣济总录》：艾叶、陈皮等分，煎汤服下。也可以做成末，用酒煮烂饭和丸，每次用盐汤送下二十三丸。

22. 暴泄不止。《生生编》：用陈艾一把，生姜一块，水煎热服。

23. 粪后下血。《千金方》：艾叶、生姜煎浓汁，服三合。

24. 野鸡痔病。《经验方》：先用槐柳煎汤洗过，用艾灸七壮，可得效。郎中王及乘骡到西川（今四川西部），几天后患痔疾大作，就像胡瓜贯于肠头，热得像火一样，忽然强直仆地，一时也没有什么办法。有一个主邮，说，需要灸治，即能痊愈。于是用上述方法灸三五壮，突然觉有一道热气入于肠中，因而大泻，血及污秽之物一起出来了，泻后遂失胡瓜存在的地方了。

25. 妊娠下血。《金匮要略》张仲景说：妇人有崩漏下血的，有半产后下血不绝的，有妊娠下血的，都适宜服艾汤来主治。阿胶三两，艾叶三两，芎䓖、甘草各二两，当归、地黄各三两，芍药四两，水五升，清酒三升，煮取三升，再放入阿胶让它完全融化了，每次温服一升，每日服三次。

26. 妊娠胎动。或腰痛，或抢心，或下血不止，或倒产子死腹中。《肘后方》：艾叶如鸡子大，酒四升，煮二升，分二服。

27. 胎动逼迫心而作痛。《子母秘录》：艾叶如鸡子大，用头醋四升，煎取二升，分开温服。

28. 妇人崩漏。连日不止。初虞《世古今录验》：用熟艾如鸡子大，阿胶炒而为末

米两，干姜一钱，水五盏，先煮熟艾、干姜至二盏半，倒出来后，放入阿胶趁热化开，分作三服，一日服尽。

29. 产后泻血不止。孟诜《食疗本草》：干艾叶半两，炙熟的老生姜半两，浓浓地煎汤，一服即止，很妙。

30. 产后腹痛欲死，因感寒而起者。《杨诚经验方》：陈蕲艾二斤，焙干，捣铺脐上，以绢覆住，再用熨斗熨，等口中有艾气出来，则疼痛自然停止了。

31. 忽然吐血。一、二口，或者心衄，或内崩。《千金方》：熟艾三团，水五升，煮取二升服。

又有一方：熟艾烧灰，用水服二钱。

32. 鼻子出血不止。《圣惠方》：艾灰吹入鼻中，也可以艾叶煎服。

33. 盗汗不止。《通妙真人方》：熟艾二钱，白茯神三钱，乌梅三个，水一盅，煎八分，临睡时温服。

34. 火眼肿痛。《斗门方》：用艾烧烟冒起来，用碗覆在上面，等烟完了后，从碗上把烟煤刮下来，用温水调化开洗眼，就会痊愈。再加入黄连更好。

35. 面上茵皯。《外台秘要》：艾灰、桑灰各三升，用水淋汁，再淋到三遍，用五色布放于里面，同煎，让在可以做丸的时候，每次以少许敷上，自然烂而脱落，甚妙。

36. 妇人面疮。名粉花疮。谈野翁《试验方》：用淀粉五钱，菜子油调在泥碗内，取艾一、二团，烧烟熏蒸，等烟完了，扣在地上一夜，取出来调搽，永无瘢痕，也容易生肉。

37. 身面庞目。《圣惠方》：用艾火灸三壮就能消除。

38. 鹅掌风病。《陆氏积德堂方》：真正的蕲艾四、五两，水四、五碗，煮五、六滚，盛在大口瓶中，用麻布缚绑两层，将手心放瓶上熏蒸，如冷了再加热，如有神一般。

39. 疥疮熏法。《医方摘要》：熟蕲艾一两，木鳖子三钱，雄黄二钱，硫磺一钱，为末，揉到艾的里边，分作四条。每次用一条固定在阴阳瓦上，放到被子里烘熏，后服通圣散。

40. 小儿疳疮。《备急方》：艾叶一两，水一升，煮取四合，分三服。

41. 小儿烂疮。《子母秘录》：艾叶烧灰敷上，好。

42. 臁疮口冷不合。《经验方》：熟艾烧烟熏蒸。

43. 白癞风疮。《肘后方》：干艾不拘多少，用浸曲中，如平常的方法酿酒，每日须用它，觉痹，便痊愈了。

44. 疔疮肿毒。孙真人《千金方》：艾蒿一担烧灰，在竹筒内淋取汁，用一、二合和石灰如糊。先用针刺疮到感觉疼痛，然后点药三遍，其根自拔。玉山的韩光用这种方治给人治病，很有神验。贞观（唐朝年号）初，衢州徐使君访得此方，我用它治了三十多人，都取得了疗效。

45. 发背初起。未成，及各种热肿。李绛《兵部手集》：用湿纸搨上，先干的地方是头，放艾施灸。不管多少壮，疼痛的灸至不痛，不痛的灸至疼痛再停止，其毒就会消散，不散也会避免内攻，是首神方。

46. 痈疽不合。疮口冷滞。《仁斋直指方》：用壮艾煎汤洗后，白胶熏蒸它。

47. 咽喉骨硬。《外台秘要》：用生艾蒿数升，水、酒共一斗，煮取四升，细细地饮用，就会下去。

48. 误吞铜钱。《钱相公箧中方》：艾蒿一把，水五升，煎一升，一口气服下便会出去。

49. 诸虫蛇伤。《集简方》：用艾灸几壮特别好。

50. 风虫牙痛。《普济方》：蜡融化少许，摊在纸上，铺艾，用筷子卷成筒，烧烟，随其左右熏鼻，吸烟让满口，呵气，就会疼止肿消。靳季简得这种病有一个多月了，一试就痊愈了。

附 艾实

［气味］ 苦、辛，暖，无毒。

［主治］ 甄权：明目，治疗一切鬼恶邪气。

《大明诸家本草》：壮阳，助水脏腰膝，及暖子宫。

［发明］ 孟诜说：艾子和干姜等分，为末，蜜丸如梧子大，空心时每服三十丸，用饭三、五匙压住，一天两服。治疗百种恶气，使其鬼神（指致病原因）急速走出。田野里的人，十分适宜这种方法。

附 夏台

《名医别录》有名未用说：味甘，主治百疾，补济将绝之气。

陶弘景说：这种药很神奇，但不再能认识并使用它，真是可恨。

李时珍说：艾叫冰台，此名夏台。艾灸治百病，能回将绝之气；此药主治百病而续济将绝之气。恐怕是一种东西而出现在不同地方，所以附于艾的后边。

千 年 艾
（见《本草纲目》）

［集解］ 李时珍说：千年艾出于武当太和山中。不大的茎高有一尺左右，它的根像蓬蒿。它的叶子长一寸多，没有尖桠，面青而背白色。秋天开黄花，像野菊而小一些，结的实如青珠丹颗的形状。三伏天采叶晒干。叶子不像艾，而有艾的香气，搓揉即碎，不像艾一样能搓成茸。

附　千年艾叶

［气味］　辛、微苦，温，无毒。

［主治］　李时珍：男子虚寒，妇人血气诸痛，水煎服。

茵　陈　蒿
（见《神农本草经》上品）

［释名］　陈藏器说：这种植物虽然不是蒿类，但经过冬季不会死去，还是顺着旧苗长出来，故名叫因陈，后边加了个蒿字。

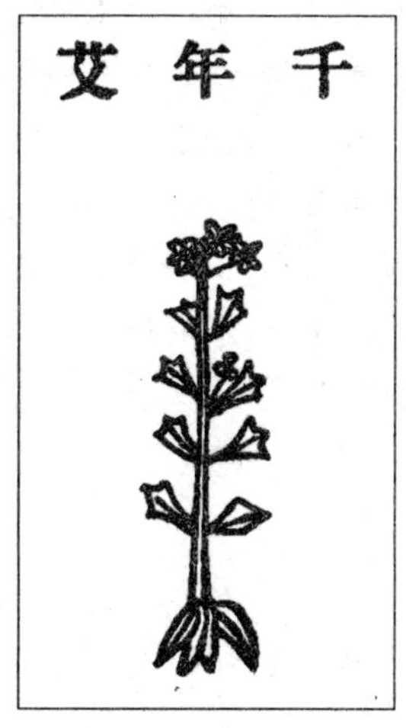

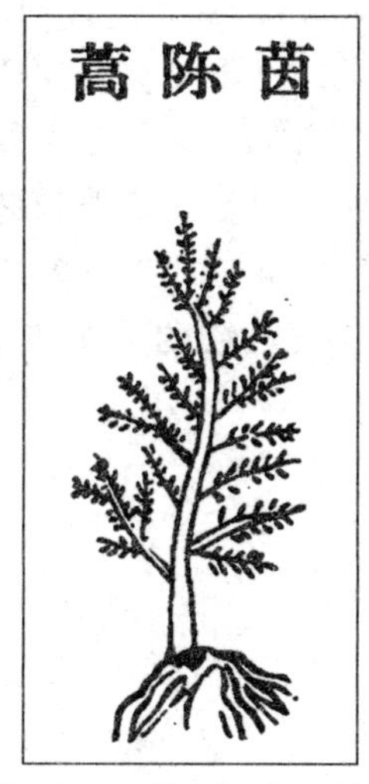

李时珍说：按照张揖《广雅》及《吴普本草》都作因尘，不知是什么意思。

［集解］　《名医别录》说：茵陈生长在泰山及丘陵坡岸上，五月及立秋采，阴干。

陶弘景说：现到处都有，像蓬蒿而叶子更紧细一些。秋后茎枯，经冬而不死，到了春天又会长出来。

韩保昇说：叶子像青蒿而背部色白。

《大明本草》说：茵陈出产和州及南山岭上，又名叫石茵陈。

苏颂说：近处都有，但比不上泰山的好。初春时长出苗，高三、五寸，像蓬蒿而叶子紧细，没有花、实。五月、七月采茎叶阴干，今叫做山茵陈。江宁府的一种茵陈，叶大根粗，黄白色，到夏天有花、实。阶州的一种白蒿，也像青蒿而背白，本地都以为是茵陈而入药。今南方的医生用山茵陈，有好几种。有人著述说：山茵陈，汴京（即今河南开封一带）及北方所用的，如艾蒿，叶子细而背白，其气也如艾一样，味苦，干了以后就变黑。江南所用的，茎、叶都像家茵陈而稍大，高有三、四尺，气极芳香，味甘而辛，俗称又叫龙脑薄荷。吴中（即今九江地区）所用的，是石香葇，叶子特别细，色黄，味辛，气特别香烈，性温。如果误当作解脾药服，就很容易使人烦躁。按本草著作中的说法，只有茵陈蒿，没有山茵陈。注释说：叶子像蓬蒿而紧细，就是今汴京、北方所用的山茵陈。大体上社会上的方子用山茵苗东治疗脑痛，解伤寒发汗，行肢节滞气，化痰利膈，治劳倦最为紧要。考察平草的正经，只治疗黄疸，利小便，与社会习惯用的方子不一致。今试取汴京所用的山茵陈为解肌发汗药，是很少有效的。江南山茵陈治疗伤寒脑痛绝对好。常见诸医议论，说家茵陈也能解肌下膈，去胸中烦。医方家很少用，但可以研作饮服用。本草著作中没有的，自然出自大众医方。茵陈蒿当另外是一种东西，主治自然不同，不能当作山茵陈。这种说法也不可作为凭据。但是以疗效比较，则江南出者为好；按照正经来说，则不是出自本草著作。医方所用的，更应当考察论证。

雷敩说：大凡使用应当是有八角的叶子，阴干，去根细锉，不要让犯火。

李时珍说：茵陈古人多种植而作为蔬，所以入药用山茵陈，故为另一种茵陈。就是洪舜俞《老圃赋》所说的“酣糟紫姜之掌，沐醯青陈之丝。”现时的淮扬人，二月二日还采野茵陈苗，和面粉作茵陈饼食用。后人各自根据方士的说法，于是造成混乱。今山茵陈二月生苗，具茎如艾。它的叶子像淡色的青蒿而背白，叶之歧叉紧细而扁整。九月开细花色黄，结的实如艾子大小，花、实都与庵蕳花、实相似，也有没有花、实的。

附　茵陈蒿茎叶

［气味］　苦、平、微寒，无毒。

吴普说：神农、岐伯、雷公：苦，无毒。黄帝：辛，无毒。

甄权说：苦、辛，有小毒。

大明说：石茵陈苦，凉，无毒。伏硇砂。

张元素说：苦，甘，阴中微阳。入足太阳经。

［主治］　《神农本草经》：凡湿寒热邪气，热结黄疸。久服轻身益气耐老。面色白嫩悦泽而长年。白兔吃了它而成仙。

《名医别录》：治通身发黄，小便不利，清除头热，去伏瘕（音假 jiá）。

陈藏器说：通利关节，去除滞热，伤寒使用它。

《大明本草》：石茵陈：治天行时病发热发狂，头痛头旋，风眼疼痛，瘴疟。女人癥瘕，以及闪损、亏乏不足将绝。

［发明］　陶弘景说：仙经说：白蒿，白兔吃了它成仙。而现在茵陈说是这样，恐怕是一种错误。

寇宗奭说：张仲景治伤寒热甚发黄，身面都黄白，用它极有效。有一僧侣因伤寒后发汗不透彻，有留热，面身都发黄，多热，一年后仍不痊愈。有的医生当作食积发

黄治而不对症，饮食仍不减，我给了这种药，服用了五天，病减了三分之一，十日减三分之二，二十日病都去除了。方子用山茵陈、山栀子各三分，秦艽升麻各四钱，为散。每次用三钱，水四合，煎为二合，去滓，食后温服，以知为度。这种药散以山茵陈为根本，所以作了记载。

王好古说：张仲景茵陈栀子大黄汤，治湿热；栀子柏皮汤，治燥热。如果苗遇涝则湿黄，苗旱则燥黄。有湿邪就渗泻它，有燥邪则滋润它就可以了。这两种汤药治阻黄。韩祇和、李思训治阴黄，用茵陈附子汤。大抵以茵陈为君药，而辅佐以大黄、附子，各随其寒热之性而定。

［附方］ 旧载方二首，新增六首，共八首。

1. 茵陈羹。《食医心鉴》：除大热黄疸，伤寒头痛，风热瘴疟，利小便。用茵陈细切，煮成羹食用。生食也可以。

2. 遍身风痒、生疮疥。《千金方》：用茵陈煮浓汁洗浴，很快就好。

3. 疬疡风病。《崔行功纂要》：茵陈蒿两把，水一斗五升，煮取七升。先用皂荚汤洗，再用这种汤洗，冷了再重作。隔日一洗，不这样的话，恐怕会感觉疼痛。

4. 风病挛急。《圣济总录》：茵陈蒿一斤，秫米一石，曲三斤，和匀，按常规方法酿酒服用。

5. 痫病发黄如金色。好睡而吐涎。《三十六黄方》：茵陈蒿、白鲜皮等方，水二锺煎服，每日两服。

6. 遍身黄疸。茵陈蒿一把，同生姜一块，捣烂，在胸前及四肢，每天涂擦。

7. 男子酒疸。秘方：用茵陈蒿四根，栀子七个，大田螺一个，连壳捣烂，用百沸白酒一大盏，冲汁喝下去。

8. 眼热赤肿。《仁斋直指方》：水茵陈、车前子等分，煎汤调“茶调散”服数服。

青　蒿
（见《神农本草经》下品）

［释名］ 草蒿《神农本草经》方溃（《蜀本草》） 菣（音牵去声） 犼（音 xìn）蒿（《本草衍义》） 香蒿

韩保昇说：草蒿，江东人呼为犼蒿，因为它的气臭如犼。北方人叫它做青蒿。《尔雅》说：蒿就是菣。孔炎注释说：荆楚之间，把蒿子叫做菣。郭璞注释说：就是现在人们叫青蒿中清香而炙后能吃的为菣。

李时珍说：晏子说：蒿就是草类中长得比较高的。按《尔雅》中的各种蒿，只有菣被单称为蒿，难道是因其他蒿类叶背都是白色，而这种蒿独为青色，与其他蒿不同的缘故吗？

［集解］ 《名医别录》说：青蒿生长于华阴（即今西安华阳山）的川泽之地。

陶弘景说：到处都有，就是现在的青蒿，人们也拿来混作香菜食用。

韩保昇说：嫩的时候用醋淹成菹（音 jū），自然很香。叶子似茵陈蒿而背不白，高四尺左右，四月、五月收采，晒干入药。《诗经》说：呦呦鹿鸣，食野之苹，就是这种蒿。

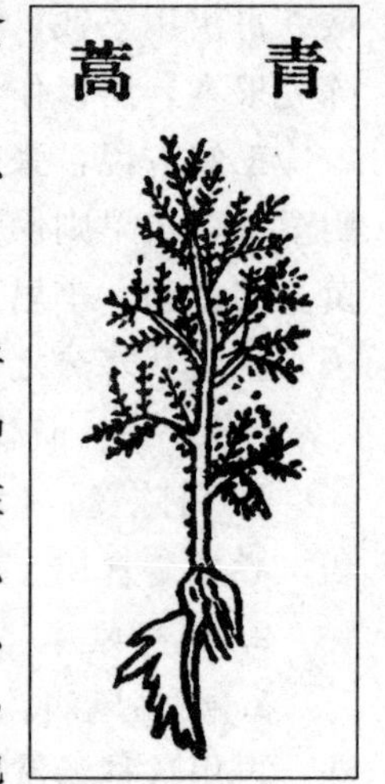

苏颂说：青蒿春天生苗，叶子极细，可以食用。到夏天高有四、五尺左右。秋天开细淡黄花，花下就会结子，如粟米大，八、九月采子阴干。根、茎、子、叶都入药用。干的烤炙作饮其香尤好。

寇宗奭说：青蒿得春气最早，人们剔取来作为蔬，根赤而叶子香。沈括《梦溪笔谈》说：青蒿一类，自有两种：一种黄色，一种青色。本草著所谓它做青蒿，也是有区别的。陕西的银绥之间，在蒿丛中偶有一、两株，很明显地为青色的，当地人叫做香蒿。茎、叶都跟平常的蒿一样，但普通的蒿色淡青。此蒿则为深青，就像松、桧的颜色。到了深秋时节，其他蒿都变黄了，这种蒿子还是青色的，其气芬芳。恐怕古人所用的，以深青色的为好。不这样的话，其他蒿何尝不是青色的呢？

李时珍说：青蒿二月生苗，茎粗如手指而肥实柔软，茎、叶的颜色都呈深青色。它的叶子微似茵陈，但面背都呈青色。它的根白而硬。七、八月开细黄花很香。结实大小像麻子，中间有细子。

［修治］　雷敩说：大凡应用，只有中部为妙。到膝便会上仰，至腰又会下腐。用子就不要用叶，用根就不要用茎。四个部分若同时应用，就会马上造成痼疾。采得叶子，用七个七岁小儿的尿，浸七日七夜，漉出来晒干。

附　青蒿叶、青蒿茎、青蒿根、青蒿子

［气味］　苦，寒，无毒。

李时珍说：伏硫磺。

［主治］　《神农本草经》：疥疮、瘙痒、疮痂、恶疮，杀虱，治留邪热在骨节间，明目。

陈藏器：鬼气尸疰、邪热留伏，妇人血气，腹内胀满，及冷热久痢。秋冬用子，春夏用苗，并捣汁服用。也可晒干为末，小便加入酒中调和服下。

《大明诸家本草》说：补中益气，轻身补虚劳，留驻青春颜色。生长毛发，而使春色黑不变老，兼去蒜发，杀风毒。心痛热黄。生用捣汁服用，并贴敷。

李时珍：治疗疟疾寒热。

苏恭：生用捣烂贴敷金疮，止血止痛作用很好。

孟诜：烧成灰隔纸淋汁，和石灰同煎，治疗恶疮、瘜肉、黡瘢。

［发明］　苏颂说：青蒿治骨蒸劳热为最好，古方单用方。

李时珍说：青蒿得春木少阳之气最早，故所主之证，都是少阳、厥阴血分的病。按照《月令通纂》说，伏内庚日，采摘青蒿挂在门庭内，可以辟邪气。阴干为末，冬至、元旦各服二钱也好。由此看来，那么青蒿治疗鬼疰伏尸，大概也是有潜伏的。

［附方］　旧有四方，新增十四方，共十八方。

1. 男女劳瘦。《斗门方》：青蒿细锉，水三升，童子小便五升，同煎取二升半。去滓入器中煎熬成膏，做丸如梧桐子大。每次空腹及睡时，用温酒吞下二十丸。

2. 虚劳寒热。肢体疲倦疼痛，不拘男女。《灵苑方》：八、九月青蒿成实的时候采收，去除枝梗，用童子小便浸三天，晒干为末。每服二钱，用乌梅一个，煎汤服下。

3. 骨蒸鬼气。崔元亮《海上方》：童子小便五大斗澄清，青蒿五斗，八、九月拣带子的最好，细锉相和，放入大锅中，用猛火煎取三大斗，去滓，把锅洗净，再用微火煎差不多二大斗，放入猪胆一枚，同煎一大斗半，去火等其冷却，用瓷器收盛。每次要服用的时候，取甘草二、三两，炙熟为末，用煎液和捣一千杵为丸。空腹时用粥饮下二十丸，逐渐增至三十丸为止。

4. 骨蒸烦热。《十便良方》：青葱一握，猪胆汁一枚，杏仁四十个去皮尖炒，用童子小便一大盏，煎取五分，空腹温服。

5. 虚劳盗汗。烦热口干。《圣济总录》：用青蒿一斤，取汁熬膏，加入人参末、麦门冬末各一两，熬至可以做丸，丸如梧桐子大，每次在食后用米饮服二十丸，叫做青蒿丸。

6. 疟疾寒热。《肘后方》：用青蒿一握，水二升，捣汁服用。

7. 《仁存方》：用五月五日天未明时采的青蒿阴干四两，桂心一两，为末，未发病前，用酒服二钱。

8. 《经验方》：用端午日采的青蒿阴干，桂心等分，为末。每服一钱，先寒的用热酒，先热的用冷酒，发病那天上更服下。切忌发物。

9. 温疟痰甚，但热不寒。《仁存方》：用青蒿二两，童子小便浸焙，黄丹半两，为末。每服二钱，白汤调下。

10. 赤白痢下。《圣济总录》：五月五日采青蒿、艾叶等分，同豆豉捣作饼，晒干，叫做蒿豉丹。每次用一饼，用水一盏半煎服。

11. 鼻中衄血。《卫生易简方》：青蒿捣汁服用，同时塞鼻中，极有效验。

12. 酒痔便血。《永类钤方》：青蒿用叶则不用茎，用茎则不用叶，为末。大便前用冷水，大便后用水酒调服。

13. 金疮扑损。《肘后方》：用青蒿捣烂封敷，血止则愈。

14. 又一方：用青蒿、麻叶、石灰等分，于五月五日捣和晒干。临用时为末搽上。

15. 牙齿肿痛。《济急方》：青蒿一握，煎水漱口。

16. 毒蜂螫人。《肘后方》：嚼青蒿敷上即安。

17. 耳出脓汁。《圣惠方》：青蒿末，用绵裹放在耳中。

18. 鼻中瘜肉。《圣济总录》：青蒿灰、石灰等分，淋汁熬膏点上。

附 青蒿子

[气味] 甘，冷，无毒。

[主治] 《大明诸家本草》明目开胃，炒用。治劳瘦，壮健之人的小便浸后用。治恶疮疥癣风疹，煎水洗浴。

孟诜：治鬼气，为末，用酒服一钱合。

李时珍：功用同叶。

[附方] 新附方一首。

积热眼涩。《十便良方》：三月三日，或五月五日，采青蒿花或子，阴干为末，每用井华水空心时服二钱。久服明目，可在夜间看书，名叫青蒿散。

黄 花 蒿
（见《本草纲目》）

[释名] 臭蒿 [集解] 《大明本草》说：臭蒿又名草蒿。

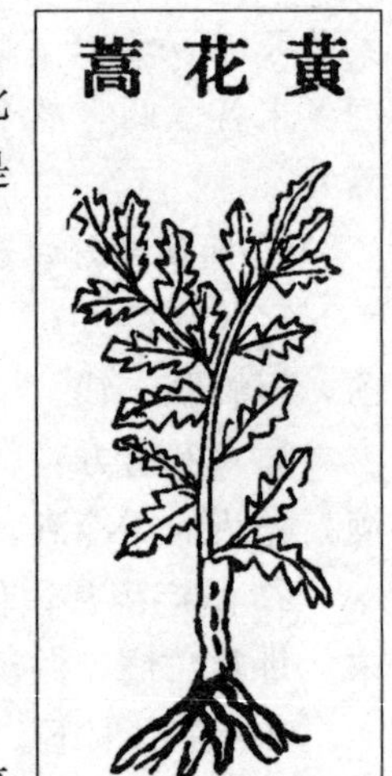

李时珍说：香蒿、臭蒿通可叫做草蒿。此蒿与青蒿相似，但此蒿色绿带淡黄色，气辛臭不能食用，人们采来罨酱黄、酒曲的就是这种蒿。

附 阳黄花蒿叶

[气味] 辛、苦，凉，无毒。

[主治] 李时珍：小儿风寒惊热。

附 黄花蒿子

[气味] 辛，凉，无毒。

[主治] 《大明诸家本草》：治劳病，下气开胃，止盗汗及邪气鬼毒。

白 蒿
（见《神农本草经》上品）

[释名] 蘩（音繁）（见《尔雅》） 由胡（见《尔雅》） 蒌蒿（见《食疗本草》） 蔏（音商）

李时珍说：白蒿有水、陆两种，《尔雅》通称为蒙，因其容易繁衍。说：蘩，皤

蒿，就是现在陆生的艾蒿，辛熏而不美。说：蘩，由胡，就是现在水生的蒌蒿，本香而美。说：蘩的醜，秋为蒿，则通指水、陆两种而言，说它春天各有种名，到秋天老了则都叫做蒿。叫做藾，叫做萧，叫做萩，都是老蒿的通名，像征秋气肃赖之气。

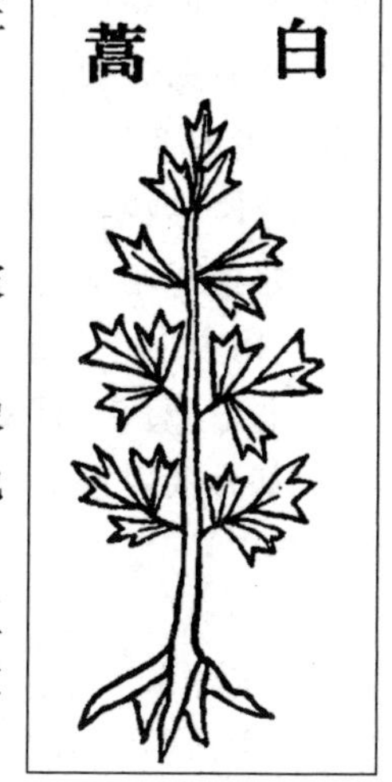

［集解］《名医别录》说：白蒿生于中山的川泽之地，二月收采。

陶弘景说：蒿类很多，但习惯中不曾听到有叫白蒿的。方药家既已不用，更没有认识它的。

苏恭说：《尔雅》：蘩，皤蒿，就是白蒿，多处都有。叶子很像细艾，上边有白毛粗错而涩，比青蒿粗。从初生到枯萎，都比其他蒿白。

掌禹锡说：蓬蒿可以为菹（音），所以《诗经》笺释说：以豆荐蘩菹。陆玑疏《诗经》说：凡艾白色的为皤蒿。今白蒿比其他草先生发，香美而可食，生、蒸都可以。

苏颂说：这种草古人当作菹。今人只食蒌蒿，不再食此。有人怀疑白蒿就是蒌蒿，而孟诜《食疗本草》又另外立一条蒌蒿，说法不一样，分明是两种东西，方知道古今食品之不同。又现在阶州把白蒿当茵陈，其苗、叶也相似，然而用来入药，恐怕不能使用。

李时珍说：白蒿到处都有，有水、陆两种。本草所用的，是取水生者，所以说生中山之川泽，不说是山谷平地。两种形状相似，但陆生者辛熏，比不上水生者香美。《诗经》说：呦呦鹿鸣，食野之苹。苹就是陆生的皤蒿，就是习惯所称的艾蒿。鹿食九种解毒的草，白蒿就是其中之一。《诗经》说：于以采蘩，于沼于沚。《左传》说：频蘩蕴藻之菜，可以荐于鬼神，羞于王公。这都是指水生白蒿而说的，那么本草著作中将白蒿当蒌蒿是没有疑问了。郑樵《通志》说苹就是蒌蒿，错了。鹿是山兽，蒌为水蒿。陆玑诗疏说苹是牛尾蒿，也错了。牛尾蒿色青不白，细叶直上，形状像牛尾巴。蒌蒿生陂泽中，二月长出苗，叶子像嫩艾而歧叉较细，面青背白。其茎有的白有的亦，具根白脆。采其根茎，生、熟、菹、晒都可食用，因为是一种很好的蔬菜。景差大招说：吴酸蒿蒌不沾薄。说的是吴人善于调酸，瀹蒌蒿而为齑，不沾粘不薄而甘美，这正是指的水生白蒿。

附 白蒿根苗

［气味］ 甘、平、无毒。

孙思邈说：辛、平。

李时珍说： 发散疮疥。

［主治］《神农本草经》：五脏邪气，风寒湿痹，补中益气，长毛发并使黑，疗心

悬，少食常饥饿。久服轻身，耳目聪明不老。

孟诜：生挼，用醋淹为菹食，甚有益于人。捣汁服，去除热黄及心痛。晒干为末，米饮空腹服一匙，治夏月暴水痢。烧灰淋汁煎，治淋沥之疾。

李时珍：利膈开胃，杀河豚鱼毒。

[发明] 陶弘景说：服食家七禽散说，白兔食白蒿成仙，与庵蕳是一种方法。

李时珍说：《神农本草经》列白蒿在上品，有功无毒，而古今的医方家不知道使用，难道是不知道服用它的诀窍吗？

[附方] 旧载方一首。

恶疮癞疾。只要是恶疾遍体，面目有疮者，都可以服用它。《深师方》：用白艾蒿十束如升大，煮取汁，用曲及米按照酿酒的方法，等熟了之后稍稍服用。

附 白蒿子

[气味] 缺

[主治] 鬼气。孟诜：为末，用酒服下，很好。

角 蒿
（见《唐本草》）

[集解] 苏恭说：角蒿叶像白蒿，花像瞿麦，红赤可爱。子像王不留行，黑色而作角，七月、八月收采。

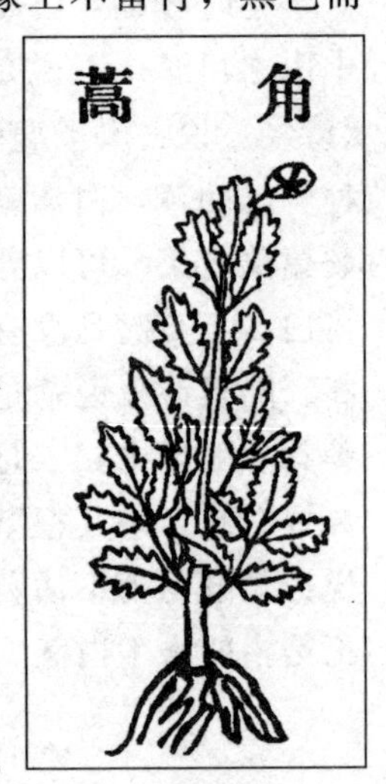

韩保昇说：叶子像蛇床，青蒿，子角像蔓菁，实黑而细，秋天熟，随处都有。

寇宗奭说：茎叶像青蒿，开淡红紫花，大约直径是三、四分，花落了后结角，长有二寸左右，微弯。

雷敩说：大凡应用的时候，不要使用红蒿及邪蒿，二味特别像角蒿，只是此药较香而角短。采来之后，于槐砧上细锉用它。

[气味] 辛、苦、平、有小毒。

[主治] 《唐本草》：干湿䘌诸恶疮有虫者。

寇宗奭：治口齿疮绝对好。

[附方] 旧载方二首，新增一首，共三首。

1. 齿龈宣露，多是疳。《外台秘要》：角蒿烧灰，夜晚涂上。切忌油腻、砂糖、干枣。

2. 口疮不瘥，入胸中并生者。《千金方》：不拘大人小儿，用角蒿灰涂之，有汁吐去，一宿见效。

3. 月食疮。《集简方》：用蒿灰掺上佳。

藨　蒿

（见《拾遗本草》）

［释名］　莪蒿（见《尔雅》）　萝蒿（见《尔雅》）　抱娘蒿

李时珍说：陆农师说：藨的意思就是高。莪，也是指莪，莪科植物高。可以覆蚕，所以叫他作萝。抱根丛生，所以叫抱娘。

［集解］　李时珍说：藨蒿生于高岗，像小蓟，宿根比其他草早。《尔雅》说：莪，就是萝。《诗·小雅》说：菁菁者莪。陆玑注释说：就是莪蒿，生于多水的地方而逐渐洳处。叶子像科蒿而细科，三月生。茎、叶可以生吃，又可以蒸食，其香美的程度很像蒌蒿。但其味带麻，不像蒌蒿甘香。

［气味］　辛、温、无毒。

［主治］　陈藏器：破血下气，煮过食之。

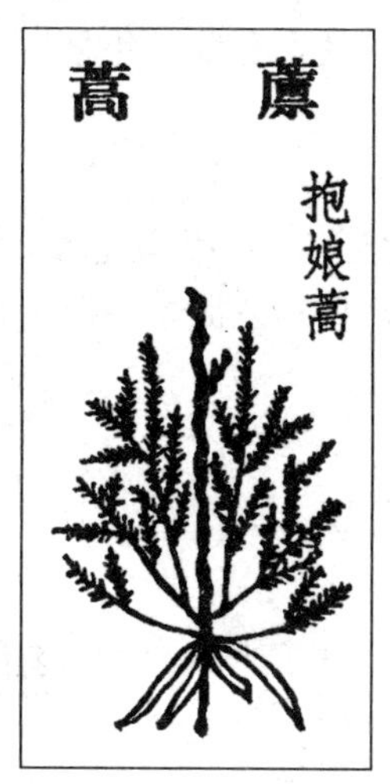

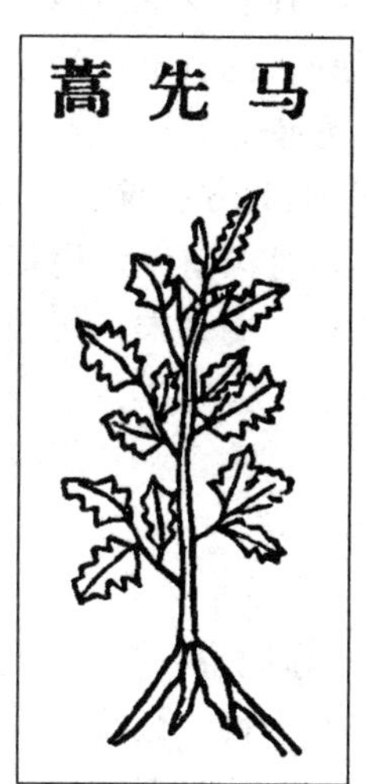

马　先　蒿

（见《神农本草经》中品）

［释名］　马新蒿（见《唐本草》）　马矢蒿（见《神农本草经》）　练石草（见《名医别录》）　烂眉草（见《名医别录》）　虎麻

李时珍说　蒿气如马屎，故叫这个名字。马先，是马矢的讹字。马新，又是马先之讹误。

陶弘景说：练石草，一名烂湿草，即马矢蒿。现在的分药里不再用它了。

［集解］ 《名医别录》说：马先蒿、练石草，都生长在南阳的川泽之地。

苏恭说：叶天像荒蔚，花呈红白色。二月、八月采茎叶，阴干用。八月、九月其实熟，就是习惯上说的虎麻。又名马新蒿，随处都有。茺蔚苗短小，其子夏天中期熟。两种植物初生的时候，极其相似。

掌禹锡说：按《尔雅》说：蔚是牡菣。注释说，就是蒿中没有子的。《诗经》说：匪莪伊蔚。陆玑说：就是牡蒿，三月才开始生长，七月开花，像胡麻花而紫赤色。八月长出角，似小豆角，尖锐而长。又名马新蒿的就是。

苏颂说：郭亚认为牡菣而无子，而陆玑说有子，两种说法小有不同。现在应当是用有子的为正确。

李时珍说：《名医别录》的牡蒿、马先蒿原是两条，陆玑所说的有子的，这是马先蒿，但又引用无子的牡蒿来解释它，错了。牡蒿详见本条。

［气味］ 苦，平，无毒。

《名医别录》说：练石草：寒。

［主治］ 《神农本草经》：寒热鬼疰，中风湿痹，女子带下病，无子。

《名医别录》：练石草：治五癃，破石淋、膀胱中结气，利水道小便。

陶弘景：恶疮。

［附方］ 旧载方一首。

大疯癞疾，骨肉疽败，眉须堕落，身体痒痒。《肘后方》：用马先蒿，一名马矢蒿，一名烂石草，炒，捣为末。每服五分，食前温酒调下，一日三服，一年时间都会痊愈。

阴　地　厥

（见宋《图经本草》）

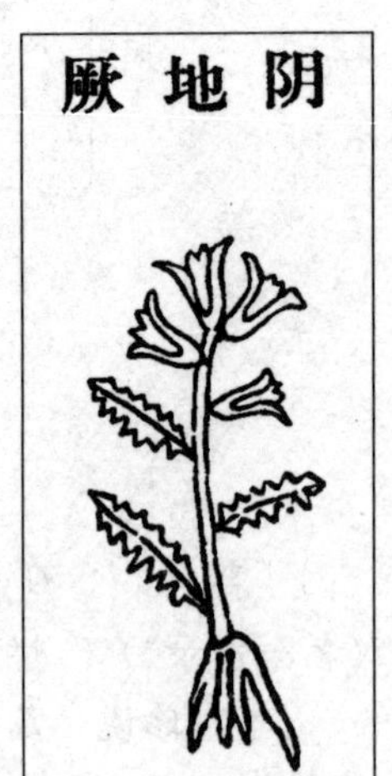

［集解］ 苏颂说：生长于邓州顺阳县内乡山谷。叶子像青蒿，茎青紫色，花作小穗，微黄，根似细平。七月采根、苗用。

李时珍说：江浙也有这种药。外家采来制作丹砂、硫磺。

附　阴地厥根苗

［气味］ 甘、苦、微寒，无毒。

［主治］ 苏颂：肿毒风热。

［附方］ 新附方一首。

男女吐血后，胸膈虚热。《圣济总录》：阴地厥、紫河东、贯众、甘草各半两，每服三钱，水煎服。

牡　蒿

（见《神农本草经》下品）

［释名］　齐头蒿

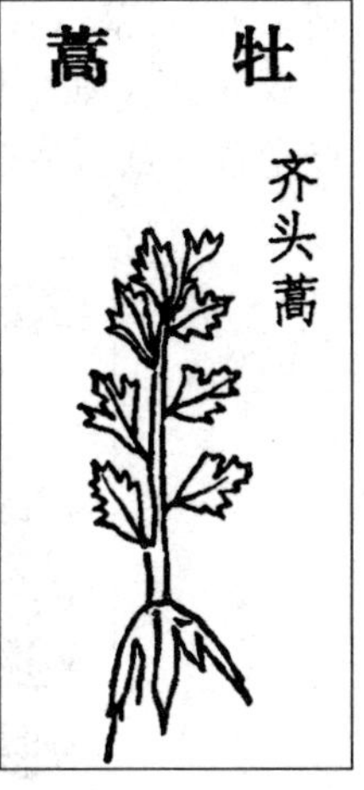

李时珍说：《尔雅》：蔚，牡菣。蒿中没有子的。那么牡的名称是因这个缘故。其他蒿叶子都很尖，只有此蒿叶子爽而秃，所以有齐关的名称。

［集解］　《名医别录》说：牡蒿生于用野，五月，八月采收。

陶弘景说：方药中不再应用。

苏恭说：就是齐头蒿，到处都有。叶子像防风，细薄而没有光泽。

李时珍说：齐头蒿三、四月生苗，它的叶子扁而根部狭窄，梢部爽而有秃叉。嫩的时候可以吃。鹿食九种草，这最具中之一。秋天开细黄花，结实在如车前子，而里面的子微细看不清楚，所以人们以为它无子。

附　牡蒿苗

［气味］　苦，微甘，温，无毒。

［主治］　《名医别录》：充养肌肤，益气，令人暴肥。不可久服，可使血脉满盛。

李时珍：擂汁服，治阴肿。

［附方］　新附方一首。

疟疾寒热《海上名方》：齐间蒿根、滴滴金根各一把，擂生酒一钟，未发病前服用。用滓敷寸口，男左女右。二日就会停止发作。

九　牛　草

（见宋《图经本草》）

［集解］　苏颂说：生长于筠州山冈上。二月生苗，独茎，高一尺。叶子像艾叶，圆而长，背部有白毛，面青。五月采苗用。

李时珍说：陈嘉谟《本草蒙签》认为这是蕲艾，错了。

附　九牛草苗

［气味］　微苦，有小毒。

［主治］　苏颂：解风劳，治身体痛。与甘草一同煎服，不入其他药而使用。

茺　蔚

(见《神农本草经》上品)

[释名]　益母(见《神农本草经》)益明(见《神农本草经》)　贞蔚(见《名医别录》)　蓷(音推见《尔雅》)　野天麻(见《本覃汇编》)　猪麻(见《本草纲目》)火杴(见《神农本草经》)　郁臭草(见《图经本草》)　苦低草(见《图经本草》)夏枯草(见《外台秘要》)　土质汗(见《外台秘要》)

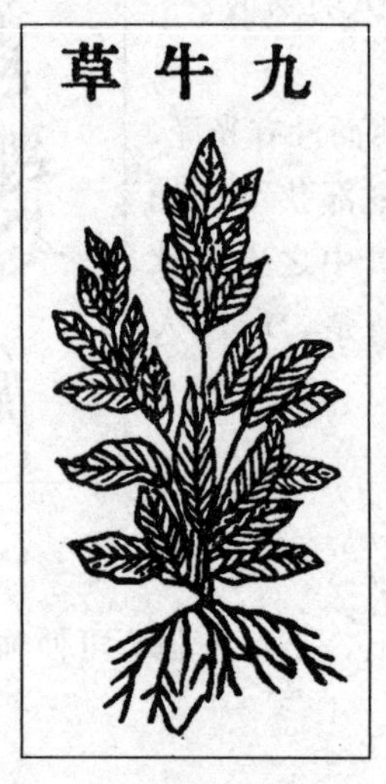

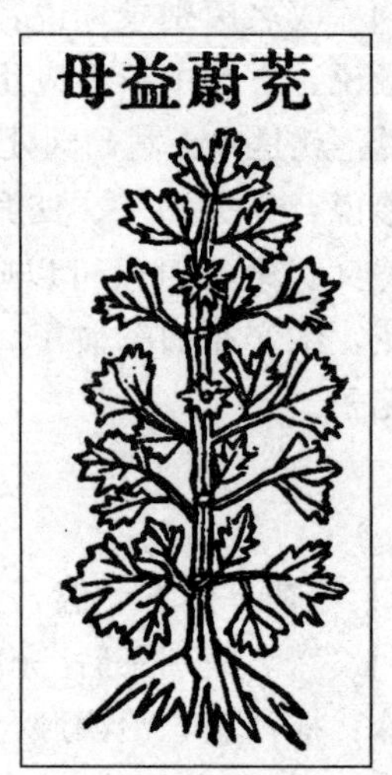

李时珍说：这种草及其子都长得充盛秘密蔚，故名充蔚。其功适宜于妇人及明目益精，故有益母、益明之称。它的枯茎方而类似于麻，故谓之野天麻。俗称为猪麻，因为猪喜欢吃它。夏至后就枯了，故也有夏枯的名称。迈时效方叫它做土质汗。林亿说：质汗出于西番，是热血配合诸药煎成，治疗金疮折伤。益母也可以作煎剂，治疗折伤，故叫做土质汗。

掌禹锡说：《尔雅》：萑，蓷。注释说：就是现在的茺蔚。又叫益母。刘歆说：蓷，就是臭秽的意思。臭秽，就是茺蔚。陆玑说：蓷，就是益母，故曾子见了它便有所感慨。

[集解]　《名医别录》说：茺蔚生于海滨池泽，五月采。

陶弘景说：今到处都有。叶子像荏，方茎，子的形状细长，有三棱。方药中应用也很少。

苏颂说：今园圃及田野里很多。郭璞注释《尔雅》说：叶子像荏，方茎白华，华生有节目。每节都生花，结实如鸡冠子，黑色，茎作四方棱，五月采。又说九月采实，

医方中少有用实的。

寇宗奭说：茺蔚初春生长时，也可以浸洗淘去苦水，煮做菜食。到了冬天也不凋零枯悴。

李时珍说：茺蔚在靠近水湿的地方长得特别繁盛。春初生苗如嫩蒿，到了夏天长三、四尺，茎方如麻黄茎。它的叶子如艾叶而背青，一梗上有三叶，叶子上有尖尖的歧叉。一节长约一寸，节节都生穗，抱茎长满一圈。四、五月间，穗内开小花，红紫色，也有微白色的。每个花尊内有细子四粒，粒大如蒿子，有三棱，褐色，药铺里往往拿来当巨胜子卖。这种草长时有臭气，夏至后即枯。其根白色，苏颂《图经本草》说它叶子像荏，其子黑色，似鸡冠子，九月采实，寇宗奭《本草经衍义》说它凌冬而不凋谢，都属误传。这种草有白花，紫花两种，茎、叶、子、穗都一样。但是白色的能入气分，红色的可入血分，区别应用它就可以了。按《闺阁事宜》说：百花者为益母，紫花者为野天麻。返魂丹注释说：紫花者为益母，白花者不是。陈藏器《本草拾遗》说：茺蔚生长于田野里，人们叫它做郁臭草。天麻生于平泽，以马鞭草，节节生紫花，花中有子，如青葙子。孙思邈《千金方》说：天麻草，茎如火麻，冬天生苗，夏开赤花，如鼠尾花。这些都好像把茺蔚、天麻当作两种东西了。大概是不知道这是一种东西的两个品种。大凡植物的花都有赤、白两种颜色，如牡丹、芍药、菊花之类就是。又按郭璞《尔雅》注释说：蓷（音推）就是茺蔚，又名益用。叶子像荏，白华，华生在节间。又说：藬（音推），方茎，叶长而尖锐，有穗，穗间有紫缥色荏。可能当茶饮，江东叫它做牛薇。根据这一点，那么蓷、藬名本来相同，但是根据荏的颜色来分别它，说明它们为一种东西是没有怀疑的了。宋朝人重新修订本草，用天麻草来错误地注释天麻，更为谬误了。陈藏器《本草拾遗》又有鏨菜，说是长在江南阴地，像益母，方茎，对节开白花，主治产后血病。这就是开白花的茺蔚，故其功用是主治血病也相同。

附 茺蔚子

［修治］ 李时珍说：大凡使用，微炒香，或者蒸熟，烈日下晒燥，舂簸去壳，取其仁用。

［气味］ 辛、甘、微温，无毒。

《名医别录》说：甘，微寒。

李时珍说：甘、辛，温。其灰可以牵制硫磺。

［主治］ 《神农本草经》：明目益精，除水气，久服轻身。

《名医别录》：疗血逆大热，头痛心烦。

《大明本草》：产后血胀。

吴瑞；舂出仁生食，补中益气，通血脉，填精髓，止渴润肺。

李时珍说：治风解热，顺气活血，养肝益心，安魂定魄，调理女人经脉，崩中带下，产后胎前诸病，久服令人有子。

［发明］　朱震亨说：茺蔚子活血行气，有补阴之功，故名益丹。大凡胎前产后要依仗的就是血气。胎前没有瘀滞，产后没有虚亏，是因为它行中有补的功能。

李时珍说：茺蔚子味甘微辛，气温，阴中之阳，属手、足厥阴经用药。白花的入气分，紫花的入血分。治妇女经脉不调，胎产一切血气诸病，是一种很妙的药，但医方很少知道应用它。我常常用它来同四物，香附诸药治疗病人，获效很多。因为它络生血，肝藏血。此物能活血补阴，故能明目益精，调经，治疗妇人诸病。李东垣说瞳子散大的，禁用茺蔚子，因为它辛温主散，能助火。当归虽辛温，而兼有苦甘，能和血，故不禁用它。我说目得血而能视，茺蔚行血甚捷，瞳子散大，是血不足了，故禁用它，并非其能助火。血滞病目则适宜用其调治，故叫明目。

附　茺蔚茎

《大明本草》说　苗、叶、根同功。

［气味］　陈藏器说：寒。

李时珍说：茎：叶、味辛、微苦。花：味微苦，甘。根：味甘。并无毒。

宁原说：约制硫磺、雌黄、砒石。

［主治］　《神农本草经》：隐疹瘙痒，可以作浴汤。

苏恭：捣汁服，主浮肿，下水，消恶毒疔肿、乳痈丹游等毒，并敷上。又服汁，主子死腹中，及产后血胀闷。滴汁入耳中，主聤耳。捣敷蛇虺毒。

陈藏器：入面药，令人光泽，治粉刺。

李时珍：活血破血，调经解毒，治胎漏产难，胞衣不下，血晕血风血痛，崩中漏下，尿血泻血，痔痢痔疾，打扑内损淤血，大便小便不通。

［发明］　李时珍说：益母草之根、茎、花、叶、实，都能入药，可以同用。若治手足厥阴血分风热，明目益精，调女人经脉，则单用茺蔚子为良。若治肿毒疮疡，消水行血，妇人胎产诸病，则宜并用为好。这是因为它的根、茎、花、叶专于行，而子则行中有补的缘故。

［附方］　旧载方十三首，新附方十首，共二十三首。

1. 济阴返魂丹。昝殷《经效产宝》说：这个方子是吉安文江高师禹，备礼向名医求得的。其效神妙，救活人很多，能治妇人胎萌产后诸疾危证。用野天麻，又名益母，又名火枕，又名负担，就是茺蔚子。叶像艾叶，茎像火麻，方梗凹面，四、五、六月节节开花，红紫色如蓼花，南北方到处都有，白花的不是。于端午、小暑，或六月六日，花正开时，连根收采阴干，用叶及花、子。忌铁器，以石器碾成细末，炼蜜丸如弹子尺，随证嚼服，用汤为使。它的根烧存性为末，酒服，其功效与黑神散不相上、下。这种药不限丸数，以病愈为能。或丸如梧桐子大，每服五、七十丸。又可捣汁滤净，熬膏服用。胎前脐腹痛，或作声的，用米饮送下。胎前产后脐腹刺痛，胎动不安，

下血不止，用当归汤下。产后，用童子小便再下一丸，能安魂定魄，血气自然调顺，诸病不生。又能破血痛，养脉息，调经络，都用温酒下。胎衣不下，及横生不顺，死胎不下，经日胀满，心闷心痛，都用炒盐汤送下。产后血晕，眼黑备血热，口渴烦闷，如见鬼神，狂言不省人事，用童子小便和酒化下。产后结成血块，脐腹奔痛，时发寒热，有冷汗，或面垢颜赤，五心烦热，都用童子小便、酒下，或薄荷自然汁下。产后恶露不尽，结滞刺痛，上冲心胸满闷，童子小便，酒下。产后泻血水，用枣汤下。产后痢疾，米汤下。产后血崩漏下，糯米汤下。产后赤白带下，煎腹艾汤下。月水不调，温酒下。产后中风，牙关紧急，半身不遂，失音不语，童便、酒下。产后气喘咳嗽，胸膈不利，恶心吐酸水，面目浮肿，两胁疼痛，举动失力，温酒下。产后月内中咳嗽，自汗发热，久则变为骨蒸，童便、酒下。产后鼻衄，舌黑口干，童便酒下。产后两太阳穴痛，呵欠心忪，气短羸瘦，不思饮食，血风身热，手足顽麻，百节疼痛，都用米饮化下。产后大小便不通，烦躁口苦者，薄荷汤下。妇人久无子息，温酒下。

2.《外台秘要》益母膏。近效方：治产妇诸病，及折伤内损有淤血，每遇天阴则痛，是个神方。三月采益母草，又名负担，又名夏枯草，连根叶茎花洗择干净，在箔上摊晒水干，用竹刀切开长五寸，不要用铁刃，放在大锅中，用水浸过二三寸，煎煮，候草烂水减三分之二，用绵滤去浊滓，把清汁入釜中，慢火煎取一斗，如稀饧状，瓷瓶中封收。每取梨大，暖酒和服，日再服。或者和羹粥服用也行。如果远行，就再炼到可以做丸的程度收起来。服到第七天，则疼痛就会逐渐平复。产妇恶露不尽及血晕，一、二服就会痊愈。这种药没有禁忌。又能治风，益心力。

3. 女人产难。《韦宙独行方》：益母草捣汁七大合，煎减半，一口气服下，很快就会痊愈。没有新鲜的，用干的一大把，水七合煎服。

4. 胎死腹中。《韦宙独行方》：益母草捣熟，用温水少洗，和绞取汁，一次服下。

5. 产后血晕，心气欲绝。《子母秘录》：益母草研汁，有一盏，绝妙。

6. 产后血闭，不下者。《圣惠方》：益母草汁一小盏，入酒一合，温服。

7. 带下赤白。《集验方》：益用草花开时采，捣为末，每服二钱，食前温汤下。

8. 小便尿血。《外台秘要》：益母草捣汁，服一升，很快就痊愈。这是苏澄的方子。

9. 赤白杂痢，困重者。《卫生家宝方》：益母草晒干，陈盐梅烧存性，等分为末。每服三钱，白痢干姜汤、赤痢甘草汤下。叫做二灵散。

10. 小儿疳痢垂死者。《广济方》：益母草嫩叶，同米煮粥食用，要足够，以病愈为度，甚佳。饮汁也可以。

11. 痔疾下血。《食医心镜》：益母草叶，捣汁喝下。

12. 一切痈疮。妇人妒乳乳痈，小儿头疮，及浸淫黄烂热疮，疥疳阴蚀。《千金方》：并用天麻草切五斤，用水一斗半，煮一斗，分成几次洗浴而止痛。

13. 急慢疔疮。《圣惠方》：用益母草捣烂封敷，仍绞汁五合服，就会消散。

14. 主治同上。《医方大成》：用益母草四月连花采收，烧存性，先用小尖刀十字划

开疔根，让血流出来，然后绕疔根开破，捻出血，拭擦干。用稻草心蘸药捻入疮口，让药捻到底，过一会儿就会有紫血流出，捻令血净，再捻药进去，见红血停止流出。一日夜捻药三、五次。重的二日根就会烂出，轻的一日出。有疮根胀起，即是根出，用针挑它，出来后仍敷药，生肌易愈。忌风寒、房室、酒肉一切毒物。

15. 疖毒已破。《斗门方》：益丹草捣敷甚妙。

16. 勒乳成痈。《圣惠方》：益母为末，水调涂乳上，一晚上就会自己痊愈。生捣也可以。

17. 喉痹肿痛。《卫生易简方》：益母草捣烂，新汲水一碗，绞浓汁顿饮，随之吐出就会痊愈。冬月时用根。

18. 聤耳出汁。《圣惠方》：茺蔚茎、叶汁滴耳。

19. 粉刺黑斑。《闺阁事宜》说：五月五日收带根而紫花的天麻，晒干烧灰。用商陆根捣自然汁，加酸醋和搜灰作饼，炭火煅过收起。半年后才用，入面药，很能润泽肌肤。

20. 苏颂说：唐武则天炼益母草悦泽面容的方法：五月五日栗根苗完具的，洒让着土，晒干捣罗，用面水和成团，如鸡子大，再晒干，再做一个炉子，四旁开窍，上下置放火，把药安放在中央。用大火烧一顿饭功夫，即去大火，留小火继续着，不要让火苗断了。继一复时取出来，瓷器中研制，三日收用，如澡豆法，每日使用。

21. 一方：每十两加滑石一两，胭脂一钱。

22. 马咬成疮。孙真人方：苦纸草，切细，和醋炒涂之。

23. 新生小儿。《简要济众》：益母草五两，煎水洗浴，不再生疮疥。

錾菜（錾音惭）
（见《本草拾遗》）

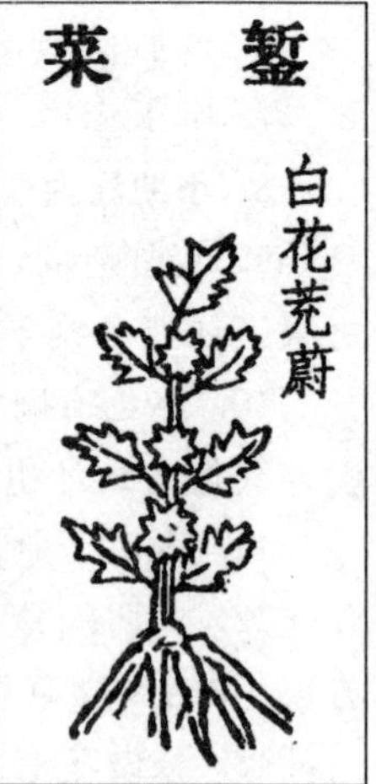

［集解］　陈藏器说：錾菜生在江南的阴地，像益母，方茎对节，开白花。

李时珍说：这就是益母中开白花的，就是《尔雅》所说的萑。其开紫花的，是《尔雅》所说的蓷。萑、蓷是同一读音，是一种东西的两个品种。故此条也主血病，与益母功效相同。郭璞独以为开白花的是益母，昝殷说白花者不是益母，都欠详审。嫩苗可以食，故叫它做菜。寇宗奭说茺蔚嫩苗可以煮食，正符合这个道理。

附　錾菜苗

［气味］　辛、乎，无毒。

［主治］　陈藏器：破血，产后腹痛，煮汁服。

薇衔（薇音眉）
（见《神农本草经》上品）

［释名］　糜衔（见《神农本草经》）　鹿衔（见《唐本草》）　吴风草（见《唐本草》）无心（见《吴普本草》）　无颠（见《吴普本草》）承膏（见《名医别录》）　承肌（见《吴普本草》）

苏恭说：南主人叫它做吴风草，一名鹿衔草，说鹿有病，口衔这种草就会痊愈。

李时珍说：根据苏恭的说法，那么薇衔、糜衔应当是麋衔了。鹿、麋是一类动物。按郦道元《水经注》说：魏国兴锡山多生薇衔草，有风的时候不倒，无风的时候独自摇曳。那么吴风也应当作无风才通。

陈藏器说：一名无心草，不是草中没有心的，方药中很少使用。

［集解］　《名医别录》说：薇衔生于汉中川泽及冤句、邯郸。七月采茎叶，阴干。

苏恭说：这种草丛生，像茺蔚及白头翁，它的叶子上有毛，赤茎。又有大小两种：楚人叫大的为大吴风草，小的为小吴风草。

韩保昇说：叶子像茺蔚，丛生而有毛，它的花呈黄色，它的根是赤黑色。

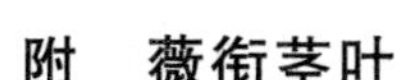

附　薇衔茎叶

［气味］　苦、辛，无毒。

《名医别录》说：微寒。

徐之才说：配合秦皮好。

［主治］　《神农本草经》：风湿痹历节痛，惊痫吐舌，悸气贼风，鼠瘘痈肿。

《名医别录》：暴癥，逐水，疗痿蹶。久服轻身明目。

陈藏器：妇人服用它，可使绝产无子。

李时珍：煎水，洗瘭疽甲疽恶疮。（出《外科精义》）

［发明］　李时珍说：麋衔是《素问》所用的治风病自汗药，而后世不知道应用它，的确是个忽略。《素问》：黄帝说：有病身热懈惰，汗出如浴，恶风少气，这是什么病呢？岐伯说：病名为酒风。治疗用泽泻、白术各三、五分，麋衔五分，合为三指撮为后饭，后饭就是先服药的意思。

［附方］　新附方二首。

1. 年深恶疮。《外科精义》：无心草根、钓苓根、狼毒、白丁香各五钱，麝香一分，为末掺上。

又方：无心草根、干姜各二钱，钓芩根三钱，为末掺上。

2. 小儿破伤。风病、拘急口噤。《圣济总录》：没心草半两、白附子炮二钱半，为末。每服一分，薄荷酒灌下。

附 无心草
(见宋《图经本草》)

苏颂说：生于秦州及商州，风翔各县都有出产，三月开花，五月结实，六、七月采根苗，阴干后用。性温无毒。主治积血，逐气块，益筋节，补虚损，润泽面色，疗肠澼泄泻腹痛。

李时珍说：麋衔一名无心草，此草的功用与它相近，其图形也相近，恐怕就是一种东西，所以附录它以待访考。鼠耳草也叫无心草，与此不同。

夏 枯 草
（见《神农本草经》下品）

[释名] 夕句（见《神农本草经》）燕面（见《名医别录》） 铁色草

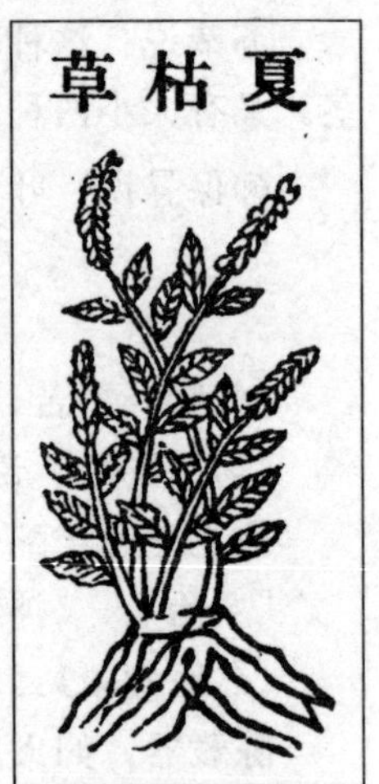

朱震亨说：此草夏至后即枯萎。因具禀受纯阳之气，得阴气则枯，故有这个名称。

[集解] 《名医别录》说：夏枯草生长于蜀郡的川谷，四月收采。

苏恭说：到处都有，生于平泽。

苏颂说：冬至后生，叶子像旋覆。三月、四月开花，长出的穗呈紫白色，像丹参花，结子也成穗。五月便枯，四月采收它。

李时珍说：原野间很多，苗高一、二尺左右，其茎微方。叶子对节生，似旋覆叶而长大，有细齿，背白而多纹。茎端长出穗，长一、二寸，穗中开淡紫小花，一穗有细子四粒。朱丹溪说无子，也是有欠考察。它的嫩苗泡过，浸泡去苦味，用油盐拌后可以食用。

[正误] 寇宗爽说：今叫它做郁臭。自秋天便天始生长，经冬不枯悴，春天开白花，夏天结子。

朱震亨说：郁臭草有臭味，就是茺蔚；夏枯草无臭味，分明是两种东西。都生于春天，夏枯先枯而无子，郁臭后枯而结子。

附 夏枯草茎叶

[气味] 苦、辛、寒，无毒。

徐之才说：土瓜是它的使药，伏汞砂。

［主治］　《神农本草经》：寒热瘰疬，鼠瘘关疮，破症，散瘿结气，脚肿湿痹，轻身。

［发明］　朱震亨说：本草著作中说夏枯草大治瘰疬，散结气。有补养厥阴血脉之功，而不言及。观其退寒热，则虚者可补。若实者则佐用行散之药，外以艾灸，也会逐渐取效。

李时珍说：黎居士《易简方》：夏枯草治目疼，用砂糖水浸一夜用，取它能解内热，缓和肝火。楼全善说：夏枯草治目珠疼痛至夜间加重的，有神效。或用苦寒药点之而反的重者，也有神效。因为目珠连目本，就是目系，属于厥阴经脉。夜间加剧及点苦寒药反剧的，是因为夜与寒都属阴的缘故。夏枯禀纯阳之气，补厥阴血脉，所以治这种病如神，这是用阳治阴。有一个男子至夜目珠疼痛，连牵眉棱骨，及半边头肿。用黄连膏点正反甚，诸药皆无效。灸厥阴、少阳，疼痛随止，半日又作。过了一个多月，用夏枯草二两，香附二两，甘草四钱，为末。每服一钱半，用清茶调服。药下咽则疼痛减半，至四、五服就痊愈了。

［附方］　旧载一首，新附六首。

1. 明目补肝。肝虚目睛痛，冷泪不止，筋脉痛，羞明怕日。《简要济众》：夏枯草半两，香附子一两，为末，每服一钱，用腊茶汤调下。

2. 赤白带下。《徐氏家传方》：夏枯草，花开时采，阴干为末，每服二钱，米饮下，食前。

3. 血崩不止。《圣惠方》：夏枯草为末，每服方寸匕合，米饮调下。

4. 产后血晕。心气欲绝者。《徐氏家传方》：夏枯草捣绞取汁，服一盏，大妙。

5. 枪伤金疮。《卫生易简方》：夏枯草用口嚼烂，瞳上即愈。

6. 汗斑有点。《乾坤生意》：夏枯草煎浓汁，每日洗浴。

7. 瘰疬马刀。不问已溃未溃，或日久成漏。薛已《外科经验方》：用夏枯草六两，水二钟，煎七分，食远温服。虚甚的，则煎汁熬膏服用，并涂患处，兼用十全大补汤加香附、贝母、远志尤善。这种药物能生血，是治疗瘰疬的圣药。这种草很容易得到，它的功用很多。

刘寄奴草
（见《唐本草》）

［释名］　金寄奴（见《大明诸家本草》）乌藤菜（见《本草纲目》）

李时珍说：按李延寿《南史》说：宋高祖刘裕，小字寄奴。他贫贱卑微时讨伐获新洲，遇到一条大蛇，使用箭射它。第二天去，听到刮杵臼之声。按声寻去，见几个童子都穿着青衣，在榛林中捣药。问他们缘故，回答说：我们的主人被刘寄奴所射，现配药敷贴。刘裕说：神为什么不杀了他？童子回答说：刘寄奴是一个有帝王之命的

人，不可以杀。刘裕斥责他们，童子皆走散了，于是刘裕收药而返。每遇有金疮，敷上即愈。人们因而称这种草为刘寄奴草。郑樵《通志》说：江南人因为汉时称刘为卯金力，于是叫刘为金。所以又有金寄奴之称。江东人叫它做乌藤菜。

刘寄奴

［集解］ 苏恭说：刘寄奴草生于江南，茎似艾蒿，长三、四尺，叶子像山兰草而尖长，有一茎直上生长而有穗，叶子互生，其子似稗而细。

韩保昇说：今出越州，属蒿的一类。高四、五尺，叶子像菊，其花白色，其实呈黄白色而成穗，夏月收苗而晒干。

苏颂说：今河中府、孟州、汉中、滁州也有。春天生苗，茎似艾蒿，上有四棱，高二、三尺。叶青而似柳，四月开碎小黄白色花，形如瓦松，七月结实像黍而细，根呈淡紫色而像莴苣。六月、七月采苗及花、子而通用。

李时珍说：刘寄奴一茎而直上生长，叶子像苍术，尖长粗糙而涩，面深而背淡。九月茎端分开数枝，一枝攒簇十朵小花，白瓣黄蕊，如小菊花状。花谢之后有白絮，如苦荬花之絮。它的子细长，也像苦荬子。所说的实如黍稗，好像与此不同，它的叶子也不是蒿类。

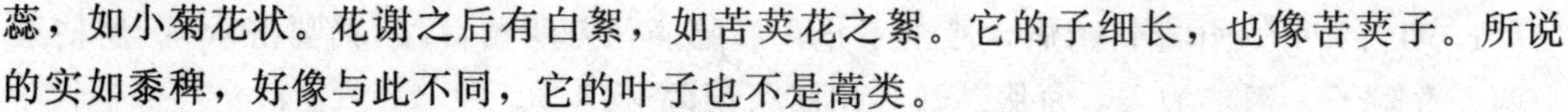

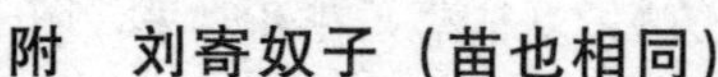

附 刘寄奴子（苗也相同）

［修治］ 雷敩说：大凡采来之后，除去茎叶，只用实。用布拭去薄壳会净，拌酒蒸，从巳时到申时，晒干用。

李时珍说：茎、叶、花、子都可用。

［气味］ 苦，温，无毒。

［主治］ 苏恭：破血下胀，多服使人下痢。

《名医别录》：下血止痛，治产后余疾，止金疮血，极有效。

《大明本草》：心腹痛，下气，水胀血气，通妇人经脉症结，止霍乱水泻。

李时珍：小儿尿血，新鲜者研末服用。

［附方］ 旧载方一苗，新增七苗，共八首。

1. 大小便血。《集简方》：刘寄奴为末，用茶调空心服二钱，即止。

2. 折伤淤血。在腹内者同《千金方》：刘寄奴、骨碎补、延胡索各一两，水二升，煎七合，入酒及童子小便各一合，顿温服下。

3. 血气胀满。《卫生易简方》：刘寄奴穗实为末，每服三钱，酒煎服。不可过多，会使人吐利。这是一种破血的仙药。

4. 霍乱成痢。《圣济总录》：刘寄奴草煎汁饮。

5. 汤火伤灼。《经验方》：刘寄奴捣末，先用糯米浆以鸡翎扫上，后再掺末，并不疼痛，也没有瘢痕，是极有效验的方子。凡汤火伤，先用盐末掺上，保护肤肉不被损

坏，后再掺药为妙。

6. 风入疮口，肿痛。《圣惠方》：刘寄奴为末，掺上即止。

7. 小儿夜啼。《圣济总录》：刘寄奴半两，炒地龙一分，甘草一寸，水煎，灌少许。

8. 赤白下痢。阴阳交带，不问赤白。《艾元英如宜方》：刘寄奴、乌梅、白姜等分，水煎服。赤痢加梅，白痢加姜。

曲节草
（见宋《图经本草》）

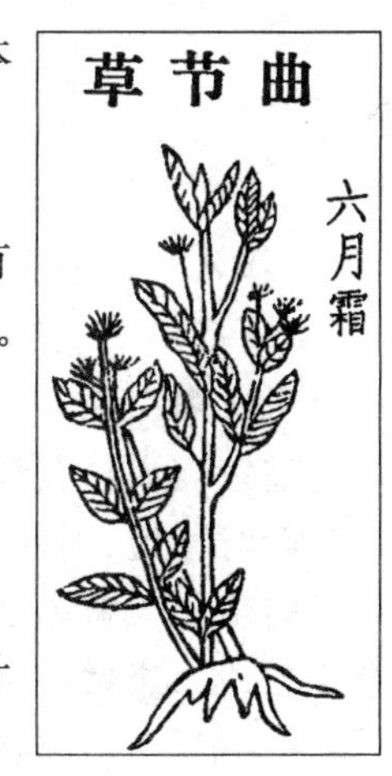

［释名］　六月凌（音令）（见《图经本草》）　六月霜（见《本草纲目》）　绿豆青（见《图经本草》）　蚯蓝

李时珍说：这种草性寒，故有凌、霜、绿豆之名。

［集解］　苏颂说：曲节草产于筠州。四月生苗，茎方色青而有节，叶子像刘寄奴而较青软，七、八月开花似薄荷，结子没有用。五月、六月采茎叶，阴干。

附　贡节草茎叶

［气味］　甘，平，无毒。

［主治］　苏颂：发背疮，消臃肿，拔毒。同甘草作末，米汁调服。

丽春草
（见宋《图经本草》）

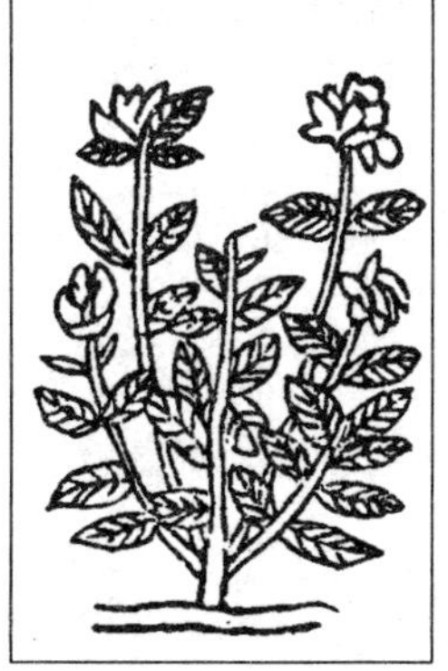

［释名］　仙女蒿（见《图经本草》）定参草

苏颂说：丽春草生在檀禺山的川谷之地，檀钹山在高密界内。河南的淮阳郡、颖川及谯郡、汝南郡等。都叫做龙本草。河北迈山、郰郡，都叫做从兰艾。上党的紫团山也有，叫定参草，又叫仙女蒿。现到处都有。尤其能治疗㾂（音阴）黄，人们都不知道。

李时珍说：这种草有特殊的功用，但不清楚它的形状，今罂粟也叫丽春草，九仙子也叫仙女娇，与此同一名，恐怕不是一种东西。应当等到广泛的查访之后才能确定。

附　丽春草花及根

［气味］　甘、微温，无毒。

［主治］　苏颂：痫黄黄疸。

［发明］　苏颂说：唐朝天宝年中，颖川郡的杨正进献方，名医都使用它而有效。这首方子说：丽春草治疗因时患伤热，变成痫黄，遍身壮热，小便黄赤，眼如金色，面又青黑，心头气痛，绕心如刺，头旋欲倒，兼胁下有瘕气，及黄疸等，经用而有验。这种药是在春三月采花，阴干一升，捣成散。每交于平明空腹时取三钱，和生麻油一盏顿服，每日一服，隔五日再进，以此为度。它的根治疗黄疸，捣汁一盏，空腹顿服，一会儿即利两、三次，其疾马上就好。一剂不能痊愈，隔七日再服一剂，永远痊愈。忌食酒面猪鱼蒜粉酪等。

旋　覆　花
（见《神农本草经》下品）

［释名］　金沸草（见《神农本草经》）　金钱花（见《本草纲目》）　滴滴金（见《本草纲目》）　盗庚（见《尔雅》）　夏菊（见《本草纲目》）　戴椹（见《名医别录》）

寇宗奭说：花缘繁茂，圆而覆下，故叫旋覆。

李时珍说：各个名称都因花的形状而命名。《尔雅》说：蕧，就是盗庚。大概是因为庚是金，说它夏开黄花，盗窃金气。《酉阳杂俎》说：金钱花一名昆尸沙，自梁武帝的时候才开始进入中国。

［集解］　《名医别录》说：旋覆生长于平泽川谷。五月采花，太阳下晒干，二十日成。

陶弘景说：出于近道下的湿地，似菊花而要大一些。另有一种旋葍根，产于河南，北方也有，形状似芎䓖，只合旋覆膏使用，其他便滑用的了，不是这种旋覆在根。

韩保昇说：叶似水苏，花黄如菊，六月至九月采花。

苏颂说：今随处都有。二月以后生苗，多靠近水边，大小似红蓝而没有刺，长有一、二尺左右，叶如柳，茎较细。六月开花如菊花，小铜钱大小，呈深黄色。上党田野之人叫它做金钱花，七、八月采花。令近道人家的园圃所种金钱花，花、叶都相同，非常容易繁盛，恐怕就是旋覆。

寇宗奭说：旋覆的叶像大菊，又如艾蒿，秋天开花大如梧桐子，花呈淡黄色，气味比菊香。另有一种旋花，是鼓子花，不是这种花，见该条。

李时珍说：花的形状如金钱菊。长在水泽边上的，花小瓣单；人家里栽种的，花大蕊簇，这是因为土壤的肥瘦造成了这种结果。它的根细白。民间传说露水滴下就会长了来，故容易繁盛，恐怕也不会是这样。

附 旋覆花

［修治］ 雷敩说：采来了花，除去花蕊及壳皮、谛子，蒸，从巳时至午时，晒干用。

［气味］ 咸，温，有小毒。

《名医别录》说：甘、微温，冷利。

甄权说：甘，无毒。

《大明本草》说：无毒。

寇宗奭：苦、甘、辛。

［主治］ 《神农本草经》：结气胁下满，惊悸，除水，去五脏间寒热，补中下气。

《名医别录》：消除胸上痰结，唾如胶漆，心胁痰水，膀胱留饮，风气湿痹，皮间死肉，目中眵瞒（音 miàn 即眼屎），利大肠，通血脉，有益色泽。

甄权：主水肿，逐大腹，开胃，止呢逆不下食。

寇宗奭：行痰水，去头目风。

王好古：消坚软痞，治噫气。

［发明］ 苏颂说：张仲景治伤寒汗下后，心下痞坚，噫气不除，有七物旋覆代赭汤：杂治妇人，有三物旋覆汤。胡洽居士治痰饮在两胁胀满，有旋覆花丸，用的尤多。成无已说：硬则气坚，旋覆的咸，用来软其痞坚。

朱震亨说：寇宗奭说它行痰水，去头目风，也是走散之药。病人有虚的，不宜多服，冷利大肠，应当戒用。

李时珍说：旋覆是手太阴肺、手阳明大肠经药，所治诸病，它的功用只在行水下气，通血脉。李卫公说闻它的花能损目。唐慎微的《证类本草》错误地把旋花根方收附在此，今改正它。

［附方］ 旧载方一首，新附三首，共四首。

1. 中风壅滞。《经验后方》：旋覆花，洗净焙研，炼蜜为丸如梧子大。放卧时用茶汤下五丸至七丸、十丸。

2. 半产漏下，虚寒相搏。其脉弦芤（音 kòu）。《金匮要略》旋覆花汤：用旋覆花三两，葱十四茎，新绛少许，水三升，煮一升，顿服。

3. 月食耳疮。《集简方》：旋覆花烧研，羊脂调和涂上。

4. 小儿眉癣。小儿眉毛眼睫因癣退不生。《小儿卫生总微论》：用野油花即旋覆花、赤箭即天麻苗、防风等，为末，洗净，用油调涂上。

附 旋覆花叶

［主治］ 《大明本草》：敷金疮，止血。

李时珍：治疗疮肿毒。

附 旋覆花根

［主治］ 《名医别录》：风湿。

青 葙
（见《神农本草经》下品）

［释名］ 草蒿（见《神农本草经》）萋蒿（见《神农本草经》）昆仑草（见《唐本草》）野鸡冠（见《本草纲目》）鸡冠苋（见《本草纲目》）子叫草决明（见《神农本草经》）

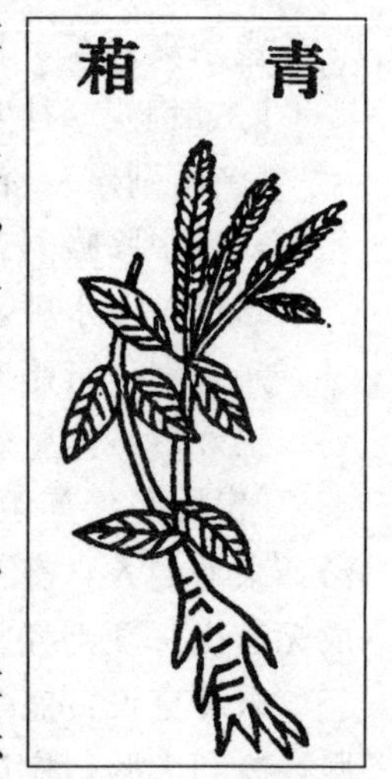

李时珍说：青葙的名称意义不详。胡麻叶也叫青蘘，这种草又多生长于胡麻地中，与它不同。怎能认为它们相似就说是呢？青蒿亦叫草蒿，它们的功用相似，而名称也相同，为什么呢？它的子明目，与决明子功同，故有草决明之名。它的花叶似鸡冠，嫩苗似苋，故叫它做鸡冠苋。郑樵《通志》说俗名叫牛尾蒿的，错了。

［集解］ 《名医别录》说：青葙生长于平谷道旁。三月采茎、叶，阴干。五月、六月采子。

陶弘景说：到处都有。似麦栅花，它的子很细。另有一种草蒿，或写作草藁，主治功用特别相似，形状名称也相似，值得怀疑，但确实是两种东西。

苏恭说：这种草的苗高一尺有余，叶子细软，花呈紫白色，实为角，其子黑色而又扁又光，似苋实而大，生长于低处之湿地，四月、五月采，荆襄人叫它做昆仑草。

苏颂说：今江淮的州郡近道也有这种植物，二月长出青苗，长三、四尺。叶宽阔像柳叶而软。茎似蒿，呈青红色。六月、七月内开花，上红而下白，子黑光而扁，像莨菪。根也像蒿根而白，笔直向下独茎生根。六月、八月采子。

李时珍说：青葙生田野间，嫩苗似苋而可以食用，长高以后能有三、四尺。苗、叶、花、实与鸡冠花一样没有区别。但鸡冠花穗有的大而扁，或者成团。而这种草则在梢间出花穗，尖而长四、五寸，形状像兔尾，水红色，也有黄白色的。子在穗中，与鸡冠子及苋子一样难以分辨。苏恭说它结角，错了。萧炳说黄花的名叫陶朱术，与陈藏器的说法不同。又有一种天灵草，也属于此类，并附于下。

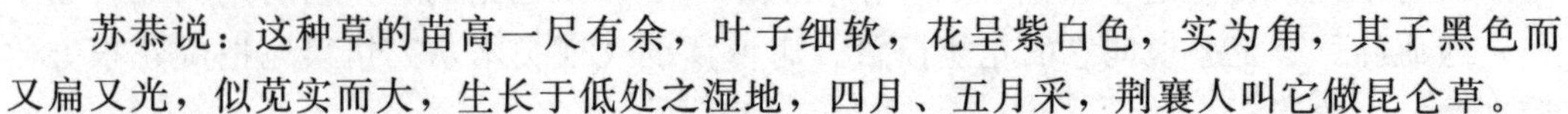

附 青葙茎、叶

［修治］ 雷敩说：大凡使用，先烧铁杵臼，再捣而应用它。

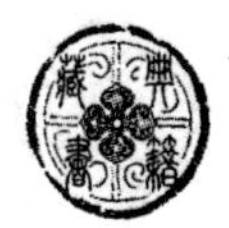

［气味］　苦，微寒，无毒。

［主治］　《神农本草经》：邪气，皮肤中热，风瘙身痒，杀三虫。

《名医别录》：恶疮疥虱痔蚀，下部䘌疮。

苏恭：捣汁服，大疗温疠。

《大明本草》：止金疮血。

附　青葙子

［气味］　苦，微寒，无毒。

甄权说：苦，平。

［主治］　《神农本草经》：唇口青。

《大明本草》：治五脏邪气，益脑髓，镇肝，明耳目，坚筋骨，去风寒湿痹。

甄权：治肝脏热毒冲眼，赤障青盲翳肿，恶疮疥疮。

［发明］　萧炳说：理眼，有青葙子丸。

寇宗奭说：青葙子，《神农本草经》中不说它治眼，只有《药性论》、《日华子》才说治肝明目。今人多用来治眼，与经中所说的意思很不一致。

李时珍说：青葙子治眼，与决明子、苋实功用相同。《神农本草经》虽然不说治眼，而说又名草决明，主唇口青，那么其明目之功是可想而知的了。目为肝之窍，唇口青是足厥阴肝经之证，古方中除热也多使用它，青葙子是厥阴药，又是可以明确的了。何况用它来治目疾，往往有效，尤其可以说明问题。据《魏略》说：初平中，有一位青牛先生，常服青葙子丸，年龄有一百余岁，看上去如五、六十岁的人。

［附方］　旧载方一条。

鼻衄不止，眩晕欲死。《贞元广利方》：青葙子汁三合，灌入鼻中。

附　桃朱术

萧炳说：青葙子有一种开黄花的，叫陶朱术，其苗很相似。

陈藏器说：桃朱术生长于园中，细如芹，花紫色，子为角。用镜在旁边敲击，则子自己就会出来。五月五日收采子，佩带着它，可以让妇人受到其丈夫的宠爱。

附　雁来红

李时珍说：茎、叶、穗、子都与鸡冠相同。它的叶子在九月变得鲜红，看上去像花一样，故得名。吴人叫它做老少年。有一种六月叶变红的，叫十样锦。

附　天灵草

李时珍说：按上宿真君本草说：形状如鸡冠花，叶也像它，折断后有液体流出像乳汁，生长于江湖荆南陂池间。五月取其汁，可以制伏雄黄、硫磺，煮雌黄而炼砂。

附 思蓂子

雷敩说：思蓂子、鼠细子，二物真似青葙子，只是味不同。思蓂子味跙（同粗），煎则有涎。

鸡 冠
（见宋《嘉祐本草》）

［释名］ 李时珍说：以花的形状命名。

［集解］ 李时珍说：鸡冠到处都有。三月生苗，到了夏天，高的有五、六尺，短的只有几寸。它的叶青柔，很像白苋菜而窄，梢有赤腺。它的茎赤色，或圆或扁，有筋隆起。六七月，有梢间开花，有红、白、黄三种颜色。有的穗圆长而尖，俨然像青葙的穗。有的穗扁卷而平，俨然像雄鸡的冠。花大，有的围有一、二尺，一层层地卷出，很可爱。子在穗中，黑细光滑，与苋实一样。它的穗如秕麦状。它的花最为耐久，经霜后才开始蔫。

附 鸡冠苗

［气味］ 甘，凉，无毒。

［主治］ 李时珍：疮痔及血病。

附 鸡冠子

［气味］ 甘，凉，无毒。

［主治］ 陈藏器：止肠风泻血，赤白痢。

《大明本草》：崩中带下，入药炒用。

附 鸡冠花

［气味］ 甘，凉，无毒。

［主治］ 李时珍：痔漏下血，赤白下痢，崩中赤白带下，分赤白用。

［附方］ 新附方十三首。

1. 吐血不止。《经验方》：白鸡冠花，醋浸煮七次，为末。每服二钱，热酒下。

2. 结阴便血。《圣济总录》：鸡冠花、椿根白皮等分，为末，炼蜜丸梧子大。每服三十丸，黄芪汤下，日二服。

3. 粪后下血。《圣惠方》：白鸡冠花并子炒，煎服。

4. 五痔肛肿。久不愈，变成瘘疮。《卫生宝鉴》：用鸡冠花、凤眼草各一两，水二

碗，煎汤濒洗。

5. 下血脱肛。《永类钤方》：白鸡冠花、防风等分，为末，糊丸梧子大，空腹米饮每服七十丸。

6. 一方：白鸡冠花炒、棕榈灰、羌活一两，为末。每服二钱，米汤饮下。

7. 经水不止。《孙氏集效方》：红鸡冠花一味，晒干为末。每服二钱，空腹酒调下。忌鱼腥猪肉。

8. 产后血痛。《李楼奇方》：白鸡冠花，酒煎服之。

9. 妇人白带。《孙氏集效方》：白鸡冠花晒干为末，每清晨空腹酒服三钱。赤带用红色者。

10. 白带沙淋。《摘玄方》：白鸡冠花、苦壶卢等分，烧存性，空腹火酒服之。

11. 赤白下痢。《集简方》：鸡冠花煎酒服。赤痢用红鸡冠花，白痢用白鸡冠花。

红 蓝 花

（见宋《开宝本草》）

［释名］ 红花（见《开宝本草》）黄蓝

苏颂说：它的花红色，叶很像蓝，故有蓝名。

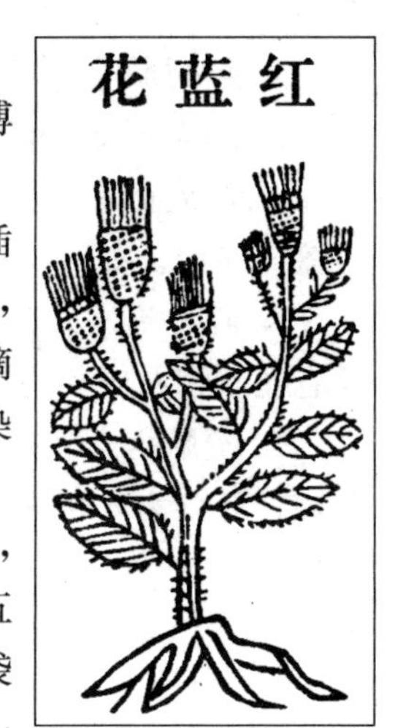

［集解］ 马志说：红蓝花就是红花，产于梁汉及西域。《博物志》说：张骞得种子于西域。今魏地也栽种它。

苏颂说：现到处都有，人家的场圃所种的红蓝花，冬月里插布子在熟地，到春天生苗，夏天便开出花来。花下长出球猬多刺，花则开在球上。园圃的人乘着晨露采摘，采后又会长出，直到摘尽才作罢。球中结实，白颗如小豆子大小。它的花晒干，用来染真红色，又作胭脂。

李时珍说：红花二月、八月、十二月都可以下种，雨后布子，如同种麻法一样。初生嫩叶，苗也可食。它的叶如小蓟叶，至五月开花，如大蓟花而为红色。清晨采来花捣熟，用水淘，用布袋绞去黄汁再捣，用酸粟米泔清又淘，再绞袋去汁，用青蒿盖覆一宿，晒干，或捏成薄饼，阴干后收起来。入药搓碎用，它的子五月收采，淘尽捣碎煎汁，加入醋后拌蔬食用，极其肥美可口。又能做本脂及烛。

附 红蓝花

［气味］ 辛，温，无毒。

张元素说：入心养血，说它苦温，阴中之阳，故入心。佐用当归，生新血。

王好古说：辛而甘苦温，肝经血分之药。加入酒佳。

[主治]　《开宝本草》：产后血晕口噤，腹内恶血不尽绞痛，胎死腹中，并酒煮服。也主蛊毒。

朱震亨：多用破留血，少用养血。

李时珍：活血润燥，止痛散肿，通经。

[发明]　李时珍说：血生于心包，藏于肝，属于冲经。红花汁与它同类，故能行男子血脉，通女子经水，多则行血，少则养血。按《养疴漫笔》说：新昌一个姓徐的妇人，病产后血晕已经死了，但胸膈微热。有一位姓陆的名医说，是血闷，得红花数十斤，才可以活命。于是，立即买来，用大锅煮汤，盛三桶在窗格的下面，异妇人睡在上面熏蒸，汤冷再加。过了一段时间，手指开始活动，半日就苏醒过来了。按：这也是得到了唐朝许胤宗用黄芪汤熏柳太后风病的方法了。

[附方]　旧方四条，新附方四条，共八条。

1. 六十两种风。《图经本草》：张仲景治六十两种风，兼腹内血气刺痛。用红花一大两，分为四分，用酒一大升，煎钟半，一口气服下，不止再服。

2. 一切肿疾。《外台秘要》：红花熟捣取汁服，不过三服便愈。

3. 喉痹壅塞，不通者。《海上方》：红蓝花捣，绞取汁一小升服之。以痊愈为度。如冬月无生花，用干者浸湿绞汁煎服，极有效验。

4. 热病胎死。《熊氏补遗》：红花酒煮汁，饮二、三盏。

5. 胎衣不下。《杨氏产乳方》：方同上。

6. 产后血晕，心闷气绝。《子母秘录》：红花一两，为末，分作二服，酒二盏，煎一盏，连服。如口噤，斡开灌下。

7. 聤耳出水。《圣惠方》：红蓝花三钱半，枯矾五钱，为末，用绵杖缴净吹入耳中。没有花就用枝叶。另有一方去枯矾。

8. 噎膈拒食。《杨起简便方》：端午采头次红花，无灰酒拌，焙干，像瓜子一样的血竭，等分为末，无灰酒一盏，隔汤顿热，慢慢咽下。初服二分，第二日四分，三日五分。

附　红蓝花子

[主治]　《开宝本草》：天行疮痘，用水吞服数颗。

苏颂：功用与花相同。

[附方]　旧有附方二条，新附一条，共三条。

1. 血气刺痛。张仲景方：红蓝子一升，捣碎，用无灰酒一大升拌子，晒干，重新捣筛，蜜丸梧子大，空腹酒下四十丸。

2. 疮疽不出。庞安常《伤寒总病论》：红花子紫草茸各半两，蝉蜕二钱半，水酒钟半，煎减半，量大小加减服用。

3. 女子中风。血热烦渴。《贞元广利方》：用红蓝子五合，熬捣，旦日取半大匙，

用水一升，煎取七合，去滓，细细咽下。

附 红蓝花苗

［主治］ 《开宝本草》：生捣，涂游肿。

番 红 花
（见《本草纲目》）

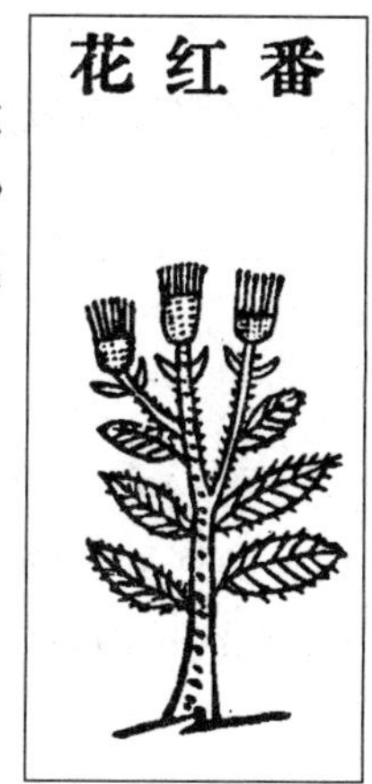

［释名］ 洎夫蓝（见《本草纲目》）撒法郎

［集解］ 李时珍说：番红花出产于西番回回地面及天方国，就是那个地方的红蓝花。元朝时期，用它入食馔。按张华《博物志》说：张骞在西域得到了红蓝花的种子，那么这就是一种，或地方区域地气稍有不同。

［气味］ 甘，平，无毒。

［主治］ 李时珍：心忧郁积，气闷不散，活血。久服令人心喜。又治惊悸。

［附方］ 新附方一首。

1. 伤寒发狂、惊怖恍惚。王玺《医林集要》：用撒法郎二分，水一盏，浸一夕服用。天方国人所传。

燕 脂
（见《本草纲目》）

［释名］ 赮赦

李时珍说：按伏侯《中华古今注》说：燕脂起自商纣时代，用红蓝花汁凝结作成。调和燕脂来修饰女人的面容，产于燕地，故叫燕脂。或称作赮赦。匈奴人叫妻为阏氏，音同燕脂，意思是其颜色可爱如燕脂。民间写作臙肢、胭支的，都错了。

［集解］ 李时珍说：燕脂有四种：一种是用红蓝花汁染胡粉而成，就是《苏鹗演义》所说的燕脂叶似蓟，花似蒲，出于西方，中国叫它做红蓝，用来染粉修饰妇人面色的；一种用山燕脂花汁染粉而成，就是段公路《北户录》所说的端州山间有花丝生长，叶子类似于蓝，正月开花似蓼，当地人采摘含苞的做燕脂粉，也可以染帛，就像红蓝一样；一种是用山榴花汁做成的，郑虔《胡本草》中记载了它；一种是用紫矿染绵而成的，叫做胡燕脂，李珣《南海药谱》记载了它。现南方多用紫矿燕脂，就是习惯叫做紫梗的。大抵都可以入血病药而应用。还有落葵子也可以取汁和粉而修饰面容，也叫做胡燕脂，见菜部。

［气味］ 甘，平，无毒。

［主治］ 《开宝本草》：小儿聤耳，浸汁滴之。

李时珍：活血，解痘毒。

［附方］ 新附方五首。

1. 乳头裂破。《危氏得效方》：燕脂、蛤粉为末，敷上。

2. 婴孩鹅口，白厚如纸。《集简方》：用坯子燕脂，用乳汁调和涂上，一宿有效。

3. 漏疮肿痛。《救急方》：猪胆七个，绵燕脂十个水洗，和匀，搽七次即可。

4. 防痘入目。《集简方》：燕脂嚼汁点上。

5. 痘疮倒陷。《救急方》：干燕脂三钱，胡桃烧存性一个，研末，用胡荽煎酒服一钱，再服即有效验。

大蓟·小蓟
（见《名医别录》中品）

［释名］ 虎蓟（见陶弘景）马蓟（见范汪）猫蓟（见陶弘景）刺蓟（见日华子）山牛蒡（见日华子）鸡项草（见《图经本草》）千针草（见《图经本草》）野红花（见《本草纲目》）

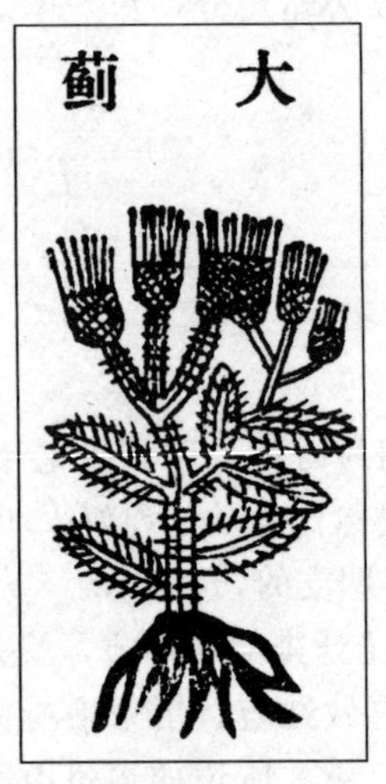

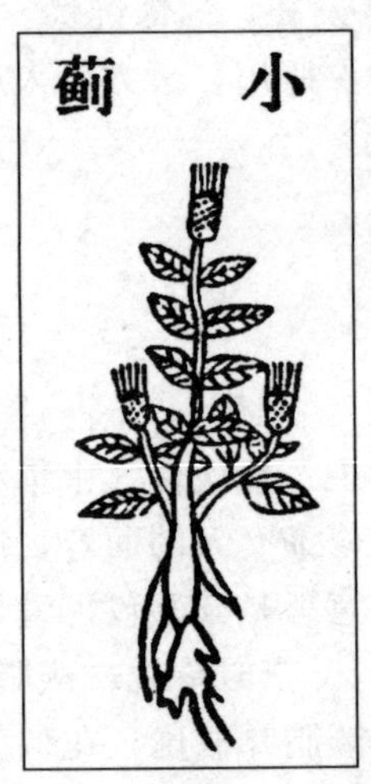

陶弘景说：大蓟是虎蓟，小蓟是猫蓟。叶都多刺，相似。田野里特别多，方药中很少应用。

李时珍说：蓟就像髻一样，它的花像髻。叫虎、叫猫，是因为它的苗的形状狰狞的缘故。称作马，是因为它长得大。叫牛蒡，是因其根似牛蒡根。鸡项，是因其颈似鸡的项。千针、红花，故是指其花的形状。郑樵《通志》说《尔雅》中的莱叫狗毒的，

就是这种植物，不知道对不对。

陈藏器说：蓟门因多蓟而得名，应当是以北方出产的为优。

［集解］ 《名医别录》说：大小蓟，五月采。

苏恭说：大小蓟的叶虽然相似，但功力却有不同。大蓟生于山谷，它的根可治疗痈肿；小蓟生于平泽，不能消肿，但都能破血。

苏颂说：小蓟到处都有，俗名青刺蓟。二月生苗，长到二、三寸的时候，连同根一起做菜，食起来很鲜美。四月时高有一尺多，多刺，心中长出花，头似红蓝花而为青紫色，北方人叫做千针草。四月采苗，九月采根，都是阴干后用。大蓟的根苗与此相似，但要肥大一些。

寇宗奭说：大小蓟都相似，花如髻。但是大蓟高三、四尺，叶皱；小蓟高一尺左右，叶不皱，以此来区别。做菜食用虽然有小的芒刺，但不害人。

附　大蓟根叶

［气味］ 甘，温，无毒。

陶弘景说：有毒

甄权说：苦，平。

《大明本草》说：叶凉。

［主治］ 《名医别录》：女子赤白带，安胎，止吐血鼻衄，可使人肥健。

甄权：捣根绞汁服半升，主崩中血下立瘥。

《大明诸家本草》：叶：治肠痈，腹脏淤血，治晕仆劳损。生研，酒及小便任意服下。又恶疮疥癣，同盐研罯之。

附　小蓟根苗

［气味］ 甘，温，无毒。

《大明本草》说凉。

［主治］ 《名医别录》：养精保血。

陈藏器：破宿血，生新血，暴下血血崩，金疮出血，呕血等。绞取汁温服。作煎和糖，合金疮，及蜘蛛蛇蝎毒，服之亦佳。

《大明本草》：治热毒风，并胸膈烦闷，开胃下食，退热，补虚损。小蓟苗：去烦热，生研汁服。

孟诜：做菜食，除风热，夏月热烦不止，捣汁半升服，主瘥。

［发明］ 《大明本草》说：小蓟力微，只可退热，不像大蓟能健养下气。

苏恭说：大小蓟都能破血，但大蓟兼疗痈肿，而小蓟专主血，不能消肿。

［附方］ 旧有附方六条，新增九条，共十五条。

1. 心热吐血口干。《圣惠方》：用刺蓟叶及根，捣绞取汁，每一次服二小盏。

2. 舌硬出血不止。《普济方》：刺蓟捣汁，和酒服。干者为末，冷水服。

3. 九窍出血。《简要济众》方同上。

4. 卒泻鲜血。《梅师方》：小蓟叶捣汁，温服一升。

5. 崩中下血。《千金方》：大小蓟根一升，酒一斗，渍五宿，任意饮下。也可以酒煎服，或生捣汁温服。

6. 又方：小蓟茎叶洗切，研汁一盏，入生地黄汁一盏，白术半两，前减半，温服

7. 堕胎下血。《圣济总录》：小蓟根叶、益母草五两，水二大碗，煮汁一碗，再煎至一盏，分二服，一日服尽。

8. 金疮出血不止。孟诜《食疗本草》：小蓟苗捣烂涂之。

9. 小便热淋。《圣惠方》：马蓟根捣汁服。

10. 鼻塞不通。《外台秘要》方：小蓟一把，水二升，煮取一升，分服。

11. 小儿浸淫疮痛不可忍，发寒寒者。《简要济众》方：刺蓟叶新水调敷疮上，干即再换。

12. 癣疮作痒。《千金方》：刺蓟叶捣汁服之。

13. 妇人阴痒。《普济方》：小蓟煮汤，日洗三次。

14. 诸瘘不合。《肘后方》：虎蓟根、猫蓟根、酸枣根、枳根、杜衡根各一把，斑蝥三分，炒为末，蜜丸枣大，每日一服，并以小丸纳放在疮中。

15. 疔疮恶肿。《普济方》：千针草四两，乳香一两，明矾五钱，为末。酒服二钱，出汗为度。

续　断
（见《神农本草经》上品）

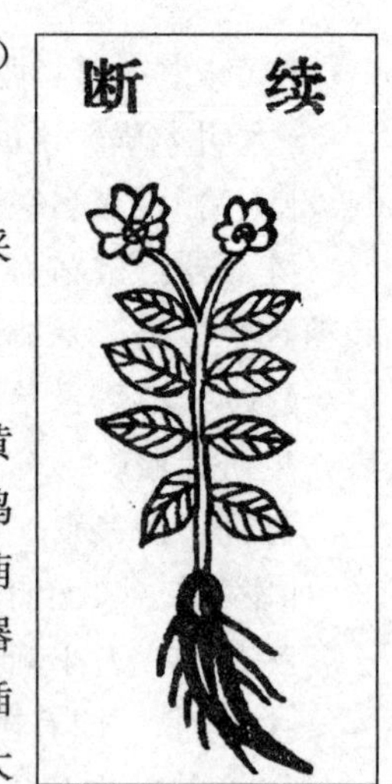

［释名］　属折（见《神农本草经》）接骨（见《名医别录》）龙豆（见《神农本草经》）南草（见《名医别录》）

李时珍说：续断、属折、接骨，都是以功用来命名的。

［集解］　《名医别录》说续断生长于常山山谷，七月、八月采收，阴干。

吴普说：出产于梁州，七月七日收采。

陶弘景说：按《桐君药录》说：续断生长以蔓延，其大根本黄白有汁，七月、八月采根。今皆用茎叶节节断，皮黄皱，形状像鸡脚的，又叫做桑上寄生。当时又有接骨树，高一丈左右，叶似蒴藋，皮主疗金疮。广州又有续断藤，又名诺藤，折断它的茎，用器皿接取汁饮，可治疗虚损绝伤，用来梳头，则可生发，折断枝条插在地里就能生长。恐怕这些都不是真的。李当之说是虎蓟，与此大

相径庭，但虎蓟也疗血病。

苏恭说：随处山谷都有。今习惯所用的，叶似苎而茎方，根如大蓟，黄白色。陶弘景说法是错误的。

苏颂说：今陕西、河中、兴元、舒、越、晋、绛各州也有。三月以后生苗，干四棱，似苎麻，叶两两相对而生。四月开花，红白色，像益母花。根如大蓟，赤黄色。谨按《范汪方》说：续断就是马蓟，与小蓟叶相似，但比小蓟大。叶似旁翁菜而稍厚，两边有刺，刺人，其花紫色，与今越州所画者相类。而市集上卖的，也有数种，很少能辨别其好坏。当医生的只以节节断，皮黄皱为真。

雷敩说：用的时候，不要用草茅根，因为特别相似，如果误服会使人筋软。

李时珍说：续断的说法不一致。桐君说是蔓生，叶似荏。李当之、范汪都说是虎蓟。日华子说是大蓟，一名山牛蒡。苏恭、苏颂都说叶似苎麻，根像大蓟。而《名医别录》复出现于大、小蓟条，很难依据。但自汉代以来，都把大蓟当续断，相互延续很久了。考究其实，则二苏所说的，似乎与桐君相符，应当是正确的。今人所用的，因从川中来，色赤而瘦，折断它有烟尘冒起的为良。郑樵《通志》说范汪所讲的是南续断，不知道是以什么为根据的？大概是用来区别川续断的。

附 续断根

［修治］ 雷敩说：通常采来根后，横切锉开，再除去向里的硬筋，用酒浸一伏时，焙干入药用。

［气味］ 苦，微温，无毒。

《名医别录》说：辛。

吴普说：神农、雷公、黄帝、李当之：苦，无毒。扁鹊：辛，无毒。

徐之才说：地黄为它的使药，恶雷丸。

［主治］ 《神农本草经》：伤寒，补不足，金疮痈疡折跌，续筋骨，妇人乳难。久服益气力。

《名医别录》：妇人崩中漏血，金疮血内漏，止痛生肌肉，及踠伤恶血腰痛，关节缓急。

甄权：去诸瘟毒，通宣血脉。

《大明诸家本草》：补气，补五劳七伤，破癥结淤血，消肿毒，肠风痔瘘，乳痈瘰疬，妇人产前后一切病，胎漏，子宫冷，面黄浮肿，缩小便，止泄精尿血。

［发明］ 李时珍说：宋时张叔潜秘写道：在他当剑州知府时，其部下得了血痢。一位医生用平胃散一两，入川续断末二钱半，每服二钱，水煎服即愈。绍兴壬子（公元 1132 年），会稽时行痢疾，张叔潜的儿子以方传人，常常有效验。小儿痢服之有效。

［附方］ 旧有方二首，新附二首，共四首。

1. 小便淋沥。《古今录验》：生续断捣绞汁服，就是马蓟根。

2. 妊娠胎动，两三月堕，预宜服此。川续断酒浸，杜仲姜汁炒去丝，各二两，为末，枣肉煮烂杵和丸梧子大，每服三十丸，米饮下。

3. 产后诸疾、血晕，心闷烦热，厌厌气欲绝，心头硬，乍寒乍热。《子母秘录》：续断皮一握，水三升，煎二升，分三服。如人行一里，再服。无所忌。此药可救产后垂死。

4. 打扑伤损，内朒骨节。《卫生易简方》：用接骨草叶捣烂罨之，立效。

苦芙（芙音袄）

（见《名医别录》下品）

［释名］ 钩、芙（见《尔雅》）苦板

李时珍说：凡物穉叫芙，这种东西嫩的时候可以吃，故用来命名。

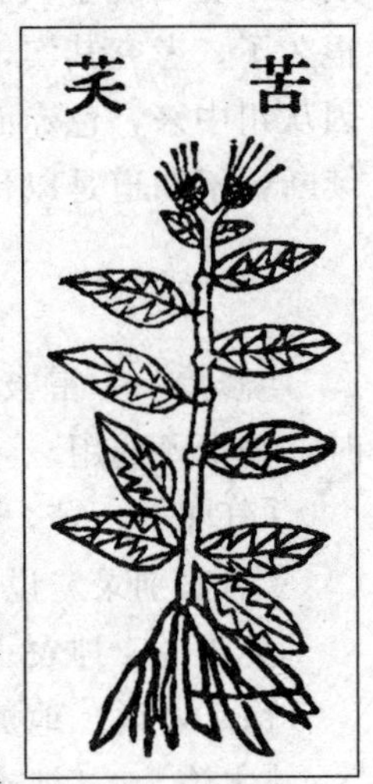

［集解］ 陶弘景说：苦芙到处都有，伧人取其茎而生吃。

韩保昇说：各处的低湿之地有，茎圆而无刺，可生吃，子像猫蓟。五月五日采苗，晒干。

苏恭说：今人认为是漏芦，错了。

李时珍说：《尔雅》：钩，芙。说的就是这种苦芙。芙大如拇指，中空，茎头有苔似蓟，初生时可食。许慎《说文解字》说江南人食它以下气。今浙东的人们于清明节采其嫩苗而食，说一年不生疮疥。也捣汁和米为食，其色清，放久了也不败坏。《造化指南》说：苦板大的叫苦藉，叶如地黄，味苦，初生时有毛，到了夏天抽茎时有毛，开的白花很繁盛，结细实。其中没有花实的，叫地胆草，汁苦得像胆汁。各处的湿地都有。道家中的丹鼎派常用。

附 苦芙苗

［气味］ 苦，微寒，无毒。

［主治］ 《名医别录》：面目通身漆疮。烧灰敷上，也可生食。

陶弘景：烧灰疗金疮，很有效验。

《大明诸家本草》：治丹毒。

汪颖：煎汤洗痔，很有效验。

李时珍：下气解热。

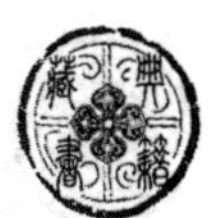

漏　　卢
（见《神农本草经》上品）

［释名］　野兰（见《神农本草经》）荚蒿（见苏恭）鬼油麻（见日华子）

李时珍说：房屋的西北、黑暗的地方叫漏。大凡物件中黑色的叫卢。这种草秋后就黑，与其他草不同，故有漏卢之称。《唐韵》作蘆。它的荚如麻，故俗称呼为鬼油麻。

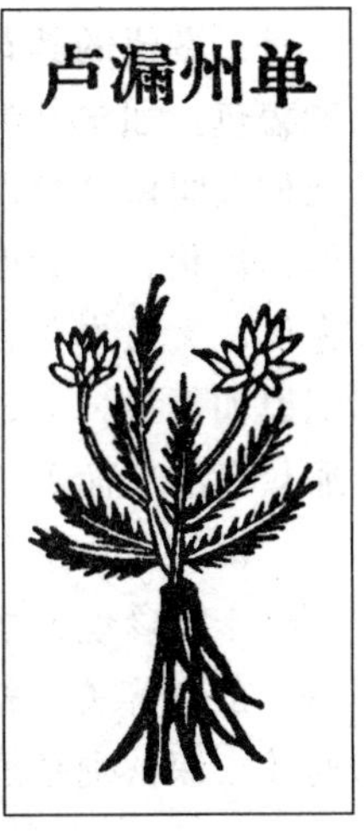

［集解］　《名医别录》说：漏卢生于乔山山谷，八月采根，阴干。

陶弘景说：乔山应当是黄帝埋葬的地方，是在上郡。今出产于近道。市人取苗而用。习惯上取根叫鹿骊根，用苦酒摩来治疗疮疥。

苏恭说：此药俗名荚蒿，茎叶似白蒿，花黄，生荚，长长的似细麻之荚，大小如筷子一般，有四、五瓣，七、八月后都变黑，不同于其他草，属蒿一类。常用其茎叶及子，没有见过用根。其中鹿骊，在山南叫木黎芦，有毒，不是漏卢。今人以像苦芺的马蓟为漏卢，也不对了。

马志说：其他著作注释说漏卢茎大如筷子，高四、五尺，子房似油麻房而小一些。江东人取它的苗而用，比根要强。江宁及上党的为佳。陶弘景叫鹿骊，苏恭称为木黎芦，都不对。漏卢自有区别。

陈藏器说：南方用苗，北方用根，是树生，如茱萸树，高有二、三尺，有毒而杀

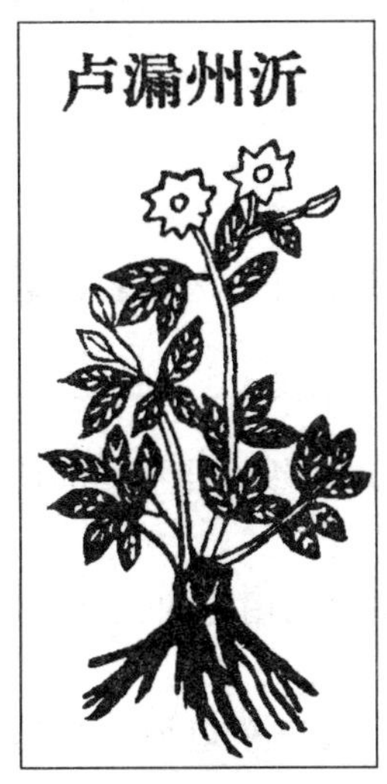

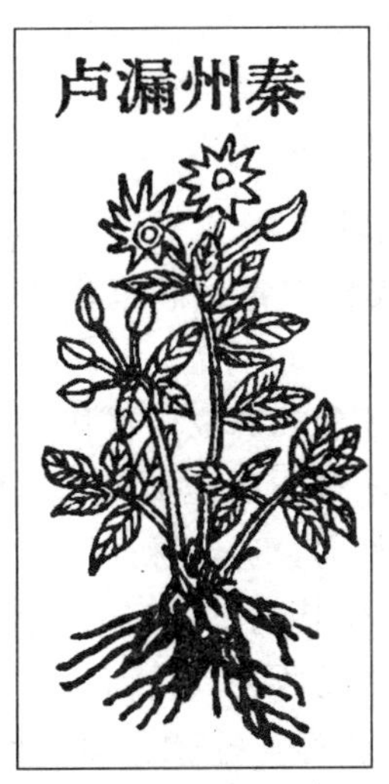

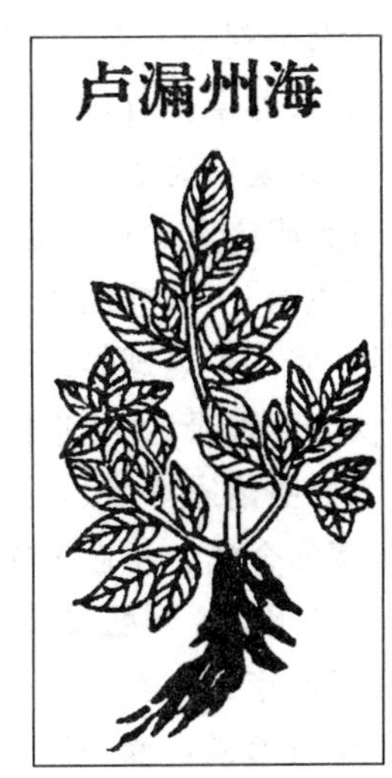

蛊，山里人用来洗疮疥。

韩保昇说：叶似角蒿，今曹州、兖州的低湿之地最多，六、七月采茎，太阳下晒干，比其他草都黑。

《大明诸家本草》说：花、苗都能用。其形及气味似干牛蒡，头上有白花子。

苏颂说：今汴东州郡及秦州、海州都有。旧说其茎叶似白蒿，花黄有荚，茎如箸大，房类似干油麻而稍小。今诸郡的图谱上，只有单州的有些相类。蕲州的花叶很像牡丹。秦州的其花似单叶寒菊，紫色，五、七条枝同长于一个主干上。海州的则花呈紫碧色，如单叶莲花，在萼下及根旁有白茸包裹，根如蔓菁而稍细，又像葱本，黑色，淮甸人叫做老翁花。三州所生的花虽有区别，而叶很相似，但秦州、海州者，其叶更作锯齿状。一物而有不同种类如此，医家怎么选择呢？应当依据旧说，以单州出产者为优。又《本草》中飞廉又名漏卢，说是与苦芙相似，其根生而肉白皮黑，干了以后则黑如玄参，七、八月采花阴干用。所说与秦州、海州所画漏卢花叶及根很相近，但那只名漏卢而不叫飞廉。

雷敩说：一种特别像漏卢，只是味苦酸，误服则让人呕吐不止。

李时珍说：按沈存中《梦溪笔谈》说：今医方家所用的漏卢是飞廉。飞廉一名漏卢，苗似苦芙，根如绵头的牛蒡。采收时用根。今闽中所谓漏卢，茎如油麻，高六、七寸，深秋则枯黑如漆，采收时用苗，是真漏卢。其余见飞廉下。

附 漏卢根苗

［修治］ 雷敩说：大凡采得漏卢，细锉，用生甘草相对而拌和蒸过，从巳时到申时，拣出来晒干用。

［气味］ 苦，咸，寒，无毒。

《名医别录》说：大寒。

陈藏器说：有毒。

李杲说：无毒。属足阳明本经用药。

《大明诸家本草》说：连翘为其使药。

［主治］ 《神农本草经》：皮肤热毒，恶疮疽痔，湿痹，下乳汁。久服轻身益气，耳目聪明，不老延年。

《名医别录》：止遗尿，热气疮痒如麻豆，可作浴汤。

《大明诸家本草》：通小肠，泄精尿血，肠风，风赤眼，小儿壮热，扑损，续筋骨，乳痈瘰疬金疮，止血排脓，补血长肉，通经脉。

［发明］ 陶弘景说：此药久服特别有益于人，而服食方却少见用它的。近道出产的，只治疗瘘疥类疾病，普通人都是收采其苗而用。

李时珍说：漏卢下乳汁，消热毒，排脓止血，生肌杀虫，故李东垣把它当作手、足阳明经药用。而古方治疗痈疽发背，以漏卢汤为第一选择。庞安常伤寒论治痈疽及

预解时行痘疹热，用漏卢叶，说没有的话，就用山栀子代替，也是取它寒能解热，恐怕是不知道它能入阳明经的缘故。

［附方］ 旧有方二首，新附六首，共八首。

1. 腹中蛔虫。《外台秘要》：漏卢为末，用饼调和一钱，服下。

2. 小儿无辜疮，疳病肚胀，或时泻痢，冷热不调。《圣惠方》：用漏卢一两，杵为散。每服一钱，以猪肝一两，入盐少许，用水同煮熟，空心顿食下。

3. 治劳泻痢。《圣济总录》：漏卢一两，艾叶炒四两，为末。米醋三升，入药末一半，同熬成膏，入后药末和丸梧子大，每温水下三十丸。

4. 产后带下。方同上。

5. 乳汁不下，是气脉壅塞所致。又治经络凝滞，乳内胀痛，邪聚而成痈，服后自然内消。《太平惠民和剂局方》：漏卢二两半，蛇退十条炙焦，瓜蒌十个烧存性，为末。每服二钱，温酒调下，良久用热羹汤投服，以通为度。

6. 历节风痛、筋脉拘挛。《圣济总录》古圣散：用漏卢麸炒半两，地龙去土炒半两，为末，生姜二两取汁，入蜜三两，同煎三、五沸，入好酒五合，盛起。每次以三杯，调末一钱，温服。

7. 一切痈疽发背，初发二日，但有热证，便服漏卢汤，退毒下脓，这是宣热拔毒之剂，热退就要停住不服。李迅《痈疽集验方》：漏卢用有白茸的、连翘、生黄芪、沉香各一两，生粉草半两，大黄微炒一两，为细末。每服二钱，姜枣汤调下。

8. 白秃头疮。《圣济总录》：五月收漏卢草，烧灰，猪膏调和涂上。

飞　廉
（见《神农本草经》上品）

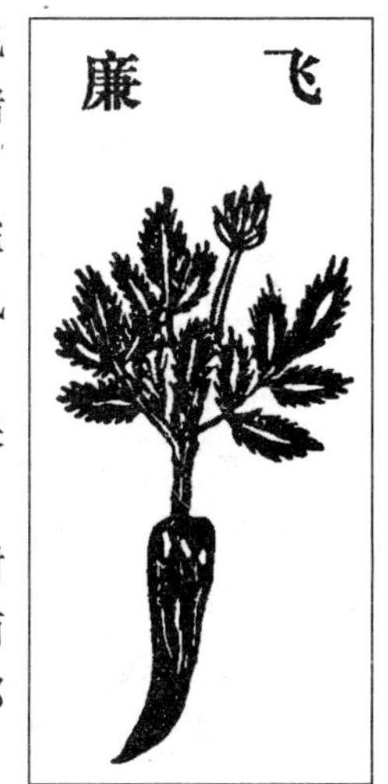

［释名］ 漏卢（见《名医别录》）木禾（见《名医别录》）飞雉（同上）飞轻（见《神农本草经》）伏兔（见《名医别录》）伏猪（见《名医别录》）天荠（见《名医别录》）

李时珍说：飞廉，是一种神禽的名称，其形状是鹿身豹纹，雀头蛇尾，有角，能致风气。这种草附茎上的皮如箭羽，又能疗风邪，故有飞廉、飞雉、飞轻各个名称。

［集解］ 《名医别录》说：飞廉生长于河内的川泽，正月采根，七、八月采花，阴干。

陶弘景说：随处都有，特别像苦芙，只是叶上多刻缺，叶下附茎，轻轻地有皮似箭羽，其花紫色。俗方几乎没有什么采用的，而道家服用它的枝茎，可得长生，又入神枕方。今既然另有漏卢，那么这个漏卢是别名了。

苏恭说：这种草有两种：一种生长于平泽中，就是陶弘景说的那种；一种生长于山岗之上，叶很相似，但没有刻缺，而且多毛，它的茎上也没有羽，它的根直下，更没有旁枝，生则肉白皮黑，中有黑脉，晒干则黑如玄参。用茎叶及根，疗疳蚀杀虫，与平泽生者都有效验。今习惯上把似苦芙的马蓟当漏卢，这不是正确的。

韩保昇说：叶似苦芙，茎像软羽，花为紫色，子毛白色。随处的平泽之地都有，五、六月收菜，晒干。

雷敩说：大凡用时不要取其赤脂蔓，与飞廉形状相似，只是赤脂蔓见酒则色变如血，用这种方法可以从表面上来认识它。

苏颂说：今秦州所画的漏卢，花似单叶寒菊，紫色，五七根枝条同处一干。海州所画的漏卢，花为紫碧色，如单叶莲花，花萼下及根旁有白茸包裹，根为黑色，如蔓菁而细一些，又类似于葱本，与陶弘景、苏恭所说的飞廉相近似，但他们只叫它漏卢。今医家很少有用飞廉的，是不能很好了解它。

李时珍说：飞廉也属蒿类，苏颂《图经》怀疑海州所画的漏卢是飞廉。沈存中《梦溪笔谈》也说飞廉根如牛蒡而绵头。古方漏卢散下说：用有白茸的，那么这个有白茸的，就是飞廉而没有什么可怀疑的了。今考究二物的功用都相差不多，似可以通用，难道是一类中有几个品种，以致古今名称各处不同吗？

附　飞廉根及飞廉花

[修治]　雷敩说：大凡用根，先刮去粗皮，杵细，用苦酒拌一夜，漉出，日干后杵细用。

[气味]　苦，平，无毒。

甄权说：苦，咸，有毒。

徐之才说：得乌头则佳，恶麻黄。

[主治]　《神农本草经》：骨节热，胫重酸疼。久服可使人身体轻捷。

《名医别录》：头眩顶重，皮间邪风，如蜂螫针刺，鱼子细起，热疮痈疽痔，湿痹，止风邪咳嗽，下乳汁。久服益气明目不老，可以煮也可以干用。

甄权：主治淤血。

苏恭：治疳蚀，杀虫。

萧炳：小儿疳痢，为散，浆水服，大效。

李时珍：治头风眩晕。

[发明]　李时珍说：葛洪《抱朴子》说飞廉单服可以轻身延寿。又说服飞廉煎剂，可以走得快走得远，力量比常人大几倍。《神农本草经》、《名医别录》所列的也是良药，而后人不知道应用，为什么呢？

[附方]　旧附方一条。

1. 疳䘌蚀口及下部。《千金翼方》：用飞廉蒿烧灰捣筛，用二钱放痛处，如果痛得

厉害就要忍耐，若不痛就不是疳。下部的虫如马尾大，相互纠缠着而出，有很多。十日痊愈，二十日平复。

苎　麻
（见《神农本草经》下品）

［释名］　李时珍说：苎麻作综，可以用来绩综，故叫它做综。凡麻丝中比较细的，叫绘，粗的为综。陶弘景说：苎就是今绩苎麻。麻字从广，从林（音派），像屋下林麻的形状。广音掩。

［集解］　苏颂说：苎麻过去不写出所出的州土地主，今闽、蜀、江、浙多有。剥下它的皮可以绩布。苗高有七、八尺，叶如楮叶而无叉，面青背白，有短毛。夏秋之间长出细穗青花，其根黄白色而轻虚，二月、八月采收。按陆玑《草木疏》说：苎一科上有数十茎，宿根在土中，到了春天自然长出，不需栽种。荆扬一带一年三割，各园林栽种的则每年两割，割后剥下它的皮，用竹子刮它的表面，厚处自脱下来，得到里面如筋的东西，煮过后用来缉布。今江、浙、闽中还是这样。

寇宗奭说：苎如尊麻，花像白杨而长成穗，每一朵花总共有数十穗，呈青白色。

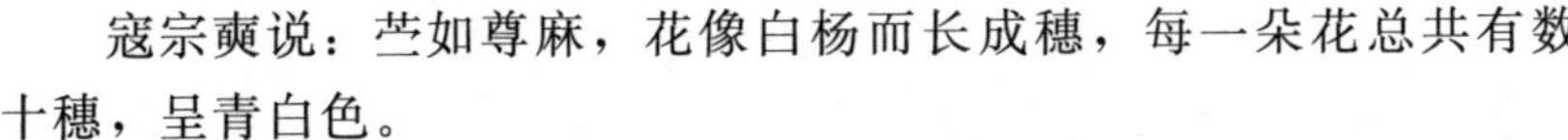

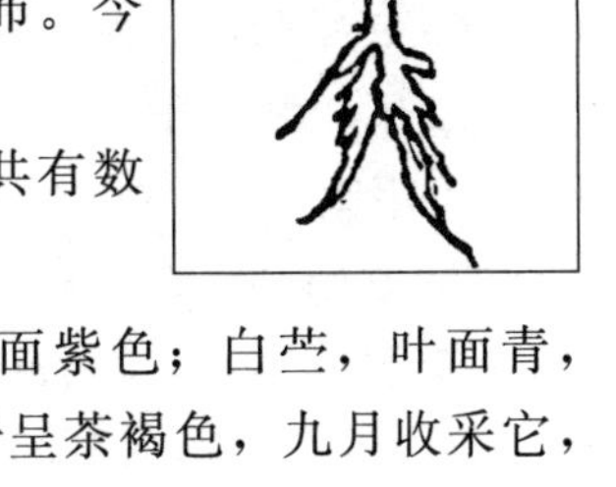

李时珍说：苎就是家苎。又有山苎、野苎。有紫苎，叶面紫色；白苎，叶面青，它的背都是白色。可以用刮洗煮食来救荒，味很甘美。它的子呈茶褐色，九月收采它，二月可种。宿根也可以自生。

附　苎麻根

［气味］　甘，寒，无毒。

甄权说：甘，平。

《大明诸家本草》说：甘，滑，冷，无毒。

［主治］　《名医别录》：安胎，贴热丹毒。

《大明诸家本草》：治心膈热，胎漏下血，产前后心烦，天引热疾，大渴大狂，服金石药的人心热，罯毒箭蛇虫咬。

《名医别录》：沤苎汁，止消渴。

［发明］　朱震亨说：苎根大能补阴而行滞血，医家中有人不喜欢它便宜，似乎不曾用过。

甄权：疗小儿惊伤五脏，风痫失治，镇心安魂魄。

李珣：癫痫风热，上气咳嗽，伤寒肺损吐血，骨蒸劳极作渴，都可以用金箔入丸散服。

青霞子：破冷气，除风。

陈藏器说：苎性破血。将苎麻让产妇枕上，可止血晕。产后腹痛，用苎安放于腹上就会止痛。又蚕咬人毒入于肉，取苎汁饮下。今人将苎接近蚕种，则蚕就不会再生了。

[附方]　旧有附方四首，新增八首，共十二首。

1. 痰哮咳嗽。《医学正传》：苎根煅存性，为末，生豆腐蘸三五钱，食用即可取效。没有痊愈的话，可以肥猪肉二三片蘸食，甚妙。

2. 小便不通。《圣惠方》：用麻根、蛤粉各半两，为末，每服二钱，空腹新汲井水下。

3. 治同上。《摘玄方》：用苎根洗研，摊在绢上，贴在小腹连阴之际，一会儿功夫即通。

4. 小便血淋。《圣惠方》：苎根煎汤频服，大妙。

5. 五种淋疾。《计门方》：苎麻根两茎，打碎，以水一碗半，煎半碗，顿服即通，大妙。

6. 妊娠胎动，忽下黄汁如胶，或如小豆汁，腹痛不可忍者。《梅师方》：苎根去黑皮切二升，服一升，水九升，煎四升。每服以水一升，入酒半升，煎一升，分作二服。一方不用银。

7. 肛门肿痛。《濒湖集简方》：生苎根捣烂，坐于下面即良。

8. 脱肛不收。《圣惠方》：苎根捣烂，煎汤熏洗。

9. 痈疽发背，初起未成者。《图经本草》：苎根熟捣敷上，日夜数换，肿消即愈。

10. 五色丹毒。《外台秘要》：苎根煮浓汁，每日浴三次。

11. 鸡鱼骨鲠。《谈野翁试验方》：用苎麻根捣汁，用匙挑灌下，立效。

12. 同上。《医方大成》：用野苎麻根捣碎，丸如龙眼大，鱼骨鱼汤下，鸡骨则用鸡汤下。

附　苎麻叶

[气味]　同根。

[主治]　李时珍：金疮伤折血出，淤血。

[发明]　李时珍说：苎麻叶特别能散血，五月五日收取，和石灰捣作团，晒干收贮。遇有金疮折损者，研成末敷上，即时血止，而且容易结痂。按李仲南《永类方》说：凡诸伤淤血不散的，五、六月收野苎叶、苏叶，擂烂，敷金疮上。如果淤血在腹内，顺流水绞汁服下即通，血皆化水。用生猪血做试验，即可证明。秋冬用干叶也可。

[附方]　新附方三首。

1. 骤然水泻，日夜不止，欲死，不拘男女。《杨子建护命方》：用五月五日采麻叶，

阴干为末，每服二钱，冷水调下，不要吃热的东西，因可使人闷倒。只吃冷的东西。小儿半钱。

2. 冷痢白冻。方同上。

3. 蛇虺咬伤。《摘玄方》：青麻嫩头捣汁，和酒等分，服三盏。用渣敷上，毒从窍中而出，将渣丢弃在水中即不再发。看其伤处有窍的是雄蛇，没有窍的是雌蛇，用针挑破伤处成窍，敷药。

苘麻（苘音顷）
（见《唐本草》）

［释名］　白麻

李时珍说：苘又作䔛，也作檾。栽种时必连顷，故叫做䔛。

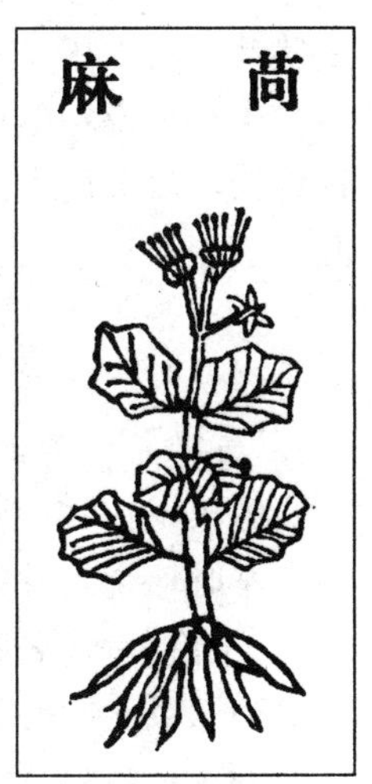

［集解］　苏恭说：苘就是䔛麻。就是今人取皮作布及绳索的。实似大麻子，九月、十月采，阴干。

苏颂说：到处都有。北方人种它用来绩布，及打绳索。苗高有四五尺或六七尺。叶像苎而薄些，花黄，实壳如蜀葵，其中子黑色。

李时珍说：苘麻就是现在的白麻。多生长在低湿之处，人们也栽种它。叶大像桐叶，团而有尖，六七月开蓼花，结的实如半磨形，有齿，嫩青光黑。中子扁黑，状如黄葵子，它的茎轻虚而洁白。北方人取皮作麻。用茎蘸硫磺作焠灯，引火十分迅速，它的嫩子，小儿也吃它。

附　苘麻实

［气味］　苦，平，无毒。

［主治］　苏恭：赤白冷热痢，炒研为末，每蜜汤服一钱。痈肿无头者，吞一枚。

李时珍：生眼翳瘀肉，起倒睫举毛。

附　苘麻根

［主治］　苏颂：亦治痢，古方用它。

［附方］　新附方三首。

1. 一切眼疾。《圣济总录》：苘麻子一升，为末。用猜猪肝批成片，蘸药末炙熟，再蘸再炙，药末蘸尽后，再为末。每服一分，陈米饮下，日三服。目生翳膜，久不愈者。

2. 主治同上。用檾实，用柳木作磑，磨去壳，马尾筛取黄肉，去焦壳，每十两可得四两，不是这种方法不能去壳。用猪肝薄切，滚药慢炙熟，为末，醋和丸梧子大。

每服三十丸，白汤下。

3. 主治同上。《圣济总录》：一方：用�麻实放在袋中蒸熟，晒干为末，蜜丸，温水下。

大　青

（见《名医别录》中品）

［释名］　李时珍说：它的茎叶都呈深青色，故名。

［集解］　《名医别录》说：大青三、四月采茎，阴干。

陶弘景说：今出东境及近道，紫色茎长一尺左右，茎、叶都用。

苏颂说：今江东州郡及荆南、眉州、蜀州、濠州、淄州诸州都有。春天长出青紫茎，似石竹苗叶，花红紫色，似马蓼，像芫花，根黄，三月、四月采茎叶，阴干用。

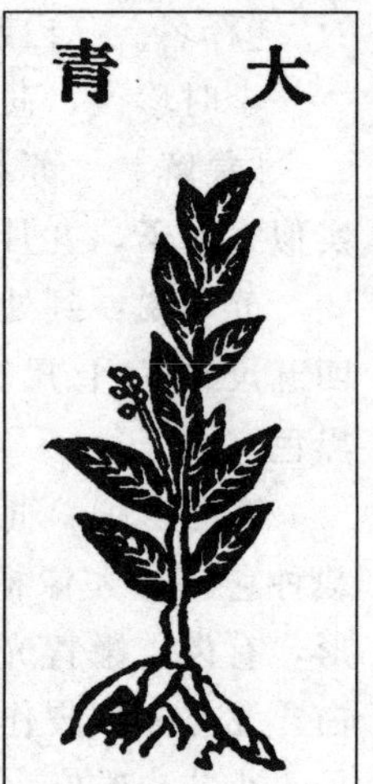

李时珍说：随处都有，高二、三尺，茎圆。叶长三、四寸，面青背淡，对节而生。八月开小花，红色成簇。结的青实不如椒颗，九月色赤。

附　大青茎、叶

［气味］　苦，大寒，无毒。

甄权说：甘。

李时珍说：甘，微咸，不苦。

［主治］　《名医别录》：时气头痛，大热口疮。

陶弘景：除时行热毒，特别好。

甄权：治瘟疫寒热。

《大明本草》：治热毒风，心烦闷，热疾口干。小儿身热疾风疹，及金石药毒。涂署肿毒。

李时珍：主热毒痢，黄疸、喉痹、丹毒。

［发明］　苏颂说：古方治伤寒黄汗、黄疸等，有大青汤。又治伤寒头身强、腰脊痛。葛根汤内也用大青。一般说来，时行疾病多用它。

李时珍说：大青气寒，苦微苦咸，能解心胃热毒，不只是治伤寒。《朱肱活人书》治伤寒发赤斑烦痛，有犀角大青汤、大青四物汤。故李像先《伤寒指掌》说：阳毒则狂斑烦乱，用大青、升麻，可以回复困顿危笃。

［附方］　新附方六首。

1. 喉风喉痹。《卫生易简方》：大青叶捣汁灌下，取效即停止。

2. 小儿口疮。《千金方》：大青叶、黄连十二珠，水三升，煮一升服。一日二服，以痊愈为度。

3. 热病下痢困笃者。《肘后方》大青汤：用大青四两，甘草、赤石脂三两，胶二两，豆豉八合，水一斗，煮三升，分三服，不过二剂痊愈。

4. 热病发斑赤色烦痛。大青四物汤：用大青一两，阿胶、甘草各二钱半，豉二合，分三服。每用水一盏半，煎一盏，入胶烊化服。

5. 主治同上。《南阳活人书》犀角大青汤：用大青七钱半，犀角二钱半，栀子十枚，豆豉二撮，分为二服。每服水一盏半，煎八分，温服。

6. 主治同上。肚皮青黑，小儿卒然肚皮青黑，是血气失养，风寒乘之，危险凶恶的表现。《保幼大全方》：大青为末，纳于口中，用酒送下。

小　　青
（见宋《图经本草》）

［集解］　苏颂说：小青产于福州，三月生花，那地方的人们于当月采叶使用。

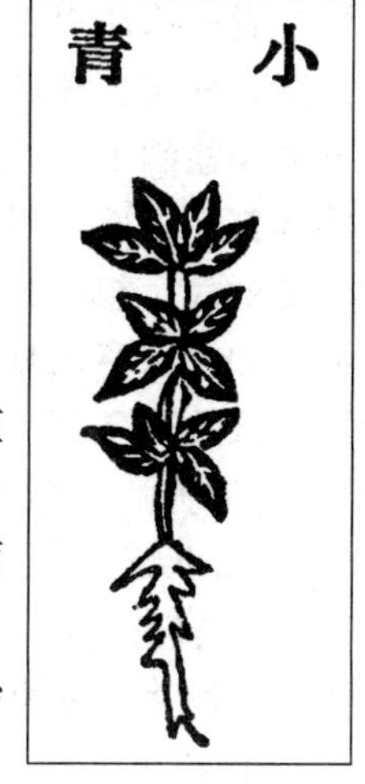

附　小青叶

［气味］　缺。

［主治］　苏颂：生捣，敷痈肿疮疖很有效。

李时珍：治血痢腹痛，研汁服，解蛇毒。

［附方］　新附方三首。

1. 蛇虺螫伤。《卫生易简方》：用小青一握，细研，加入香白芷半两，用酒调服。手挼患处，候黄水流出为效。

2. 蛇虺螫伤。《摘玄方》：用小青、大青、牛膝叶同捣汁，和酒服，以渣敷上。

3. 中暑发昏。《寿域方》：小青叶井水浸泡去泥，控干，加入砂糖捣汁，急灌下。

胡　卢　巴
（见宋《嘉祐本草》）

［释名］　苦豆。

［集解］　掌禹锡说：胡卢巴出产于广州及黔州。春季生苗，夏天结子，子为细荚，到秋天采收。今人多用岭南出产的。有的人说这是番萝卜子，不曾考察它对不对？

苏颂说：今出产于广州。有的说其种出于海南各少数民族，大概就是当地的芦菔子。舶客将种子种在岭外也会生长，但是不如从少数民族地区运来的好。现在的医家把它当作治疗元脏虚冷的要药，而唐朝以前的方书中不见有用它的，本草著作中也不

记载，恐怕是近代出现的。

［修治］ 李时珍说：大凡入药，淘净，用酒浸泡一夜，晒干，蒸熟或炒过用。

［气味］ 苦大温，无毒。

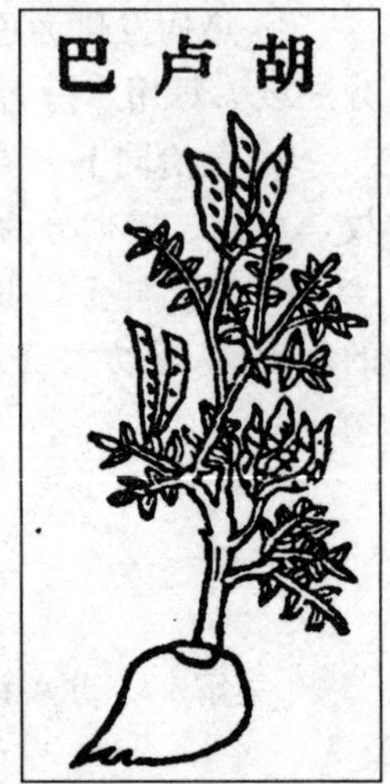

李杲：纯阳。

［主治］《嘉祐本草》：元脏虚冷气，配以附子、硫磺，治疗肾虚冷，腹胁胀满，面色有黑。得茠香子、桃仁，治疗膀胱气很有疗效。

李时珍：治冷气疝瘕，寒湿脚气，补益右肾，温暖丹田。

［发明］ 寇宗奭说：膀胱气，用此药合桃仁麸炒等分，半为散，半用酒糊和丸如梧子大，每服五、七十丸，空腹盐酒下。其散用热米饮下，与丸子相间空腹服，每日各一、二服。

李时珍说：胡卢巴，属于右肾命门之药。元阳不足，冷气潜伏而不能归元的，适宜用它。宋朝《太平惠民和剂简方》有胡卢巴丸，治疗大人小儿小肠奔豚偏坠，及小腹有形如卵，上下走痛，不可忍者。用胡卢巴八钱，茴香六钱，巴戟天去皮、川乌头炮去皮各二钱，楝实去核四钱，吴茱萸五钱，一起炒为末，酒糊成梧子大，每服十五丸，小儿五丸，盐酒下。太医薛已说：有一个人得了寒疝的病，阴囊肿胀疼痛，服五苓散之类的药都不见效，用了本药而平复了。又张子和《儒门事亲》说：有一个人得了眼睛看不见的病，想吃苦豆，就是胡卢巴，连续食用而不缺。不到一年时间，而目中微觉疼痛，如虫子行入毗一样，渐渐地眼睛复明而痊愈了。按这也是因为它有补益命门的功用之缘故。所谓"益火之源，以消阴翳"，说的就是这个。

［附方］ 新方六首。

1. 小肠气痛。《仁斋直指方》：胡卢巴炒研末，每服二钱，茴香酒下。

2. 肾脏虚冷，腹胁胀满。《圣济总录》：胡卢巴炒二两，熟附子、硫磺各七钱五分，为末，酒煮曲糊丸如梧桐子大，每盐汤下三、四十丸。

3. 冷气疝瘕。方广《心法附余》：胡卢巴酒浸晒干，荞麦炒研面，各四两，小茴香一两，为末，酒糊丸梧子大，每服五十丸，空心（即空腹）盐汤或盐酒下。服到两月时，大便出白脓，就会除根。

4. 阴癞肿痛偏坠，或小肠疝气，下元虚冷，久不愈者，沉香内消丸主之。沉香、木香各半两，胡卢巴酒浸炒，小茴香炒各二两。炒末，酒糊丸如梧子大。每服五十至七十丸，盐酒下。

5. 气攻头痛。《济生方》：胡卢巴炒、三棱酒浸焙各半两，干姜炮二钱半。为末，姜汤或温酒每服二钱。

6. 寒湿脚气腿膝疼痛，行步无力。《杨氏家藏方》：胡卢巴酒浸一宿焙，破故纸炒香，各四两，为末。将木瓜切顶去瓤，里面装满药末，用顶合住穿签固定，烂蒸，捣丸梧子大。每服七十丸，空心温酒下。

蠡实
（见《神农本草经》中品）

［释名］　荔实（见《名医别录》）马蔺子（见《唐本草》）马楝子（见《图经本草》）马薤（见《礼记注》）马帚（见《尔雅》）铁扫帚（见《救荒本草》）剧草（见《神农本草经》）蒲（见《礼记》）豕首（见《神农本草经》）三坚

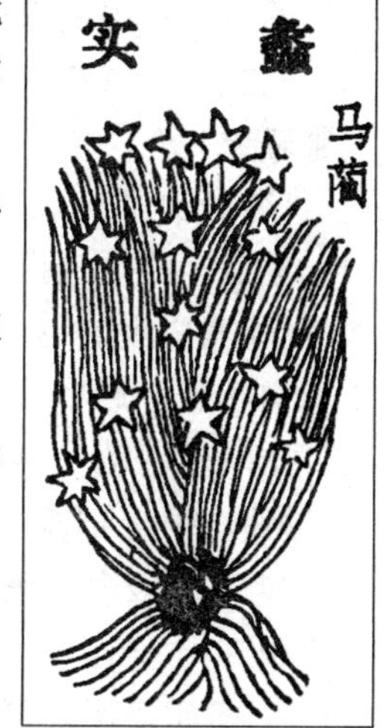

陶弘景说：方药中不用，民间没有认识它的。只有天名精也叫豕首。

苏恭说：这就是马蔺子。《礼记·丹令》：仲冬荔挺出。郑玄注释说：荔就是马薤。《通俗文》说：一名马蔺。本草叫它做荔实。

苏颂说：马蔺子，北方人讹为马楝子。《广雅》说：马薤就是荔。高诱说：荔挺出，就是荔草挺出，解说《礼记》的人不了解，叫作荔挺，又作马苋，都错了。马苋也叫豚耳，就是马齿。

李时珍说：《尔雅》说：荓（音瓶），就是马帚。这就是荔草，说它可以做马刷，故名。今河南、北方人叫做铁扫帚，对了。

［集解］　《名医别录》说：蠡实生于河东川谷，五月采实，阴干。

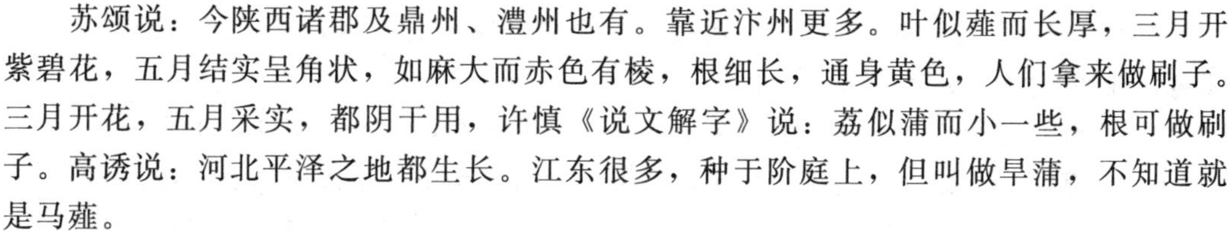

苏颂说：今陕西诸郡及鼎州、澧州也有。靠近汴州更多。叶似薤而长厚，三月开紫碧花，五月结实呈角状，如麻大而赤色有棱，根细长，通身黄色，人们拿来做刷子。三月开花，五月采实，都阴干用，许慎《说文解字》说：荔似蒲而小一些，根可做刷子。高诱说：河北平泽之地都生长。江东很多，种于阶庭上，但叫做旱蒲，不知道就是马薤。

李时珍说：蠡草生于荒野中，就地丛生，一根上有二、三十茎，苗高三、四尺，叶中抽茎，开花结实。

［正误］　寇宗奭说：蠡实，陶隐居说方药不用，民间没有认识的。本草诸家所做的注释不一致。如果真是马蔺，则《日华子本草》就不应当说可做蔬菜。因为马蔺叶出土后已经很硬了，又没有味，马牛都不吃，人难道能吃吗？今不敢把蠡实当马蔺，还要等博识的人来确定。

李时珍说：《名医别录》蠡实也叫荔实，那么蠡是荔字的讹误。张揖《广雅》说：荔又叫马蔺，这种说法已经很明白了。又按周定王《救荒本草》说它的嫩苗味苦，炸熟换水浸去苦味，油盐调食，那么马蔺也可做菜。寇宗奭只凭据陶弘景的说法而存疑，是欠考察的。陶弘景不认识的药多了，今纠正他的错误。

附 蠡实

［修治］ 李时珍说：凡入药用需要炒过，治疗疝气则用醋来拌炒。

［气味］ 甘，平，无毒。

韩保昇说：寒。

苏颂说：山里人服用它，说大温，很有奇效。

［主治］ 《神农本草经》：皮肤寒热，胃中热气，风寒湿痹，坚筋骨，使人嗜食。久服轻身。

《名医别录》：止心烦满，利大小便，长肌肤，令人肥胖。

苏恭：疗金疮血内流，痈肿，有效。

《大明本草》：妇人血气烦闷，产后血晕，以及经脉不止，崩中带下，消一切疮疖，止鼻衄吐血，通小肠，消酒毒，治黄病，杀蕈毒，敷蛇虫咬。

李时珍：治小腹疝痛，腹内冷积，水痢诸病。

［附方］ 旧载方二首，新附六首，共八首。

1. 诸冷极病，医生治不了的。《千金方》：马蔺子九升洗净，空腹服一合，酒下，日三服。

2. 寒疝诸疾，寒疝不能食，及腹内一切诸疾，消食肥脏。《姚僧坦集验方》：马蔺子一升，每日取一把，用面拌煮吞食。服完便愈。

3. 喉痹肿痛。《卫生易简方》：用蠡实一合，升麻五分，水一升，煎三合，入少蜜搅匀，细呷，大有效验。

4. 喉痹肿痛。《圣惠方》：用马蔺子二升，升麻一两，为末，蜜丸，水服一钱。

5. 喉痹肿痛。又方：马蔺子八钱，中蒡子六钱，为末，空腹温洒服一钱。

6. 水痢百病。张文仲备急方：用马蔺子，用六月六日面熬，各等分为末，空腹米饮服一钱。如没有六月六日面，平常面也可以，牛骨灰也可以。

7. 水痢百病。又方：马蔺子、干姜、黄连各等分，为散，熟汤服二钱。入腹病即止。冷热都能治疗，常用它而有神效，不能轻视。忌猪肉、冷水。

8. 肠风下血，不疙瘩疮，破者不治。《普济方》：马蔺子一斤，研破洒浸泡，夏三日、冬七日，晒干。何首乌半斤，雄黄、雌黄各四两，为末，用浸药酒打糊丸如梧子大。每服三十丸，温酒下，日三服，见效。

附 蠡实花、茎及根、叶

［主治］ 《神农本草经》去白虫。

《名医别录》：疗喉痹，多服使人溏泄。

李时珍：主痈疽恶疮。

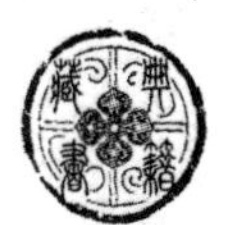

［发明］　苏颂说：蠡草白花、实都入药。《列仙经》说：寇先生为宋人，喜欢种荔，吃它的花果，说的就是这种草。

李时珍说：按《叶水东日记》说：北方患胸腹胀饱的田野人，取马楝花研，用凉水服，就会泻数次而痊愈。根据这一点来看，则多服令人泄的说法有了验证，而蠡实就是马蔺更没有疑问了

［附方］　旧方三条，新附七条，共十条。

1. 睡死不寤。《外台秘要》：蠡实根一握，杵烂，用水绞汁，稍稍灌下。

2. 喉痹口噤。马蔺花二两，蔓荆子一两，为末，温水服一钱。

3. 喉痹肿痛，喘息欲死者。《外台秘要》：用马蔺根叶二两，水一升半，煮一盏，细饮之，立刻就好。

4. 喉痹肿痛，喘息欲死者。《圣惠方》：用根捣汁三合，蜜一合，慢火熬成，徐徐点之，每日五至七次。

5. 喉痹肿痛，喘息欲死者。一方：单汁饮下，口噤的人则灌下。没有生的，用刷前汁。

6. 沙石热淋。马蔺花七枚烧，旧的笔头二至七枚烧，粟米一合炒，为末。每服三钱，酒下，日二服。名叫通神散。

7. 小便不通。《十便良方》：马蔺花炒，茴香炒，葶苈炒，为末，每酒服二钱。

8. 一切痈疽发背恶疮。《乾坤生意》：用铁扫帚同松毛、牛膝，用水煎服。

9. 面上瘢黡。《寿域神方》：取铁扫帚，地上自落的叶及子，煎汤频洗，数次自消。

10. 面疱鼻皶。《肘后方》：马蔺子、花，杵烂敷上佳。

恶　　实

（见《名医别录》中品）

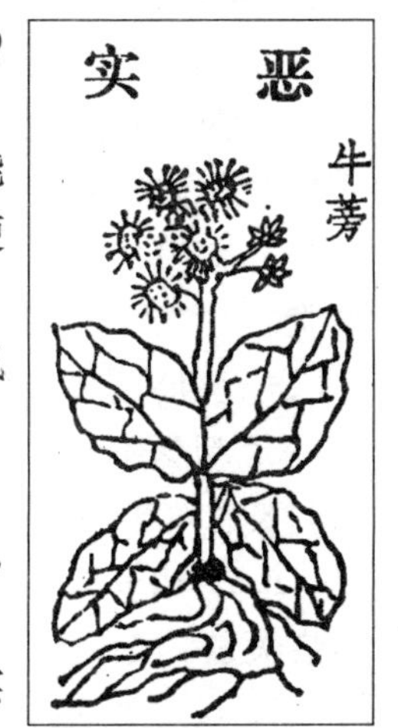

［释名］　鼠粘（见《名医别录》）大力子（见《本草纲目》）蒡翁菜（见《本草纲目》）便牵牛（见《本草纲目》）蝙蝠刺

李时珍说：它的实形状不好而多刺钩，故名。它的根、叶都能吃，人们叫做牛菜。方术之人隐藏它，叫做大力。平常人称它为便牵牛，河南人呼为夜叉头。

苏颂说：果壳多刺，鼠从上面过则缀惹不能脱开，故称之为鼠粘子，也像羊负来的比喻。

［集解］　《名医别录》说：恶实生于鲁山的平泽。

苏恭说：鲁山有邓州东北。这种草叶大如芋，子壳似栗子状，实细长如茺蔚子。

苏颂说：恶实就是牛蒡子，随处都有。叶大像芋而长一些。实

似葡萄核而为褐色，外壳似栗梂，而小得像指头，多刺。根有特别大的，做菜吃有益于人。秋后采子入药。

李时珍说：牛蒡古人在肥沃的土壤里栽种它，剪苗沟淘为蔬，取来根煮曝为脯，说特别有益于人。今人也很少有吃它的。三月生苗，起茎高的有三、四尺，四月开花成丛，呈淡紫色。结的实如枫梂而稍小，萼上的细刺有百十多个而攒挤成簇。一个梂有子数十颗。它的根大的如臂，长的近一尺，其颜色灰黪。七月采子，十月采根。

附　恶实子

［修治］　雷敩说：大凡用它，拣净，用酒拌蒸，特有白霜重出，用布拭去，焙干捣成粉用。

［气味］　辛，平，无毒。

陈藏器说：苦。

张元素说：辛温，阳中之阴，主升。

李杲说：辛平，属阳，主降。

［主治］　《名医别录》：明目补中，除风伤。

陈藏器：风毒肿，诸瘘。

甄权：研末浸酒，每日服三、二盏，除诸风，去丹石毒，利腰脚。又食前熟挼三枚吞食，散诸结节筋骨、烦热毒。

苏恭：吞服一枚，出痈疽头。

孟诜：炒研煎饮，通利小便。

张元素：润肺散气，利咽膈，去皮肤风，通十二经。

李时珍：消斑疹毒。

［发明］　李杲说：鼠粘子，其功用有四：就是治风湿隐疹、咽喉风热，散诸肿疮疡之毒，利凝滞腰膝之气。

［附方］　旧方四条，新增十二条，共十六条。

1. 风水身肿欲裂。《圣惠方》：鼠粘子二两，炒研为末，每温水服二钱，日三服。

2. 风热浮肿，咽喉闭塞。《经验方》：牛蒡子一合，半生半熟，为末，热酒服一钱。

3. 痰厥头痛。《圣惠方》：牛蒡子炒、旋覆花等分，为末，用腊茶清服一钱，日二服。

4. 头痛连睛。《医方摘要》：鼠粘子、石膏等分，为末，茶清调服。

5. 咽膈不利，疏风壅，涎唾多。寇宗奭《本草衍义》：牛蒡子微炒，荆芥穗各一两，炙甘草半两，为末，食后用汤服二钱，应当缓缓地显效。

6. 悬痈喉痛，是风热上搏的缘故。《普济方》：恶实炒、甘草生等分，水煎含咽，名启关散。

7. 喉痹肿痛。《广济方》：牛蒡子六分，马蔺子八分，为散。每空腹温水服一钱，

日两服。仍以牛蒡子三两，盐二两，研匀，炒热包熨喉外。

8. 咽喉痘疹，《痘疹要诀》：牛蒡子二钱，桔梗一钱半，粉甘草节七分，水煎服。

9. 风热隐疹。初虞世《古今录验》：牛蒡子炒、浮萍等分，用薄荷汤服二钱，日二服。

10. 风龋牙痛。《延年方》：鼠粘子炒，煎水含，冷即吐去。

11. 小儿痘疮。时出不快，壮热狂躁，咽膈壅塞，大便秘涩，小儿咽喉肿，胸膈不利。若大便利者，不要服。《和剂局方》：牛蒡子炒一钱二分，荆芥穗二分，甘草节四分，水一盏，同煎至七分，温服。已出者也可以服。名叫必胜散。

12. 妇人吹乳。《袖珍方》：鼠粘二钱，麝香少许，温酒细吞下。

13. 便痈肿痛。《袖珍方》：鼠粘子二钱，炒研末，入蜜一匙，朴硝一匙，空腹温酒服。

14. 蛇蝎蛊毒。《卫生易简方》：大力子，煮汁服。

15. 水蛊腹大。《张文仲方》：恶实微炒一两，为末，面糊为丸如梧子大，每米汤饮下十丸。

16. 历节肿痛，风热攻手指，赤肿麻木，甚则攻肩背两膝，遇暑热则大便秘。《本事方》：牛蒡子三两，新豆豉炒，羌活各一两，为末，每服二钱，白汤下。

附　恶实根、茎

［气味］　苦，寒，无毒。

甄权说：甘，平。

陈藏器说：根须蒸熟曝干用。不然的话，让人想呕吐。

［主治］　《名医别录》：伤寒寒热汗出，中风面肿，消渴热，逐水。久服轻身耐老。

苏恭：根。主牙齿痛，劳疟诸风，脚缓弱风毒，痈疽，咳嗽伤肺，肺壅疝瘕，冷气积血。

陈藏器：根浸酒服，去风及恶疮，和叶捣碎，敷杖疮金疮，永不畏风。

甄权：主面目烦闷，四肢不健，通十二经脉，洗五脏恶气。可以常做菜吃，令人身轻。

孟诜：切根如豆，拌面作饭食，消胀壅。茎叶煮汁作浴汤，去皮间习习如虫行，又加入盐花生捣，搨一切肿毒。

［发明］　苏颂说：根作脯食甚良。茎叶适宜煮汁酿酒服。冬月采根，蒸曝后入药。刘禹锡《传信方》：疗暴中风，用紧细牛蒡根，取的时候避风，用竹刀或荆刀刮去土，生布拭了，捣绞取汁一大升，和好蜜四大合，温分两服，等有汗出就痊愈了。此方从岳鄂郑中丞得到。郑因吃了一顿热肉，便中暴风。他的外甥卢氏为颍阳令，有这个方子，服后，当时就痊愈了。

[附方]　旧有方五首，新附一十六首，共二十一首。

1. 时气余热不退，烦躁发渴，四肢无力，不能饮食。《圣惠方》：用牛蒡根捣汁，服一小盏即效。

2. 天行时疾。《孙真人食忌》：生牛蒡根捣汁五合，空腹分为二服。服完后，取桑叶一把，炙蒡，用水一升，煮取五合，顿服取汗，没有叶就用枝。

3. 热攻心烦恍惚。《食医心镜》：以牛蒡根捣汁一升，食后分为二服。

4. 伤寒搐搦。汗后覆盖不密，致腰背手足搐搦者，牛蒡根散主之。《朱肱活人书》：牛蒡根十条，麻黄、牛膝、天南星各六钱锉，在盆内研细，好酒一升同研，用新布绞取汁。用炭火半秤，烧一地坑发红，扫净，倒药汁在坑内，再烧发黑色，取出来，在乳钵内细研，每服一钱，温酒下，日三服。

5. 一切风疾十年、二十年者。《外台秘要》方：牛蒡根一升，生地黄、枸杞子、牛膝各三升，用袋子盛药，浸无灰酒三升内，每次随意饮用。

6. 老人中风、口目瞤动，烦闷不安。《寿亲养老书》：牛蒡根一升，去皮晒干，杵为面，白米四合淘净，和作缚饦（即馒头），豉汁中煮，加葱椒五味，空腹食下。常服极效。

7. 老有风湿久痹，痉挛骨痛。服此壮肾，润皮毛，益气力。《集验方》：牛蒡根一升切，生地黄一升切，大豆二升炒，用绢袋盛，浸在一斗酒中，五、六日，任性空心温服二、三盏，日二服。

8. 头面忽肿。热毒风气内攻，或连手足赤肿，触着痛者。《斗门方》：牛蒡子根，一名蝙蝠喇，洗净研烂，酒煎成膏，用绢摊贴肿处，仍用热酒服一、二匙，肿消痛减。

9. 头风掣痛不可禁者，摩膏主之。《箧中方》：取牛蒡茎叶，捣取浓汁二升，无灰酒一升，盐花一匙，用糖火煎稠成膏，用来摩痛处，风毒自然消散。摩的时候要用力让其发热，才有效，冬月里用根。

10. 头风白屑。《圣惠方》：牛蒡根捣汁，熬稠涂上，到天明，用皂荚水洗去。

11. 喉中热肿。《延年方》：鼠粘根一升，水五升，煎一升，分三服。

12. 小儿咽肿。《普济方》：牛蒡根捣汁，细细咽下。

13. 热毒牙痛，热毒风攻头面，齿龈肿痛不可忍。《圣惠方》：牛蒡根一斤捣汁，入盐花一钱，在银器中熬成膏。每用涂齿龈下，重者不过三次就能痊愈。

14. 项下瘿疾。《救急方》：鼠粘子根一升，水三升，煮取一升半，分三服。或为末，蜜丸常服用。

15. 耳卒肿痛。《圣济总录》：牛蒡根切，绞取汁二升，在银锅内熬成膏，涂上。

16. 小便不通，脐腹急痛。《圣济总录》：牛蒡叶汁，生地黄汁各二合，和匀，入蜜二合。每服二合，入水半盏，煎三、五沸，调滑石末一钱服。

17. 疖子肿毒。《千金方》：用鼠粘子叶贴上。

18. 石瘘出脓，坚实寒热。《外台秘要》：鼠粘子叶为末，和鸡子白封住。

19. 诸疮肿毒。《普济方》：牛蒡根三茎洗，煮烂捣汁，入米煮粥，吃一碗，特别好。

20. 积年恶疮、翻花疮、漏疮不好的。《千金方》：牛蒡根捣，和腊月的猪脂，日日封堵。

21. 月水不通，结成癥块，腹肋胀大，欲死。《普济方》：牛蒡根二斤锉，蒸三遍，用生绢袋盛好，以酒二斗浸泡五日，每次在食前温服一盏。

枲耳

（见《神农本草经》中品）

［释名］ 胡枲（见《神农本草经》）常思（见陶弘景）苍耳（见《尔雅》）卷耳（见《诗经》）爵耳（见《诗经疏口》）猪耳（见《本草纲目》）耳珰（见《诗经疏》）地葵（见《神农本草经》）葹（音施）羊负来（见陶弘景）道人头（见《图经本草》）进贤菜（见《记事珠》）喝起草（见《本草纲目》）野茄（见《本草纲目》）缣丝草

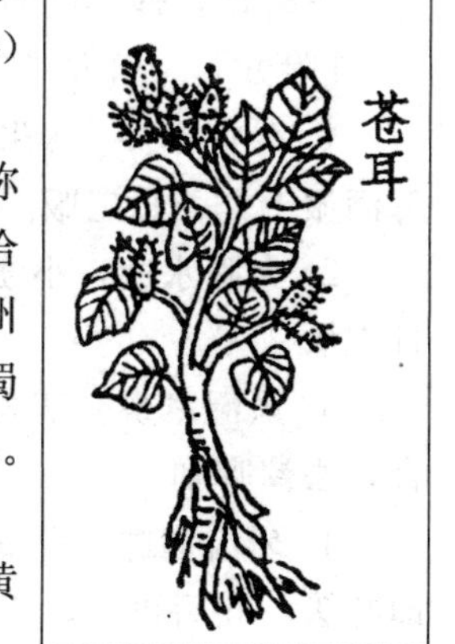

苏颂说：诗人叫它做卷耳。《尔雅》叫它为苍耳。《广雅》称它作枲耳，都是以它的实而得名。陆玑《诗经疏》说：它的实恰如妇人的耳珰，今有人叫它做耳爵草。郑康成说是白胡荽，幽州（今北京一带）叫做爵耳。《博物志》说：洛中有人赶羊到了蜀地，胡枲子多刺，粘缀在羊毛上，于是到了中土，故名羊负来。民间叫做道人头。

陶弘景说：伧人都吃它，称为常思菜。把叫覆盖在麦上成黄衣的，方用很少。

李时珍说：它的叶形状如枲麻，又如茄，故有枲耳及野茄各种名称。它的味滑如葵，故名地葵，与地肤同名。诗人想着给苍耳作赋，故名常思菜。张揖《广雅》作常爵，也通。

［集解］ 《名医别录》说：枲耳生于安陆川谷及六安的田野，实熟了的时候采收。

苏颂说：现在到处都有。陆玑《诗经疏》说：它的叶青白似胡荽，白华细茎，蔓生，可以煮着吃，滑溜而少味。四月中生子，恰如妇人的耳珰。郭璞说：形状像老鼠的耳朵，丛生而如盘。现在所有的，都类似于此，但不作蔓生。

李时珍说：按周定王《救荒本草》说：苍耳的叶呈青白色，类似于黏糊菜叶。秋天间结实，比桑椹子短小而多刺。它的嫩苗炸熟，水浸淘净拌着吃，可以救饥荒。它的子炒去皮，研为面，可以作烧饼吃，也可以熬油点灯。

附 枲耳实

[修治] 《大明本草》说：入药炒熟，捣去刺后用，或者用酒拌蒸过用。

[气味] 甘，温，有小毒。

《名医别录》说：苦。

甄权说：甘，无毒。

苏恭说：忌猪肉、马肉、米泔，有害于人。

[主治] 《神农本草经》：风寒头痛，风湿周痹，四肢拘挛痛，恶肉死肌，膝痛。久服有益气，耳目聪明，强志轻身。

甄权：治肝热，明目。

《大明本草》：治一切风气，填髓暖腰脚，治瘰疬疥癣，及瘙痒。

李时珍：炒香浸酒服，去风补益。

[附方] 旧方三条，新附四条，共七条。

1. 久疟不瘥。《朱氏集验方》：苍耳子，或根茎也可，焙研末，酒糊丸如梧子大。每酒服十丸，日三服。生者捣汁服也可以。

2. 大腹水肿，小便不利。《千金方》：苍耳子灰、葶苈子末等分。每服二钱，水下，日二服。

3. 风湿挛痹一切风气。《食医心镜》：苍耳子三两，炒为末，用水一升半，煎取七合，去滓呷咽。

4. 牙齿痛肿。孙真人《千金翼方》：苍耳子五升，水一斗，煮取五升，热含着，冷即吐去，吐后再含，不过一剂痊愈。茎叶也可以，或加入盐少许。

5. 鼻渊流涕。《证治要诀》：苍耳子即缣丝草子，炒研为末，每日汤送服一二钱。

6. 眼目昏暗。《普济方》：枲耳实一升，为末，白米半升作粥，每日常食。

7. 嗜酒不已。陈藏器《本草拾遗》：毡中苍耳子七枚，烧灰投到酒中饮下，即不嗜。

附 枲耳茎、叶

[修治] 雷敩说：大凡采来后要去心。取黄精，用竹刀细切拌和，从巳时到亥时蒸过，去黄精，阴干用。

[气味] 苦，辛，微寒，有小毒。

苏恭说：忌猪肉，马肉、米泔。伏硇砂。

[主治] 《名医别录》：溪毒。

孟诜：中风伤寒头痛。

苏恭：大风癫痛，头风湿痹，毒在骨髓，腰膝风毒。夏月采来曝干为末，水服一、

二钱，冬月用酒服。或为丸，每服二、三十丸，日三服。服药满一百天，病出如病疥，或痒，汁出，或斑驳甲错皮起，皮落后则肌如凝脂。可使人省睡，除诸种毒螫，杀虫疳湿䘌。久服益气，耳目聪明，轻身强志。

陈藏器：挼叶安放在舌下，使涎出，去目发黄嗜睡。烧灰和腊猪脂，封疔肿出根。煮酒服，主狂犬咬毒。

［发明］ 李时珍说：苍耳叶久服祛风热有效，最忌猪肉及风邪，犯了它就会遍身发出赤丹。按《苏沈良方》说：枲耳根、苗、叶、实，都洗濯阴干，烧类，汤淋取浓汁，用泥连灶炼过。灰汁耗，即迅速取傍釜中热灰汤补上。一天一夜不绝火，于是很快得霜，干瓷瓶收起来。每日早晚酒服二钱，补暖去风驻颜，尤能治疗皮肤风，可使人皮肤清净，每在洗澡时放入少许更好。宜州的文学昌从谏，服此药十余年，到了七、八十岁，红润轻捷，都是此药的作用，《斗门方》说：妇人血风攻脑，头旋闷绝，忽厥死倒地，不省人事者，用喝起草嫩心阴干为末，用酒服一大钱，其功特别有效。这种药善于通顶门连脑，大概就是苍耳。

［附方］ 旧方十二条，新附十七，共三十九条。

1. 治一切痈疽发背。《集简方》万应膏：无头恶疮，肿毒疔疖，一切风痒，臁疮杖疮，牙疼喉痹。五月五日采苍耳根叶数担，洗净后晒萎细锉，以大锅五口，入水煮烂，用筛滤去粗滓，布绢再滤。再入净锅，武火煎滚，文火煎稠，搅成膏，用新罐拧封。每用来敷贴，即愈。牙疼即敷牙上，喉痹敷舌上或噙化，二、三次即效。每日用酒一匙，极有效

2. 一切风毒，并杀三虫肠痔，能进食。若病胃胀满，心闷发热，即宜服用它。《千金方》：五月五日午时，附地刈取枲耳叶，洗净暴燥，捣下筛。每服一钱，用酒或浆水下，日二、夜三。如果感觉吐逆，则以蜜丸服，比照计算一钱。风轻者，日二服。若身体起粟或麻豆出，此是风毒要出。可以针刺溃去黄汁，于是病止。七月七、九月九，也可采用。

3. 一切风气。孟诜《食疗本草》：苍耳嫩叶一石切，和麦蘖五升作成块，在蒿艾中罯二十日成曲。取米一斗，炊做饭，看冷热，放入曲三升酿制，封二七日成熟。每空腹暖服，神验。封这种酒要两重布，不要太密，密了就会溢出。忌马肉、猪肉。

4. 诸风头晕。《杨氏神验方》：苍耳叶晒干为末，每服一钱，酒调下，日三服。如吐，则以蜜丸梧子大，每服二十丸。十日就都好了。

5. 血风脑晕。方见发明下。

6. 毒攻手心，肿痛欲断。《千金翼方》：苍耳捣汁浸渍，并以滓敷上，立效。春用心，冬用子。

7. 卒中水毒。初觉头目微痛，恶寒，骨节强急，白天轻晚上重，手足逆冷，三日则出蚀下部，六七日脓溃，食到五脏，能杀人。《肘后方》：捣常思草，绞汁服一、二升，并以绵染，导他的下部。

8. 毒蛇溪毒沙虱、射工等所伤。口噤眼黑，手足强直，毒攻腹内成块，逡巡不救。《胜金方》：苍耳嫩苗一握，取汁，和酒温灌下，以滓厚敷伤处。

9. 疫病不染。《千金方》：五月五日午时，多采苍耳嫩叶，阴干收起，临用时为末，冷水服二钱，或水煎全家都服，能辟邪恶。

10. 风瘙隐疹。身痒不止。《圣惠方》：用苍耳茎、叶、子等分，为末，每服二钱，豆淋酒调下。

11. 面上黑斑。《摘玄方》：苍耳叶焙为末，饮后末饮调服一钱，一月痊愈。

12. 赤白汗斑。《摘玄方》：苍耳嫩叶尖，和青盐擂烂，五六月间涂擦，五七次有效。

13. 大风疠瘘。《袖珍方》：用嫩苍耳、荷叶等分，为末，每服二钱，温酒下，日二服。

14. 大风疠瘘。《乾坤生意》：用苍耳叶为末，用大枫子油和丸如梧子大，每服三四十丸，以茶汤下，日二服。

15. 大风疠瘘。又方：五月五日，或六月六日，五更带露采苍耳草，捣取汁，熬作锭子。取半斤重的鳢鱼一尾，剖开不去肚肠，入药一锭，用线缝，以酒二碗，慢火煮烂让吃，不过三、五个鱼就会痊愈。忌盐一百日。

16. 卒得恶疮。《百一方》：用苍耳、桃皮作屑，纳于疮中。

17. 翻花恶疮，有肉如饭粒，弄破即血出，随生翻出。《圣济总录》：用苍耳叶捣汁，服三合，并涂上，每天上两次。

18. 一切疔肿。孟诜说：危困者，用苍耳根叶捣，和小儿尿绞汁，冷服一升，日三服，拔根很有效验。

19. 一切疔肿。《养生方》：用苍耳根苗烧灰，和醋淀涂上，干则再上，用不了十次，即拔根出。

20. 一切疔肿。《邵真人方》：苍耳根三两半，乌梅肉五个，连须葱三根，酒二钟，煎一钟，热服取汗。

21. 齿风动痛。《外台秘要》：苍耳一把，用浆水煮，加入盐含漱。

22. 缠喉风病。《圣济总录》：苍耳根一把，老姜一块，研汁，加入酒服。

23. 赤目生疮作痛。《圣济总录》：道人头末二两，乳香一钱，每用一钱，烧烟嗜鼻。

24. 鼻衄不止。《圣惠方》：苍耳茎叶捣汁一小盏服。

25. 五痔下血。《千金翼方》：五月五日采苍耳茎叶为末，水服一钱，甚效。

26. 赤白下痢。《医方摘玄》：苍耳草不拘多少，洗净，用水煮烂，去滓，入蜜用武火熬成膏。每服一二匙，白开水下。

27. 产后诸痢。《圣惠方》：苍耳叶捣绞汁，温服半中盏，日三、四服。

28. 误吞铜钱。《肘后方》：苍耳夹一把，用水一升，浸水中十余次，饮水即愈。

29. 花蜘蛛咬人，与毒蛇没有区别。《摘玄方》：用野缣丝，就是道人头，捣汁一盏服。仍用滓敷上。

附 枲耳花

［主治］ 李时珍：白癞顽痒。

天名精
（见《神农本草经》上品）

［释名］ 天蔓菁（见《名医别录》）地菘（见《唐本草》）埊松（见《名医别录》）（埊与地同）玉门精（见《名医别录》）麦句姜（见《神农本草经》）蟾蜍兰（见《名医别录》）蛤蟆蓝（见《神农本草经》）蚵蚾草（见《本草纲目》）豕苗（见《神农本草经》）彘颅（见《名医别录》）活鹿草（见《异苑》）刘愐草（愐音胡草皮）皱面草（见《本草纲目》）母猪芥（见《本草纲目》）实名叫鹤虱 根叫杜牛膝。

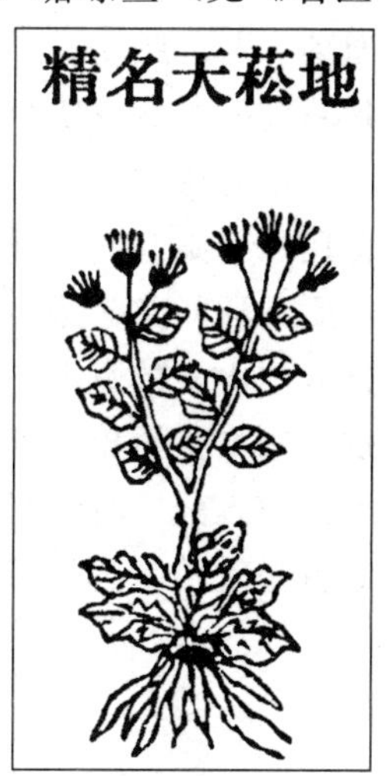

苏恭说：天名精，就是活鹿草。《名医别录》又叫天蔓菁。南方人叫做地菘，叶与蔓菁、菘菜相类似，所以有这个名称。它的味甘辛，所以有麦句姜的名称。形状如蓝，而蛤蟆喜欢住在它的下面，故名蛤蟆蓝。香气似兰，所以又叫蛤蟆兰。

李时珍说：天名精是天蔓菁的讹误，它的气味如猪臊味，所以有豕首、彘颅的名称。古人叫它活鹿草，普通的百姓因它的气臊，而讹误为狐狸臊白，就是这种草。《尔雅》说：茐蘸就是豕首。郭璞注释说：江东叫做豨首，可以炒蚕蛹食。

陈藏器说：郭璞注释《尔雅》中的蘧麦，说就是麦句姜的，错了。陶弘景注释钓樟条说：有一种草似狼牙，气辛臭，名叫地菘，人们叫做刘愐草，主金疮。按《异苑》说：宋朝元嘉年中，青州的刘愐射一只獐，剖开五脏而以这种草塞住，猛然就站起来了，刘愐觉得奇怪而把草拔了下来，于是就倒下了，就这样试了三次。刘愐于是密记这种草并栽种上，主折伤，治愈很多人，于是用刘愐的名字给它命名。已经有的活鹿的名称，正与射獐的故事是相一致的。陶弘景、苏恭都说是地菘，一定不是两种东西。

［正误］ 陶弘景说：天名精就是现在的豨莶，也叫豨首。夏月里杵汁服下，可以去除热病。味特别苦而说甘，恐怕不是这种草。

苏恭说：豨首味苦而臭，天名精味辛而香，根本不相类似。

掌禹锡说：苏恭说：天名精南方人叫地菘。陈藏器《本草解纷》也说天名精为地菘。《开宝本草》不应当重出地地菘条，举例也应刊削。

李时珍说：按沈括《梦溪笔谈》说：世人既不认识天名精，又妄认地菘为火枕，本草著作中又出现鹤虱一条，都成纷乱状态。殊不知地菘就是天名精，它的叶似菘，又像蔓菁，所以有两个名称，鹤虱就是它的实。又《名医别录》有名未用中的埊松，就是这个地菘，也系误出，今一并纠正它，合而为一。

［集解］　《名医别录》说：天名精生于平原川泽，五月采收。

韩保昇说：就是地菘。《小品方》叫天蔓菁，又名天芜菁。叶像山南菘菜，夏秋抽条，很像薄荷，花紫白色，味辛而香。

马志说：地菘随处都有，生长于人家及路旁阴背处，高二、三寸，叶似菘叶而小一些。又说：鹤虱，出产于波斯的为好。今上党也有，药力气势要比波斯的薄。

苏恭说：鹤虱，生于西戎，子像蓬蒿子而细，连同茎叶一起使用。

苏颂说：天名精，江湖间都有。形状如韩保昇的说法。又说：鹤虱，江淮衡湘都有。春天生长出苗，叶皱像紫苏，大而尖长，不光。茎高二尺左右，七月生出黄百花，似菊。八月结实，子极其尖细，干即呈黄黑色。南方人称它的叶子为火杴。按火杴就是豨莶，虽然花实相类似，而是另外一种东西，不能混杂应用。

李时珍说：天名精嫩苗绿色，似皱叶的菘芥，稍微有些狐气。淘净炸后，也可以食用。长则起茎，开小黄花，如小野菊花。结的实如同蒿，子也相似，最能粘连人的衣服，狐气尤为浓烈。炒熟后则香，所以诸家本草都说辛而香，也是巴人吃负蠜，南方人吃山柰的意思。它的根白色，如同短牛膝。此物最贱，而《唐本草》说鹤虱出西戎，宋本草说出波斯者，是为什么呢？大概是当时人们不知道用它，只有西戎、波斯才知道入药，且因当地出产所宜的缘故。也即说苜蓿出产于西域，却不知中土饲养马的就是苜蓿。详见豨莶下。

附　天名精叶（根同）

［气味］　甘，寒，无毒。《名医别录》说：埊松：辛，无毒。

李时珍说：微辛，甘，有小毒。生汁可使人呕吐。

徐之才说：垣衣、地黄为它的使药。

［主治］　《神农本草经》：淤血血瘕欲死，下血止血，利小便，久服轻身耐老。

《名医别录》：除小虫，去痹，除胸中结热，止烦渴，逐水，大吐下。

《唐本草》：破血生肌，止鼻衄，杀三虫，除诸毒肿，疔疮痔瘘，金疮内射，身痒隐疹不止者，揩之则很快痊愈。

《开宝本草》：地菘：主金疮，止血，解恶虫蛇螫毒，挼来敷上。

李时珍说：吐痰止疟，治牙痛口紧喉痹。

《名医别录》有名未用：埊菘，主眩痹。

［发明］　李时珍说：天名精，是连同根苗一起而讲的。地菘、埊松，都是说它的苗叶。鹤虱，说的是它的子。它的功用大抵只是吐痰止血，杀虫解毒，故擂汁服用能止痰疟。漱口止牙痛。挼来可敷蛇咬，也治疗猪瘟病。按孙天仁《集效方》说：大凡

男女乳蛾喉咙肿痛，及小儿急慢惊风，牙关紧急，不省人事者，用鹤虱草，一名皱面草，一名母猪芥，一名杜牛膝，取其根洗净捣烂，加入好酒搅汁灌下，过一会儿就会苏醒。仍用渣敷于项下，或用醋调搽也很妙。朱端章《集验方》说：我被派往淮西幕府的时候，牙疼大发作，有一个卖刀镊的人，拿一捻草药，汤泡少时，用手蘸汤挹痛处就不疼了。于是要他的方子，用来治人多有效验，是皱面地菘草，民间百姓讹误为地葱。沈存中《梦溪笔谈》专辨地菘，它的子叫鹤虱，正是这种草。钱季诚方：用鹤虱一枚，擢置在齿中。《高监方》：用鹤虱煎米醋漱口，或用防风、鹤虱煎水噙漱，仍研草塞在痛处，都有疗效。

［附方］　旧方二条，新附九条，共十一条。

1. 男女吐血。《卫生易简方》：皱面草就是地菘，晒干为末。每服一二钱，用茅花泡汤调服。日两次。

2. 咽喉肿塞。《伤寒蕴要》：治痰涎壅滞，喉肿水不可下者：地菘又名鹤虱草，连根叶捣汁，鹅翎扫入，去痰最妙。

3. 咽喉肿塞。《圣济总录》：用杜牛膝、鼓槌草，同捣汁灌下。不得下咽者，灌鼻得吐为妙。

4. 咽喉肿塞。又方：杜牛膝春夏用茎，秋冬用根，一把。青矾半两，同研，点患处，让吐脓血痰沐，就会痊愈。

5. 缠喉风肿。《经验济世方》：蚵蚾草就是皱面草，细研，用生蜜和丸如弹子大。每噙化一二丸即愈。干者为末，蜜丸也可以，名叫救生丸。

6. 诸骨鲠咽。《普济方》：地菘、马鞭草各一握，去根，白梅肉一个，白矾一钱，捣作弹丸，绵裹含咽，其骨自软而下。

7. 风毒瘰疬赤肿。《圣惠方》：地菘捣敷，干则更换。

8. 疔疮肿毒。《孙氏集效方》：鹤虱草叶、浮酒糟，同捣敷上，立效。

9. 发背初起。《伤寒类要》：地菘杵汁一升，日二服，痊愈即止。

10. 恶疮肿毒。《外台秘要》：地菘捣汁，每日服三、四次。

11. 恶蛇咬伤。《易简方》：地菘捣烂敷上。

附　鹤虱

（见《唐本草》）

［气味］　苦，平，有小毒。

《大明本草》说：凉，无毒。

［主治］　《唐本草》：蛔虫，蛲虫。为散，用肥肉臛汁服一钱，也入丸散用。

《开宝本草》：虫心痛，用淡醋调和半钱服，立即痊愈。

《大明本草》：杀五脏虫，正疟，敷治恶疮。

［发明］　苏颂说：鹤虱，是杀虫药方中最主要的要药。《古今录验方》：疗蛔咬心

痛，取鹤虱十两，捣筛，为蜜丸如梧子大，同蜜汤空腹，吞服四、五十丸。忌酒肉。韦云患心痛十年不好，在杂方内发现，和合服后就痊愈了。李绛《兵部手集》方，治小儿蛔虫啮心腹痛，也是单用鹤虱研末，用肥猪肉汁调下。五岁一服二分，蛔虫出即停止发作。

[附方]　新附方一条。

1. 大肠虫出不断，弄断后又生，行坐都不能。《怪疾奇方》：鹤虱末，水调半两服，自愈。

豨莶（音喜枚）
（见《唐本草》）

[校正]　并入《唐本草》猪膏莓。

[释名]　希仙（见《本草纲目》）火枕草（见《唐本草》）猪膏莓（见《唐本草》）虎膏（见《唐本草》）狗膏（见《唐本草》）黏糊菜（见《救荒本草》）

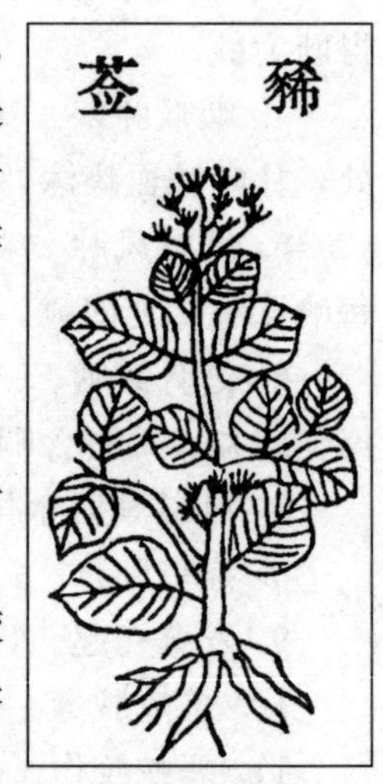

李时珍说：《韵书》：楚国人叫猪为豨，称草的气味辛毒为莶。这种草气臭如猪而味莶螫。故叫做豨莶。猪膏、虎膏、狗膏，故是因为它的气味，以及治疗虎、狗伤。火炊应当作虎莶。民间因发音而有讹误，近时人又讹误豨莶为希仙。《救荒本草》说它的嫩苗炸熟，浸去苦味，用油盐调食，所以民间称它为黏糊菜。

[集解]　苏恭说：豨莶，田野里都能认得出来，一名火枕，叶似酸浆草而狭长，花黄白色，三月、四月采苗，叶晒干。又说：猪膏莓生于平泽的低湿之地，随处都有。一名虎膏，一名狗膏。叶似苍耳，茎圆有毛。

苏颂说：豨莶处处都有。春生苗，叶似芥叶而狭长，文理较粗。茎高二三尺，秋天有花如菊。秋末结实，很像鹤虱。夏季采叶，晒干用。

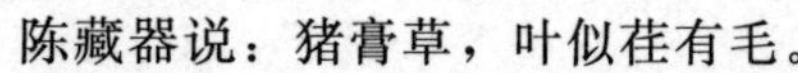
陈藏器说：猪膏草，叶似荏有毛。

韩保昇说：猪膏叶似苍耳，两枝相对，茎叶都长有毛，黄白色，五月、六月采苗，太阳晒干。

李时珍说：按苏恭《唐本草》说豨莶似酸浆，猪膏莓似苍耳，列为两种。而成纳进《豨莶丸表》，说这种药与本草著作所叙述的不同，多生长于肥沃的土壤，高三尺左右，节、叶相对。张豨《豨莶丸表》，说这种草金棱银线，素茎紫荄，时节而生，蜀地叫做火枕，茎、叶很像苍耳。又按沈括《梦溪笔谈》说：社会上妄把地菘认做火枕，有单服火枕法的，那是地菘，不应当用火枕。火枕是本草著作中叫做猪膏莓的，后人不识，重复列出条目。按这几种说法各不相同，而今人风痹多用豨莶丸，将怎么选择

呢？李时珍常集中各种草订正观察，则猪膏草素茎有直棱，兼有斑点，叶似苍耳而微长一些，像地菘而稍薄，对节而生，茎叶都长有细毛。肥壤里一株而分枝数十个。八九月开小花，呈深黄色，中有长于如同蒿子，外萼上有细刺粘人。地菘则是青茎，圆而无棱，无斑无毛，叶皱似菘芥，也不是对节生。从这一点看来，则似乎与成、张二位的说法相合。今河南陈州采来豨莶而充作方物，其形状也是猪膏草，那么沈氏存中说豨莶就是猪膏莓，他的说法是毫无疑问的了。苏恭说是像酸浆，那是龙葵，不是豨莶。恐怕是误认了。但沈括说人世间单服火枕，乃是地菘，不应当用猪膏莓，似乎与成、张的说法相反。今按豨莶、猪膏莓条，并没有治风之说。只有《神农本草经》地菘条，有去痹除热，久服轻身耐老的话，则治风似乎应当用地菘。然成、张进献的方子，必定没有虚谬的道理。或者是两种草都有治风的功用吗？而现在服用猪膏莓的那种豨莶，又往往有效。那种地菘不见有服用它的。那么豨莶作为猪膏，尤其不必怀疑了。

［气味］　苦，寒，有小毒。又说猪膏莓：辛，苦，平，无毒。

陈藏器说：有小毒。

苏恭说：猪膏没有毒，错了。

［主治］　苏恭说：豨莶：治热䘌烦满不能食，生捣汁三合服，多了则会让人呕吐。又说：猪膏莓：主金疮止痛，断血生肉，除诸恶疮，消浮肿。捣烂封上，汤渍散敷都很好。

陈藏器：主久疟痰痫，捣汁服取其呕吐。捣烂敷治虎伤、狗咬、蜘蛛咬、蚕咬、蠼螋溺疮。

李时珍：治肝肾风气，四肢麻痹，骨痛膝弱，风湿诸疮。

［发明］　苏颂说：蜀人单服豨莶的方法说：五月五日、六月六日、九月九日，采叶，除去根、茎、花、实，净洗太阳晒干。放入甑中，每层都洒上酒与蜜，蒸过，再晒。就这样做九次，则气味就会极其香美。熬捣筛末，做成蜜丸服用。说是根能补益元气，治肝肾风气，四肢麻痹，骨间疼痛，腰膝无力者。也能行大肠气滞。各州的说法，都称性寒有小毒，与《唐本草》相同。只有文州及高邮军说：性热无毒，服用它有补益作用，安和五脏，生长毛发，兼主风湿疮，肌肉顽痹，妇人久冷尤宜应用。须除去粗茎，留下枝叶花实蒸晒。两种说法不同，怎能是单用叶就性寒而有毒，并用枝、花、实就性热而无毒呢？抑或是土地出产的不同造成这样的结果呢？

李时珍说：生捣汁服则可使人呕吐，所以说有小毒。九蒸九晒则能补人去痹，故说是无毒。生用则性寒，熟用则性温，说性热的不对。

唐慎微说：按江陵府节度使《进豨莶丸方表》略说：我有个弟弟名叫䜣，他三十一岁时患了中风，卧床五年，许多医生治过都没有痊愈。有个道人叫钟针的看过这个病后说：可以吃豨莶丸，一定会痊愈。这种草多生长在肥沃的土地里，高三尺左右，节叶对生。当夏季五月以后采收它。都是离地五寸剪割，用温水洗去泥土，摘叶及枝头。共是九蒸九晒，不用太燥，只以取够为度。仍然熬捣成末，炼蜜如丸如梧子大。空腹温酒或米饮下二三十丸。服到二千丸的时候，得的病会忽然加重，不要忧虑，这是药的攻病之力。服至四千丸，一定能恢复到原来患病的样子。到了五千丸应当恢复成丁壮之人。我按法修治和合，让䜣服用，确实像他说的那样。服药后须吃三五匙饭来压一压。五月五日采收的为好。奉敕命呈报给太医院详录。又了解到益州张咏《进豨莶丸表》略说：切开而餐后并饮水，可以作填充肠胃的馔食；吃松含柏，也能成就救病之功。所以解决饥饿问题不用求珍馐美味，治疾愈病者，怎能不耐烦不同的方术呢？如果得到济时的药物，就陈述这种药的形状。不齿于自己管规之见，辄转告给天（皇上）听。臣因更换兴龙观，挖掘得到一块埠。上面有修身养气之术及药方二件，按照方子派人访问寻觅采药，那种草根有些奇特，金棱银线，素茎紫荄，对节而生。蜀地叫做火枕，茎叶很像苍耳。用不着登高历险，常常求少而获多。急切采摘并不困难，广泛地收取很容易。倘若勤辛久服，很快就会显现很好的功效。谁能想到最贱的草药之中，而有超常的功效。我自从吃到一百服，眼目清明。等达到一千服，髭须乌黑，筋力轻捷，效验多端。我们平州有个都押衙罗守一，曾经因为中风而从马上掉下来，失音不能说话。我给了他十服药，他的病很快就好了。又有个和尚智产，年七十岁，忽然得了偏中风病，口眼㖞斜，时时吐涎。我给了他十服药，也就因此而获愈。今合和了一百剂，派职员史元奏进。

［附方］ 新附方五首。

1. 风寒泄泻。《圣济总录》火枕丸：治风气行于肠胃，泄泻。火枕草为末，醋糊为丸如梧子大。每服三十丸，白汤送下。

2. 痈疽肿毒。一切恶疮。《乾坤秘韫》：端午节采豨莶草一两，乳香一两，白矾烧半两，为末。每服二钱，热酒调下。毒重者连进三服，得汗即妙。

3. 发背疔疮。《乾坤生意》：豨莶草、五叶草即五爪龙、野红花即小蓟、大蒜等分，擂烂，加入热酒一碗，绞汁服，得汗，立效。

4. 疔疮肿毒。《集简方》：端午节采豨莶草，太阳晒干为末，每服半两，热酒调下。汗出即愈，极有效验。

5. 反胃吐食。《百一选方》：火枕草焙为末，蜜丸梧子大，每沸汤下五十丸。

附 类鼻

《名医别录》有名未用说：味酸，温，无毒。主痿痹。生长于田野高地，叶如天名精，美根，五月采收。

李时珍说：这种草像猪膏草。古今名称有的不一样，故附在此处。

附 羊屎

李时珍说：按《乾坤生意》说：一名牛屎柴，生于山野中。叶类似于鹤虱，四月

开白花，它的叶主治痈疽发背，捣烂敷上。冬月用根，可以毒鱼。

箬

（见《本草纲目》）

［释名］ 篛（与箬同）辽叶

李时珍说：箬，若竹子而弱，故名。其生疏辽，所以又叫它辽。

［集解］ 李时珍说：箬生于南方的平泽，它的根与茎都像小竹，它的节箨与叶都似芦荻，而叶的面青背淡，柔而粗，新生者与旧有者相替代，四时常青。南方人取其叶作斗笠，及裹茶盐，包米粽，女人用来衬鞋底。

附 箬叶

［气味］ 甘，寒，无毒。

［主治］ 李时珍：男女吐血，衄血，呕血，咯血，下血。都烧存性，温汤服一钱。又通小便，利肺气喉痹，消痈肿。

［附方］ 新附方一十二条。

1. 一切眼疾。《经验方》：笼惔烧灰，淋汁洗之，坚持日久则自效。

2. 咽喉闭痛。《集简方》：辽叶、灯芯草烧灰等分，吹入，很妙。

3. 耳忽作痛或红肿内胀。《杨起简便方》：将经霜青箬露在外，将朽者烧存性，为末，敷入耳中，其疼即止。

4. 肺壅鼻衄。《圣济总录》：箬叶烧灰，白面三钱，研匀，用井花水服二钱。

5. 经血不止。《圣济总录》：箬叶灰、蚕纸灰等分，为末，每服二钱，米饮下。

6. 肠风便血。王璆《百一选方》：茶篓内箬叶烧存性，每服三匙，空腹糯米汤下。或加入射香少许。

7. 男妇血淋，亦治五淋。《百一选方》：多年煮酒瓶头箬叶、三五年至十年者更好。每用七个，烧存性，入麝香少许，陈米汤饮下，日三服。有人得了这种病，二服就痊愈了。福建煮过夏月酒多有。

8. 尿白如注，小腹气痛。《经验方》：茶笼内箬叶烧存性，入麝香少许，米汤饮下。

9. 小便涩滞不通。《普济方》：干箬叶一两烧灰，滑石半两，为末，每末饮服三钱。

10. 男妇转脬。方同上。

11. 吹奶乳痛。《济急仙方》：五月五日粽箬烧灰，酒服二钱，即可消散，屡用有效。

12. 痘疮倒靥。张德恭《痘疹便览方》：箬叶烧灰一钱，麝香少许，酒服。

芦
（见《名医别录》下品）

［校正］　并入《拾遗本草》江中采入芦。

［释名］　苇（音伟）　葭（音加）　花名蓬蕽（见《唐本草》）　笋名虇（音拳）

李时珍说：按毛苌《诗经疏》说：苇在妆生时叫葭，未长茂盛时叫芦，长成时叫苇。苇是伟大的意思。芦是色卢黑的意思。葭是嘉美的意思。

［集解］　苏恭说：芦根生在低下的湿地，茎叶似竹，花像获花，叫蓬蕽。二月八月采根，太阳晒干用。

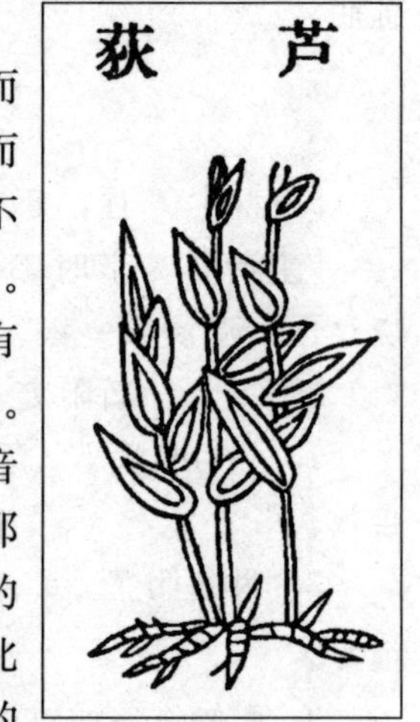

苏颂说：今随处都有，生长在湿陂泽中。它的形状像竹，而叶抱茎而生，没有枝。花呈白色，成穗而似苇花。根也像竹根而节疏。它的根要取水底味甘辛的。其中露出及浮在水中的，并不能用。按郭璞注释《尔雅》说：葭就是芦。苇就是已经长成的芦。蒹，薍，似苇而小一些，中为实，江东地区叫做乌蓲（音丘）。有的叫它做薍，就是获。到秋天坚硬而长成，即叫它做萑（音桓）。蒹似萑而细长，高有数尺，江东地区叫它蒹。它的花都叫芀（音调）。它在萌发时都叫虇，可以吃就像竹笋。如果是这样的话，那么芦苇整个为一种植物。所说的蒹，就是现在写作帘的。所说的蒹，今用来当作薪柴就是。但人们很少能分别蒹葭与芦苇。又北方人认为芦与苇为两种植物。在水旁低湿所生长的都叫苇。它的精细不如指大。人们在池圃里所种的，都叫芦，它的干大小差异很大，深碧色的，叫做碧芦，也很难得到。然而芦、苇都可以通用

李时珍说：芦有数种：其中长有丈余而中空皮薄色白的，是葭，是芦，是苇。比芦短小而中空皮厚色青苍的，是菼，是获，是获，是萑。其中最短小而中实者，是蒹，是蒹。都是以初生、已成而得名。其中身都如竹，它的叶都长得像箬叶，它的根入药，性味都相同。其中没有解叶的，古代叫它的做紫萚。

雷敩说：芦根须要逆水而生。同时黄泡肥厚的，去须节及黄赤皮用。

附　芦根

［气味］　甘寒，无毒。

［主治］　《名医别录》：消渴客热，止小便利。

苏恭：疗反胃呕逆不下食，胃中热，伤寒内热，很好。

甄权：解大热，开胃，治噎哕不止。

《大明诸家本草》：寒热时疾烦闷，泻痢人渴，孕妇心热。

附 芦笋

［气味］ 小苦，冷，无毒。

宁原说：忌巴豆。

［主治］ 宁原：膈间客热，止渴，利小便，解河豚及各种鱼蟹毒。

李时珍说：解各种肉毒。

［发明］ 李时珍说：按《雷公炮炙论》序说：益食加觞，须要煎芦、朴。注释说：用逆水芦根并厚朴二味等分，煎汤服。因为芦根甘能益胃，寒能降火之故。

［附方］ 旧附方六条，新附六条，共十二条。

1. 骨蒸肺痨不能食者。《外台秘要》苏游芦根饮主治：芦根、麦冬、地骨皮、生姜各十两，橘皮、茯苓各五两，水二升，煮八升，取滓分五服，取汗即愈。

2. 劳复食复欲死。《肘后方》：都用芦根煮浓汁饮。

3. 呕哕不止厥逆者。《肘后方》：芦根三斤切，水煮浓汁，频饮二升，必定有效。如果用童子小便煮服，不过三服就会痊愈。

4. 五噎吐逆。心膈气滞，烦闷不下食。《金匮玉函方》：芦根五两锉，用水三大盏，煮取二盏，去滓温服。

5. 反胃止气。《千金方》：芦根、茅根各二两，水四升，煮二升，分服。

6. 霍乱烦闷。《千金方》：芦根三钱，麦门冬一钱，水煎服。

7. 霍乱胀痛。《太平圣惠方》：芦根一升，生姜一升，橘皮五两，水八升，前三升，分服。

8. 食狗肉毒。心下竖，或腹胀口干，忽发热妄语。《梅师方》：芦根煮汁服。

9. 中马肉毒。《圣惠方》：方同上。

10. 鲯鲦鱼毒。《肘后方》：方同上。

11. 食蟹中毒。《千金方》：方同上。

12. 中药箭毒。《千金方》：方同上。

附 芦茎、叶

［气味］ 甘，寒，无毒。

［主治］ 李时珍：霍乱呕逆，肺痈烦热，痈疽。烧灰淋汁，煎成膏，蚀恶肉，去黑子。

徐之才：箨：治金疮，生肉灭瘢。

陈藏器：江中采出芦：让夫妇和同，用之有法。

［发明］ 李时珍说：古方煎药多用劳水及陈芦水，取它的白水不强、火不盛的意思。芦中空虚，故能入心肺，治上焦虚热。

［附方］ 新方七条。

1. 霍乱烦渴腹胀。《圣惠方》：芦叶一握，水煎服。

2. 霍乱烦渴腹胀。《圣惠方》又方：芦叶五钱，糯米二钱半，竹茹一钱，水煎，加入姜汁，蜜各半合，煎两沸，时时呷咽。

3. 吐血不止。《圣惠方》：芦荻外皮烧灰，不要让变白，为末，入蚌粉少许，研匀，用麦门冬汤服一二钱。

4. 肺痈咳嗽。烦满微热，心胸甲错。张仲景《金匮玉函方》苇茎汤：用苇茎切二升，水二斗，煮汁五升。入桃仁五十枚，薏苡仁、瓜瓣各半升，煮取二升服。当吐出脓血而痊愈。

5. 发背溃烂。《乾坤秘韫》：陈芦叶为末，用葱椒汤洗净，敷上神效。

6. 痈疽恶肉。《葛洪肘后与》：白炭灰、荻火等分，煎成膏涂上，腐蚀净恶肉，用生肉膏贴上。也要去黑子。这种药共可以留十日，时间长了就没有效了。

7. 小儿秃疮。《圣济总录》：用盐汤洗净，蒲苇灰敷上。

附　蓬茙

［气味］ 甘，寒，无毒。

［主治］ 苏恭：霍乱。水煮浓汁服，大验。

苏颂：煮汁服，解中鱼蟹毒。

李时珍：烧灰吹鼻中，止衄血。也入崩中药。

［附方］ 新方二条。

1. 干霍乱病心腹胀痛。《肘后方》：芦蓬茸一把，水煮浓汁，顿服二升。

2. 诸般血漏。万表《积善堂方》：水芦花、红花、槐花、白鸡冠花、茅花等分。水二钟，煎一钟服。

甘　蔗

（见《名医别录》下品）

［释名］ 芭蕉（见《本草经衍义》） 天苴（见《史记注》） 芭苴

李时珍说：按陆佃《埤雅》说：蕉不落叶，一叶舒开则一叶焦，所以叫它做焦。民间称干物为巴，巴也是蕉的意思。《稽圣赋》说：竹布实而根苦，蕉舒花则株杆枯。芭苴是蕉的音转。蜀人叫它做天苴。曹叔雅《异物志》说：芭蕉结实，它的皮赤如火，它的肉甜如蜜，四、五枚就可吃饱，而滋味常在牙齿间回绕，故名甘蕉。

［集解］ 陶弘景说：甘焦本出产于广州，今江东都有，根叫没有什么异味，只有子不能食用。

苏恭说：甘蕉出产在岭南的，子大味甘；出产在壮间的，只有花而无实。

苏颂说：今两广、闽中、川蜀都有，而闽广出产的，其实极甘美而可吃。其他地方虽然多，而开花的也少。近时中州种它特别兴盛，都是芭蕉。它的种类也多。有子的叫甘蕉，卷心中抽干作花。开始长出大萼，似倒垂着的菡萏，有十几层，层层有瓣，渐渐长大则花出于瓣中，极其繁盛。红者如火炬，称作红蕉。白者如蜡色，称作水蕉。它的花大得麦似象牙，故徐之为牙蕉。它的实也有青黄的区别，品类也多，最是甘美，晒干可以寄到远处，北方人得到它当作珍果。它的茎解散如丝，闽人以灰汤炼治，纺织成布，称作蕉葛。

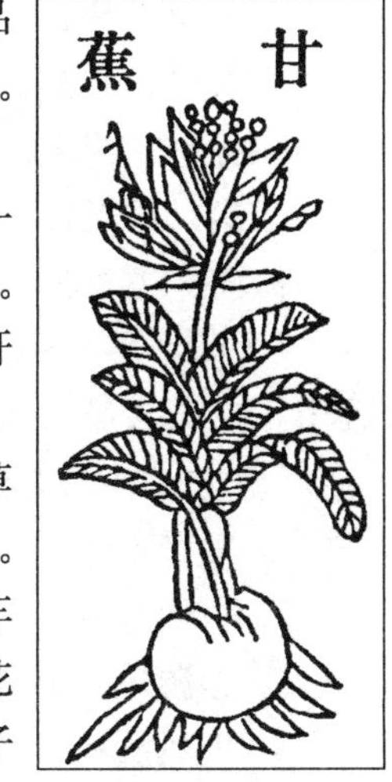

寇宗奭说：芭蕉三年以上即有花，自心中抽出，一茎具有一花，都像莲花，瓣也相似，但色微黄绿色，中心无蕊，都是花叶。花头常下垂，每一朵自仲夏开故，直到中秋后才开尽，大凡三叶开则有三叶脱落。

李时珍说：按万震《南州异物志》说：甘蕉就是芭蕉，是属草类。看上去如树株，大者有一围多。叶长丈余，宽有一尺到二尺。它的茎虚软如芋，都是垂皮相裹。根如芋魁，呈青色，大者如车毂。花长在茎末，大如酒杯，形色如莲花。子各有房，实随着花长，每花一阖，各有六子，先后相续，子不俱生，花不俱落。蕉子共有三种，未熟时都很苦涩，熟时都甜而脆，味像葡萄，可以充饥。有一种子大如拇指，长六七寸，尖锐似羊角，两两相抱者，名叫羊角雀，剥它的皮呈黄白色，味最甘美。有一种子大如鸡卵，有类似于生乳的，叫牛乳蕉，味微咸。有一种子大如莲子，长四五寸，形状正方的，其味最弱。并可密藏为果。又顾玠《海槎录》说：海南芭蕉常年开花结果，有两种：板蕉大而味涩，佛手蕉小而味甜。都叫做蕉子。不像江南者，华而不实。又范成大《虞衡志》说：南中芭蕉有数种：极大的到了冬天也不凋谢，中间抽出一干，长有数尺，节节有花，花褪叶根有实，去皮取肉，软烂如绿柿，味极其甘冷，四季恒产。土著人用来给小儿吃，说是性凉，去客热，称作蕉子，又叫牛蕉子。用梅汁渍，太阳晒干压扁，味甘酸而有微霜，名叫芭蕉干。一种鸡蕉子，比牛蕉小，也是四季结实。一种芽蕉子，比鸡蕉小，尤其香嫩甘美，只是在秋初结子。一种红蕉花，叶瘦，类似于芦箬，花色正红，如榴花，每日拆开一两叶，其端各有一点鲜绿，尤为可爱，春开到秋尽仍然芳香，俗名美人蕉。一种胆瓶蕉，出土处的根特别肥实饱，形状如胆瓶，又费信《星槎胜览》说：南香阿鲁各地，没有米谷，只种芭蕉、椰子，取其实而代替粮食。

[气味]　甘，大寒，无毒。

苏恭说：性冷，不益人。多食则动冷气。

[主治]　孟诜：生食止咳润肺；蒸熟晒裂，春取仁食，通血脉，填补精髓。

吴瑞：生食破血，愈合金疮，解酒毒。干者，解肌热烦渴。

李时珍：除小儿客热，压丹石毒。

附 芭蕉根

[气味] 甘，大寒，无毒。

苏恭说：寒。

苏颂说：甘蕉、芭蕉，性都一样。

[主治] 《名医别录》：痈肿结热。

苏恭：捣烂敷肿，去热毒。捣汁服，治产后血闷胀。

孟诜：主黄疸。

《大明本草》：治天行热狂，烦闷消渴，患痈毒及金石发动，燥热口干，全都绞汁服用。又治头风游风。

[附方] 旧方四首，新附六首，共十首。

1. 发背欲死。《肘后方》：芭蕉根捣烂涂上。

2. 一切肿毒。方同上。

3. 赤游风痛。方同上。

4. 风热头痛。方同上。

5. 风虫牙痛。《普济方》：芭蕉自然汁一碗，煎热含漱。

6. 天行热狂。《日华子本草》：芭蕉根捣汁饮下。

7. 消渴饮水。骨节烦热。《圣惠方》；用生芭蕉根捣汁，时饮一二合。

8. 血淋涩痛。《圣惠方》：芭蕉根、旱莲草各等分，水煎服，日两次。

9. 产后血胀。捣芭蕉根绞汁，温服二三合。

10. 疮口不合。《仁斋直指方》：芭蕉根取汁，抹上良。

附 芭蕉油

(用竹筒插入皮中，取出，盛于瓶中)

[气味] 甘，冷，无毒。

[主治] 《大明本草》：头风热，止烦渴，及汤火伤。梳头可止女人头发脱落，使其长而黑。

苏颂：暗风痫病，痰涎作晕，昏闷欲倒者，饮此取吐，极有奇效。

[附方] 新方一条。

小儿截惊。《邓笔峰杂兴》：用芭蕉汁、薄荷汁煎匀，涂在头顶，留囟门不涂；涂四肢，留手足心不涂，很有效。

附 芭蕉叶

[主治] 李时珍引《圣惠方》：肿毒初发，研末，和生姜汁涂上。

［附方］ 新方一条。

肿毒初起。《仁斋直指方》：芭蕉叶，熨汁内烧存性，加入轻粉，用麻油调涂，一日三上，或消或破，都没有瘢痕。

附 芭蕉花

［主治］ 《日华子本草》：心痹痛。烧存性研，用盐汤点服一钱。

蘘 荷
（见《名医别录》中品）

［校正］ 从菜部移到这里，并入有名未用蘘草为一条。

［释名］ 覆菹（见《名医别录》） 蘘草（见《名医别录》） 博苴（音博） 葍苴（见《说文解字》 嘉草）

陶弘景说：本草著作中白蘘荷，而今人叫赤色的为蘘荷。白色的为覆菹。通常作为食物以赤者为好，入药则以白色者为良。叶是同一种。

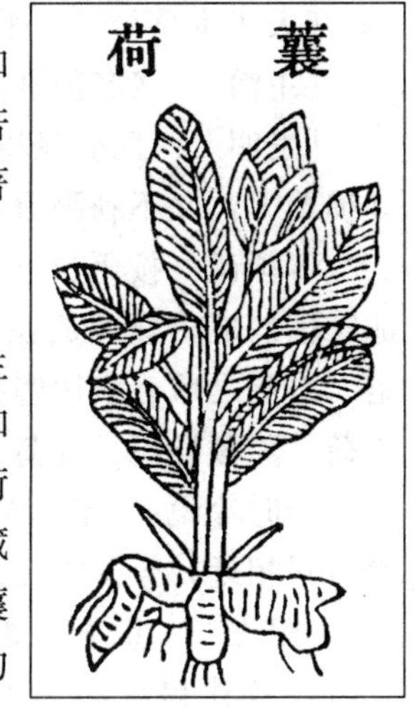

李时珍说；覆菹在许慎《说文解字》中作葍苴，司马相如《上林赋》作博且，与芭蕉音相近。《离骚·大招》说：醢豚若狗脍苴蓴。王逸注释说：苴蓴（音博），就是蘘荷，见于本草著作中，而现在的本草著作中没有记载它，那么脱漏也很多了。

［集解］ 《名医别录》说：蘘草生长于淮南山谷。

苏颂说：蘘荷，荆襄江湖地区多种它，壮方也有。春初生长，叶似甘蕉，根像姜芽而肥实，它的叶在冬天枯萎，根能如菹。其性喜阴，在木下生长的尤美，潘岳《闲居赋》说："蘘荷依阴，时藿向阳"就是。宗懔《荆楚岁时记》说：仲冬用盐藏蘘荷，用来准备冬储，又用来防虫蛀。史游《急就篇》说：蘘荷冬日藏，这已是很久远的事了。然而有赤、白两种：白色的细入药，赤者能食用，以及作梅果多用它。

寇宗奭说：蘘荷，八九月间腌贮，以备冬月作疏果。治病只用白色者。

李时珍说：苏颂《图经本草》说荆襄江湖多种，今探访它没有认识的。只有杨慎《丹铅录》说：《急就章》注释：蘘荷就是现在山甘露，毒证于本草著作，则形性相同，甘露就是芭蕉。崔豹《古今注》说：蘘荷似芭蕉而色白，其子花生在根中，花未开败时可以食，时间长了就会消烂。根似姜，宜在阴翳之地，依阴而生长。又按王旻《山居录》说：蘘荷宜在树阴下，二月种上。一种下来就会永远长下去，不需要锄耘，但要加粪。八月初把它的苗踏死，则根滋茂。九月初取它的傍生根为菹，也可以用酱储藏。十月中用糠堆覆在根下，则地冬不会冻死。

[修治] 雷敩说：大凡使用，不要用革牛草，特别相似，其革牛草腥涩。凡用百蘘荷，用铜刀刮去粗皮一层，细切，入砂益中研如膏。取自然汁炼成煎，新器中摊冷，如干胶状，刮取使用。

附 蘘荷根

[气味] 辛，温，有小赤。

孙思邈说：辛，微温，涩，无毒。

[主治] 《名医别录》：中蛊及疟，捣汁服。

陶弘景：溪毒，沙虱，蛇毒。

苏恭：清恶疮。根，心主麦稻芒入目中不出，用汁注于目中即出。

李时珍：赤眼涩痛，捣汁点上。

附 蘘草

[气味] 苦，甘，寒，无毒。

《大明本草》说：平。

[主治] 《名医别录》：温疟寒热，酸嘶邪气，辟除不祥。

[发明] 陶弘景说：中蛊者服蘘荷汁，并躺在其叶上，即呼中蛊者的姓名。多食会损药力，又不利脚力。人们栽种它，也说是要辟蛇。

苏颂说：按干宝《搜神记》说：外姊夫蒋士先，得于一种病而下血，说是中蛊。他家悄悄地将蘘叶放在席下。忽然大笑说：蛊我者，是张小小。于是收小小，小小逃走。自此之后，多用解蛊药，往往有验。《周礼》庶氏用嘉草解蛊毒，宗懔说嘉草就是蘘荷。陈藏器说：蘘荷、茜根为驱蛊最好的药，说的就是这个。

李时珍说：《名医别录》：菜部的蘘荷，说的是根；草部的蘘草，说的是叶。其主治也很相近，今并为一条。

[附方] 旧方八条，新附一条，共九条。

1. 卒中蛊毒，下血如鸡肝，昼夜不绝，脏腑败坏待死者。《梅师方》：用蘘荷叶密藏病人席下，不要让他知道，必会同呼蛊主的姓名。

2. 喉中似物，吞吐不出，腹胀羸瘦。《梅师方》：取白蘘荷根捣汁服，蛊立出。

3. 喉舌疮烂。《外台秘要》方：用酒渍蘘荷根半日，含漱其汁，痊愈即止。

4. 吐血痔血。《肘后方》：向东的蘘荷根一把，捣汁三升服下。

5. 妇人腰痛。方同上。

6. 月信滞涩。《经验方》：蘘荷根细切，水煎取二升，空腹入酒和服。

7. 风冷失声，咽喉不利。《肘后方》：蘘荷根二两，捣绞取汁，入酒一大盏，和匀，细细服，取瘥。

8. 伤寒时气，温病初得，头痛壮热，脉盛者。《肘后方》：用生蘘荷根叶合捣，绞

汁服三四升。

9. 杂物入目。《普济方》：白蘘荷根取心，捣绞取汁，滴入眼中，立出。

麻　　黄
（见《神农本草经》中品）

［释名］　龙沙（见《神农本草经》）　卑相（见《名医别录》）　卑盐（见《名医别录》）

李时珍说：各个名称很不好理解。有人说它的味麻，其色黄，未考察它是不是这样？张揖《广雅》说：龙沙就是麻黄。狗骨就是麻黄根。不知道为什么这样区别？

［集解］　《名医别录》说：麻黄出产于晋地及河东，立秋采茎，阴干使它变青。

陶弘景说：今出产于青州、彭城、荥阳、中牟者为好，色青而多沫。蜀中也有，不好。

苏恭说：郑州鹿台及关中沙苑河旁洲土最多。同洲沙苑也很多，其中青地、徐地者也不能用。

掌禹锡说：按段成式《酉阳杂俎》说：麻黄在茎从开花，花小而黄，丛生。子像覆盆子，可以吃。

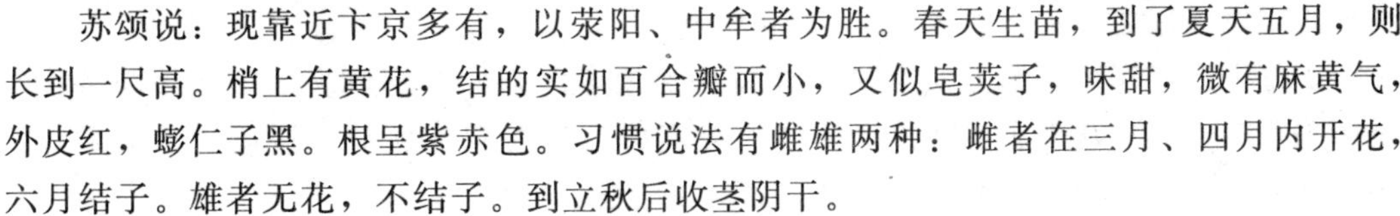

苏颂说：现靠近卞京多有，以荥阳、中牟者为胜。春天生苗，到了夏天五月，则长到一尺高。梢上有黄花，结的实如百合瓣而小，又似皂荚子，味甜，微有麻黄气，外皮红，蝷仁子黑。根呈紫赤色。习惯说法有雌雄两种：雌者在三月、四月内开花，六月结子。雄者无花，不结子。到立秋后收茎阴干。

李时珍说：它的根皮色黄赤，长的近一尺。

附　麻黄茎

［修治］　陶弘景说：用它时折去节、根，水煮十余沸，用竹片抹去上沫。是因沫可使人发烦，根节则能止汗的缘故。

［气味］　苦，温，无毒。

《名医别录》说：微温。

吴普说：神农、雷公：苦，无毒。扁鹊：酸。李当之：平。

甄权说：甘，平。

张元素说：性温，味苦而甘辛，气味俱薄，轻清而浮，属阳，主升。是手太阳肺经之药，入足太阳往。兼走手少阴经、手阳明经。

李时珍说：麻黄微苦而辛，性热而轻扬。僧继洪说：中牟有麻黄之地，冬天不积

雪，是为了宣泄内阳。故过用就会泄真气。由此看来，则麻黄性热是可想而知的了。服麻黄而自汗不止的，用冷水浸头发，仍用扑法即止。大凡服用麻黄药，须避风一日，不然的话，病会复发。凡用麻黄，须佐以黄芩，则没有得赤眼的后患。

徐之才说：厚朴、白薇的它的使药，恶细辛，石韦。

［主治］　《神农本草经》：中风伤寒头痛、温疟、发表出汗，去邪热气，止咳逆上气，除寒热，破癥坚积聚。

《名医别录》：五脏邪气缓急，风胁痛，字乳余疾，止好睡，通腠理，解肌，泄邪恶报导，消赤黑斑毒。不可多服，令人虚弱。

甄权：治身上毒风瘰痹，皮肉不仁，主壮热瘟疫，出岚瘴气。

《大明本草》：通九窍，调理血脉，开毛孔皮肤。

张元素：去营中寒邪，泄卫中风热。

李时珍说：散赤目肿痛，火肿风肿，产后血滞。

［发明］　陶弘景说：麻黄是治疗伤寒，解肌的第一药。

苏颂说：张仲景治伤寒，有麻黄汤及葛根汤、大小青龙汤，都用麻黄。治肺痨上气，有射干麻黄汤、厚朴麻黄汤，都是大方。

李杲说：轻可去除实邪，麻黄、葛根之类就是。六经有余之邪，客于阳分皮毛之间，腠理闭拒，营卫气血不行，故称之为实。二药轻清成像，故可去实。麻黄微苦，其形中空，属阴中之阳，入足太阳寒水之经。其经循背下行，本寒而又受外寒，故宜发汗，去皮毛分寒邪，以泄表实。如果发散太过，就会汗多亡阳，或饮食劳倦及杂病自汗表虚之证用之，就会脱人元气。不可不禁。

王好古说：麻黄是治卫实之药，桂枝是治卫虚之药，二物虽为太阳证用药，其实是营卫用药。心主营为血，肺主卫为气。故麻黄为手太阴肺之剂，桂枝的手少阴心之剂。伤寒伤风而咳嗽，用麻黄、桂枝，即汤液之源。

李时珍说：麻黄是肺经专药，故治肺病多用它。张仲景治伤寒无汗用麻黄，有汗用桂枝。历代明医解释，都是随文附会，没有深究其精义的。李时珍常演绎深思，似乎有一心得，与古人所解释的不同。津液如汗，汗就是血。在营则为血，在卫则多汗。寒伤营，营血内涩，不能外通于卫，卫气闭固，津液不行，故无汗发热而恶寒。风伤卫，卫气外泄，不能内护于营，营气虚弱，津液不能固，故有汗发热而恶风。但是风寒之邪，都是由皮毛而入。皮毛是肺之所合，肺之卫气，包罗于一身，是天之像。这就是证虽属于太阳，而肺实际受邪气。其证常兼面赤怫郁，咳嗽有痰，湍而胸满诸证者，不是肺病吗？因皮毛外闭，则邪热内攻，而肺气膹郁。故用麻黄、甘草同桂枝，引出营分之邪，达于肌表，佐以杏仁泄肺利气。汗后无大热而喘者，加以石膏。朱肱《活人书》：夏至后加石膏、知母，都是泻肺火之药。这训是麻黄汤虽然属太阳发汗重剂，实为发散肺往火郁之药。腠理不密，则津液外泄，而肺气自虚。虚则补其母，故用桂枝同甘草，外散风邪以救表，内伐肝不以防脾。佐以芍药，泄肝木而固脾，泄东

就是补西。用姜、枣为使，以行脾之津液而调和营卫。下后微喘的，加厚朴、杏仁，以利肺气。汗后脉沉迟的，加人参，以补益肺气。朱肱加上黄芩为阳旦汤，以泻肺热。都是脾肺用药。这就是桂枝虽的太阳解肌轻剂，而实为理脾救肺之药。这是千古未发的秘旨，我因而把它写出来。又少阴病发热脉沉，有麻黄附子细辛汤、麻黄附子甘草汤。少阴与太阳与表里，就是赵嗣真说的熟附配麻黄，补中有发。有一个锦衣武士，夏月饮酒到通宵，得了水泄病，数日不止，水谷直出，服多则消导升提诸药则反而加剧了。李时珍给他诊视，脉浮而缓；大肠下弩，复发痔血。这是因肉食生冷菜火过杂，把阳气抑遏在下，木盛土衰，就是《素问》所说的"久风成飧泄"。当用升扬之法。于是终以小续命汤，一服就痊愈了。过去张仲景治伤寒六七日，大下后脉沉迟，手足厥逆，咽喉不利，唾脓血，泄利不止的，用麻黄汤平其肝肺，兼以升发，就是这个道理。要搞得特别透彻，就像这类事例。

［附方］　旧方五条，新附方七条，共十二条。

1. 天行热病，初起一二日者。孟诜《必效方》：麻黄一大两去节，用水四升煮，去沫，取二升，去滓，放入米一匙及豉，做成稀粥。先用热汤洗浴后，再食粥，厚盖取汗，就会痊愈。

2. 伤寒雪煎。《千金方》：麻黄十斤去节，杏仁四升去皮熬，大黄一斤十三两。先用雪水四石五斗，渍麻黄于向东的灶锅中，三宿后，纳入大黄搅匀，用桑柴煮至二石，去滓。纳杏仁同煮至六七升，绞去滓，放置于铜器中。再用雪水三斗，合煎得二斗四升，药成，做成丸如弹子大。有病者，用沸白汤五合，研一丸服下，立刻汗出。不愈则再服一丸。封好药不要让泄气。

3. 伤寒黄疸表热，青麻黄醇酒汤主之。《千金方》：麻黄一把，去节绵裹，用美酒五升，煮取半升，顿服取小汗。春月用水煮。

4. 里水黄肿。张仲景说：一身面目黄肿，其脉沉，小便不利，甘草麻黄汤主之：麻黄四两，水五升，煮，去上沫，入甘草二两，煮取三升。每服一升，厚盖取汗。不出汗者，再服。慎风寒。

《千金方》说：有患气虚日久不好的，变成为水病，从腰以上肿的，宜用此方来发汗。

5. 水肿脉沉属少阴。其脉浮的为风，虚胀者为气，都不是水，麻黄附子汤来发汗。张仲景《金匮要略》：麻黄三两，水七升，煮去沫，入甘草二两，附子炮一枚，煮取二升半，每服八分，日三服，取汗。

6. 风痹冷痛。《圣惠方》：麻黄去根五两，桂心二两，为末。酒二升，慢火煎如饧。每服一匙，热酒调下，至汗出为度。避风。

7. 小儿慢脾风，因吐泻后而成。《圣惠方》：麻黄长五寸十个去节，白术指面大两块。全蝎二个，用生薄荷叶包煨。为末，二岁以下服一分，三岁以上服半钱，用薄荷汤下。

8. 尸咽痛痹，语声不出。《圣惠方》：麻黄用青布裹，烧烟筒中熏。

9. 产后腹痛及血下不尽。《子母秘录》：麻黄去节为末，酒服一钱，一日二三服。血不尽即停服。

10. 心下悸病。《金匮要略》半夏麻黄丸：用半夏、麻黄等产为末，炼蜜为丸如小豆大。每饮服之丸，日三服。

11. 寇宗奭说：痘疱倒黡，郑州麻黄去节半两，用蜜一匙同炒多时，以水半升煎数沸，去沫，再煎去三分之一，去滓，趁热服下，避风，痘疮即会复出。

一法：用无灰酒煎，其效更速，仙源县笔工李用的儿子，患斑疮风寒倒黡的病已很危困了，用此药一服即出，疗效如神。

12. 中风诸病。《宣明论方》：麻黄一秤去根，在王相日、乙卯日，取东向流水三石三斗，用净铛盛五七斗，先煮五沸，掠去沫，逐施添水，尽至三五斗，漉去麻黄，澄清，滤去滓。取清汁再熬至一斗，再澄再滤，取汁再熬，至升半为度，蜜封收起来，放一二年不妨。每服一二匙，热汤化下取汗。熬的时候要勤搅，不要着底，恐怕熬焦了。仍然要忌鸡犬、妇人见。这是刘守真的秘方。

附　麻黄根节

［气味］　甘，平，无毒。

［主治］　陶弘景：止汗，夏月用杂粉扑上。

［发明］　甄权说：麻黄根节止汗，用旧竹扇杵为末同扑上。又牡蛎粉、粟粉及麻黄根等分，为末，用生绢袋盛贮。有盗汗出即扑，用手摩。

李时珍说：麻黄发汗之气难以控制，而根节止汗的功效又如桴鼓。事物的奇妙，就像这样难以测度。自汗有风湿、伤风、风温、气虚、血虚、脾虚、阴虚、胃热、痰饮、中暑、亡阳、柔痓诸证，都可以随证而加用麻黄根节。当归六黄汤加麻黄根，治疗盗汗尤为快捷。因为它的性能行于周身肌表，故能引诸药外到卫分而固护腠理。本草著作中只知道扑用的方法，而不知道服用的功效更好。

［附方］　新方八条。

1. 盗汗阴汗。麻黄根、牡蛎粉为末，扑上。

2. 盗汗不止。《奇效良方》：麻黄根、椒目等分，为末。每服一钱，无灰酒调下。外用麻黄根、旧蒲扇为末，扑上。

3. 小儿盗汗。《古今录验》：麻黄根三分，旧蒲扇灰一分，为末。用乳服三分，日三服。仍用干姜三分同为末，三分扑上。

4. 诸虚身汗、夜卧即甚，久则枯瘦。《和剂局方》：黄芪、麻黄根各一两，牡蛎米泔水浸煅过。为散。每服五钱，水二盏，小麦百粒，煎服。

5. 虚汗无度。《谈野翁试验方》：麻黄根黄芪等分，为末。飞面糊作丸如梧子大，每用浮麦汤下一百丸，以上为度。

6. 产后虚汗。黄芪、当归各一两，麻黄根二两。每服一两，煎汤下。

7. 阴囊湿疮，肾有劳热。《千金方》：麻黄根、石硫磺各一两，米粉一合，为末，敷上。

8. 内外障翳。《普济方》：麻黄根一两，当归身一钱，同炒成黑色，入麝香少许，为末。嗃鼻，频繁使用。这是南京相国寺东黑孩儿方。

附 云花草

李时珍说：按葛洪《肘后方》治马疥，有云花草，说是形状如麻黄，而中坚实。

木 贼
（见宋《嘉祐补注本草》）

［释名］ 李时珍说：这种草有节，面粗糙而涩。治木骨者，用它搓擦就会光净，就好像说是木之贼。

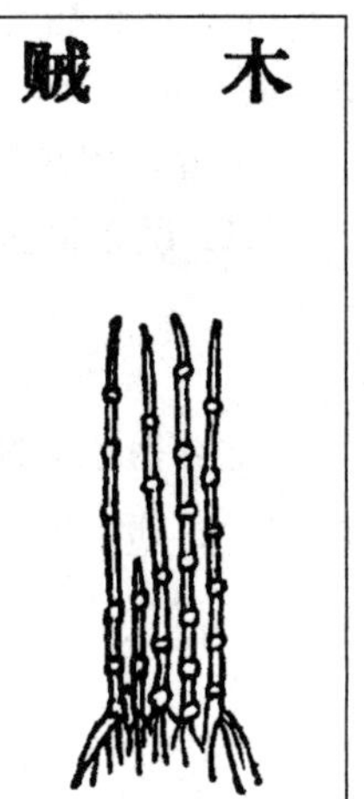

［集解］ 掌禹锡说：木贼出秦、陇、华成诸郡的近水之地。苗长一尺左右，丛生。每根一干，没有花叶，寸寸有节，色青，到了冬天也不凋谢。四月采收。

苏颂说：各处近水之地有，采收无时，今用得很多。

李时珍说：丛丛直上，长的有二三尺，形状像凫茈苗及粽心草，而中空有节，又似麻黄是而硝粗，没有枝叶。

附 木贼茎

［气味］ 甘，微苦，无毒。

李时珍说：温。

［主治］ 《嘉祐本草》：目疾，退翳膜，消积块，益肝胆，疗肠风，止痢，及妇人月水不断，崩中赤白。

李时珍：解肌，止泪止血，去风湿，疝痛，大肠脱肛。

［发明］ 掌禹锡说：木贼得配牛角鰓、麝香、治疗休息久痢。得配禹余粮、当归、芎䓖，治晶中赤白。得槐蛾、桑耳，治肠风下血。得槐子、枳实，治痔疾出血。

朱震亨说：木贼去节烘过，发汗特别容易，本草著作中不曾说过。

李时珍说：木贼气温，味微苦味，中空而轻，阳中之阴，主升，主浮。与麻黄同形而性，所以也能发汗解肌，升散火郁风湿，治疗眼目诸血积。

［附方］ 旧有方三条，新附九条，共十二条。

1. 目昏多泪。木贼去节，苍术泔浸，各一两，为末。每服二钱，茶调下。或蜜丸也可以。

2. 急喉痹塞。《圣惠方》：木贼以牛粪火烧存性，每用冷水服一钱，血出即安。

3. 舌硬出血。《圣惠方》：木贼五钱，水煎温服。一日一服。

5. 泻血不止。《广利方》：方同上，日二服。

6. 肠痔下血，多年不止。苏颂《图经本草》：用木贼、枳壳各二两，干姜一两，大黄二钱半，并在铫内炒黑存性，为末。每次用粟米饮服二钱，很有效。

7. 大肠脱肛。《三因方》：大贼烧存性，为末掺上，按入即止。一方加龙骨。

8. 妇人血崩、血气痛不可忍，远年近日不差者。《医垒元戎》雷氏木贼散主之：木贼一两，查附子一两，朴消半两，为末。每服三钱。色黑者，用酒一盏煎；红赤者，用水一盏煎。和滓服，日二服。脐下痛者，加乳香、没药、当归各一钱，同煎。忌生冷硬物，猪鱼油腻酒面。

9. 月水不断。《圣惠方》：木贼炒三钱，水一盏，煎七分，温服，日一服。

10. 胎动不安。《圣济总录》：木贼去节、川芎等分，为末。每服三钱，水一盏，入金银一钱，煎服。

11. 小肠疝气：寇宗奭《本草衍义》：木贼细锉，微炒为末，沸汤点服二钱，缓服取效。

一方，用热酒下。

12. 误吞铜钱。《圣惠方》：木贼为末，鸡子白调服一钱。

附 问荆

陈藏器说：味苦，平，无毒。主结气瘤痛，上气气急，煮汁服下。生长在伊洛洲渚间，苗如木贼，节节相接，又名接续草。

石 龙 刍

（见《神农本草经》上品）

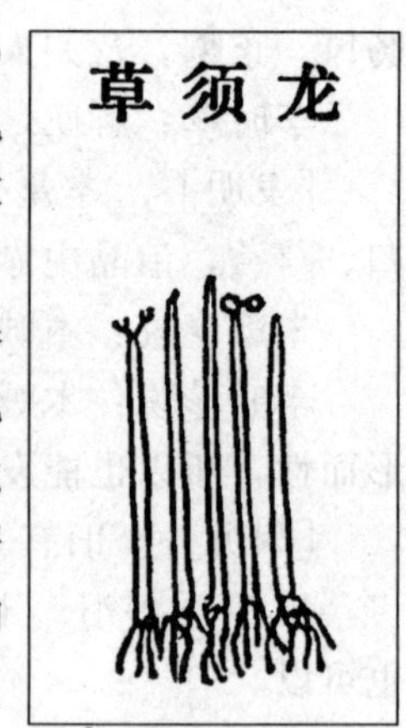

［释名］ 龙须（见《神农本草经》） 龙修（见《山海经》） 龙华（见《名医别录》） 龙珠（见《神农本草经》） 悬莞（见《名医别录》） 草续断（见《神农本草经》） 缙云草（见《本草纲目》） 方宾（见《名医别录》 西王母簪）

李时珍说：刈草包束叫刍。这种草生在水石之处，可以刈来养马，所以称之为龙刍。《述异记》：周穆王在东海岛中养八骏马的地方，有草叫龙刍，就是这种草。所以古语说：一束龙刍，化为龙驹。也是孟子刍豢的意思。龙须、玉母簪，根据其形状说的。缙云，是县名，属于今处州，仙都山出产这种草，因而命名。崔豹《古今注》说：世上说黄帝乘龙上天，群臣攀龙须坠地面生草，名

叫龙须的，错了。江东用草织席，叫西王母席，也难道是西王母骑虎而从其须坠下来的吗？

［集解］ 《名医别录》说：石龙刍生在梁州山谷湿地，五月、七月采茎晒干，以九节多珠的为好。

陶弘景说：茎青细相连，实赤，今出近道水石处，似用来作席的东阳龙须，只是多节。

陈藏器说：今出汾州、沁州、石州，也到处都有。

韩保昇说：丛生，茎如涎，到处都有，俗名龙须草，可做席子，八月、九月采根晒干。

李时珍说：龙须丛生，形状像粽心草及凫茈，苗青上，夏月在茎端开小穗花，结细实，并没有枝叶。今吴人多栽种来织席，其他地方自生者不多。《神农本草经》明言龙刍又名龙须，而陶弘景说龙刍似龙须，但多节，似乎认为是两种草，错了。

附　石龙刍茎

［气味］ 苦，微寒，无毒。

《名医别录》：微温。

［主治］ 《神农本草经》：心腹邪气，小便不利，淋闭，风湿鬼疰恶毒。久服补虚羸轻身，耳目聪明，延年。

《名医别录》：补内虚不足，痞满，身无润泽，出汗，除茎中热痛，治疗蛔虫及不消食。

附　败席

［主治］ 陈藏器：淋及小便卒然不通，取将要腐败有垢的席草长短一尺左右，煮汁服用。

龙　常　草
（见《名医别录》有名未用）

［释名］ 粽心草

李时珍说：俚俗在五月采收，采角黍之心，叫粽心草的就是。

［集解］ 《名医别录》说：长于河水旁，形状如龙刍。冬夏生长。

李时珍说：按《尔雅》说：庳，就是鼠莞。郑樵解释为龙刍。郭璞说：纤细而似龙须，可以做席，蜀中出者为好。恐怕就是这种龙常。因为这种小的龙须，所以其功用也相近。

附　龙常草茎

［气味］　咸，温，无毒。

［主治］　《名医别录》：轻身，补益阴气，疗痹寒湿。

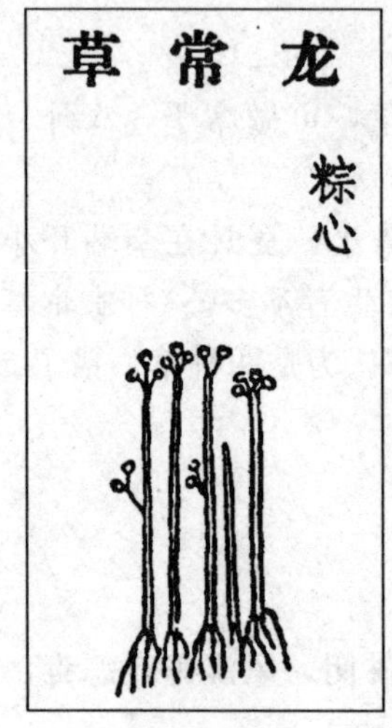

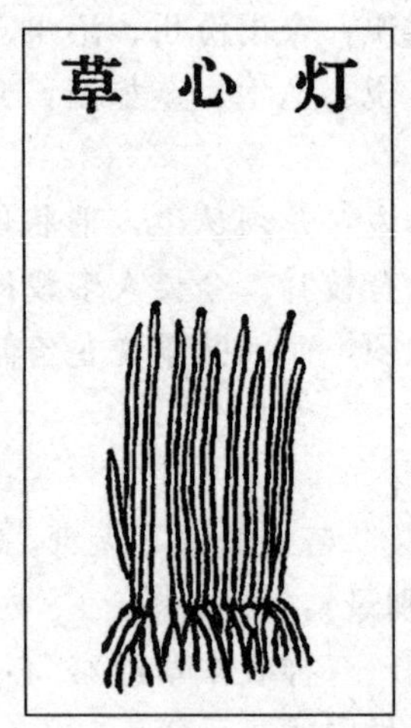

灯　芯　草
（见宋《开宝本草》）

［释名］　虎须草（见《本草纲目》）　碧玉草（见《本草纲目》）

［集解］　灯芯草长于江南的泽地，丛生，茎围细而长直，人们拿它来做席子。

寇宗奭说：陕西也有。蒸熟待干，折取中心白穰燃灯者，这叫熟草。又有不蒸者，只生干剥取为生草。入药宜用生草。

李时珍说：这就是龙须一类草，但龙须紧小而瓤实，这种草则稍粗而瓤虚白。吴人栽种它，取其瓤而做灯炷，用草织席及蓑衣。其他地方野生的不多。外丹家用它来伏硫磺《雷公炮炙论》序说：硇砂遇到赤须，就会永远留在金鼎之上。注释说：赤须也叫做虎须草，煮硇能住火，不知是不是这种虎须？

附　灯芯草茎及根

［修治］　李时珍说：灯芯难研，用粳米粉浆染过，晒干研末，入水澄过，漂浮的就是灯芯，晒干用。

［气味］　甘，寒，无毒。

张元素说：辛、甘，属阳。

吴绶说：淡，平。

［主治］ 《开宝本草》：五淋，生煮服用。用败席子煮服，更好。

张元素：泻肺，治阴窍涩而不利；行水，以除水肿癃闭。

朱震亨：治急喉痹，烧灰吹上很快捷，烧灰涂在乳上，饲乳小儿，可以止夜啼。

李时珍：降心火，止血通气，散肿止渴。烧灰入轻粉、麝香，治疗阴疳。

［附方］ 旧方一条，新附九条，共十条。

1. 破伤出血。《胜金方》：灯芯草嚼烂敷上，立止。

2. 衄血不止。《圣济总录》：灯芯一两为末，入丹砂一钱，米饮每服二钱。

3. 喉风痹寒。《瑞竹堂方》：用灯芯一握，在阴阳瓦上烧存性，又炒盐一匙，每吹一捻，数次立愈。

4. 同上。一方：用灯芯灰二钱，蓬砂末一钱，吹上。

5. 同上。一方：灯芯、箬叶烧灰，等分，吹上。

6. 同上。《惠济方》。用灯芯草，红花烧灰，酒服一钱，即消。

7. 痘疮烦喘，小便不利者。庞安常《伤寒时病论》：灯芯一把，鳖甲二两，水一升半，煎六合，分二服。

8. 夜不合眼难睡。《集简方》：灯芯煎汤代茶饮。

9. 通利水道。《韩氏医通》白飞霞自制天一丸：用灯芯十斤，米粉浆染，晒干研末，入水中澄去粉，取漂浮的晒干，二两五钱。赤白茯苓去皮共五两，滑石水飞五两，猪苓二两，泽泻三两，人参一斤切片熬膏，和药丸如龙眼大，朱砂为衣。每用一丸，任病换引。一般的小儿，其生理机能是向上的，本于天一生水之妙，各病以水道能利为治疗的一条捷径。

10. 湿热黄疸。《集玄方》：灯草根四两，酒、水各半，入瓶内煮半日，露一夜

第十六卷 《本草纲目》草部

草之五
（隰草类下七十三种）

地黄《神农本草经》
牛膝《神农本草经》
紫菀《神农本草经》
女菀《神农本草经》
麦门冬《神农本草经》
萱草《嘉祐本草》
捶胡根《本草拾遗》
淡竹叶《本草纲目》
鸭跖草（即竹叶菜）《嘉祐补注本草》
葵《神农本草经》
蜀葵《嘉祐本草》
菟葵《唐本草》
黄蜀葵《嘉祐补注本草》
龙葵《唐本草》
龙珠《本草拾遗》
酸浆（即灯笼草）《神农本草经》
蜀羊泉《神农本草经》
鹿蹄草《本草纲目》
败酱《神农本草经》
迎春花《本草纲目》
款冬花《神农本草经》
鼠曲草（即米曲、佛耳草）《日华本草》
决明《神农本草经》附茳芒、合明草
附胡面莽车前《神农本草经》
狗舌草《唐本草》
马鞭草（即龙牙草）《名医别录》
蛇含《神农本草经》
女青《神农本草经》
鼠尾草《名医别录》
狼把草《开宝本草》
狗尾草《本草纲目》
鳢肠（即旱莲草）《唐本草》
连翘《神农本草经》
陆英《神农本草经》
蒴藋《名医别录》
水英《本草图经》
蓝《神农本草经》
蓝淀《本草纲目》
青黛《开宝本草》
甘蓝《本草拾遗》
蓼《神农本草经》
水蓼《唐本草》
马蓼《本草纲目》
荭草《名医别录》
毛蓼《本草拾遗》
海根《本草拾遗》

地肤（即落帚）《神农本草经》
瞿麦《神农本草经》
王不留行《神农本草经》
剪春罗《本草纲目》
金盏草《救荒本草》
葶苈《神农本草经》

火炭母草《图经本草》
三白草《唐本草》
蚕网草《本草拾遗》
蛇网草《本草拾遗》
虎杖《名医别录》
莸《本草拾遗》

地 黄

（见《神农本品经》上品）

［释名］ 苄（音户） 芑（音起） 地髓（《神农本草经》）

人大明说：生地黄以水浸透来检验它的真伪，浮在水上的为天黄，半浮半沉的称为人黄，沉在水里的为地黄。此药以沉在水中的最适药用，半浮半沉的其次，浮在水面上的不能入药用。

李时珍说：地黄的生成以今咸阳一带川泽地区的黄土种植最好，二月或在八月份采集其根药用，并置阴处晾干。

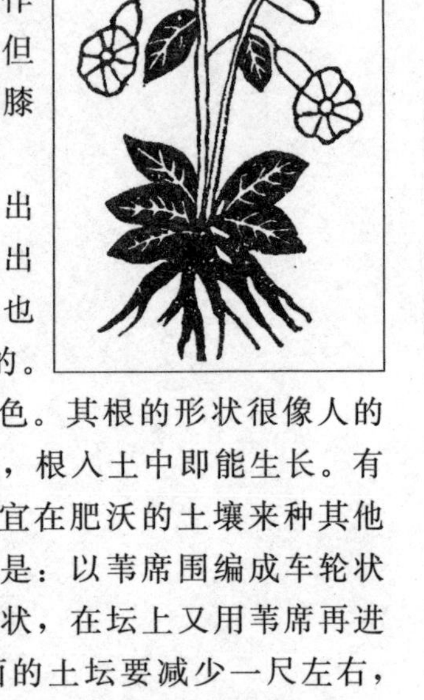

陶弘景说：咸阳今古都长安（即今西安附近）。如生长于渭城地区的地黄则结有像小麦那样的子。现在多采用彭城（即今山东微生一带）一带的干地黄入药最好，其次以历阳一带，最近也有使用江宁县（今江苏境内）板桥镇一带为最好的。制作干地黄有一定的方法。捣汁拌和药黄用是一般的炮制方法，但此处却说阴干，恐怕蒸制的方法是错误的吧？人们常常用牛膝或萎蕤炮制伪作干地黄，往往不能够区别。

苏颂说：生地黄到处都有，以同州（今陕西大荔一带）出产者为上等品，二月份生叶，播种后很快便像车前草一样长出有皱纹而不光滑的叶子。高的时候能长到一厘米高，低矮可也有三四寸高，它的花长得像滑麻花而呈红紫色，也有长黄花的。它的果实结有房，形状很像连翘，其中的子很细小而呈沙褐色。其根的形状很像人的手指，通身为黄色，粗细长短常不规则。种植起来十分容易，根入土中即能生长。有人说种植地黄宜用黄土地，今天看来不是这样，一般来说适宜在肥沃的土壤来种其他作物的地方种植，那么地黄则长得根大而多汁。其种植方法是：以苇席围编成车轮状的形状，直径约在一丈多，将土壤填实在苇席中做成坛的形状，在坛上又用苇席再进行围编添实土壤，成为更高一级的坛子，坛的地径应比下面的土坛要减少一尺左右，如此一共有数个阶级，就像佛教的浮屠塔一样。这样将地黄中根节最多的截剪成寸长左右，插种在土坛上，一层一层地种满，逐日以水灌种，使其茂盛。到了春分、秋分时从坛的上面那层开时取采，这样采取的是根大而未断折的，这是因为没有被大锄伤害的缘故。得到地黄根后置太阳光下晒干，与同洲所产的会一样光润甘美。寇宗奭说：地黄叶长得像甘露子的叶，地黄花像芝麻的花，但有细小的斑点，北方人称之为牛奶子花，茎中有微细的短的毛。

李时珍说：现在有人只将怀庆所产的地黄（今河南修武一带）为上等，这只是各个地方随着时间不同而兴废的风俗不同而已。地黄苗初生于平发，叶子像山白菜而毛症。叶面呈深青色，又像小荠叶而更为厚，不叉丫。叶中有直擜的茎脉，上面有细毛。叶茎梢开小筒子花，呈红黄色。其结实像小麦粒。其根长四五寸，细如手指，皮赤黄色，如羊蹄根及胡萝卜根，曝晒干至黑色，如果生食则有土气味。

王旻《山居录》说：地黄嫩苗，摘其旁：叶做菜食用，对人大有好处。本草书中说地黄以二月、八月份采集其根，这样做局未穷尽其物性。八月份时残叶尚存，叶中的精气，尚未归入于根部。二月份时新苗已经生长，根中的精气已滋散于叶中。因此采集时间不如正月或九月时采集最好，又与蒸曝的方法很相适宜。《礼记》中说：羊苄豕薇这四种东西自古以来就已食用了。

陈嘉谟说：江浙土壤地上种植的地黄，受南方阳气的影响，其质虽然光润但药力微弱，而怀庆山产的地黄，禀受北方纯阴之气，皮部有疙瘩而力大。

附 干地黄

［修治］ 陈藏器说：干地黄，《神农本草经》上未说其应该是生于还是蒸干，现在药物家使用以上两种干法各有区别，蒸干者药力即温补，生干者药力即平宣，应当依照这种原则来进行。

李时珍说：《神农本草经》中所说的干地黄，是由生地黄的干燥而来的。其制法为：取地黄（生）一百斤，选择肥者六十斤洗净，晒令皮微皱。将剩下的四十斤洗净，置木臼中捣绞药汁令其干尽，投入酒后再捣，取捣下的汁搅拌前面的六十斤地黄，置太阳光下晒干，或者以火焙干待用。

［气味］ 甘、寒、无毒。

《名医别录》说：苦。

甄权说：甘、平。

王好古说：甘、苦、寒，气薄味厚，其性沉而下降，属于阴，入于手少阴，手厥阴及手太阳三条经络。以酒浸之后则能上行、外行。太阳晒干者药性平缓，以火性烤干者性偏温，功用相同。

张元素说：生地黄大寒，胃气虚弱者应慎重使用它，恐怕会损害人体的胃气。徐之才说：生地黄得清酒、麦门冬良。恶贝母、畏芜荑。

甄权说：生地黄忌用葱、蒜、萝卜、各种动物血，能使人营卫涩滞，须发发白。

雷敩说：生地黄忌铜、铁器，令人产生肾消（即下消，小便多，饮水多）病症，并使人头发发白，男子营气受损，女子卫气受损。

李时珍说：生地黄若用姜汁浸则不泥膈，以酒制则不会碍胃气的运行。鲜用地黄多为寒性，干用则为凉性。

［主治］ 《神农本草经》说：中气脾胃劳伤，逐利血气痹证，填养骨髓，长肌肉。

作汤服用时则能除人体寒热积聚，消除痹证。治疗骨折、跌打损伤、伤筋断骨。久服能使人身体轻盈，长寿不老，使用生地黄作为尤为好。

《名医别录》说：生地黄能助心胆之气，强壮筋骨，增长志气，安魂定魄，主治惊悸劳伤，心肺虚损，吐血鼻衄，妇女子宫多血血晕。

人大明说：生地黄主治产后腹痛，久服能使白发变黑，延年不老。

甄权说：生地黄能凉血生血，补肾水真阴，除皮肤干燥，能去各种湿热。

张元素说：生地黄能主治心病掌中发热疼痛，脾气痿蹶乏力，嗜卧，足下发热而疼痛，能治脚下热痛病症。

王好古说：生地黄能治齿痛唾血病症。

附　生地黄

［气味］　大寒。

［主治］　《名医别录》说：妇人崩中，阴道下血不止，以及产后血气上迫心中导。

致闷绝、伤身胎不落坠、跌伤腕部骨折，淤血滞留，鼻衄吐血，都宜捣汁饮用。

甄权说：生地黄可解各种热病，通利月水，调利水道。又能捣贴心腹部、消散淤血之证。

［发明］　王好古说：生地黄射入手少阴经，又为手太的经脉的专剂，所以钱仲阳在泻丙火（即心火）的导赤散中使用生地与本通草同用而用以导赤。各经的血分热邪，如以生地黄与药物相配合治疗，都能够治愈。溺血，便血的病症也同是这个道理。

甄权说：病人虚弱而多热的病症应使用生地黄。

戴原礼说：阴气衰微阳气亢盛，相火炽热，来乘其阴位导致阴液不足的虚火病症，应该使用生地黄这类的药物，用以滋阴退阳。

寇宗奭说：《神农本草经》中只说地黄有干、生两种，而不提到熟地黄，像血虚劳热、产后虚热，老年人中虚燥热等病症，若予以生地、或干地黄则考虑是过于寒凉了，所以后世人就改用蒸曝熟后的熟地黄。生地黄与熟地黄的区别十分重要，不可不详察。

李时珍说：《神农本草经》所说的干地黄，是阴干、晒干或以火烤烘干燥的，所以说生用较好。《名医别录》中所说的生地黄是新挖掘出来后的新鲜用品，所以其性大寒。而熟地黄为后世人们反复晒蒸所制的。各家本草都将干地黄称为熟地黄，虽然两者主治之症相同，但凉血补血的功效却不同，所以熟地黄一条应从干地黄中另分出一条于下。

附　熟地黄

［修治］　苏颂说：制作熟地黄的方法应该是采用肥地黄三十斤洗净。另外再以其他瘦弱的地黄根三十斤捣烂绞取药汁，将药汁投入百器中，浸湿令造，甑上浸入

地黄肥者，浸上三至四遍，并时时浸虑蒸干，然后又晒至药汁干净为止，这样浸入的地黄应该是光黑如漆，味道甘甜如饴的。必须采用瓷器收藏好，因为脂柔喜润为其特性啊。

雷敩说：采用生地黄去皮后，放瓷锅上以柳木甑蒸干，摊开令其气歇后，再拌酒再蒸，又取出曝晒至干，不要接触铜铁之器，否则会使人肾消而使人头发发白，男子损伤阴分营血，女子损伤阳分卫气。

李时珍说：近时的制造方法是：拣取质重沉于水中的生地黄，用好酒倒入缩砂仁末内，放入药中，拌搅均匀，置柳木甑内，并放在瓦锅内蒸至气完全透入为止，取出晾干，再以砂仁酒拌蒸晾干，如此一共蒸晾九次才停止。这是因为地黄性情泥膈，而得砂仁的香窜之气，调合于五脏冲和之气，能够归缩于丹田气分的缘故。现在市场上只是使用酒煮熟后就出售，不可采用。

牛　膝
（见《神农本草经》上品）

［释名］　牛茎（见《广雅》）　百部（见《神农本草经》）　山苋菜（见《救荒本草》）对节菜

陶弘景说：牛膝的茎有节，似牛的膝，故名为牛膝。

李时珍说：《神农本草经》又称百倍，是隐语，意思说牛膝滋补力量之大，犹如牛的力量。牛膝叶子似苋，其节对生，故也俗称山苋、对节。

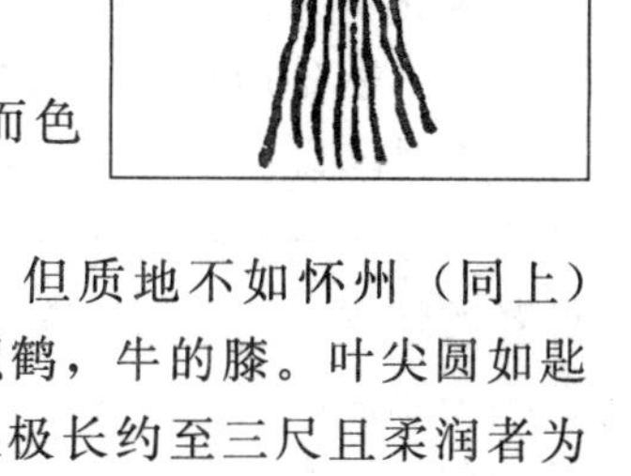

［集解］　《名医别录》：牛膝生长在河中川谷及临朐（今山东省中部），二、八、十月采根，阴干。

《吴普本草》：牛膝的叶子如夏蓝，茎根呈赤色。

陶弘景说：现在以出产于蔡州（今河南省汝南县）的为最大，且柔润。其茎上有节，茎紫节大者为雄，色绿且细者为雌，以雄性质地为佳。

《大明本草》：怀州（今河南省泌阳县）产的牛膝，长而色白，苏州产的，色紫。

苏颂说：今江淮、闽粤、关中（陕西中部）也有出产，但质地不如怀州（同上）的道地。春天出苗，茎高约二三尺，绿紫色，有节，形状似鹤，牛的膝。叶尖圆如匙状，两两相对。节上开花结穗，秋天结种子，粒很细。以根极长约至三尺且柔润者为佳。其茎叶亦可单独入药。

李时珍说：牛膝随处可见，称之为土牛膝，不作食用。唯以北方和四川中部人工栽培者为佳。秋天收种子，春天播种。其苗茎呈方形，节粗大，叶皆对生，颇似苋叶长而尖。秋天开花，作穗结子，形状如小鼠负虫，有涩毛，均贴茎倒生。九月采其根，在水中浸泡两宿，搓去皮，捆扎晒干。虽一般认为牛膝以色白且直者为贵，但搓去白汁后入药，不如留皮者效力大。嫩苗可以当菜食用。

附 牛膝根

［修治］ 雷敩说：凡用时，应去掉头芦，用黄精自然汁浸一宿，滤出，剉碎，焙干用。

李时珍说：现只用酒浸后的牛膝根入药。其实，若下行则当生用，需滋补则当焙用，或用酒拌蒸后用。

［气味］ 苦、酸、平、无毒。

《吴普本草》：神农说：味甘。雷公说：味酸，无毒。

李当之说：性温。

徐之才说：与萤火、龟甲、陆英相恶，与白前相畏，忌牛肉。

［主治］

《神农本草经》：治寒湿痿痹，四肢拘挛，膝痛不可屈伸，逐血气，治伤热炎烂，可堕胎。久服轻身延老。

《名医别录》：疗伤中少气，男子阴消，老人失溺，补中续气绝，益精利阴气，填骨髓，治白发，除脑中痛及腰脊痛，妇人月水不通，血结。

甄权说：治阴痿，补肾，助十二经脉，逐恶血。

《大明诸家本草》：治腰膝软怯冷弱，破癥结，排脓止痛。活血并治产后心腹痛，可打死胎。

王好古说：强筋，补肝脏风虚。

寇宗奭说：与茯蓉泡酒服用，可益肾。竹木刺入肉中，嚼烂敷贴，刺即可出。

［发明］

甄权说：病人身体虚羸者，应重用牛膝。

朱震亨说：牛膝能引诸药下行，筋骨痛风位于下部者，宜配用。凡用土牛膝，春夏用叶，秋冬用根，以汁叶效果最快。

李时珍说：牛膝是足厥阴、少阴之药，主治病症一般有两种情况，即得酒则能补肝肾，生用则能去恶血，治腰膝骨痛、足痿阴消、失溺久疟、伤中少气等病，取其补肝肾的作用，治癥瘕心腹诸痛、痈肿恶疮、金疮折伤喉齿、淋痛尿血、经候胎产等病，取其去恶血的作用。据《陈日华经验方》记载：有方夷吾所编的集要方，我将其在临汀刊刻，后来，在鄂渚（今湖北武昌）收到九江太守王南强一封信，信上说：一老人患淋症经久不愈，非常痛苦，经用多药均无效。我偶见《临汀集要》方用牛膝的经验，用后果然得愈。又有一名叶朝汉的亲属患血淋，小便在盆中凝结如魔芋，时间久则变为鼠状，只是没有足，多方治疗无效。有一个村医生用牛膝根煎浓汁，日服五次，名

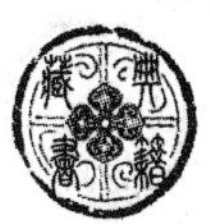

为地髓汤。服后虽未马上治愈，但血色已渐渐变淡，经过一段时间后痊愈。又过十年再次发作，服前药又得愈。由此我翻阅本草，看到《肘后方》中有治小便不利茎中痛欲死，用牛膝和叶酒煮后服用，今提出用以说明其神效。又据杨土瀛《直指方》记载：小便淋痛，或尿血，或沙石胀痛，用川牛膝一两，水两碗，煎取一碗，温服。一妇女患此病十年，服用后获效。杜牛膝亦可用，或加入麝香，乳香效果更佳。

［附方］ 旧有附方十三种，新近常用附方七个共二十种。

1. 劳疟积久不愈。《外台秘要》：长大牛膝一把，生切，用六升水，煮取二升，分三次服用。清早、未发作时，临近发作时各服一次。

2. 消渴不止，下元虚损。《经验后方》：牛膝五两，研末，用生地黄汁五升浸泡，白天日晒夜间浸泡，以汁尽为度，炼作蜜丸如梧子大，每次三十丸，空腹温酒送下。久服可壮筋骨，驻容颜，黑发，津液自生。

3. 卒暴癥疾（腹中痛如有石刺，昼夜啼呼）。《肘后方》：牛膝二斤，用酒一斗浸渍，密封，置灰火中使其变温，令其味出。每服五合至一升，根据饮量而定。

4. 痢下肠蛊（凡痢下大便应先白后赤，若先赤后白则为肠蛊）。《肘后方》：牛膝二两，捣碎，用酒一升浸一宿。每次一两杯，日三次。

5. 妇人血块。《图经本草》：土牛膝根，洗切，焙捣为末，酒煎温服，效果极佳。福州人单用牛膝。

6. 女人血病万病丸（治妇女月经淋闭，月信不来，绕脐寒疝痛，产后气血不调，腹中结瘕瘕不散等病）。《济生拔萃方》：牛膝用酒浸一宿，火焙，干漆炒令烟尽，各一两，研末，生地黄汁一升，放入石器中，慢火熬至可成丸，作丸如梧子大。每次二丸，空腹米汤送下。

7. 妇人阴痛。《千金方》：牛膝五两，酒三升，煮至一升半，去渣，分三次服。

8. 生胎欲去（堕胎）。《妇人良方大全》：牛膝一把，捣碎，用无灰酒一碗，煎至七成，空腹服。同时用独根土牛膝涂麝香。插入阴道中。

9. 胞衣不出。《延年方》：牛膝八两，葵子一合，水九升，煎取三升，分三次服。

10. 产后尿血。熊氏《妇人良方补遗》：川牛膝水煎频服。

11. 喉痹乳蛾。新鲜牛膝根一把，艾叶七片，捣后加人乳，取汁灌入鼻中。片刻，痰涎从口鼻中流出即愈。无艾也可。又一方：牛膝捣汁，加陈醋灌鼻。

12. 口舌疮烂。《肘后方》：牛膝泡酒含嗽，亦可煎服。

13. 牙齿疼痛。《千金方》：牛膝研末含嗽，亦可烧灰涂牙齿间。

14. 折伤闪挫。《卫生易简方》：捣杜牛膝外敷。

15. 金疮作痛。《梅师方》：生牛膝捣敷，立即止痛。

16. 卒得恶疮（不识人）。《千金方》：牛膝根捣敷。

17. 痈疖已溃。《千金方》：将牛膝根略刮去皮，插入疮口中，留半寸在外，用嫩橘叶和地锦草各一把，捣敷患处。牛膝能去恶血，嫩橘叶和地锦草温凉止痛，随干随换，可获全功。

18. 风瘙隐疹和瘙瘟。牛膝一钱末，用酒送服。日三次。

19. 骨疽癞病。方同上。

附 牛膝茎叶

［气味］ （缺）

［主治］ 李时珍说：治寒湿痿痹，老疟淋秘，各种疮疡。功用与根相同。宜春夏季使用。

［附方］ 收有古代附方两种，新近常用附方一个，共三种。

1. 寒湿痹痛，腰膝痛。《太平圣惠方》：用牛膝叶一斤，切碎，加米三合。放豆豉汁中煮粥，放盐酱。空腹食用。

2. 疟久不愈。牛膝茎、叶一把，切碎，用酒三升浸服，使其微有酒气。不效再服，不超过三剂疟即可止。

3. 溪毒寒热。东部有一种像射工虫一样的东西能伤人，像一种无形的毒气。表现为初起恶寒、发热、烦懊，骨节强痛，不及时治疗，即生虫食脏危及性命。用雄牛膝茎紫色节，大的约一把，用酒、水各一杯同捣，绞汁温服。

紫菀
（见《神农本草经》中品）

［释名］ 青菀（见《名医别录》）紫蒨（见《名医别录》）返魂草（见《本草纲目》）夜牵牛

李时珍说：其根色紫而柔菀，故名紫菀。许慎《说文解字》作此菀，《斗门方》称之为返魂草。

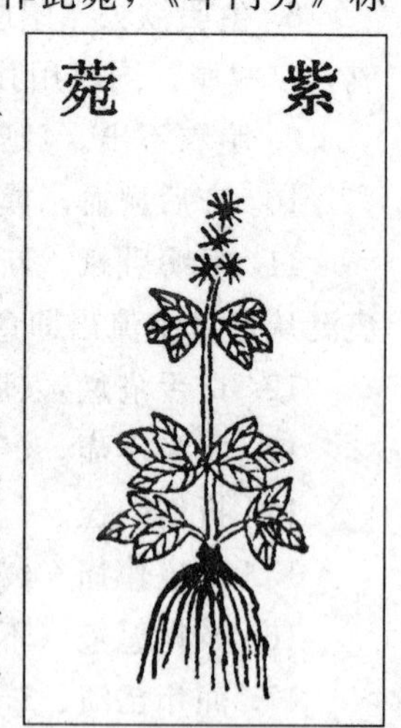

［集解］ 《名医别录》：紫菀生于汉中（今陕西南郑县）、房陵（属湖北省）、山谷及真定（今河北正定）、邯郸。二月、三月采根，阴干。

陶弘景说：路旁随处可见。伏地而生，开紫色花，茎上有白毛，根很柔细。有一种白色的名为白菀，不与紫菀重复用。

《大明本草》：形状似元参，根上有节，以紫色润软者为佳。

苏颂说：现耀（陕西耀县）、成（甘肃成县）、泗（广西凌云西南）、寿（安徽寿县）、台（浙江临海黄岩带）孟（河南孟县）各州及兴国军（湖北阳新县内）均有。三月以内苗伏地而生，其叶二个或四个相连，五月、六月间开黄白紫色相兼的花，结黑籽。其他与陶弘景所说相同。

苏恭说：白菀即女菀，治病与紫菀相同，无紫菀时也可代用。

汪颖说：紫菀连根带叶采收，用醋浸，加少许盐后收藏。做菜食用味辛香，故名仙菜。盐不宜多，多则变腐。

李时珍说：紫菀以牢山（今山东即墨县内）所产如北细辛者为佳，沂兖以东均有出产。现在有人用赤土染过的车前、旋复根冒充。紫菀为肺病之要药，若肺本身已亡津，再服伤津液之药，则危害甚大，不可不慎。

附 紫菀根

[修治] 雷敩说：凡用时先去须。有一种白如漂过一样的，称作羊须草，与紫菀不同。去掉头和土，用东流之水洗净，用蜜浸一宿，天明时在火上焙干，备用。一两紫菀根用二分蜜。

[气味] 苦、温，无毒。

《名医别录》：味辛。

甄权说：苦，平。

徐之才说：与款冬花相使，与天雄、瞿麦、藁本、雷丸、远志相恶，与茵陈相畏。

[主治] 《神农本草经》：咳逆上气，胸中寒热结气，去蛊毒痿蹶，安五脏。

《名医别录》：疗咳唾脓血、止喘悸，治五劳体虚，补不足，治小儿惊痫。

甄权说：治尸疰，补虚下气，劳气虚热，百邪鬼魅。

《大明本草》：调中，消痰止渴，润肌肤，添骨髓。

王好古说：益肺气，主息贲。

[附方] 收有古代附方三种，新近常附方四种，共七种。

1. 肺伤咳嗽。《卫生易简方》：紫菀五钱，加水一碗，煎至七成，温服，一日三次。

2. 久咳不愈。《图经本草》：紫菀、款冬花各一两，百部半两，捣、筛为末，每次五钱，用姜三片、乌梅一个煎汤送服。日两次。疗效甚佳。

3 小儿咳嗽（咳声不出）。《全幼心鉴》：紫菀末、杏仁各等份，加蜜共研，做丸如芡子大，每次一丸，用五味子汤化下。

4. 吐血咳嗽（吐血后咳嗽）。《指南方》：紫菀、五味子炒过，共研为末，加蜜做成丸子，如芡实大，每次含化一丸。

5. 产后下血。《太平圣惠方》：紫菀末五撮，用水送服。

6. 缠喉风痹（不通欲死）。《斗门方》：用紫菀根一条，洗净，放入喉部，有涎出，病即渐愈。再用马牙硝含咽，以治其本。一名紫菀，南方称夜牵牛。

7. 妇人小便闭（卒然不能出）。《千金方》：将紫菀研成末，用井华水送服三撮，小便即通。尿血者，服五撮即止。

女　菀

（见《神农本草经》中品）

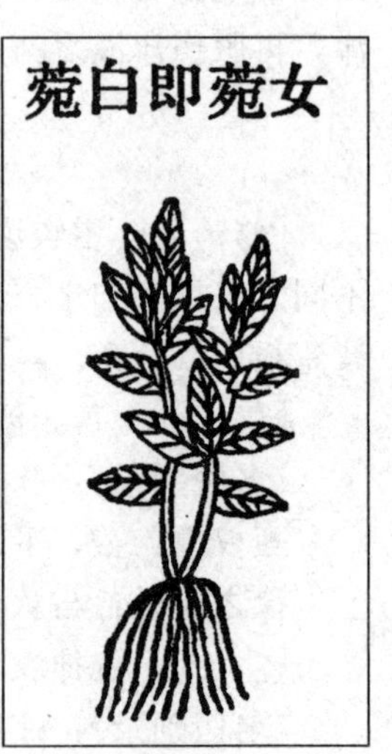

［释名］　白菀（见《名医别录》）织女菀（见《名医别录》）女复（见《广雅》）茆（音柳）

李时珍说：其根似女子身体样柔婉，故名女菀。

［集解］　《名医别录》：女菀生于汉中（今陕西南郑县）的山谷或山坡向阳处。一月、二月采根，阴干。

陶弘景说：近来医方中没有再使用的。又有认为白菀与紫菀相似，恐怕不正确。

苏恭说：白菀即女菀，有名未用同出一条中，故引起陶弘景怀疑。

寇宗奭说：女菀即白菀，并非两种东西。《唐本草》中删去白菀，非常恰当。

李时珍说：白菀，即是紫菀中白色者。雷敩说，紫菀白如漂过一样的，名羊须草，大概就是白菀。

附　女菀根

［气味］　辛，温，无毒。

徐之才说：畏卤盐。

［主治］　《神农本草经》：风寒洗洗（寒栗的样子），霍乱泻痢，肠鸣上下串动，惊痫寒热等病。

《名医别录》：疗肺伤咳逆出汗，寒邪久居膀胱致胀满，饮酒或夜间进食可致发病。

［发明］　李时珍说：据葛洪肘后方记载有一治疗面黑，使之变白的方子，即用真女菀三分，铅丹一分，研成末。用醋送服，日服三次。服药十天大便变黑，十八天颜色黑如漆，二十一日面色变白则黑便止，过之则面白太过。三十岁以上者不可服用。忌五辛。孙思邈《千金方》有用酒服女菀，男子十日，女子二十日，黑色均从大便中排出。《名医录》记载：宋兴国时，一任氏妇女，美貌，被嫁给进士王公辅后不遂意，郁久面色渐渐变黑。母亲家为其求医，一道人用女真散二钱酒送服，一日两次，治疗数日面貌微白，一月则恢复如初。恳求其告之方药，原为黄丹、女菀二物各等份。由此看出葛氏之方已有试用有效者。但紫菀治手太阴血分，白菀则为手太阴气分之药。肺热则面紫黑，肺清则面白。三十岁以后则肺气渐衰，不可再泄，故提出不可服用。

麦　门　冬
（见《神农本草经》上品）

［释名］　冬（青门）　秦名羊韭　齐名爰韭　楚名马韭　越名羊耆（亦见《名医别录》）禹韭（见《吴普本草》）　禹余粮（见《名医别录》）忍冬（见《吴普本草》）　忍凌（见《吴普本草》）　不死药（见《吴普本草》）　阶前草。

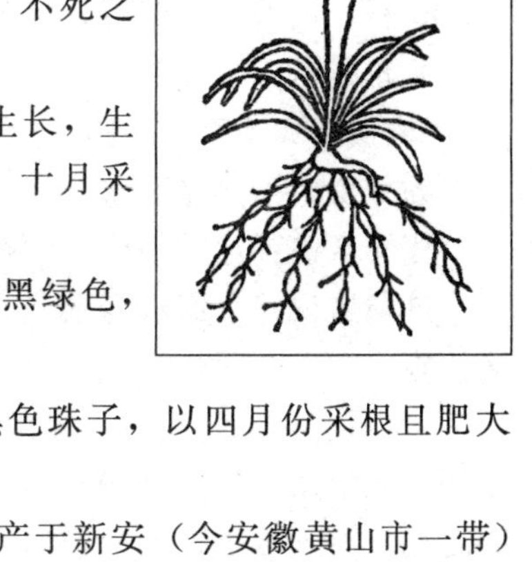

陶弘景说：其根似麦，故称之麦门冬。

李时珍说：麦须称作麦门，而这种草似麦而有须，叶子似彗，冬天也不凋落，人称之麦门，并有诸韭、忍冬等名称。俗称门冬，便于书写。食用可以代替粮食，故又有余粮、不死之称。《吴普本草》：一名仆垒，一名随脂。

［集解］　《名医别录》：麦门冬的叶像彗，冬夏均生长，生长在山川谷和堤坡肥土及石缝间。二月、三月、八月、十月采根，阴干。

吴普说：生于山谷肥地，丛生，叶子像韭，种子呈黑绿色，采摘无固定时间。

陶弘景说：函谷即秦关。到处可见，冬天结籽如黑色珠子，以四月份采根且肥大者为佳。

陈藏器说：出产于江宁（今南京）的个小而润，出产于新安（今安徽黄山市一带）的个大色白。其苗大的如鹿葱，小的如韭叶，大小有三四种，功用相似，其种子圆而呈墨绿色。

苏颂说：当地所产的麦冬，叶青似莎草，长可达一尺多，四季不凋。根煮白色有须，根如连珠形。四月份开淡红花，如红蓼花。结籽碧绿而圆如珠。以江南出产的叶大者为佳，或以吴地出产的为最佳。

李时珍说：古人只用野生的入药。后世所用多是移栽的，其方法是：四月初采根，栽种到肥沃的黑沙地中。于每年六月、九月、十一月分别上粪和灌溉。至夏至前一天将根挖出，洗净晾晒收藏。其籽亦可以种，但生长较慢。从浙中引来的品种甚佳，其叶似韭而多纵纹，且异常坚韧。

附　麦门冬根

［修治］　陶弘景说：凡用时选肥大的，用开水浸泡，抽去心，不然则令人心烦。大概一斤约减去四五两。

李时珍说：凡入汤剂，须以滚水润湿，少许后抽去心，或用瓦焙软，乘热去心。若入丸散剂，须用瓦培热，然后置于风中吹冷，反复三四次，这样既易干燥，又不损伤药力。或者汤浸捣膏用药，亦可。若滋补药用，则用酒浸捣捶。

［气味］　《名医别录》：甘，平，无毒。

《吴普本草》：神农、岐伯：甘，平。黄帝、相君、雷公：甘，无毒。李当之：甘，小温。

李杲说：甘、微苦、微寒，阳中微阴，性降，入手太阴经气分。

徐之才说：与地黄、车前相使。恶款冬、苦瓠、苦阆。畏苦参、青蘘、木耳。伏石钟乳。

［主治］　《神农本草经》：心腹结气，伤中仡饱，胃络脉绝，羸瘦短气。久服轻身不老不饥。

《名医别录》：疗身重目黄，心下支满，虚劳客热，口干燥渴，止呕吐，愈痿蹶，强阴益精，消谷调中保神，定肺气，安五脏，令人肥健，颜色美，有子。

陈藏器说：去心热，止烦热，寒热体劳，下痰饮。

《大明诸家本草》：主治五劳七伤，安魂定魄，止嗽。治肺病吐脓，时发热头痛。

甄权说：治热毒大水，面目肢节浮肿，下水，主泄精。

张元素说：治肺中伏火，补心气不足，主血妄血，羟水枯，乳汁不下。

陈藏器说：久服轻身明目。与车前、地黄丸同服，去温瘴，使白发改变，夜面视物清晰。

［发明］　寇宗奭说：麦门冬的主要功用是治肺热，其味苦，但专泄而不专收，故寒盛之人禁用。治心肺虚热及虚劳。与地黄、阿胶、麻仁配用，为润经益血、复脉通心之剂。与五味子、枸杞子同用，为生脉之剂。

张元素说：麦门冬治肺中伏火、脉气欲绝，加五味子、人参为生脉散，补肺中元气不足。

李杲说：六七月间湿热盛，人患病骨宪法无力，身重气短，头旋眼黑，甚则痿软。故孙思邈用生脉散补天元真气。脉为人之元气。人参甘寒，泻火热而益元气。麦门冬苦寒，滋燥金而清水源。五味子酸温，清心火而补肺金，兼益五脏之气。

李时珍说：据赵继宗《儒医精要》所说：麦门冬与地黄相使，服用后令人头发不白，补髓，壮肾气。定喘促，令人肌体滑泽，除身上一切恶气不洁之病，大概是有君药又有使药的缘故。若只有君药而无使药，单用则无效。此方唯火盛气壮之人服用适宜。若气弱胃寒者，则不宜服用。

［附方］　旧有附方三个，新收附方九个。

1. 麦门冬煎。《图经本草》：补中益心，悦颜色，安神益气，令人肥健，效力甚快。取新麦门冬根去心，捣熟绞汁，加白蜜，在银器中煎煮，并不停搅动，至成饴状即成。每日温酒化服。

2. 消渴饮水。《海上集验方》：用鲜肥的上元板桥麦门冬二大两，宣州九节黄连二大两，去两头尖三五节，用小刀去皮毛，吹去尘土，再用布擦拭后称重，捣成末，用肥大苦瓠汁浸麦门冬，经一宿后去心，放于臼中捣烂，再加黄连共捣，搓丸如梧子大。饭后服五十丸，次日再服。服两日，消渴可除。若重者，即初服一百五十丸，第二日服一百二十丸，第三日服一百丸，第四日服八十丸，第五日服五十丸。做药要选天气晴朗之夜浸药。须选干净地方，不许妇人、鸡犬看见。服后尚可者，每日只须服二十五丸。若服后有虚弱感觉者，即取白羊头一个，洗净，用三大斗水煮烂，取汁一斗，慢慢饮用。不许吃肉，不许放盐。不过三剂即可平复。

3. 劳气欲绝。《南阳活人书》：麦门冬一两，炙甘草二两，粳米半合，枣二枚，竹叶十五片，水二升，煎取一升，分三次服。

4. 虚劳客热。《本草衍义》：麦门冬煎汤频服。

5. 吐血衄血。《活人心统》：诸方无效者。麦门冬去心一斤，捣取自然汁，加入蜜二合，分两次服，血即止。

6. 衄血不止。《保命集》：麦门冬去心、生地黄各五钱，水煎服，血即止。

7. 齿缝出血。《兰室保鉴》：麦门冬煎汤漱口。

8. 咽喉生疮。《普济方》：脾肺虚热上攻所致。麦门冬一两，黄连半两，研为末，炼蜜成刃如梧子大。每次服二十丸，麦门冬煎汤送下。

9. 乳汁不下。熊氏《妇人良方补遗》：麦门冬去心，焙为末。每次三钱，酒磨犀角约一钱，温热调下，不过两次乳汁便下。

10. 下痢口渴。孟诜《必效方》：引饮无度。麦门冬去心三两，乌梅肉二十个，蚳细，加水一升，煮至七合，细细饮下。

11. 金石药发。《图经本草》：麦门冬六两，人参四两、炙甘草二两，为末，炼蜜丸如梧子大。每次服五十丸，水送下。次日再服。

12. 男女血虚。《医方摘要》：麦门冬三斤，取汗熬成膏，生地黄三斤，取汁熬成膏，各等分，同过滤，加蜜约四分之一，再熬，收瓶中。每日用白开水送服，忌用铁器。

萱　　草
（见《嘉祐补注本草》）

［释名］　忘忧（见《说文解字》）　疗愁（见《本草纲目》）　丹棘（见《崔豹古今注》）鹿葱（见《嘉祐补注本草》）　鹿剑（见《土宿本草》）　妓女（见《吴普本草》）　宜男

李时珍说：萱本作谖。谖即忘。有诗云：焉得谖草？言树之背。即是说忧思不解自遣的时候，种此草借以忘忧。吴人称之为疗愁。董子说：欲使人忘记忧悉，则赠予丹棘，故又名为忘忧。其苗烹食，气味如葱。鹿所吃的九种解毒之草，萱草是其中一种，故又名为鹿葱。《周处风土记》载：孕妇佩带萱草花，则生男孩，故名宜男。李九华《延寿书》：嫩苗作蔬菜食用则动风，令人昏昏如醉，故名忘忧。这也是一种说法。嵇康《养生论》：《神农本经》言中药养性，故合欢平怒，萱草忘忧。亦说可食用。郑樵《通志》则说萱草又名合欢，是错误的。合欢见木部。

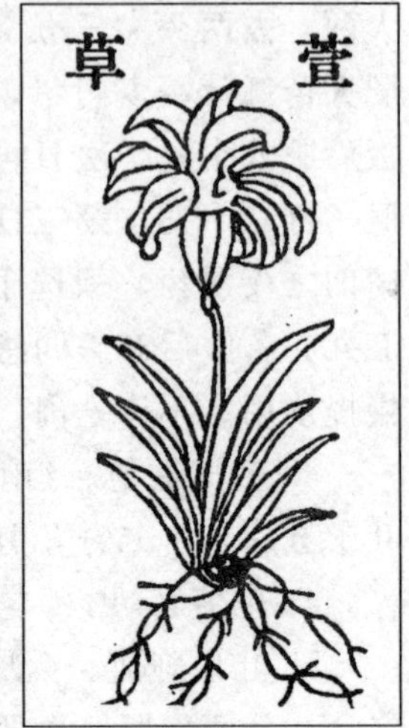

［集解］　苏颂说：萱草田野到处均可见。俗名鹿葱。五月采花，八月采根。今人多采其嫩苗和花瓣当菜食用。

李时珍说：萱草宜生于湿地，冬季丛生。叶如蒲、蒜之类而柔软、旧去新生，四季翠绿。五月抽茎开花，六月约开四朵左右，朝开暮凋，至深秋始尽。其花有红黄紫三种颜色。结实呈三角形，实内有籽如梧子大，黑而有光泽。其根与麦门冬相似，最易繁衍。《南方草木状记》载，广中有一种水葱，状如鹿葱，其花有紫色也有黄色，大概即是说的此类东西。有的说鹿葱花有斑纹，与萱草花不同，这是不正确的。生长在肥土地的，则花厚色深，有斑纹，起重台，开约数月，生长在贫瘠土地的，则花薄色淡，所开时间亦短。嵇含《宜男花序》亦说：荆楚之土称为鹿葱，可以做菜，是为凭证。今东人采取花瓣，出售干品，名为黄花菜。

附　萱草苗花

［气味］　甘，凉，无毒。

［主治］　《大明诸家本草》：煮食，治小便赤涩，身体烦热，除酒疸。

李时珍说：消食，利湿热。

苏颂说：做菜，利胸膈，安五脏，令人欢乐无忧，轻身明自。

附　萱草根

［主治］　陈藏器说：治砂淋，下水气，酒疸黄色遍身，捣汁服。

寇宗奭说：大热衄血，研汁一大碗，加生姜汁半碗，细细饮下。

李时珍说：吹乳、乳痛肿痛，用酒捣服，用药滓外敷。

［发明］　朱震亨说：萱属木，性下走阴分，一名宜男，其中包含着一定意思。

［附方］　新收入附方四个。

1. 通身水肿。《太平圣惠方》：鹿葱根叶，晒干为末。每次服二钱，加席下尘土半钱，饭前米汤送服。

2. 小便不通。《杏林摘要》：萱草根煎水频服。

3. 大便后血。《圣济总录》：萱草根加生姜，油炒，用酒冲服。

4. 食丹药毒。《事林广纪》：萱草根研汁服用。

捶　胡　根
（见《本草拾遗》）

［集解］　陈藏器说：生于江南川谷荫地，苗如萱草，根似天门冬。凡用时抽去心。

［气味］　甘，寒，无毒。

［主治］　陈藏器说：润五脏，止消渴，除烦去热，明目，功用与麦门冬相似。

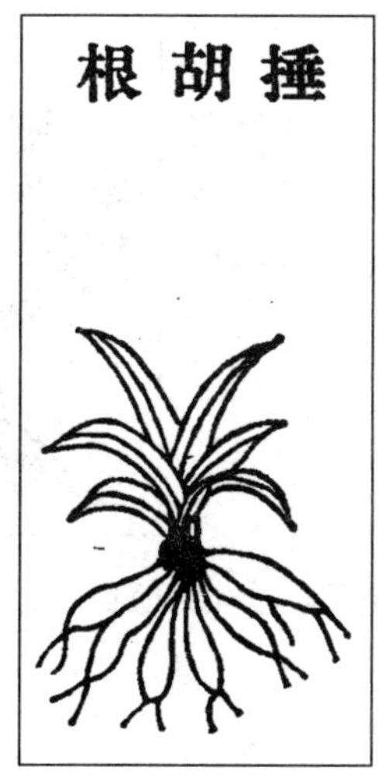

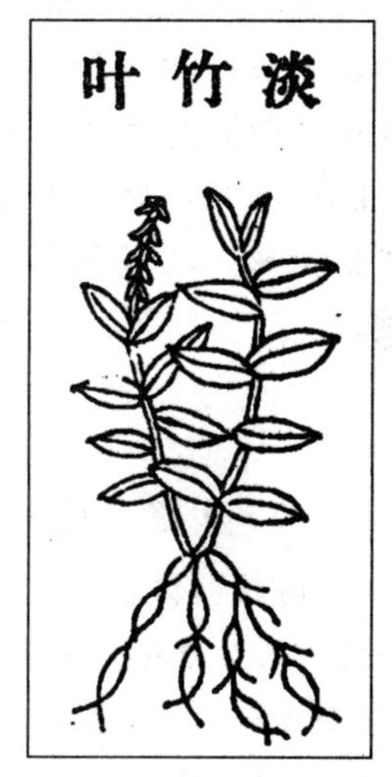

淡　竹　叶
（见《本草纲目》）

［释名］　根名碎骨子。李时珍说：竹叶是以象形取名。碎骨是因其能堕胎而取名。

［集解］　李时珍说：田野到处可见。春天出苗，数寸高，细茎绿叶，宛如竹米落地所生细竹的茎叶。其根一颗上有数十根须，须上结子，与麦门冬一样，但坚硬，可随时采摘。八九月抽茎，结大长穗。民间采其根苗，捣汁和米一起作酒曲，甚芳香性烈。

［气味］　甘，寒，无毒。

［主治］　李时珍说：淡竹叶：去烦热，利小便，清心。淡竹叶根：能堕胎催生。

鸭跖草（跖音只）
（见《嘉祐补注本草》）

［释名］　鸡舌草（见《本草纲目拾遗》）碧竹子（同上）竹鸡草（见《本草纲目》）竹叶菜（同上）淡竹叶（同上）耳环草（同上）碧蝉花（同上）蓝姑草

陈藏器说：鸭跖生于江东、淮南平原。叶子似竹叶，高一二尺，花呈墨绿色，有角似鸟嘴。

李时珍说：竹叶菜平原到处可见。三四月出苗，紫茎竹叶，嫩时可以食用。四五月开花，形状似蛾，两叶如翅膀，色碧绿可爱，结角尖曲如鸟喙，果实在角中，大如小豆。豆中有细子，灰黑而皱，状如蚕屎。巧匠采其花，取汁作画颜料或作彩羊皮灯，色碧绿如黛。

鸭跖草

竹叶菜

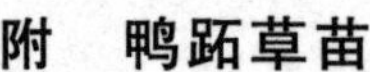

附　鸭跖草苗

［气味］　苦，大寒，无毒。

［主治］　陈藏器说：寒热瘴疟，痰饮疔肿，肉症涩滞，小儿丹毒，发热狂痫，大腹痞满，身面气肿，热痢，蛇犬咬，痈疽等毒证。

《大明诸家本草》：与赤小豆煮食用，下水气湿痹，利小便。

李时珍说：消喉痹。

［附方］　新收入附方四个。

1. 小便不通。《濒湖集简方》：竹鸡草一两，车前草一两，捣汁，加入蜜少许，空腹服。

2. 下痢赤白。《活幼全书》：蓝姑草，即淡竹叶菜，煎汤，每日服用。

3. 喉痹肿痛。周定王《袖珍方》：鸭跖草汁点喉部。

4. 五痔肿痛。《危亦林得效方》：耳环草，一名碧蝉儿花，搓软敷患处，即有效。

葵
（见《神农本草经》上品）

［校正］　从菜部移入此处。

［释名］　露葵（见《本草纲目》）　滑菜

李时珍说：考查《尔雅翼》说：葵，即揆，揣度（duó）的意思。葵叶遮蔽太阳

光，不让日光照射自己的根部，是凭借自己的“感知”预测太阳所在的方位。古人采割成熟的葵头，必须等到露水被蒸消以后，所以称露葵。现在的人叫它滑菜，是说它的性滑利。古人将葵排在五种蔬菜（葵、韭、藿、薤、葱）的首位，现在人们不再吃它，所以移到这里。

［集解］《名医别录》说：冬葵子生于少室山（相当于河南省境的嵩山）。

陶弘景说：秋天种葵，覆盖保温，使之越冬，到春天结子的，叫做冬葵，入药性滑利。春葵子的性也滑，但不能作药用，所以是常葵。术家（药术家。犹言药农）将葵子微炒，使其外壳爆裂，撒布湿地上，依次踩踏，早晨撒种，傍晚生芽，最长不超过一昼夜。

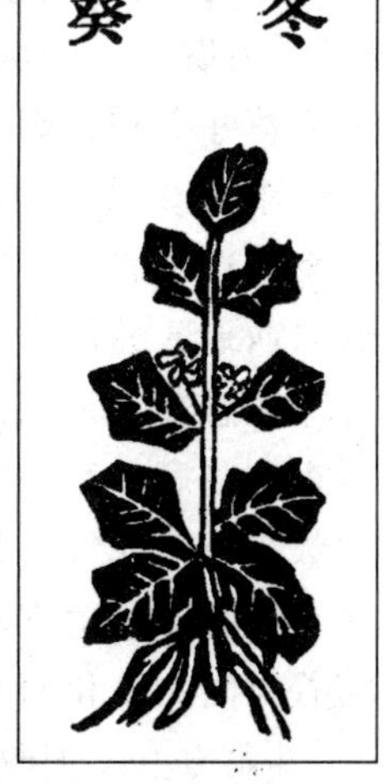

苏恭（即苏敬）说：这就是人们经常吃的葵菜。有好几种，大多不能入药用。

苏颂说：葵，各地都有。嫩苗做菜吃，非常香甜。在古方中入药使用最多的是冬葵子。葵有蜀葵、锦葵、黄葵、终葵、菟葵，入药都有功效。

李时珍说：葵菜，古人种植它作为经常食用的菜，现在种植的人很少。葵有紫秆、白秆两种，以白秆的为好。叶大花小，花紫黄色，其中最小的叫鸭脚葵。葵家像指尖大，皮薄而扁，实内的子轻虚得像榆荚仁。四五月间种的可以留种子。六七月种的是秋葵。八九月种的是冬葵，过了年收采。正月又种的是春葵。虽然这样，但是葵的宿根到了春天也生新枝。考查王祯《农书》说：葵属阳草。葵菜容易生长，郊外野地甚多，不率肥沃或贫瘠的土地都有。葵是百菜之王，是一年四季饭食必备的菜。根系发达耐旱，味道甜美无毒。可以用来备芦年，可以做腌菜或晒成干菜。葵的枯秆可以做成晾晒东西的榜簇，根、子能治病，全部有用。确实是资助补益百姓的能吃的主要蔬菜。但是现在的人不再吃它，也没有人种植了。

附 葵叶

［气味］《名医别录》：味甘，性寒，滑利，无毒。是百菜之王，其心（茎秆和葵头中的瓤）伤人。

陶弘景说：葵叶，性甚寒而滑利，不能多食。

苏颂说：葵的苗叶做菜吃非常香甜，只是其性滑利，对人体没有补益作用。

孟诜说：既然葵性寒凉，如果急着吃热葵菜，就能使人胸中热闷，风气内动。四季的末月吃葵菜，可以引发旧疾。患时疫病后吃葵菜，能使人失明。生食霜葵，能使五种饮症（痰、悬、溢、支、留饮）复发，使人吐涎水。凡是服食各行药物都要忌食葵心，葵心有毒。不要吃叶背黄茎秆紫的葵。不能与鲤鱼、黍米、腌鱼一起吃，同吃伤人元气。

李时珍说：凡是被狂犬咬伤的人，终生不能吃葵叶，吃葵叶就发狂犬病。吃葵叶必须配蒜，没有蒜不能吃。还有葵叶能压伏硫磺。

［主治］ 孙思邈：葵叶是脾菜。适宜治脾病，能降胃气，滑大肠。

苏颂说：适宜疏导积滞，孕妇吃葵叶，能使胎滑易产。

甄权说：煮汁服，利沁肠，治时疫黄病。干叶研末和烧灰服，治金疮出血。

汪颖说：除邪热，治恶疮，散脓血，女人带下，小儿热毒、下痢、丹毒，都宜吃菜叶。

孟诜说：服丹石的人应当吃葵叶。

孟诜说：能润燥利窍，功用与葵子相同。

［发明］ 张从正说：凡是长期患大便涩滞的人，应当吃葵菜，能自行通利，这是因为葵叶滑利，能润养窍道。

李时珍说：考查唐·王焘《外台秘要》说：时疫斑疮，很快遍布全身，疮头都有白浆，这是恶毒邪气所致。高宗永徽四年（公元653年），这种疮从西域（玉门关、阳关以西地区的总称）向来外入内地。只煮葵菜叶拌和（huó）蒜汁吃，就都痊愈了。还有《圣惠方》也说：小儿发斑，用生葵菜叶绞汁，慢慢地喂服，能使恶毒邪气消散。考查这些病，都是现在说的痘疮。现在的医生，只是担心小儿服食后可能会使大小便频数，泄损元气，致使痘疹不能发散，而不敢使用。葵菜能滑利窍道，利大小便，似乎与病症不相适宜，但是古方治疗这种病依赖葵菜。难道古今运气同化不同，治法也随着时间的变化而改变吗？

［附方］ 旧收附方三条，新收附方四条，共七条。

1. 天行斑疮。方见上。

2. 肉锥怪疾。夏子益《奇疾方》：有的人手足指（趾）甲迅长，倒生肉刺，像用锥子锥的那样疼痛难忍，只吃葵菜就能痊愈。

3. 诸瘘不合。《必效方》：先用澄清的米水温洗，揩净，将葵菜叶用微火烘温贴患处。只要贴二三百叶，就能将脓拔吸尽，长出新肉。忌食鱼、蒜，忌房事。

4. 汤火伤疮。《食疗本草》：将葵菜研末敷患处。

5. 蛇蝎蜇伤。《千金方》：将葵菜捣汁服。

6. 误吞铜钱。《普济方》：将葵菜捣汁冷服。

7. 丹石发动。《食疗本草》：服食丹药引发口干咳嗽的，每次吃饭后喝一杯冬葵齑汁，顺便躺卧一会儿。

附 葵根

［气味］ 味甘，性寒，无毒。

［主治］ 《名医别录》：治恶疮，疗淋，利小便，解蜀椒毒。

甄权说：小儿吞钱不出，煮汁饮（yìn）之，神妙。

孟诜说：治疳疮出黄汁。

李时珍说：利窍滑胎，止消渴，散恶毒气。

[附方] 旧收附方五条，新收附方七条，共十二条。

1. 大便不通。《圣惠方》：腹胀甚急。取二斤生葵根，捣取三合汁液，四两生姜，捣取一合汁液，和匀，分两次服。连续服用就能通利。

2. 消渴引饮。《圣惠方》：小便不利。取五两葵根，加三大杯水，煮汁，清晨空腹服，一天一付。

3. 消中（善食易饥而身体反消瘦倦怠无力。）又叫中消、食㑊尿多。《外台秘要》：一天一夜尿七八升尿。用五升冬葵根，加五斗水，煮取三斗。每天早晨空腹服二升。

4. 漏胎下血。《千金方》：血枯子死。将葵根茎烧灰，用酒冲服十梧桐子量，一天三次。

5. 瘭（biāo）疽恶毒。姚僧坦《集验方》：肉中突然长一黶（yǎn）子（小硬块），像豆粟大，或者像梅李大，或赤色，或黑色，或白色，或青色，那黶（yǎn）块中有核，核有很深的根，内中有硬心，能使筋骨腐烂，一旦邪毒进入脏腑，就会伤及人命。只服葵根汁，就能压伏瘭疽的恶毒。

6. 妒乳（婴儿口腔内两侧出现的肿硬隆起的脂肪垫）乳痈。昝（zǎm）殷《产宝》：将葵茎和子研末，用酒冲服十梧桐子量，一天两次。

7. 身面疳疮。《食疗本草》：流黄汁的。将葵根烧灰，和（huò）猪油涂患处。

8. 小儿蓐疮。《子母秘录》：用葵根烧灰敷患处。

9. 小儿紧唇。《圣惠方》：将葵根烧灰，用酥油调涂患处。

10. 口吻（嘴唇）生疮。《外台秘要》：用隔年的葵根烧灰敷患处。

11. 蛇虺（huǐ，毒虫）螫伤。《古今录验》：将葵根捣末涂患处。

12. 解防葵毒。《千金方》：将葵根捣汁给病人灌服。

附 冬葵子

《名医别录》说：十二月采冬葵子。

汪机说：冬葵春天长子，不应当在十二月份能采。

[气味] 味甘，性寒，滑利，无毒。黄芩是冬葵子的使药。

[主治] 《神农本草经》：治五脏六腑，恶寒发热，身体瘦弱，五癃（尿、汗、泣、唾、髓癃闭不通），利小便。久服坚骨长肌，轻身延年。

《名医别录》：疗妇人乳难（乳汁不下）内闭，肿痛。

孟诜说：出痈疽头破。

陶弘景说：下丹石毒。

李时珍说：通大便，消水气，滑胎治痢。

[发明] 李时珍说：葵的气、味都薄，气味淡滑属阳，所以能利窍通乳，消肿滑

胎。葵的根叶与子的功用相同。考查陈自明《妇人良方》说：产妇气血壅塞，乳汁不行，以及经络凝滞，乳房肿痛，乳汁蓄积酿成痈毒的，用等分炒香的葵菜籽、缩砂仁，研末，以温酒送服二钱。冬葵子能滋养气血，使营卫之气通畅，使津液流行，效果非常灵验。这是上蔡（河南省上蔡县一带）张不愚的方子。

［附方］　旧收附方九条，新收附方十四条，共二十三条。

1.2. 大便不通。十天至一月的。

《肘后方》：用三升冬葵子，加四升水，煮取一升服。不愈再煎服。

《圣惠方》：用等量的葵子末，人乳汁，搅和服，大便立即通畅。

3.4. 关格胀满。大小便不通，胀痛得要死的。

《肘后方》：用二升葵子，加四升水，煮取一升，放入一块像鸡子大的猪油，一次服完。

《千金方》：将葵子研末，用猪油持成梧桐子大的丸。每次服五十丸，显效停服。

5. 小便血淋。《千金方》：一升葵子，加三升水，煮汁，一天服三次。

6. 妊娠患淋。《千金方》：用一升冬葵子，加三升水，煮取二升，分次服用。

7. 妊娠下血。

同上方。

8. 产后淋沥。《集验方》：小便点滴不畅。用一合葵子，八分朴消（亦作硝），加二升水。煎取八合，投入朴消服。

9. 妊娠水肿。《金匮要略》：身体沉重，小便不利，洒淅（恶寒战慄貌）恶寒，起即头眩。用葵子、茯苓各三两，研末。一次送服十梧桐子量，一天服三次，小便一利痊愈。

10. 如果是妊娠小便不通，加入血余炭，有神效。

11. 生产困闷（即难产。闷：密闭，使气不通。）《食疗本草》：一合冬葵子，捣破，加二升水，煮取半斤汁液，一次服完，不一会就能产出。从前有人按照这个配方服用，去厕所之时就产下了婴儿。

12. 倒生口噤。《产书》：将炒黄的冬葵子研末，用酒送服二十梧桐子量，有效。

13. 乳汁不通。参阅“发明”项下的配方。

14. 胎死腹中。《千金方》：将葵子研末，用酒送服十梧桐子量。如果病妇口噤不开，灌服，将药灌下就苏醒。

15. 胎衣不下。《千金方》：用一合冬葵子，一两牛膝，加二升水，煎取一升，饮服。

16. 血痢产痢。《圣惠方》：将冬葵子研末，每付取二钱，加入一钱蜡茶（福建所产名茶），滚开水冲调服，一天三次。

17. 痎疟邪热。《圣惠方》：将冬葵子阴干研末，用酒送服二钱。正中午采葵花搓手，也治痎疟。

18. 痈肿无头。孟诜说：超过三天不破头的，取二百粒葵子，用水吞服，当天就能破头。

19.《经验后方》说：只吞一粒葵子就能使痈肿破头。如果吞两粒，就出现两个头。

20. 便毒（各种性病引起的腹股沟淋巴结肿大）初起。《儒门事亲》：冬葵子末，用酒送服二钱。

21. 面上疱疮。陶隐居方：冬葵子、柏子仁、茯苓、瓜瓣各一两，共研末。饭后用酒送服十梧桐子量，一天服三次。

22. 解蜀椒毒。《千金方》：用冬葵子煮汁灌服。

23. 伤寒劳复（伤寒病初愈因劳复发）。《圣惠方》：取二升葵子，一升粱米，煮粥吃，如果患者能出汗，疾病会迅速痊愈。

蜀　葵
（见宋《嘉祐补注本草》）

［校正］　从菜部移到这里。同时将《名医别录·有名未用·吴葵花》并入。

［释名］　戎葵（见《尔雅》）　吴葵

陈藏器说：《尔雅》说：菺（音坚）是戎葵。

郭璞注说：即今人称的蜀葵。叶子像葵叶，花像木槿花。戎蜀（今四川西部一带）是它由来（出产）的地方，因此给它取名蜀葵。

蜀葵

李时珍说：罗愿《尔雅翼》将吴葵写作胡葵，说“胡”就是“戎”。夏小正说：四月小满五天以后，吴葵开花，《名医别录》记载是葵就是这样说的。但是唐代人不晓得，便将其退入有名未用。《嘉祐补注本草》又在菜部重出蜀葵条。这大概是没有发现《尔雅·注》和《千金要方》中吴葵又叫蜀葵内容的原因。现在合成一条。

［集解］　苏颂说：蜀葵与葵相似，花与木槿花相似，有五种颜色。花小的叫锦葵，作用更强。

李时珍说：蜀葵，各地人们常在庭院中种植。补春种子，越冬的宿根也能自行出苗，嫩时也能做菜吃。叶子像葵菜的叶子，但比葵菜的叶子大，也像丝瓜叶，有叉歧。过了小满以后抽茎，茎秆有五至六尺高。花像木槿花，但比木槿花大，有深红色、浅红色、紫黑色、白色等不同的颜色，有单叶复叶的不同。古人说它茎疏叶蜜，花萼翠绿，花瓣鲜艳，金黄色的花粉，浅红色的花蕊，将它描述得非常好。只有红白两种颜色的入药。它的果实像指头大，皮薄而扁，果实里的仁像马兜铃仁和芜荑仁，轻虚容易种植。剥取蜀葵秸秆的皮，能织布捻绳。有一种小的叫锦葵，就是荆葵。《尔雅》称它莜（音乔）。锦葵花像五铢钱大，粉红色，有紫色纹缕。掌禹锡《补注神农本草》说：锦葵就是戎葵，是不对的。但是它的功用是与蜀葵相似的。

附　蜀葵苗

［气味］　味甘，性微寒，滑利，无毒。

孙思邈说：不能长期服食，久食使人心智迟钝。如果被狗咬伤的人吃蜀葵苗，伤口不能痊愈。

李廷飞说：同猪肉混在一起吃，使人面色不好。

［主治］　孙思邈：除邪热，利肠胃。

陈藏器：煮吃，治丹石毒发，热结，大人小孩热毒下痢。

李时珍：做菜吃，能使窍道滑利，润燥易产，治淋。

附　蜀葵根茎

［主治］　陈藏器。除邪热，利小便，散脓血恶汁。

［发明］　寇宗奭说：蜀葵，一年四季都采取红色，单叶的蜀葵根，阴干，治带下，排脓血恶物，非常灵验。

［附方］　新收附方七条。

1. 小便淋痛。《卫生宝鉴》：采葵花、根，洗净，锉成粉末，用水煎五至七滚，喝了像神灵暗中赞助一样有效。

2. 小便血淋。《简便单方》：取二钱蜀葵根，一钱车前子，用水煮，每天服用。

3. 小便尿血《千金方》：将蜀葵秆研末，用无灰酒送服十梧桐子量，一天三次。

4. 肠胃生痈。《坦仙皆效方》：怀忠丹：治疗内痈败血，非常腥臭污秽，脐腹冷痛，用怀忠丹排脓下血。先分别取一两单叶红花的蜀葵根、白芷，分别取五钱白枯矾、白芍药，共研末，将黄蜡熔化，搅和药末，抟成梧桐子大小的丸，每天早晨空腹时，用米汤送服二十丸。等到脓血被排完以后，服十宣散补虚体。

5. 诸疮肿痛。《普济方》：疼痛难忍的。将蜀葵根剥去黑皮，捣烂，用清晨第一次汲取的新鲜井水，调成稠糊，贴敷患处。

6. 小儿吻疮。《圣惠方》：小孩口唇嘴角长期生疮，趋于溃烂的。将蜀葵根烧炭，研末，敷患处。

7. 小儿口疮。《圣惠方》：将红花的蜀葵秆烤干，研末，用蜂蜜调和，让小孩放在嘴里含。

附　吴葵花

（见《名医别录》）

［气味］　味咸，性寒，无毒。

掌禹锡说：蜀葵花，味甘，性冷，无毒。

［主治］　《名医别录》：调理心气不足。

《嘉祐补注本草》：治小儿风疹痎疟。

李时珍：治带下，目中溜火丹毒（亦作流火），调血润燥，通窍，利大小肠。

［发明］　张元素说：蜀葵花，属阴中之阳物。红花治赤带，白花治白带，红花治血燥，白花治气燥，都是用它寒滑润利的功用。还有紫葵花，能加入染须发的方药中使用。

［附方］　旧收附方三条，新收附方四条，共七条。

1. 二便关格（不通）。患者胸闷腹胀得非常厉害，如果再有二至三天不通，就会伤及人命。取一两捣烂的蜀葵花，半钱麝香，用一大杯水煎汤服。也能用根。

2. 痎疟邪热。苏颂《图经本草》：采白蜀葵花，阴干，研末，冲服。正中午摘吴葵花搓手，也能截疟。

3. 妇人带下。《圣惠方》：脐腹冷疼，面色萎黄，日渐虚乏困倦。采一两吴葵花，阴干，研末，每天早晨前空腹时，用温酒送服二十梧桐子量。赤带用红葵花，白带用白葵花。

4. 横生倒产。《千金要方》：将葵花研末，用温酒送服十梧桐子量。

5. 酒齄赤鼻。《仁存方》：将蜀葵花研末，用腊猪油和匀，每天晚上涂抹，清晨洗去。

6. 误吞针线。《普济方》：用葵花煮汁服。

7. 蜂蝎螫毒。《肘后方》：五月五日正中午，采收等量的蜀葵花、石榴花、艾心（艾的花蕊），阴干，研末，用水调成糊状涂患处。

附　蜀葵子

［气味］　味甘，性寒，无毒。

［主治］　《大明本草》：治淋涩，通小肠，催生落胎，疗水肿，治一切疮疥、瘢痕以及疮疹内陷红赤。

［发明］　李时珍说：考查杨士瀛《直指方》说。炒过的蜀葵子，配入解毒的药中使用，效果最灵验。还有《催生方》：取二钱蜀葵子、三钱滑石，共研末。用东流水送服五钱，即刻产下。

［附方］　旧收附方一条，新收附方二条，共三条。

1. 大小便闭。《千金方》：大小便不通。将白花吴葵子研末，煮浓汁服。

2. 石淋破血。《圣惠方》：五月五日，采收蜀葵子，炒，研末，饭前用温酒送服一钱，当即结石被排出。

3. 痈肿无头。《经验后方》：将蜀葵子研末，用水调，敷患处。

菟　葵
（见《唐本草》）

［释名］　天葵（见《图经本草》）　莃（音希）雷丸草（见《外丹本草》）

［集解］　苏恭（即苏敬）说：菟葵苗像石龙芮（ruì）苗，但叶比石龙芮苗的叶子有光泽，白花像梅花，菟葵的茎秆紫黑色，煮吃甚滑利。到处低洼的沼泽、田野都有生长，人们大都认识它。六月、七月采集茎叶，晒干入药。

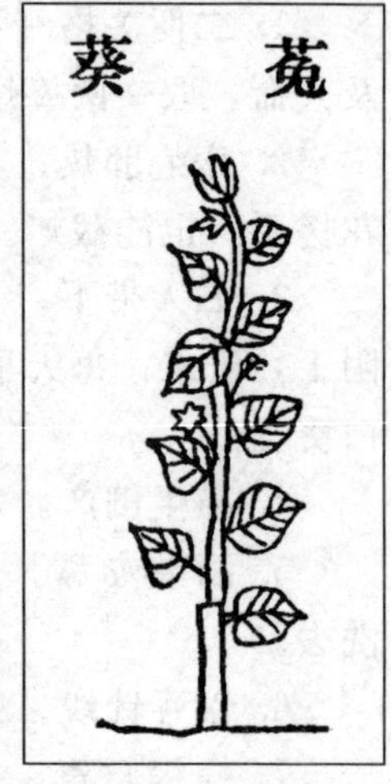

掌禹锡说：郭璞《注尔雅》说：菟葵像葵而比葵小，叶子的形状像藜草，有茸毛。把它用水煮了能吃，味道滑利。

寇宗奭说：菟葵，绿叶像黄蜀葵叶，它的花像木芙蓉的花，非常好看，它的形体极小，像刚展叶的单叶蜀葵。花有淡红色的蕊，颜色像姚黄牡丹的花蕊，是蜀葵。唐朝刘梦得所说的菟葵燕麦萌动，春风吹拂中的菟葵，指的就是这菟葵。

李时珍说：考查郑樵《通志》说：菟葵是天葵。形状像葵菜，叶子像钱币大而肥厚，正面青绿色，背面微带紫色，长在崖石间。凡是丹石之类，得到菟葵的滋润，效能就灵验。所以《雷公炮炙论》说：若要青金形体坚固，怎能忘记紫背天葵。这是说菟葵能使铅坚硬。这一说法是从天台山一位僧人那里得到的。又考查南宫从《岣嵝神书》说：紫青天葵出于蜀（今四川西北部）地中部，是一种灵草。长在水边。榨取菟葵的天然汁液煮汞砂，能使汞砂坚硬，还能用它煮八石（道家所服食的朱砂、雄黄、云母、空青、硫磺、戎盐、硝石、雌黄），使八石更耐火炼。又考查初虞世《古今录验》说：五月五日以前作斋戒，看到桑树下有菟葵的话，到了五月五日正午，到桑树下诅咒说：系黎乎俱当苏婆诃。诅咒完毕，用手抚摩一遍桑树的阴侧，用嘴咬菟葵和五叶草（老鹳草），嚼热，把它唾涂手中，趁热涂遍全手。而后再斋戒七天，不得洗手。以后如果有蛇虫蝎虿（chài）咬伤的话，用这只手摩擦伤处，就能痊愈。我自己私下说：古代有祝由一科，这也是其中的一种，只是不知道必须用菟葵是什么意思？如果说是菟葵能制伏各种虫毒，那么能治虫毒的草也很多呀。

附　菟葵苗

［气味］　味甘，性寒，无毒。

［主治］　《唐本草》：能下各种结石，治五淋，伏虎蛇毒。治疗各种疮疡，捣取汁液服。涂疮能解毒止痛。